Libro de texto para la reanimación neonatal, 9ª edición

Editor

Gary M. Weiner, MD, FAAP

Editores asociados

Henry C. Lee, MD, FAAP

Christine M. Cooper, ARNP, NNP, DNP, MBA

Asistentes de edición

Crystal M. Alfred, MS, RRT-NPS

Joshua Anchan, MD, FAAP

Christa Blohowiak, MSN, RN, C-EFM, RNC-OB

Bobbi J. Byrne, MD, FAAP

Teresa del Moral, MD, FAAP

Marilyn Escobedo, MD, FAAP

Elizabeth Foglia, MD, MSCE, FAAP

Jenny Rose Fox, MD, MPH, FAAP, IBCLC

Arun Gupta, MD, FAAP

Louis P. Halamek, MD, FAAP

Cecilie Halling, MD, FAAP

Sarah Hardy, MD, FAAP

Pandora Hardtman, DNP, CNM, RN, FACNM, FAAN

Jessica Illuzzi, MD, MS, FACOG

Vishal Kapadia, MD, MSCS, FAAP

Deepak Manhas, MD, FAAP, FRCP(C), MHPE

Arun Pramanik, MD, DCH, FAAP, FIAP

Michelle D. Rhein, RN, MSN, CNS, RNC-NIC

Nathan Sundgren, MD, PhD, FAAP

Amuchou Soraisham, MD, DNB, DM, MSc, FRCPC, FAAP

Myra Wyckoff, MD, FAAP

Nicole K. Yamada, MD, MS, FAAP

Editores en jefe

Kaitlin Butterfield, MEd

Beena D. Kamath-Rayne, MD, MPH, FAAP

Jessica E. Weglarz, MBA

Basado en el texto original de Ronald S. Bloom, MD, FAAP, y Catherine Cropley, RN, MN

Publicado por la American Academy of Pediatrics.
345 Park Blvd
Itasca, IL 60143
Teléfono: 800/433-9016
Fax: 847/434-8000
www.aap.org

Las recomendaciones en esta publicación y los materiales que la acompañan no indican un tratamiento exclusivo ni funcionan como un estándar de cuidados. Pueden ser adecuadas las variaciones según las circunstancias individuales, la naturaleza de la supervisión médica y los protocolos locales.

Se han realizado todos los esfuerzos para asegurar que los colaboradores de los materiales del Neonatal Resuscitation Program® (NRP®), sean autoridades reconocidas en sus campos. No obstante, se advierte a los lectores que las declaraciones y las opiniones expresadas se brindan a modo de guías y no deben interpretarse como una política oficial de la American Academy of Pediatrics o de la American Heart Association.

Este material está disponible como parte de los programas de educación profesional de la American Academy of Pediatrics y la American Heart Association. No se pretende realizar ningún aval comercial de ningún producto, y tampoco debe inferirse.

La American Academy of Pediatrics y la American Heart Association rechazan cualquier responsabilidad por las consecuencias de toda acción realizada en función de estas declaraciones y opiniones.

La American Academy of Pediatrics se reserva el derecho de divulgar información personal relacionada con la finalización del curso por parte de los participantes/proveedores con propósito administrativo, como la verificación de la participación o las clases tomadas, o para validar el estado de finalización del curso. Bajo ninguna circunstancia la American Academy of Pediatrics o la American Heart Association tendrán responsabilidad por divulgar o utilizar información para dichos propósitos, ni responsabilidad por las consecuencias de las acciones realizadas en función de dicha información.

Esta publicación ha sido elaborada por la American Academy of Pediatrics. Los colaboradores son autoridades expertas en el campo de la pediatría. No se ha solicitado ni aceptado ningún tipo de participación comercial en el desarrollo del contenido de esta publicación. Conflictos de intereses:

COMITÉ DIRECTIVO DEL NRP

La Sra. Alfred tenía conflictos de intereses relacionados con: Asociación de Hospitales Infantiles.

El Dr. Byrne tenía tenía conflictos de intereses relacionados con: Fisher & Paykel Healthcare.

La Dra. del Moral tenía tenía conflictos de intereses relacionados con: Reckitt Mead Johnson Nutrition.

El Dr. Foglia tenía tenía conflictos de intereses relacionados con: Chiesi USA y Medtronic.

El Dr. Fox tenía conflictos de intereses relacionados con: Abbott Laboratories; Prolacta y Richmond Ronald McDonald House Charities.

La Dra. Hardy tenía conflictos de intereses relacionados con: AbbVie Inc.; Baxter Healthcare; Corium, LLC; Ironshore Pharmaceuticals Inc.; Merck Sharp & Dohme Corporation; Pfizer Inc.; Sanofi Pasteur Inc.; Sobi, Inc; Supernus Pharmaceuticals y Welch Allyn.

El Dr. Kapadia tenía conflictos de intereses relacionados con: Anishe Inc.; Institutos Nacionales de Salud; y Masimo Corporation.

El Dr. Lee tenía conflictos de intereses relacionados con: Chiesi USA, Inc. y Genentech.

El Dr. Pramanik tenía conflictos de intereses relacionados con: Alexion Pharmaceuticals, Inc.; Chiesi USA, Inc.; GlaxoSmithKline, LLC.; Mallinckrodt Hospital Products Inc. Pfizer Inc. y Seqirus USA Inc.

NRP cardiaco

El Dr. Ali tenía conflictos de intereses relacionados con: Abbott Laboratories y Sobi Inc.

Reanimación en la UCIN

El Dr. Obi tenía conflictos de intereses relacionados con: Sobi Inc. y Chiesi USA, Inc.

El Dr. Sawyer tenía conflictos de intereses relacionados con: Verathon Inc.

El Dr. Schierholz tenía conflictos de intereses relacionados con: Vermont Oxford Network.

Las divulgaciones se revisan y mitigan mediante un proceso de conflicto de intereses que consiste en revisar la información pertinente, la cual se utiliza después para decidir qué acción se requiere para mantener la integridad del contenido. Los conflictos de intereses pueden incluir salario, sueldos u otra remuneración de cualquier tipo (incluyendo, entre otros, honorarios por consultoría o asesoría, honorarios por conferencias, financiamiento para investigación, intereses de propiedad, honorarios, participación en planes o programas de pensión o beneficios u otros beneficios adicionales, y reembolso de gastos de viaje, alojamiento y comidas) otorgados por servicios prestados u otras actividades por las cuales se recibe o espera recibir remuneración, ya sea que dicha compensación u otra remuneración se pague directamente a la persona, a su empleador o a un tercero.

 Primera edición publicada en 1987; segunda edición en 1990; tercera edición en 1994; cuarta edición en 2000; quinta edición en 2006; sexta edición en 2011; séptima edición en 2016, octava edición en 2021.

Impreso en los Estados Unidos de América

NRP396

ISBN: 978-1-61002-859-2

Libro electrónico: 978-1-61002-860-8

Número de control de la Biblioteca del Congreso: 2025937235

5-345/0626 1 2 3 4 5 6 7 8 9 10

Agradecimientos

Miembros del Comité Directivo del NRP

Bobbi J. Byrne, MD, FAAP (copresidenta 2023-2027)
Vishal Kapadia, MD, FAAP (copresidente 2021-2025)
Joshua Anchan, MD, FAAP
Christa Blohowiak, MSN, RN, C-EFM, RNC-OB
Teresa del Moral, MD, FAAP
Elizabeth Foglia, MD, MSCE, FAAP
Jenny Rose Fox, MD, MPH, FAAP, IBCLC
Cecilie Halling, MD, FAAP
Sarah Hardy, MD, FAAP
Nathan Sundgren, MD, PhD, FAAP
Nicole Yamada, MD, MS, FAAP

Representantes de enlace

Crystal M. Alfred, RRT-NPS
American Association for Respiratory Care
Marilyn Escobedo, MD, FAAP
AAP Section on Neonatal-Perinatal Medicine
Arun Gupta, MD, FAAP
AAP Section on Hospital Medicine
Pandora Hardtman, DNP, CNM, RN, FACNM, FAAN
American College of Nurse-Midwives
Jessica Illuzzi, MD, MS, FACOG
American College of Obstetricians and Gynecologists
Deepak Manhas, MD, FAAP, FRCP(C), MHPE
Canadian Paediatric Society
Arun Pramanik, MD, DCH, FAAP, FIAP
AAP Committee on Fetus & Newborn
Michelle D. Rhein, RN, MSN, CNS, RNC-NIC
Asociación nacional de personal de enfermería neonatal
Amuchou Soraisham, MD, DNB, DM, MSc, FRCPC, FAAP
Canadian Paediatric Society

Consultores del Comité Directivo del NRP

Christine M. Cooper, ARNP, NNP, DNP, MBA
Consultora de enfermería del NRP/ Editora asociada
Lou Halamek, MD, FAAP
Consultor de simulación
Henry C. Lee, MD, FAAP
Editora asociada
Gary M. Weiner, MD, FAAP
Editor
Myra Wyckoff, MD, FAAP
Representante de ILCOR

Redactora de textos

Janice Snider

Personal de APP Publications

Theresa Wiener

Liderazgo, Educación y Salud Global de la AAP

Janna Patterson, MD, MPH, FAAP
Beena D. Kamath-Rayne, MD, MPH, FAAP
Jessica E. Weglarz, MBA

Personal administrativo de AAP NRP

Kaitlin Butterfield, MEd
Beth Goins
Kristy Crilly
Felicie Anderson-Wilson

Fotografías, vídeos y figuras

Ty Gomez
Jeremy Bloom
Shannon Vandervennet
Laerdal Medical
Jill Lehmann Fotografía

El comité desea expresar su agradecimiento a los siguientes colaboradores de los vídeos y fotografías del NRP

Texas Children's Hospital, Houston, TX
Parkland Hospital, Dallas, TX
Nathan Sundgren, MD, PhD, FAAP
Myra Wyckoff, MD, FAAP
Vishal Kapadia, MD, MSCS, FAAP
Noorjahan (Nora) Ali, MD, MSc, FAAP
Kikelomo Babata, MD, FAAP
Geran Barton
Delinda Castillo, RN
Mary Crume, MD, FAAP
Dan Feux
Regine Fortunov, MD, FAAP
Katherine Renée French, MD, FAAP
Jennifer Gallegos, NNP
Suzanne Iniguez, RT
Venkat Kakkilaya, MD, FAAP
Nicole Neveln, MD, FAAP
Shweta Parmekar, MD, FAAP
Vanessa Phillips, RN
Tina Seidu, MD, MHS, FAAP
Corrie Sledge, RN
Sheri Tomajko, NNP-BC, MSN, DNP
Macara Zalenski, NNP-BC, MSN

El comité desea expresar su agradecimiento a los siguientes revisores y colaboradores de este libro de texto:

Revisores designados por la junta directiva de la AAP: Claudia K. Preuschoff, MD, FAAP y Eric Ball, MD, FAAP

Grupo de redacción neonatal de la American Heart Association y la American Academy of Pediatrics

Presidentes: Henry C. Lee, MD, FAAP y Edgardo Szyld, MD, MSc—Miembros: Marya L. Strand, MD, MS; Emer Finan, MB; Jessica Illuzzi, MD; Beena D. Kamath-Rayne, MD, MPH; Vishal Kapadia, MD, MSCS; Melissa Mahgoub, PhD; Susan Niermeyer, MD, MPH; Stephen Schexnayder, MD; Georg M. Schmölzer, MD; Jessica Weglarz, MBA; Amanda L. Williams, RN; Gary M. Weiner, MD; Myra Wyckoff, MD; Nicole K. Yamada, MD, MS

El comité desea expresar su agradecimiento a los siguientes miembros del comité asesor del proyecto que contribuyeron al desarrollo del curso cardiaco del NRP:

Presidente: Noorjahan (Nora) Ali, MD, MSc, FAAP

Miembros del PAC: Mary Donofrio, MD, FAAP, FACC, FASE; Beth Ann Johnson, MD, MA, MEd, FAAP; Chloe Joynt, MD, MSc, FAAP, FRCPC; Brenda Law, MD, MSc, FAAP; Nathan Sundgren, MD, PhD, FAAP; Britney Webster, NNP-BC, APRN

El comité desea expresar su agradecimiento a los miembros del grupo de estudio LEARN-CHD, quienes desarrollaron el contenido original que sirvió de base para el curso cardiaco del NRP:

Noorjahan (Nora) Ali, MD, MSc, FAAP; Molly K. Ball, MD; Summer Elshenawy, MD; Sharada H. Gowda, MD, FAAP; Ruby Gupta, MBBS, MS; Beth Ann Johnson, MD, MA, MEd, FAAP; Chloe Joynt, MD, MSc, FAAP, FRCPC; Brenda Law, MD, MSc, FRCPC; Philip T. Levy, MD; Leeann R. Pavlek, MD, FAAP; Danielle Reed, MD, FAAP; Jennifer Shepherd, MD, FAAP; Alyssa R. Thomas, MD

El comité desea expresar su agradecimiento a los siguientes miembros del comité asesor del proyecto que contribuyeron al desarrollo del curso de reanimación en la UCIN:

Copresidentes: Anne Ades, MD, MSEd, FAAP y Taylor Sawyer, DO, MBA, MEd, FAAP

Miembros del PAC: Noorjahan (Nora) Ali, MD, MSc, FAAP; Joshua Anchan, MD, FAAP; Lindsay Blick, MD, MEd, FAAP; Catherine Chang, MD, FAAP; Hannah Fox, MSN, RN-NIC; Erin Kritz, DO, FAAP; Elizabeth Schierholz, PhD, APRN, NNP-BCI; Olugbemisola Obi, MD, FAAP

Contenido

Prefacio ix

Descripción general del curso para proveedores del Neonatal Resuscitation Program® xi

LECCIÓN 1: Fundamentos de la reanimación neonatal 1

LECCIÓN 2: Evaluación previa y preparación para la reanimación 11

LECCIÓN 3: Pasos iniciales del cuidado de un recién nacido 27

LECCIÓN 4: Ventilación 51

LECCIÓN 5: Intubación endotraqueal 93

LECCIÓN 6: Compresiones torácicas 127

LECCIÓN 7: Medicación 143

LECCIÓN 8: Reanimación y estabilización de recién nacidos prematuros 169

LECCIÓN 9: Cuidados posteriores a la reanimación 187

LECCIÓN 10: Consideraciones especiales 199

LECCIÓN 11: La ética y el cuidado al final de la vida 221

LECCIONES SUPLEMENTARIAS:

LECCIÓN 12: Mejorar la actuación del equipo de reanimación 233

LECCIÓN 13: Reanimación fuera de la sala de partos 243

LECCIÓN 14: La mejora de la calidad en el equipo de reanimación 255

LECCIÓN 15: Reanimación y estabilización de recién nacidos con cardiopatía congénita 265

LECCIÓN 16: Reanimación en la unidad de cuidados intensivos neonatal 289

APÉNDICE:

Parte 5: Neonatal Resuscitation: 2025 American Heart Association and American Academy of Pediatrics Guidelines for Cardiopulmonary Resuscitation and Emergency Cardiovascular Care 311

ÍNDICE: 315

Prólogo

Cada día, en Estados Unidos y Canadá, cerca de 1000 recién nacidos necesitan asistencia inmediata para respirar por primera vez. Como profesional de la salud inscrito en el Neonatal Resuscitation Program® (NRP®), está demostrando su compromiso de garantizar que cada recién nacido a su cuidado tenga el mejor comienzo posible. Desde 1987, el NRP ha sido el estándar de formación para los profesionales de la salud encargados de brindar atención que salva vidas a los recién nacidos en Norteamérica y en 130 países de todo el mundo. Como participante en este programa de referencia, usted se une a 5 millones de profesionales sanitarios que han recibido formación o reciclaje para adquirir los conocimientos y técnicas necesarios para salvar la vida de los recién nacidos. El *Libro de texto para la reanimación neonatal*, 9ª edición, se ha actualizado por completo e incluye material nuevo; sin embargo, sigue haciendo hincapié en los mismos principios básicos que han sido el fundamento del NRP desde su creación.

Las recomendaciones de este libro de texto se desarrollan siguiendo un proceso de revisión riguroso y estructurado. Los miembros de la American Academy of Pediatrics, Canadian Paediatric Society, American Heart Association y la Heart and Stroke Foundation of Canada colaboran con consejos de reanimación de todo el mundo como socios en el grupo de trabajo de soporte vital neonatal del International Liaison Committee on Resuscitation (ILCOR). Este grupo de expertos revisa continuamente la ciencia de la reanimación neonatal más actualizada y formula declaraciones de consenso internacionales con recomendaciones de tratamiento. Basándose en estas declaraciones de consenso, los consejeros miembros elaboran guías de reanimación que reflejan sus necesidades regionales. Las guías estadounidenses se publican en las revistas *Circulation* y *Pediatrics*. Por último, el Comité Directivo del NRP desarrolla materiales educativos para ayudar a los estudiantes a obtener las competencias necesarias para implementar las guías estadounidenses.

Al igual que todas las ediciones anteriores, el libro de texto actual y sus materiales del curso asociados enfatizan en la importancia de una preparación adecuada, una ventilación eficaz y un trabajo en equipo de calidad. Como reflejo de la complejidad de la evolución de la ciencia de la reanimación, los lectores reconocerán que algunas recomendaciones no son todo lo específicas que desearían. La reanimación neonatal es un campo de estudio en expansión y las investigaciones en curso servirán de base para futuras recomendaciones. Basándose en los últimos avances científicos disponibles, los cambios prácticos incorporados en esta edición incluyen recomendaciones actualizadas para el manejo del cordón umbilical, cambios en la frecuencia y la presión máxima utilizadas durante la ventilación asistida y recomendaciones provisionales para la concentración de oxígeno utilizada durante la ventilación de recién nacidos prematuros. Las nuevas técnicas incorporadas en la 9ª edición incluyen la paracentesis para la ascitis abdominal y la pericardiocentesis para el taponamiento cardiaco. Esta edición incluye versiones actualizadas de las 14 lecciones anteriores y 2 nuevas lecciones complementarias. Las nuevas lecciones complementarias se centran en la estabilización inicial y la reanimación de recién nacidos con cardiopatías congénitas (Lección 15) y en salvar la distancia entre las guías de reanimación neonatal y pediátrica para los recién nacidos en la unidad de cuidados intensivos neonatales (Lección 16). Estas 2 lecciones complementarias se apoyan en 2 nuevos cursos: *NRP cardiaco* y *Reanimación en la UCIN*.

Este libro de texto y el programa educativo que sustenta no podrían completarse sin un equipo de gran talento y dedicación. Quiero reconocer el enorme esfuerzo realizado por todo el Comité Directivo del NRP y sus miembros de enlace y consultoría, los autores principales de las nuevas lecciones complementarias (Anne Ades, Noorjahan Ali, Taylor Sawyer), nuestro fotógrafo de la 9ª edición (Ty Gomez), el director de contenidos de los vídeos de habilidades (Nathan Sundgren) y el productor de vídeo (Jeremy Bloom), nuestra editora de textos (Janice Snider), el personal de la AAP que ha guiado todo el proceso (Jessica Weglarz y Kaitlin Butterfield), y la inspiración aportada por los gigantes de la reanimación neonatal (John Kattwinkel y Jeffrey Perlman). Y lo que es más importante, quiero reconocer las contribuciones realizadas a todo el programa educativo del NRP por mis compañeros de redacción Christine Cooper y Henry Lee.

En nombre de todos los que han participado en la preparación de los materiales del curso de la 9.ª edición, esperamos que le sirvan de apoyo en su viaje personal para dominar las técnicas de la reanimación neonatal y en nuestra misión compartida de mejorar la salud de los recién nacidos y sus familias.

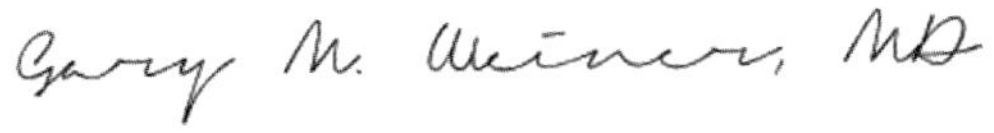

Gary M. Weiner, MD, FAAP

Descripción general del curso para proveedores del Neonatal Resuscitation Program®

Guías científicas de la reanimación neonatal

Los materiales del Neonatal Resuscitation Program® (NRP®) se basan en la Parte 5: Neonatal Resuscitation: 2025 American Heart Association (AHA) and American Academy of Pediatrics (AAP) Guidelines for Cardiopulmonary Resuscitation and Emergency Cardiovascular Care (*Pediatrics*. 2025; doi: 10.1542/peds.2025-074352). En el Apéndice figura un enlace a las guías. Consúltelas ante cualquier duda sobre los fundamentos de las recomendaciones actuales del programa. Las guías, publicadas originalmente en octubre de 2025, se basan en el consenso sobre la ciencia de la reanimación cardiopulmonar con recomendaciones de tratamiento del International Liaison Committee on Resuscitation (ILCOR). Las revisiones basadas en pruebas preparadas por los miembros del ILCOR, que sirven de base a ambos documentos, pueden consultarse en https://ilcor.org/publications.

Nivel de responsabilidad

El plan de estudios de la 9.a edición del NRP ofrece 2 categorías de proveedores del NRP:

- **Aspectos Fundamentales del NRP:** todas las personas que participen del cuidado de un recién nacido deben hacer el curso Aspectos Fundamentales del NRP, que consiste en los materiales de las lecciones 1 a 4.
- **Nivel Avanzado del NRP:** esta opción de proveedor puede ser adecuada para quienes asisten en los partos y deben estar preparados para la reanimación de un bebé con factores de riesgo conocidos, y para aquellos que participan en la reanimación neonatal más allá de la ventilación. El participante de Nivel Avanzado del NRP es responsable del material de las lecciones 1 a 11.

Todos los estudiantes pueden estudiar las lecciones complementarias 12 a 16, pero no se les evaluará sobre ese material.

Cada institución determina sus propias políticas respecto de quién debe obtener certificación de proveedor de Aspectos Fundamentales o de Nivel Avanzado del NRP. Si la mayoría del personal participa en partos con factores de riesgo y se les convoca para que asistan en reanimaciones complejas, es posible que únicamente una pequeña cantidad de personal específico con responsabilidades limitadas sea adecuada para realizar el curso Aspectos Fundamentales del NRP.

Nota especial: La reanimación neonatal es más efectiva cuando la realiza un equipo designado y coordinado. Es importante que conozca las responsabilidades de reanimación neonatal de los miembros del equipo que trabajan con usted. La práctica periódica con los miembros del equipo va a facilitar la atención coordinada y efectiva del recién nacido.

Completar el curso

El plan de estudios de la 9.ª edición del NRP ofrece 2 metodologías de aprendizaje para obtener la condición de proveedor de NRP: cursos dirigidos por el instructor y RQI® para NRP®.

Cursos dirigidos por el instructor

En hospitales que usan el formato de curso dirigido por el instructor, los estudiantes deben completar la evaluación de aprendizaje en línea y, dentro de 90 días, asistir a la parte presencial de técnicas/simulación del curso. Durante el curso presencial los estudiantes demuestran el dominio de las técnicas de reanimación (lecciones 2 a 4 para Aspectos Fundamentales, y lecciones 2 a 7 para Nivel Avanzado) y participan en escenarios de reanimación simulados, según las indicaciones de los instructores del curso.

Al completar correctamente estos requisitos, los participantes son elegibles para recibir una tarjeta electrónica de finalización del curso del NRP (Aspectos Fundamentales o Nivel Avanzado). Una vez completada la evaluación del curso en línea, una tarjeta de finalización del curso estará disponible en el perfil del estudiante en NRP Learning Platform™. Los estudiantes que obtengan la certificación de proveedor a través de un curso dirigido por el instructor deben renovar su certificación de proveedor cada 2 años.

RQI® para NRP®

Ante los hallazgos que demuestran que el aprendizaje periódico puede mejorar los resultados de la reanimación neonatal, la AAP se unió a RQI Partners (una alianza entre la American Heart Association y Laerdal Medical) para desarrollar RQI para NRP, una metodología de aprendizaje opcional para la capacitación de proveedores de Aspectos Fundamentales del NRP.

RQI para NRP es un programa de mejora de calidad que ofrece un método alternativo de educación y administración, que verifica la competencia en las técnicas de ventilación en un simulador neonatal. Este programa ofrece un método de autoaprendizaje, con sesiones trimestrales de técnicas y revisión cognitiva en dosis bajas para cubrir el contenido de Aspectos Fundamentales del NRP (lecciones 1 a 4).

La entrada inicial al formato RQI para NRP exige que los estudiantes completen la evaluación en línea y las técnicas requeridas en el simulador. En ese punto, el estudiante obtiene una credencial electrónica de Aspectos Fundamentales. Los estudiantes de RQI para NRP deben participar en actividades trimestrales de técnicas y revisión cognitiva en el módulo de simulación de su hospital (figura) para mantener vigente la credencial electrónica de Aspectos Fundamentales. Con cada actividad trimestral se refuerzan las técnicas del estudiante, y el vencimiento de la credencial electrónica del estudiante se prolonga durante 3 meses.

Si un alumno de RQI cambia su lugar de formación NRP a un hospital que utiliza cursos dirigidos por el instructor y la renovación del proveedor de 2 años, el alumno solicita una tarjeta electrónica que es válida durante 2 años a partir de la última actividad de compromiso trimestral completada.

El proveedor de Nivel Avanzado del NRP en un hospital que usa RQI para NRP mantiene su certificación de proveedor de Aspectos Fundamentales después de completar sus sesiones trimestrales de práctica de técnicas y revisión cognitiva en el módulo de simulación, y de renovar su certificación de proveedor de Nivel Avanzado en un curso dirigido por el instructor cada 2 años.

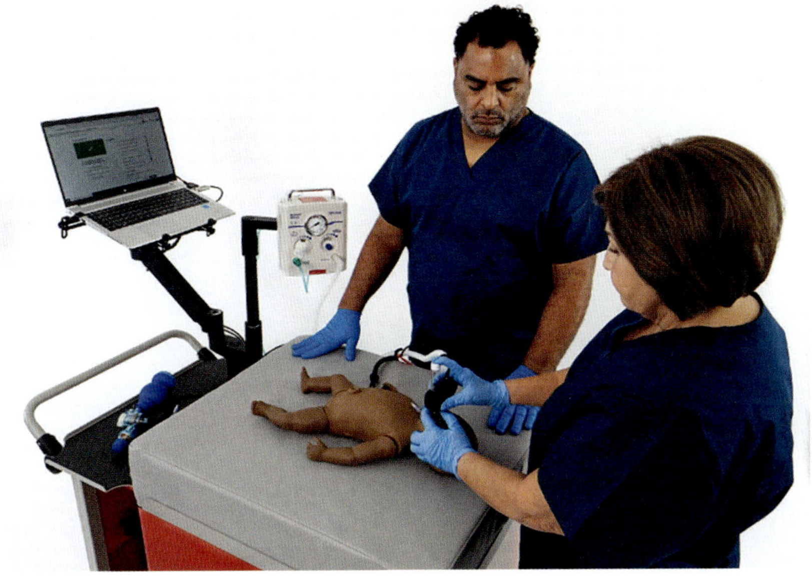

Figura. Una estudiante del NRP practica las técnicas de RQI en el módulo de simulación RQI.

La finalización no implica competencia

El NRP es un programa educativo que introduce los conceptos y las técnicas básicas de reanimación neonatal. Alcanzar y mantener el estatus de proveedor de NRP no implica que una persona tenga la competencia para realizar la reanimación neonatal en el entorno clínico. Cada hospital es responsable de determinar el nivel de competencia y calificaciones requeridas para que una persona pueda asumir la responsabilidad clínica de la reanimación neonatal.

Precauciones estándar

Los Centers for Disease Control and Prevention de los Estados Unidos han recomendado tomar precauciones estándar siempre que haya un riesgo alto de exposición a la sangre o a líquidos corporales y que el estado de potencial infección del paciente sea desconocido, como ocurre en el caso de la reanimación neonatal.

Todos los líquidos producidos por pacientes (sangre, orina, heces, saliva, vómito) deben tratarse como potencialmente infecciosos. Se deben utilizar guantes cuando se reanima a un bebé, y el reanimador no debe utilizar la boca al utilizar un dispositivo de aspiración. Se debe evitar la reanimación boca a boca al tener siempre disponible una bolsa de reanimación y una mascarilla o un resucitador con pieza en T para su uso durante la reanimación.

Se deben utilizar mascarillas y gafas protectoras o barreras faciales durante los procedimientos donde hay probabilidades de que se generen gotas de sangre o de otros líquidos corporales. Se deben utilizar batas o delantales durante los procedimientos que probablemente generen salpicaduras de sangre o de otros líquidos corporales. Los entornos de parto deben estar equipados con bolsas de reanimación, mascarillas, laringoscopios, tubos endotraqueales, dispositivos de aspiración mecánica y las barreras de protección necesarias.

Lección 1

Fundamentos de la reanimación neonatal

Puntos de aprendizaje

- Por qué son importantes las competencias de reanimación
- Cambios fisiológicos producidos durante el parto y después de este
- El formato del algoritmo del Neonatal Resuscitation Program®
- Competencias utilizadas por equipos de reanimación eficaces para la comunicación y el trabajo en equipo
- Cómo se pueden implementar métodos de mejora de la calidad para optimizar los resultados

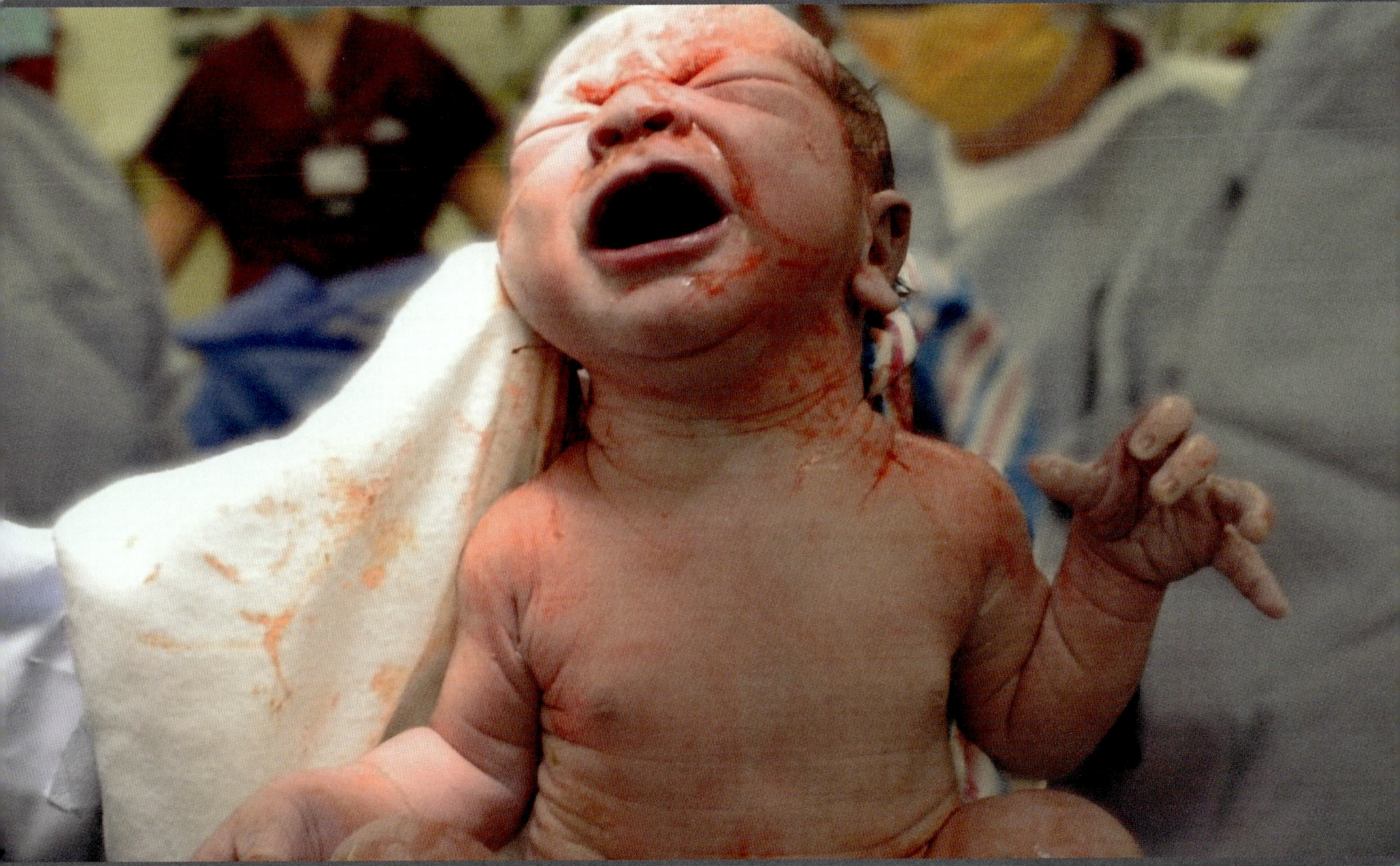

Puntos clave

1. La mayoría de los recién nacidos realizan la transición a la vida extrauterina necesidad de intervencion.
2. Antes del parto, los vasos sanguíneos de los pulmones del feto se contraen y los alvéolos están llenos de líquido (no de aire).
3. La insuficiencia respiratoria es la razón más común por la que se necesita la reanimación neonatal.
4. El paso más importante y eficaz en la reanimación neonatal es ventilar los pulmones del recién nacido.
5. Muy pocos recién nacidos requerirán compresiones torácicas o medicación.
6. El trabajo en equipo, el liderazgo y la comunicación son fundamentales para la reanimación del recién nacido.

Las técnicas de reanimación neonatal son importantes

Con el Neonatal Resuscitation Program (NRP®), usted podrá aprender las habilidades cognitivas, técnicas y de trabajo en equipo necesarias para reanimar y estabilizar a los recién nacidos. La mayoría de los recién nacidos realizan la transición a la vida extrauterina necesidad de intervencion. En general, el 85 % de los recién nacidos a término empieza a respirar durante los 30 segundos posteriores al parto. Un 10 % empieza a respirar después de que los secan y estimulan. Para lograr una transición exitosa, aproximadamente:

- El cinco por ciento de los recibe nacidos a término recibe ventilación asistida.
- Menos del 1 % de los recién nacidos a término son intubados.
- De 1 a 3 recién nacidos por cada 1000 partos necesitan recibir compresiones toracicas o medicación de emergencia.

Las probabilidades de que se necesiten estas intervenciones de emergencia son más altas en los casos en que se identifican ciertos factores de riesgo y en recién nacidos prematuros. Aunque la mayoría de los recién nacidos no requieren intervención, el gran número de nacimientos que se producen cada año significa que una intervención a tiempo puede salvar la vida de muchos recién nacidos. Dado que no siempre se puede prever la necesidad de asistencia, los profesionales sanitarios deben estar preparados para responder con rapidez y eficacia en cada parto.

Durante su curso de NRP, aprenderá a evaluar a un recién nacido, a tomar decisiones sobre qué medidas tomar y a practicar los pasos necesarios para la reanimación neonatal. A medida que practiquen juntos en casos simulados, su equipo irá adquiriendo destreza y velocidad. El aspecto más gratificante de prestar una asistencia hábil a un recién nacido en peligro es que sus esfuerzos tienen muchas probabilidades de éxito. El tiempo que se invierta para aprender a reanimar a un bebé recién nacido será tiempo bien empleado.

Los bebés recién nacidos requieren un enfoque diferente para la reanimación

Por lo general, un paro cardiaco en un adulto es una complicación de una enfermedad coronaria.

- Se produce por una **arritmia repentina** que impide la correcta circulación de sangre a través del corazón.
- Sin una circulación eficaz, la persona pierde el conocimiento y deja de respirar. En el momento de la parada cardiaca, el contenido de oxígeno y dióxido de carbono (CO_2) en sangre suele ser normal y los pulmones permanecen llenos de aire.
- Durante la reanimación en adultos, las compresiones torácicas mantienen la circulación hasta que se restablece la función cardiaca.

En cambio, la mayoría de los recién nacidos que necesitan reanimación tienen un corazón sano. Cuando un recién nacido requiere reanimación, suele ser porque la **insuficiencia respiratoria** interfiere en el intercambio de CO_2.

- Antes del nacimiento, la función respiratoria fetal la realiza la placenta en lugar de los pulmones fetales. Cuando la placenta funciona normalmente, transfiere oxígeno de la persona embarazada al feto y CO_2 del feto a la persona embarazada.
- Cuando falla la respiración placentaria, el CO_2 se acumula y aumenta **el ácido en la sangre fetal** mientras las células intentan funcionar sin oxígeno.
- Los monitores fetales pueden mostrar un descenso en la actividad, una pérdida de la variabilidad de la frecuencia cardiaca y desaceleraciones de la frecuencia cardiaca. Si persiste la insuficiencia respiratoria en la placenta, se producirán jadeos/boqueos en el feto, seguidos de apnea y bradicardia.
- Si el feto nace en una fase temprana de la insuficiencia respiratoria, la estimulación táctil podría ser suficiente para iniciar la respiración espontánea y la recuperación. Si el feto nace en una fase posterior de insuficiencia respiratoria, la estimulación por sí sola no es suficiente. El recién nacido requerirá ventilación asistida para recuperarse. Es posible que los recién nacidos con cuadros más graves necesiten compresiones torácicas y adrenalina. **En el momento del parto, es probable que no se sepa en qué fase de la insuficiencia respiratoria se encuentra el recién nacido.**
- Después del nacimiento, se produce insuficiencia respiratoria si el recién nacido no inicia o no puede mantener un esfuerzo respiratorio eficaz.
- Cuando se produce una insuficiencia respiratoria, el problema principal es la falta de intercambio gaseoso. Por lo tanto, **el foco de la reanimación neonatal es la ventilación eficaz de los pulmones del recién nacido.**

Este programa abarca muchos conceptos y habilidades. El concepto más importante del programa es el establecimiento de una ventilación eficaz de los pulmones del recién nacido durante la reanimación neonatal.

La ventilación de los pulmones del recién nacido es el paso más importante y efectivo en la reanimación neonatal.

Cambios fisiológicos que ocurren después del nacimiento

Si conocemos la fisiología básica de la respiración cardiorrespiratoria desde la etapa intrauterina hasta la extrauterina, podremos comprender mejor los pasos de la reanimación neonatal.

- **Antes del parto, los pulmones del feto se llenan de líquido,** no de aire, y no participan en el proceso de intercambio de gases. Todo el oxígeno que utiliza el feto proviene de la sangre de la persona embarazada, que se difunde a través de la placenta. La sangre fetal oxigenada sale de la placenta a través de la vena umbilical y fluye hacia el corazón fetal (figura 1.1A).
- Los vasos sanguíneos de los pulmones del feto (vasos pulmonares) son **estrechos** y fluye poca sangre por ellos. En cambio, la mayor parte de la sangre oxigenada que regresa de la placenta a través de la vena umbilical evita los pulmones y fluye directamente hacia el lado izquierdo del corazón fetal. Esto permite que la sangre más oxigenada fluya directamente al cerebro y al corazón del feto.

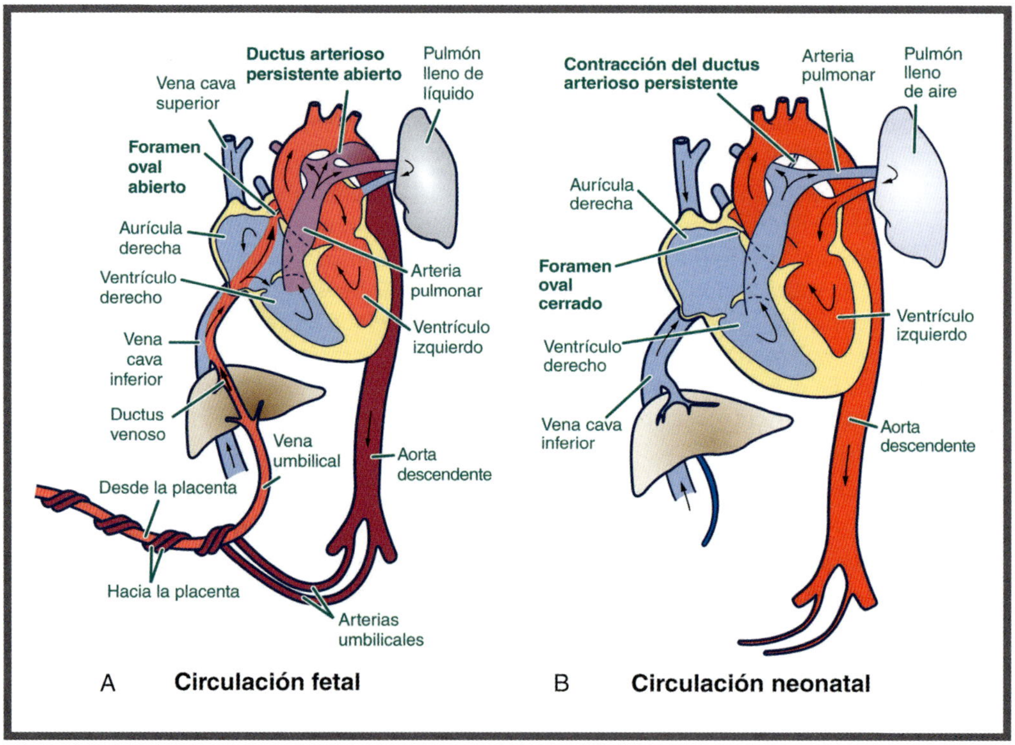

Figura 1.1. (A) Sistema circulatorio fetal: La sangre oxigenada (roja) entra a la aurícula derecha desde la vena umbilical y cruza al lado izquierdo por medio del foramen oval y el ductus arterioso. Solo una pequeña cantidad de sangre fluye a los pulmones. No hay intercambio gaseoso en los pulmones llenos de líquido. (B) Vía de circulación neonatal: El bebé recién nacido respira, los vasos pulmonares se relajan y la sangre circula hacia los pulmones llenos de aire. La sangre que vuelve del lado izquierdo del corazón tiene la mayor saturación de oxígeno.

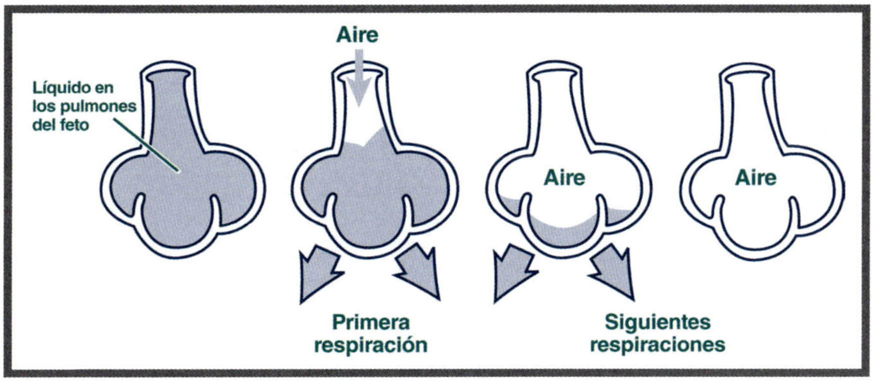

Figura 1.2. El aire reemplaza el líquido en los alvéolos.

- Después del parto, debe producirse una serie de eventos para que la transición de la circulación fetal a la neonatal se efectúe correctamente (figura 1.1B).
  - Cuando el recién nacido respira profundamente y llora, los **pulmones se llenan de aire** y el líquido es expulsado de los sacos aéreos (alvéolos) (figura 1.2).
  - **El aire de los pulmones hace que los vasos pulmonares que se habían contraído se relajen** para que pueda fluir sangre a los pulmones y llegar a los alvéolos, donde se absorberá el oxígeno y se eliminará el CO_2.
  - La sangre **oxigenada que sale de los pulmones se dirige al corazón del recién nacido** para que corazón y cerebro reciban un flujo sanguíneo suficiente al pinzarse el cordón umbilical (figura.
  - Al pinzar el cordón umbilical, se eleva la presión arterial sistémica del recién nacido y se reducen las probabilidades de que la sangre eluda los pulmones del recién nacido.

Aunque estos cambios comienzan a los pocos minutos del nacimiento, es posible que el proceso completo no se termine hasta pasadas varias horas o días. Por ejemplo, un recién nacido a término sano puede tardar hasta 10 minutos en alcanzar una saturación de oxígeno superior al 90 %. La absorción del líquido de los pulmones puede llevar varias horas, mientras que la relajación completa de los vasos sanguíneos pulmonares se da de manera gradual durante varios meses.

Cuando no se produce la transición normal

Si no se produce una transición normal, los órganos del recién nacido no reciben suficiente oxígeno, se acumula ácido en los tejidos y se contraen los vasos sanguíneos de los intestinos, los riñones, los músculos y la piel del recién nacido.

Por un tiempo, un reflejo de supervivencia mantiene el flujo sanguíneo al corazón y al cerebro del recién nacido para preservar el funcionamiento de estos órganos vitales. Pero si persiste esta insuficiencia en el intercambio de gases, el corazón comenzará a fallar y descenderá el flujo sanguíneo a todos los órganos. Un nivel deficiente de flujo sanguíneo y oxígeno puede causar daños en los órganos. En la tabla 1-1 se resumen algunos de los hallazgos clínicos relacionados con la interrupción de la transición normal.

Tabla 1-1. Hallazgos clínicos de una transición anómala

- Respiración irregular, falta de respiración (apnea) o respiración rápida (taquipnea)
- Frecuencia cardiaca lenta (bradicardia) o frecuencia cardiaca rápida (taquicardia)
- Disminución del tono muscular o disminución de la actividad
- Disminución del estado de alerta
- Piel azul persistente alrededor de la boca y la cara (cianosis central)
- Piel pálida persistente (palidez)
- Saturación de oxígeno baja

El algoritmo del Neonatal Resuscitation Program

El algoritmo del NRP (figura 1.3) describe los pasos que se deben seguir para evaluar y reanimar a un recién nacido. Se divide en 6 bloques que comienzan con la preparación de su equipo para el parto y continúa con la serie de intervenciones que usted puede realizar (**ABCD**, por sus siglas en inglés).
A lo largo del algoritmo, los hexágonos indican la evaluación y los rectángulos muestran las acciones que podrían requerirse. Aunque es importante trabajar de manera rápida y eficaz, **se deben realizar adecuadamente los pasos de cada bloque antes de pasar al siguiente.** Al final de cada bloque se repiten las evaluaciones, que son las que determinan si es necesario continuar. Los detalles de cada bloque se describen en las siguientes lecciones.

- *Preparación:* Identifique los factores de riesgo, hable con el obstetra, asesore a los progenitores, reúna al equipo, realice una reunión informativa con el equipo y verifique los suministros y el equipo.
- *Evaluación inicial:* Durante el intervalo entre el nacimiento y el pinzamiento del cordón umbilical, realice una evaluación inicial para determinar si el recién nacido puede permanecer con el progenitor o si debe ser trasladado a una cuna radiante para una evaluación e intervención adicionales.
- *(A) Airway (Vía aérea):* realice los pasos iniciales para establecer una vía aérea (Airway) abierta y facilitar la respiración espontánea.
- *(B) Breathing (Respiración):* Se administra ventilación para facilitar la respiración (Breathing) en los recién nacidos con apnea o bradicardia. Podría ser necesario realizar otras intervenciones (como la presión positiva continua en la vía aérea [CPAP] o la administración de oxígeno adicional) si el recién nacido tiene dificultad respiratoria o saturación de oxígeno baja.
- *(C) Circulación:* si la bradicardia grave persiste a pesar de la ventilación asistida, se facilita la circulación con compresiones torácicas y ventilación.
- *(D) Drug (Medicamento):* si la bradicardia grave persiste a pesar de la ventilación asistida y las compresiones torácicas, se administra el fármaco (Drug) adrenalina y se continúa con la ventilación y las compresiones torácicas.

Tómese un momento para familiarizarse con la estructura del algoritmo del NRP (figura 1.3).

- Los estudiantes de los Aspectos Fundamentales del Neonatal Resuscitation Program deben centrarse en los siguientes pasos del algoritmo: evaluación rápida, vía aérea y ventilación.

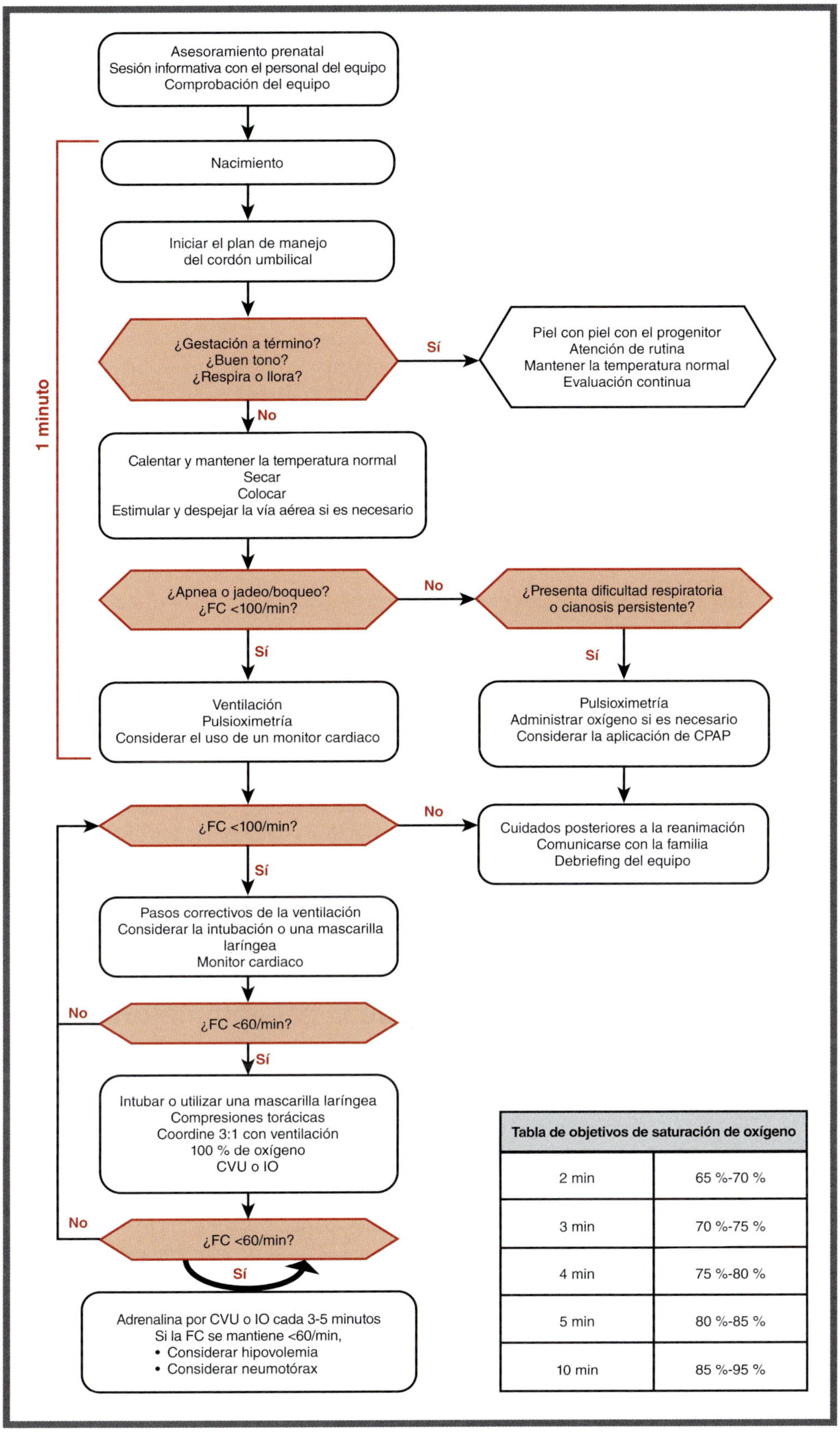

Tabla de objetivos de saturación de oxígeno	
2 min	65 %-70 %
3 min	70 %-75 %
4 min	75 %-80 %
5 min	80 %-85 %
10 min	85 %-95 %

Figura 1.3. Algoritmo del Neonatal Resuscitation Program.

- Los estudiantes del Nivel Avanzado del Neonatal Resuscitation Program deben estudiar el algoritmo completo.

Trabajo en equipo

El trabajo en equipo eficaz es esencial durante la reanimación neonatal. Las investigaciones de la Joint Commission siguen determinando que **los fallos en el trabajo en equipo, la comunicación y el liderazgo se encuentran entre las causas raíz más comunes de muertes infantiles potencialmente prevenibles en la sala de partos.**

- Durante una reanimación compleja, los profesionales deben realizar múltiples procedimientos sin demora. Se pueden experimentar la confusión y la ineficiencia debido a que varios equipos de cuidadores se encuentran trabajando en un espacio confinado al mismo tiempo.
- Si bien cada individuo puede tener el conocimiento y las técnicas necesarios para realizar una reanimación exitosa, las competencias individuales no se usarán de manera óptima sin una coordinación efectiva.

Competencias de comportamiento fundamentales

Las 10 competencias de comportamiento fundamentales del NRP, descritas en la tabla 1-2, están adaptadas de modelos de trabajo en equipo eficaz previamente descritos (Center for Advanced Pediatric and Perinatal Education [CAPE], Lucile Packard Children's Hospital at Stanford University). En cada una de las siguientes lecciones, analizaremos cómo ponen en práctica estas competencias de comportamiento los equipos eficaces.

Para mejorar el trabajo en equipo y la comunicación, se requiere mucha práctica en torno a estos factores, en condiciones similares a las de la realidad. Al repasar cada lección y participar en simulaciones, piense cómo se pueden utilizar estas competencias de comportamiento para mejorar la actuación de su propio equipo. **Recuerde que cada miembro del equipo tiene la responsabilidad de hablar e informarle al líder y al resto de los miembros del equipo sobre toda observación o información que mejore la reanimación en curso.**

Los métodos de mejora de la calidad mejoran los resultados

El curso del NRP le ayuda a adquirir el conocimiento y las competencias que necesita para salvar vidas de recién nacidos, pero el conocimiento solo no garantiza resultados mejorados. Completar un curso del NRP constituye solamente el primer paso para mejorar la calidad del cuidado que practica.

- Para marcar una diferencia en los resultados clínicos se requiere un compromiso con la mejora de la calidad. Los profesionales comprometidos con la mejora de la calidad establecen objetivos, identifican áreas de mejora y aplican cambios que mejoran el cuidado.
- Observe los sistemas y procesos utilizados en su propio entorno con detenimiento para determinar la mejor forma de poner en práctica su conocimiento y sus competencias.

Tabla 1-2. Competencias fundamentales del comportamiento del Neonatal Resuscitation Program

Comportamiento	Ejemplo
Conocer el entorno.	• Conozca la ubicación del equipo de reanimación y la forma en que se accede a él. • Sepa cómo llamar para pedir ayuda y quién está disponible.
Usar la información disponible.	• Conozca el historial prenatal e intraparto, incluidas las complicaciones del embarazo y medicaciones, así como otros factores de riesgo.
Prever y planificar.	• Realice una reunión del equipo antes de la reanimación para garantizar que todos los miembros del equipo conozcan la situación clínica. • Asignar roles y responsabilidades. • Analice un plan de acción por si surgen complicaciones.
Identificar claramente al líder del equipo.	• Identifique al líder del equipo antes del parto. • Líderes efectivos — Objetivos claramente articulados. — Delegue las tareas según sea apropiado mientras controla la distribución de trabajo. — Incluya a otros miembros del equipo en la evaluación y la planificación. — Piense en voz alta. — Mantenga la alerta situacional. — Delegue el liderazgo a otro miembro del equipo si este debe involucrarse en un procedimiento.
Comunicar eficazmente.	• Llame a los miembros del equipo por su nombre. • Compartir información activamente. • Informe a su equipo si identifica un problema, error o preocupación por la salud del paciente. • Ordene los medicamentos según el nombre, la dosis y vía. • Use un lenguaje conciso y claro. • Use un circuito cerrado de comunicación. • Verifique la información. • Asegúrese de que los cambios en la información o en las evaluaciones se comuniquen a todos los miembros del equipo. • Incluya a los miembros de la familia en las comunicaciones según corresponda.
Delegar trabajo de manera óptima.	• No duplique el trabajo ni use más recursos de lo necesario. • Cambie la asignación de roles según las competencias y lo que se requiere en cada momento. • No permita que una persona esté sobrecargada de tareas. • No permita que el equipo esté concentrado en una sola tarea.
Distribuir la atención con inteligencia.	• Para mantener la alerta situacional, revise y evalúe la situación clínica con frecuencia. • Controle el desempeño de las competencias de cada uno para preservar la seguridad del paciente.
Usar los recursos disponibles.	• Sepa cuál es el personal que está disponible. • Sepa cuáles suministros adicionales o especiales están disponibles y cómo acceder a ellos.
Pedir ayuda cuando sea necesario.	• A partir de los factores de riesgo presentes y el progreso de la reanimación, anticípese a la necesidad de aumentar la cantidad de miembros en el equipo. • Llame a tiempo para pedir ayuda adicional. • Sepa cómo llamar para pedir ayuda adicional y cuál es el proceso para obtener el tipo de ayuda que necesita.
Mantener un comportamiento profesional.	• Sea respetuoso en su comunicación verbal y no verbal. • Busque y ofrezca ayuda activamente. • Apoye y promueva el trabajo en equipo. • Respete y valore a su equipo.

- Cuando lea las lecciones del libro de texto, piense en oportunidades de mejorar el cuidado en su propio entorno. En las siguientes lecciones, registre los procesos y los resultados cuantificables que permitan identificar oportunidades para mejorar. Se incluyen recursos adicionales de mejora de la calidad en la lección complementaria 14.

REPASO DE LA LECCIÓN 1

1. Antes del parto, los alvéolos de los pulmones del feto están llenos de (líquido)/(aire).
2. Antes del parto, el oxígeno que recibe el feto proviene de (la placenta)/(los pulmones del feto).
3. Antes del parto, la mayor parte de la sangre del feto (entra en los pulmones del feto)/(no entra en los pulmones del feto).
4. Después del parto, el aire en los alvéolos hace que los vasos de los pulmones del recién nacido se (contraigan)/(relajen).
5. Al reanimar a un recién nacido, las compresiones torácicas y medicación se necesitan (en raras ocasiones)/(frecuentemente).
6. Los miembros de un equipo de reanimación efectivo (comparten información)/(trabajan en silencio y de manera independiente).

Respuestas

1. Antes del parto, los alvéolos de los pulmones del feto están llenos de líquido.
2. Antes del parto, el oxígeno que recibe el feto proviene de la placenta.
3. Antes del parto, la mayor parte de la sangre del feto elude los pulmones.
4. Después del parto, el aire en los alvéolos hace que los vasos de los pulmones del recién nacido se relajen.
5. Cuando se reanima a un recién nacido, rara vez se necesitan compresiones torácicas y medicación.
6. Los miembros de un equipo de reanimación eficaz comparten información.

Lección

2

Evaluación previa y preparación para la reanimación

Puntos de aprendizaje

- Factores de riesgo que pueden ayudar a predecir qué recién nacidos requerirán reanimación
- Cuatro preguntas clave para hacerle al obstetra antes del parto
- Cómo determinar quién debe atender un parto
- Cómo realizar una sesión informativa con el personal del equipo antes de la reanimación
- Cómo reunir y comprobar los suministros y equipos de reanimación
- Por qué es importante la documentación precisa

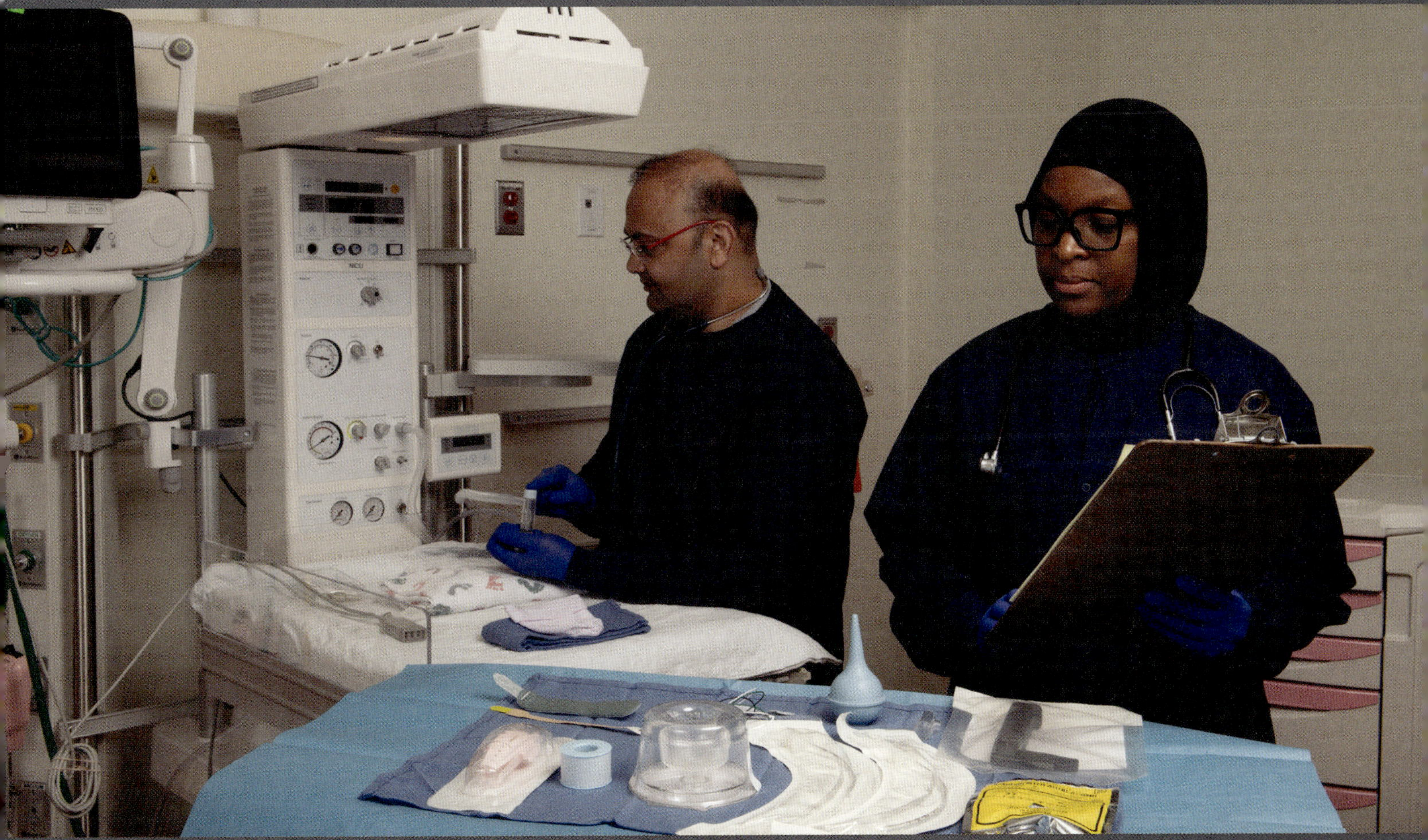

Puntos clave

1. Identifique los factores de riesgo y prepárese para el parto haciendo estas 4 preguntas al obstetra: (1) ¿Cuál es la edad gestacional prevista? (2) ¿El líquido amniótico es transparente? (3) ¿Hay más factores de riesgo? (4) ¿Cuál es el plan del manejo del cordón umbilical?
2. Algunos recién nacidos sin factores de riesgo evidentes necesitan reanimación.
3. En cada parto debe haber al menos 1 persona cualificada para iniciar la reanimación, que se ocupe únicamente de atender al recién nacido.
4. Si hay factores de riesgo presentes, debería haber al menos 2 personas cualificadas para ocuparse exclusivamente de atender al recién nacido. La cantidad de personas y las cualificaciones requeridas dependerán de los factores de riesgo.
5. Un equipo cualificado con todas las competencias necesarias para la reanimación debería estar identificado y disponible inmediatamente para cada reanimación. El equipo de reanimación cualificado debería estar presente en el momento del parto si se prevé que puede necesitarse soporte vital avanzado. Todos los suministros y equipos necesarios para una reanimación completa deben estar disponibles de inmediato y funcionales para cada parto.

Caso: Preparación para un parto con factores de riesgo perinatales

Llega una persona embarazada con 36 semanas de gestación en trabajo de parto. El embarazo se ha complicado por diabetes gestacional que requiere insulina e hipertensión. El obstetra informa de que hay membranas rotas con líquido amniótico transparente. La monitorización de la frecuencia cardiaca muestra un patrón de la frecuencia cardiaca del feto de categoría II (patrón indeterminado que necesita evaluación, supervisión y posiblemente otras pruebas para asegurar el bienestar fetal). El trabajo de parto avanza rápidamente y el parto vaginal es inminente. El obstetra llama a su equipo de reanimación para asistir al parto.

Usted le hace al obstetra 4 preguntas breves y determina que hay varios factores de riesgo perinatales. Reúne un equipo compuesto por suficientes personas cualificadas con habilidades para llevar a cabo las intervenciones que pueden ser necesarias. El equipo identifica al líder del equipo, realiza una sesión informativa con el personal del equipo antes de la reanimación, habla sobre los roles y las responsabilidades y realiza una comprobación completa del equipo. Cuando su equipo entra a la sala, se presentan a los progenitores y al equipo obstétrico y asumen sus posiciones cerca del calentador radiante precalentado.

Anticipe la necesidad de reanimación

Debe estar preparado para reanimar a un recién nacido en todos los partos. En la tabla 2-1 se describen los factores de riesgo que aumentan las probabilidades de que el recién nacido requiera asistencia en la transición o reanimación. Si analiza atentamente estos factores de riesgo, podrá identificar el personal adecuado para atender el parto. Aunque prestar atención a estos factores de riesgo es útil e identificará a la mayoría de los recién nacidos que requieren reanimación tras el nacimiento, **algunos recién nacidos sin factores de riesgo aparentes requerirán reanimación.**

Tabla 2-1. Factores de riesgo perinatales que aumentan la probabilidad de que se necesite reanimación neonatal

Factores de riesgo prenatales	Factores de riesgo intraparto
Edad gestacional inferior a 36 0/7 semanas	Parto por cesárea de emergencia
Edad gestacional inferior o igual a 41 0/7 semanas	Parto con fórceps o con ventosa
Preeclampsia o eclampsia	Parto de nalgas u otra anomalía
Hipertensión materna†	Patrón de frecuencia cardiaca del fetode categoría II o III*
Gestación múltiple	Anestesia general
Anemia fetal	Terapia materna† con magnesio
Polihidramnios	Desprendimiento prematuro de la placenta
Oligohidramnios	Hemorragia intraparto
Hidropesía fetal	Corioamnionitis
Macrosomía fetal	Opioides administrados en las 4 horas posteriores al parto
Restricción del crecimiento fetal	Distocia de hombros
Deformaciones o anomalías fetales significativas	Líquido amniótico teñido de meconio
Cuidado prenatal nulo	Prolapso del cordón umbilical

***Consulte el Apéndice 3 de esta lección para consultar una descripción de las categorías de la frecuencia cardiaca del feto.**
†Utilizamos el término *materna* para referirnos respetuosamente a personas de cualquier género que están embarazadas y dan a luz.

Haga 4 preguntas clave

Los profesionales sanitarios de atención obstétrica y neonatal pueden coordinar la atención estableciendo una comunicación eficaz. Antes de cada parto, revise los factores de riesgo prenatales e intraparto que figuran en la tabla 2-1, y haga las siguientes 4 preguntas previas al parto:

1. ¿Cuál es la edad gestacional prevista?
2. ¿El líquido amniótico es transparente?
3. ¿Hay más factores de riesgo?
4. ¿Cuál es el plan del manejo del cordón umbilical?

A partir de las respuestas a estas preguntas, reúna el personal y los equipos necesarios. En la lección 3 se proporciona más información sobre el momento indicado para pinzar el cordón umbilical y la elaboración de un plan para el manejo del cordón.

Reúna al equipo adecuado

La cantidad de personas y las cualificaciones necesarias dependerán de los factores de riesgo. Evalúe la posibilidad de establecer una política por escrito que determine la cantidad de personas que deben asistir al parto, las cualificaciones que deben tener según la evaluación de riesgos perinatales, y los procedimientos para pedir ayuda cuando sea necesario.

- **A todos los partos debe asistir al menos un individuo cualificado**, que esté capacitado para realizar los primeros pasos del cuidado de un recién nacido y la ventilación, cuya única responsabilidad debe ser la de atender al recién nacido. Si solo se cuenta con 1 persona cualificada para atender el parto, las probabilidades de reanimación deben ser bajas. En caso de que deba realizarse una reanimación imprevista, este miembro del equipo iniciará la reanimación y llamará para pedir ayuda adicional.
- **Si hay factores de riesgo presentes** (tabla 2-1), **debe haber al menos 2 personas cualificadas para ocuparse exclusivamente de atender al recién nacido.** La cantidad de personal y las cualificaciones necesarias variarán según el riesgo previsto, la cantidad de recién nacidos y el entorno de parto.
- **Un equipo cualificado con todas las competencias de reanimación**, incluidas las habilidades necesarias para realizar una intubación endotraqueal, compresiones torácicas, acceso vascular de emergencia y administración de medicamentos, **debe estar identificado y disponible inmediatamente para cada reanimación**.
  - El equipo de reanimación cualificado debe estar presente en el momento del parto si se prevé que puede necesitarse soporte vital avanzado.
  - No es suficiente tener al equipo con estas habilidades avanzadas de guardia en su casa o en un área remota del hospital. Cuando se necesita reanimación, hay que comenzar sin demoras.

Cada hospital debe desarrollar y poner en práctica un sistema para reunir su equipo de reanimación. Identifique cómo se alertará al equipo si hay factores de riesgo presentes, a quién se llamará y cómo se contactará para pedir ayuda de ser necesario. Practique varios escenarios para asegurarse de tener al personal suficiente inmediatamente disponible para llevar a cabo todas las tareas necesarias.

Realizar una sesión informativa previa a la reanimación con el personal del equipo

Una vez reunido su equipo, realice una sesión informativa previa con el equipo de reanimación para revisar la situación clínica y cualquier plan de gestión desarrollado durante el asesoramiento prenatal. Identifique al líder del equipo, delegue tareas, designe a alguien para documentar los eventos a medida que se presenten, determine qué suministros y equipos se necesitarán, e identifique los procedimientos para pedir ayuda adicional. Use toda la información perinatal disponible para prever posibles complicaciones y planificar su respuesta (tabla 2-2).

La reunión informativa del equipo previa a la reanimación (figura 2.1) es importante incluso para los equipos bien establecidos. Se suele comparar a la sesión informativa con el personal del equipo antes de la reanimación con la comprobación que realizan los pilotos aéreos antes de despegar. Incluso los pilotos que han hecho la misma ruta varias veces hacen las comprobaciones necesarias antes de despegar para garantizar la seguridad de sus pasajeros.

Tabla 2-2. Sesión informativa del equipo antes de la reanimación

- Evalúe los factores de riesgo.
- Identifique al líder del equipo.
- Revise el plan de reanimación.
- Prevea posibles complicaciones y planifique una respuesta en equipo.
- Delegue tareas.
- Identifique quién documentará los eventos a medida que se presenten.
- Determine qué suministros y equipos se necesitarán.
- Identifique cómo llamar para pedir ayuda adicional.
- Aborde cualquier inquietud planteada por los miembros del equipo.

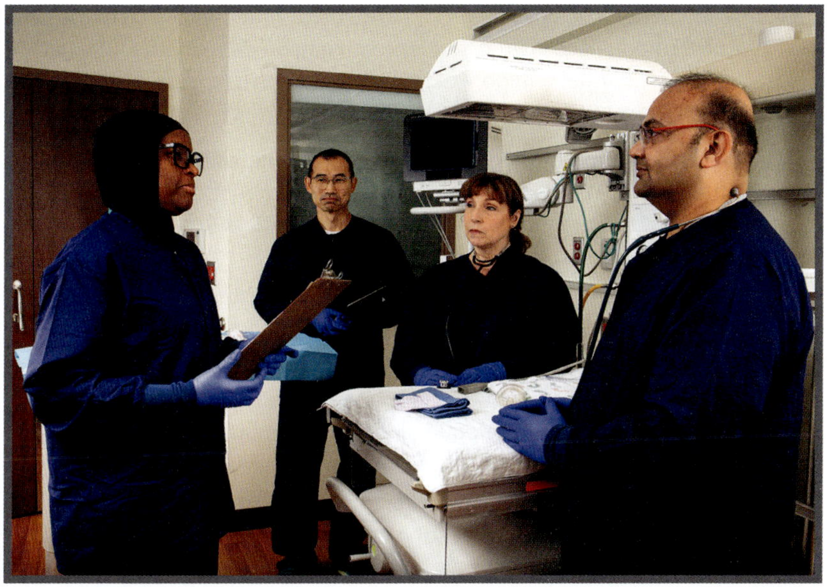

Figura 2.1. Sesión informativa del equipo antes de la reanimación.

Preparar los suministros y equipos

Todos los suministros y equipos necesarios para una reanimación completa deben estar disponibles de inmediato y funcionales para cada parto. **Cuando se espera que nazca un recién nacido de alto riesgo, todos los suministros y equipos apropiados deben estar listos para su uso inmediato.** No basta con mirar lo que hay en el calefactor radiante. Es mucho más efectivo establecer una rutina organizada con una lista de comprobación estandarizada antes de cada parto. De esta manera, confirmará qué está listo para su uso inmediato y qué partes del equipo faltan.

Los apéndices de esta lección incluyen 2 listas:

- La lista de comprobación rápida del equipo del Neonatal Resuscitation Program® (NRP®) es una herramienta que se puede utilizar durante la sesión informativa para verificar los suministros y equipos esenciales. Esta sigue los pasos del algoritmo del NRP. Considere tener la lista de comprobación cerca del calentador radiante para que sea de fácil acceso en todos los partos.

- La Lista de suministros y equipos de reanimación neonatal constituye un inventario completo de los suministros y equipos que deberían estar disponibles dentro del área de reanimación.

Identifique a un líder de equipo eficaz

Todo equipo de reanimación necesita tener un líder de equipo. Cualquier miembro del equipo que tenga dominio del algoritmo del NRP, habilidades de liderazgo efectivas y disposición para asumir el rol de líder puede ser el líder del equipo. No es necesario que el líder sea el miembro con más antigüedad o el individuo con el mejor diploma. Si bien es posible que esa persona cuente con capacidades técnicas que se necesitarán durante la reanimación, quizá no pueda mantener su atención centrada en el estado del recién nacido. Si usted es la persona que debe ocuparse exclusivamente de atender al recién nacido en el parto, y se presenta la necesidad de hacer reanimación de manera imprevista, usted pasará a ser el líder del equipo y deberá darles indicaciones a sus asistentes para que le ayuden hasta que llegue el personal de reanimación.

- Los jefes de equipo eficaces ejemplifican **buenas habilidades de comunicación** dando instrucciones claras a personas concretas, compartiendo información, delegando responsabilidades para garantizar una atención coordinada y manteniendo un entorno profesional.
- Un líder de equipo utiliza los recursos de manera eficiente **permitiendo a todos los miembros del equipo contribuir** con sus talentos únicos durante el proceso de reanimación.
- Es importante que el líder del equipo permanezca atento a toda la situación clínica, mantenga siempre un "enfoque global" y no se distraiga en una sola actividad. Esto se denomina **alerta situacional**.
- Si el líder está involucrado en un procedimiento que lo desconcentra, es posible que deba designar a **otra persona cualificada para que asuma la función de liderazgo**. Si la persona en la función de liderazgo cambia durante la reanimación, se debe comunicar claramente de manera verbal para que todos los miembros del equipo sepan quién lidera el equipo.

Use un circuito cerrado de comunicación

Si bien el equipo tiene un líder, cada miembro del equipo tiene la responsabilidad de realizar una evaluación continua y asegurar que las intervenciones se realicen en la secuencia correcta y con la técnica correcta. Una coordinación correcta requiere que los miembros del equipo compartan información y se comuniquen entre ellos. El circuito cerrado de comunicación es una técnica que asegura que las instrucciones se escuchen y se comprendan.

Al dar una instrucción:

- Dirija la solicitud a un individuo específico.
- Llame al miembro de su equipo por su nombre.
- Entable contacto visual.
- Hable con claridad.
- Después de dar una instrucción, pídale al receptor que le informe en cuanto la tarea esté terminada.
- Después de recibir una instrucción, repítasela al emisor.

El siguiente ejemplo demuestra instrucciones dirigidas a una persona específica, un lenguaje claro y conciso, y una comunicación de circuito cerrado.

> Nicole: *"Lou, necesito un tubo endotraqueal de 3,5 milímetros con un estilete, y un laringoscopio con una hoja tamaño 1 ahora mismo. Avísame cuando estés listo.*
> Lou: *"Necesitas un tubo endotraqueal de tamaño 3,5, un estilete y un laringoscopio con una hoja de tamaño 1."*
> Nicole: *—Correcto.*
> Una vez que el equipo está listo, Lou dice, *"Nicole, un tubo de tamaño 3,5, un estilete y un laringoscopio tamaño 1 están listos."*

Documentar eventos con precisión

En una emergencia, los equipos altamente eficaces documentan la serie de eventos a medida que se presentan. Una documentación completa y precisa es importante para la toma de decisiones clínicas y a modo de fuente de información para la mejora de la calidad.

La sensación de urgencia en lo que respecta a la reanimación puede hacer que la documentación precisa sea un desafío, pero la preparación puede hacer que esta tarea esencial sea más fácil. Si su hospital utiliza documentación en papel, considere la posibilidad de mantener una copia impresa de la hoja de documentación de códigos neonatales de su hospital en un portapapeles en cada calentador radiante. Si su hospital utiliza documentación electrónica, considere la posibilidad de mantener cerca de cada calentador radiante un dispositivo que pueda utilizarse para introducir rápidamente datos en su sistema de historia clínica electrónica. Durante los simulacros de códigos y las simulaciones, practique las habilidades de documentación como lo haría con cualquier otra habilidad de reanimación.

- Durante la sesión informativa con el personal del equipo, **designe a la persona que documentará los eventos**. Idealmente, esta persona debe ser un miembro experimentado del equipo que sepa qué es importante registrar, que se sienta cómodo al comunicarse con los miembros del equipo y que brinde apoyo al líder del equipo en relación con las decisiones que se deben tomar. Por ejemplo, la persona que documentará los eventos puede recordarle al líder del equipo cuánto tiempo pasó desde que comenzaron las compresiones torácicas o desde que se administró adrenalina. Sin experiencia, esta persona puede tener dificultades para decidir qué es importante registrar y proporcionar apoyo en la toma de decisiones al jefe del equipo.
- **Utilice una una sola referencia temporal para documentar cuándo se presentan los eventos.** Si los miembros del equipo usan diferentes tipos de relojes en una reanimación, puede haber confusión o errores en la documentación.
- Como las múltiples tareas pueden interrumpir la observación y la comunicación y aumentar la probabilidad de errores médicos, **la persona que documenta los eventos no debe ser la responsable de llevar a cabo otras tareas críticas**.
- Para ayudar a esta persona, los **miembros del equipo deben anunciar claramente sus evaluaciones** y cuándo se realizan las intervenciones.
- Considere usar un formulario en papel o una plantilla electrónica diseñada específicamente para la reanimación neonatal. Los formularios bien diseñados que siguen el algoritmo del NRP permiten la introducción rápida de datos,

lo que le permite a la persona que documenta los eventos asistir al líder del equipo aportando indicaciones sobre las próximas intervenciones e identificando evaluaciones tardías.

- Después del evento, considere complementar el informe de reanimación con un resumen narrativo que explique la toma de decisiones.

Realizar un debriefing posterior a la reanimación

Un debriefing de equipo después de la reanimación constituye una revisión constructiva de las acciones y procesos de pensamiento que promueven el aprendizaje reflexivo. Llevar a cabo un debriefing de equipo después de la reanimación refuerza los buenos hábitos de trabajo en equipo y ayuda al equipo a identificar áreas de mejora.

- **Se puede realizar un debriefing rápido inmediatamente después del evento** y programar un debriefing más exhaustivo poco después.
- Pregunte a su equipo:
  - ¿Qué hicimos bien?
  - ¿Qué podemos mejorar?
  - ¿Teníamos toda la información que necesitábamos?
  - ¿Teníamos a las personas y el equipo adecuados?
  - ¿Hay algún asunto que requiera seguimiento?

Sus debriefings no deben identificar grandes problemas para ser efectivos. Puede identificar una serie de cambios pequeños que pueden dar como resultado una mejora significativa en la actuación del equipo y en los resultados clínicos.

Enfoque centrado en el trabajo de equipo

La fase de preparación para la reanimación neonatal destaca diversas oportunidades para que los equipos eficaces utilicen las competencias fundamentales del comportamiento del NRP.

Comportamiento	Ejemplo
Conocer el entorno.	Sepa cómo se contacta con el equipo de reanimación y cómo se puede convocar al personal y recursos adicionales. Sepa cómo acceder a los suministros y equipos adicionales en una reanimación compleja.
Usar la información disponible.	Haga al obstetra las 4 preguntas previas al parto para identificar factores de riesgo y prepararse para el parto.
Prever y planificar.	Sepa qué profesionales están cualificados para atender el parto según los factores de riesgo identificados. Realice una verificación estándar de suministros y equipos antes de cada parto. Asigne roles y responsabilidades.
Identificar claramente al líder del equipo.	Si hay factores de riesgo presentes, identifique un líder de equipo antes del parto y realice una sesión informativa con el personal del equipo antes de la reanimación para asegurarse de que todos estén preparados y tengan en claro sus responsabilidades.
Usar los recursos disponibles.	Prepare suministros y equipos adicionales según sea necesario y según los factores de riesgo identificados.

Oportunidades para mejorar la calidad

Hágase las siguientes preguntas y abra un debate con su equipo si encuentra alguna diferencia entre las recomendaciones del NRP y lo que sucede actualmente en su entorno hospitalario. Analice la posibilidad de utilizar las evaluaciones de procesos y resultados sugeridas para guiar la recopilación de datos, identificar las áreas que se pueden mejorar y supervisar sus esfuerzos de mejora para determinar si están funcionando.

Preguntas para lograr una mejora de la calidad

1. ¿Quién es responsable de garantizar que los suministros y equipos estén listos antes del parto?
2. ¿Hay una tabla de factores de riesgo (tabla 2-1) disponible en su sala de partos?
3. ¿Hay una lista de comprobación del equipo y suministros disponible en todos los calentadores radiantes?
4. ¿Hay un formulario en papel o una plantilla electrónica que se hayan elaborado específicamente para la reanimación neonatal y estén disponibles en cada parto?
5. ¿Cómo se moviliza el equipo de reanimación cuando un recién nacido sin factores de riesgo necesita reanimación?

Medidas de procesos y resultados

1. ¿Qué porcentaje de profesionales de la salud involucrados en el cuidado de recién nacidos ha completado el curso del NRP?
2. ¿En qué porcentaje de partos se dispone de un profesional cualificado presente para ocuparse exclusivamente del cuidado del recién nacido?
3. ¿En qué porcentaje de partos se completó una lista de comprobación de suministros y equipos?
4. ¿En qué porcentaje de partos asistidos por 1 profesional del NRP se necesitan más miembros del equipo para realizar reanimaciones imprevistas?

Preguntas más frecuentes

¿Cuál es la cantidad ideal de personas que debería tener un equipo de reanimación?

No existe una sola respuesta correcta a esta pregunta. Debe contar con el personal suficiente inmediatamente disponible para realizar todas las tareas necesarias con celeridad. El personal que se requiere en un parto en particular depende de los factores de riesgo identificados, de las cualificaciones de los individuos del equipo y del entorno. Simule diferentes escenarios para asegurarse de contar con el personal suficiente en su equipo para que realice todos los procedimientos de manera rápida y eficiente. En una reanimación compleja, suelen necesitarse 4 o más personas.

¿Qué ocurre si me preocupa que la configuración del equipo (número de personas o cualificaciones) no sea la correcta para asistir un parto?

Este problema puede evitarse teniendo un protocolo del hospital escrito y claro donde se determine el número y las cualificaciones de las personas que deben asistir un parto según una evaluación estandarizada de factores de riesgo y comunicación efectiva en equipo. Recuerde que la seguridad es la prioridad a la hora de tomar decisiones. Siguiendo los conceptos descritos en las competencias fundamentales del comportamiento del NRP, utilice la información disponible para identificar la preocupación relacionada con la seguridad, comuníquese de manera eficaz y compórtese de manera profesional para expresar su preocupación, y utilice sus conocimientos de los recursos disponibles para sugerir una alternativa. Comience diciendo: "Creo que este parto tiene factores de riesgo que requieren . . ." Si no se aborda su preocupación, continúe con "Estoy preocupado porque. . ." y sugiera un curso de acción alternativo.

REPASO DE LA LECCIÓN 2

1. ¿Cuáles son las 4 preguntas previas al parto que se deben realizar al obstetra antes de cada parto?
2. Cada parto debe ser atendido por al menos 1 persona cualificada (cuya única responsabilidad sea atender al recién nacido)/(que sea responsable tanto de la atención de la persona embarazada como del recién nacido).
3. Si se prevé una reaminación complicada, (debe estar presente en el parto 1 persona cualificada)/(un equipo cualificado).
4. Durante la sesión informativa con el personal del equipo antes de la reanimación, (prepárese para un parto de rutina porque no sabe qué necesitará)/(prevea posibles complicaciones y determine cómo se delegarán las responsabilidades).
5. Un miembro del personal de enfermería cualificado o un terapeuta respiratorio que domine el algoritmo del NRP, tenga habilidades de liderazgo efectivas y esté dispuesto a asumir el rol de liderazgo (puede)/(no puede) ser el líder del equipo.
6. La comprobación de los suministros y equipos incluye (comprobar que estén preparados y en condiciones todos los suministros y equipos para una reanimación completa, solo cuando se prevea un parto de alto riesgo)/(comprobar que estén preparados y en condiciones todos los suministros y equipos para una reanimación completa en todos los partos).

Respuestas

1. Las 4 preguntas previas al nacimiento son: (1) ¿Cuál es la edad gestacional prevista? (2) ¿El líquido amniótico es transparente? (3) ¿Hay más factores de riesgo? (4) ¿Cuál es el plan del manejo del cordón umbilical?
2. En todo parto debe haber al menos 1 persona cualificada cuya única responsabilidad sea el manejo del recién nacido.
3. Si se prevé una reaminación complicada, debe estar presente en el parto un equipo cualificado.
4. Durante la sesión informativa con el personal del equipo antes de la reanimación, prevea las posibles complicaciones y determine cómo se delegarán las responsabilidades.
5. Un miembro del personal de enfermería cualificado o un terapeuta respiratorio que domine el algoritmo del NRP, tenga habilidades de liderazgo efectivas y esté dispuesto a asumir el rol de liderazgo ser el líder del equipo.
6. La comprobación de los suministros y equipos incluye comprobar que todos los suministros y equipos para una reanimación completa estén listos para usar y sean funcionales en todos los partos.

Apéndice 1. Lista de comprobación rápida de suministros y equipos del NRP

Esta lista de comprobación incluye solo los suministros más esenciales y los equipos necesarios en el calentador radiante para la mayoría de las reanimaciones neonatales. Personalice esta lista para que sea adecuada según las necesidades especiales de su unidad. Asegúrese de que se haya realizado la comprobación de los suministros y equipos antes de *cada* parto.

Calor	• Calentador precalentado • Toallas o mantas calientes • Gorro • *Bolsa o envoltorio de plástico (<32 semanas de gestación)* • *Colchón térmico (<32 semanas de gestación)*
Despeje la vía aérea	• Perilla de succión • Catéter de aspiración 10F o 12F adjunta a la unidad de aspiración en la pared, ajustada entre 80 y 100 mm Hg • Aspirador traqueal
Auscultación	• Estetoscopio
Ventilación	• Flujómetro ajustado a 10 l/min • Dispositivo de ventilación • Mascarillas de reanimación de tallas adecuadas para recién nacidos a término y prematuros • Sonda orogástrica (5/6 F o 8 F) y jeringa de 20 ml • Mascarilla laríngea (tamaño neonatal) y jeringa de 5 ml (de ser necesaria para inflar la mascarilla)
Oxigenación	• Mezclador de oxígeno ajustado a la concentración inicial de oxígeno deseada • Pulsioxímetro y su cubierta • Tabla de objetivos de saturación de oxígeno • Equipo para administrar oxígeno suplementario a flujo libre
Intubación	• Laringoscopio con hojas tamaño 0 y 1 (tamaño 00, opcional) • Tubo endotraqueal (tamaños 2,5; 3,0; 3,5) • Estilete (opcional) • Detector de dióxido de carbono (CO_2) • Monitor cardiaco con derivaciones • Cinta de medición y/o tabla de profundidad de inserción del tubo endotraqueal • Cinta a prueba de agua o dispositivo de fijación del tubo • Tijeras
Medicación	Acceso a • Adrenalina (0,1 mg/ml = 1 mg/10 ml) • Solución salina normal (bolsa de 100 ml o 250 ml o jeringas precargadas) • Utensilios para colocar un catéter venoso umbilical de emergencia y administrar medicamentos • Tabla de dosis calculadas de medicación de urgencia para recién nacidos que pesan entre 0,5 y 4 kg

Apéndice 2. Lista de suministros y equipos de la reanimación neonatal

Equipo de aspiración

Perilla de succión

Aspiración y tubos mecánicos

Catéteres de aspiración, 5 F o 6 F, 10 F, 12 F o 14 F

Aspirador traqueal

Equipos de ventilación

Dispositivo de ventilación

Mascarillas faciales de tamaños adecuados para recién nacidos a término y prematuros

Fuente de oxígeno

Fuente de aire comprimido

Mezclador de oxígeno que mezcla el oxígeno y el aire comprimido con un flujómetro (velocidad de flujo a 10 L/min) y tubos

Pulsioxímetro y su cubierta

Tabla de objetivos de saturación de oxígeno

Estetoscopio (con cabezal neonatal)

Mascarilla laríngea (tamaño neonatal) o dispositivo supraglótico similar, y jeringa de 5 ml (de ser necesaria para inflar la mascarilla)

Sonda orogástrica 5/6 F o 8 F y jeringa de 20 ml

Equipo de intubación

Laringoscopio con hojas rectas, tamaño n.o 0 (recién nacido prematuro) y n.o 1 (bebé nacido a término)

Perillas y baterías adicionales para el laringoscopio, de ser necesario

Tubos endotraqueales con un diámetro interno (DI) de 2,5, 3,0 y 3,5 mm

Estilete (opcional)

Detector de dióxido de carbono o capnografía

Monitor cardiaco con derivaciones

Cinta de medición

Tabla de profundidad de inserción del tubo endotraqueal

Tijeras

Cinta a prueba de agua o dispositivo de fijación del tubo

Compresas con alcohol

Medicación

Adrenalina (0,1 mg/ml = 1 mg/10 ml)

Solución salina normal como expansión de volumen (bolsa de 100 ml o 250 ml o jeringas precargadas)

Dextrosa al 10 %, 250 ml (opcional)

Solución salina normal para bolos

Jeringas (1 ml, 3 ml o 5 ml, de 20 a 60 ml)

Llaves de tres vías o conectores para la despensa de líquido

Tabla de dosis calculadas de medicación de urgencia para recién nacidos que pesan entre 0,5 y 4 kg

Suministros de cateterismo del vaso umbilical

Guantes estériles

Solución antiséptica

Cinta umbilical

Sujetadores pequeños (pinza hemostática)

Fórceps (opcional)

Bisturí

Catéteres umbilicales (de una sola luz), 3,5 F o 5 F

Llave de tres vías

Jeringas (3-5 ml)

Dispositivo de agujas o de punción para sistemas sin agujas

Solución salina normal para bolos

Apósitos adhesivos limpios para asegurar temporalmente el catéter umbilical al abdomen (opcional)

Varios

Temporizador/reloj con segundero

Guantes y equipo de protección individual apropiado

Calentador radiante u otra fuente de calor

Sábanas calentadas

Gorro

Cinta, ½ o ¾ pulgada

Aguja intraósea (opcional)

Para recién nacidos muy prematuros

Bolsa de plástico alimentario (de 1 galón) o envolturas de plástico

Colchón térmico

Hojas de laringoscopio tamaño 00 (opcional)

Tubo endotraqueal de tamaño 2,0 mm (opcional)

Transporte la incubadora para mantener la temperatura del recién nacido durante la transición a la sala de neonatos

Apéndice 3. Categorías de frecuencia cardiaca del feto

Categoría I: Este registro es indicativo de un estado ácido-base fetal normal en el momento de la observación, y se recomienda el manejo rutinario.

Categoría II: Este se considera un registro *indeterminado*. Este registro no es predictivo de un estado ácido-base fetal anormal en el momento de la observación; sin embargo, actualmente no hay evidencia suficiente para clasificar estos registros como de Categoría I o Categoría III. Se recomienda una evaluación y vigilancia adicionales. Es posible que se requieran intervenciones.

Categoría III: No se puede descartar un estado ácido-base fetal anormal en el momento de la observación para los recién nacidos con este registro. Un registro de categoría III requiere una evaluación e intervención rápidas.

Bibliografía

ACOG Practice Bulletin, No. 106: intrapartum fetal heart rate monitoring: nomenclature, interpretation, and general management principles. *Obstet Gynecol*. 2009;114(1):192–202

ACOG Practice Bulletin, No. 229: antepartum fetal surveillance. *Obstet Gynecol*. 2021;137(6):e116–e127

Lección

3

Pasos iniciales del cuidado de un recién nacido

Puntos de aprendizaje

- Cómo realizar la evaluación inicial de un recién nacido
- Los pasos iniciales para el cuidado de un recién nacido
- Cómo determinar si se requieren medidas adicionales
- Qué hacer si un recién nacido tiene cianosis persistente o dificultad respiratoria
- Cómo utilizar un pulsioxímetro e interpretar los resultados
- Cómo administrar oxígeno adicional
- Cuándo considerar el uso de presión positiva continua en la vía aérea
- Qué hacer cuando hay líquido amniótico teñido de meconio

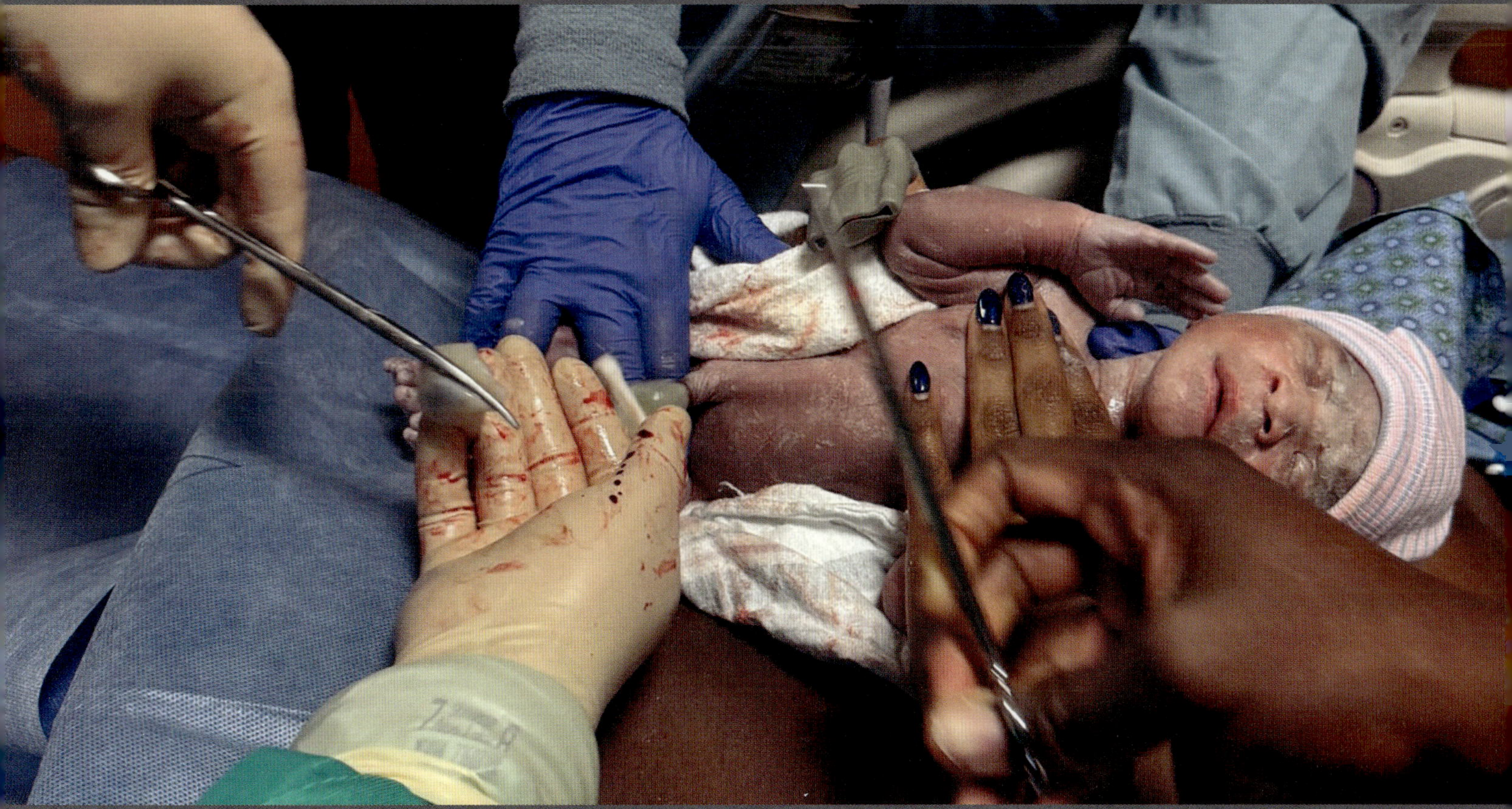

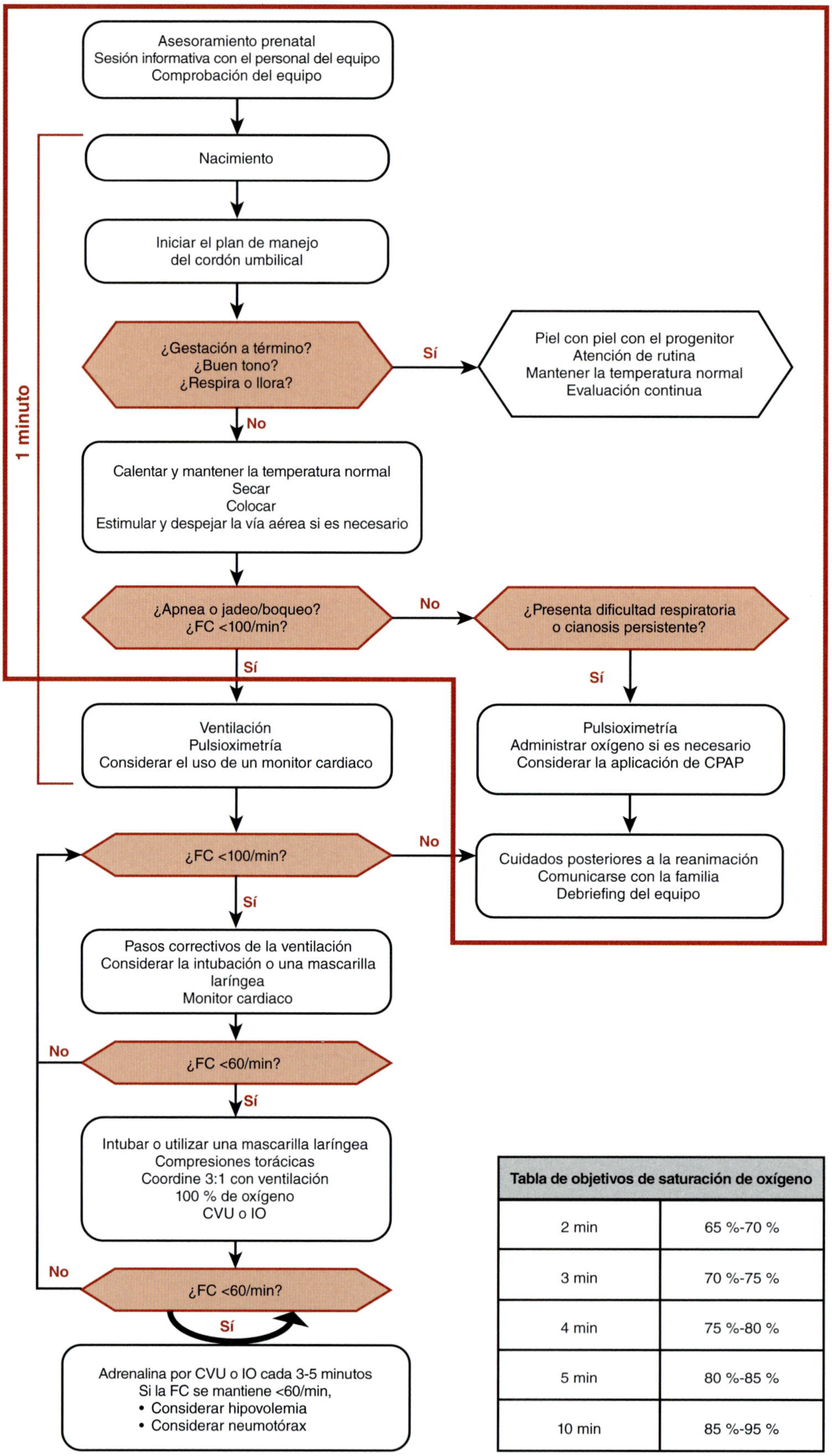

Tabla de objetivos de saturación de oxígeno	
2 min	65 %-70 %
3 min	70 %-75 %
4 min	75 %-80 %
5 min	80 %-85 %
10 min	85 %-95 %

Puntos clave

1. Para la mayoría de los recién nacidos que no requieren reanimación inmediata, el pinzamiento del cordón umbilical debe retrasarse durante al menos 60 segundos.
   a. Para los recién nacidos que no están vigorosos en el momento del nacimiento, no hay suficiente evidencia para hacer una recomendación definitiva sobre el manejo del cordón umbilical. Si la circulación placentaria está intacta, puede ser razonable posponer brevemente el pinzamiento del cordón mientras el proveedor obstétrico inicia los primeros pasos de la atención al recién nacido.
   b. El manejo del cordón umbilical no debe retrasar el inicio adecuado de la ventilación asistida en los recién nacidos que permanecen apneicos o tienen una frecuencia cardiaca menor de 100 latidos por minuto (lpm) a los 60 segundos después del nacimiento.
2. Todos los recién nacidos requieren una evaluación inicial para determinar si pueden permanecer piel con piel con su progenitor para continuar con la transición o si deben ser trasladados a un calentador radiante para una evaluación e intervención adicionales.
   a. Esta evaluación inicial puede ocurrir en el intervalo entre el parto y el pinzamiento del cordón umbilical.
   b. Pregunte si el recién nacido nació a término, si tiene buen tono muscular y si respira o llora. En el momento de pinzar el cordón umbilical, si la respuesta es *no* a cualquiera de estas, se debe llevar al recién nacido a un calentador radiante.
3. Los pasos iniciales rutinarios del cuidado del recién nacido incluyen lo siguiente: proporcionar calor, secar y colocar al recién nacido para asegurar que la vía aérea esté abierta.
   a. Si hay un esfuerzo respiratorio ineficaz o apnea después del nacimiento, una estimulación táctil suave puede estimular la respiración.
   b. No se recomienda la aspiración oral, nasal, orofaríngea o endotraqueal de forma rutinaria. Si es necesario, se pueden eliminar las secreciones de la vía aérea superior limpiando la boca y la nariz del recién nacido con un paño. Si existe preocupación por una obstrucción de la vía aérea, se puede aspirar suavemente la boca y la nariz.
4. En el minuto siguiente al nacimiento, evalúe la respuesta del recién nacido a los pasos iniciales. Si el recién nacido no respira, jadea o la frecuencia cardiaca es inferior a 100 lpm al minuto de nacer, está indicada la ventilación asistida.

5. Utilizar la pulsioximetría y la tabla de objetivos de saturación de oxígeno para guiar el tratamiento con oxígeno (a) cuando se prevea la necesidad de realizar una reanimación, (b) para confirmar su percepción de cianosis central persistente, (c) si administra oxígeno adicional, o (d) si se requiere ventilación con presión positiva. La evaluación visual de la cianosis no es un indicador fiable de la saturación de oxígeno.

6. Para los bebés nacidos a través de líquido amniótico teñido de meconio, no se sugiere la laringoscopia de rutina con o sin intubación para la aspiración traqueal. Se recomienda la intubación y la aspiración traqueal si el recién nacido requiere ventilación asistida y existe preocupación por obstrucción de la vía aérea.

Caso 1: Un parto sin complicaciones

Llega una persona embarazada sana con 39 semanas de gestación en trabajo de parto activo. Usted revisa las 4 preguntas previas al nacimiento con el obstetra para identificar factores de riesgo y planificar el parto. Usted confirma que solo se necesita 1 persona cualificada para gestionar el cuidado del recién nacido. Usted anticipa un parto a término, el líquido amniótico es claro, el embarazo ha sido sin complicaciones y no existen factores de riesgo adicionales. Usted confirma con el obstetra que, si no se requiere reanimación inmediata después del nacimiento, el pinzamiento del cordón se diferirá al menos 60 segundos. Usted rellena una lista de comprobación estandarizada para asegurarse de que los suministros y equipos de reanimación neonatal están listos para su uso en caso necesario, y se presenta a los progenitores.

En el momento del parto, el recién nacido parece haber nacido a término, tiene buen tono muscular y llora de forma vigorosa. Se coloca al recién nacido piel contra piel sobre el pecho del progenitor y se lo cubre con una manta caliente. Usted seca suavemente al recién nacido y se le coloca la cabeza para asegurarse de que las vías aéreas están abiertas. Un minuto después del parto, se pinza y se corta el cordón. El recién nacido comienza a tomar un color rosado durante la transición a la circulación del recién nacido. Continúa con la evaluación de la respiración, el tono, el color y la temperatura para determinar si se requiere alguna intervención adicional. Poco después del nacimiento, se coloca al recién nacido sobre el pecho del progenitor para iniciar la lactancia.

Caso 2: Transición retrasada

Llega una persona embarazada con 39 semanas de gestación en trabajo de parto. El parto progresa con rapidez y el obstetra llama el equipo de reanimación para asistir al parto vaginal. Usted le hace al obstetra las 4 preguntas previas al parto para evaluar los factores de riesgo perinatales y planificar el parto. Se prevé un parto a término. Se rompe la bolsa y el líquido es transparente. Los factores de riesgo adicionales incluyen fiebre intraparto y taquicardia fetal. La parturienta ha recibido antibióticos intraparto por sospechas de corioamnionitis.
La monitorización de la frecuencia cardiaca del feto muestra un patrón de categoría II (indeterminado). Debido a que existen factores de riesgo perinatales,

llama a personal adicional para que le ayude. Discute el plan de manejo del cordón umbilical con el obstetra.

Al entrar en la sala, presenta al equipo a los progenitores. Su equipo realiza una sesión informativa previa a la reanimación y una verificación estandarizada del equipo.

Inmediatamente después del parto, el recién nacido tiene un tono deficiente y no llora. El obstetra sostiene al recién nacido en una manta caliente, lo seca y estimula su respiración frotándole suavemente la espalda; sin embargo, el recién nacido sigue teniendo un tono deficiente, no llora y presenta un esfuerzo respiratorio inconsistente. Transcurridos unos 30 segundos, el obstetra pinza y corta el cordón y lleva al recién nacido al calentador radiante para su posterior evaluación. Coloque la cabeza y el cuello del recién nacido para abrir las vías aéreas mientras un asistente sigue proporcionando una estimulación suave. Una persona se ocupa de documentar los eventos a medida que ocurren.

Durante los 20 segundos siguientes, el tono y el esfuerzo respiratorio del recién nacido mejoran. Al escuchar con el estetoscopio al minuto 1, su ayudante informa de que la frecuencia cardiaca del recién nacido es de 120 lpm. Usted observa que el tono del recién nacido mejora y que empieza a llorar. No obstante, entre cinco y diez minutos después del parto, la cianosis central persiste y se coloca un pulsioxímetro en la mano derecha del recién nacido. La saturación de oxígeno preductal SpO_2) está debajo del objetivo establecido en la tabla de objetivos de saturación de oxígeno, por lo que se administra oxígeno adicional a flujo libre. Se sigue documentando todo a medida que se ajusta la concentración de oxígeno (FiO_2) para que la SpO_2 se mantenga dentro del rango objetivo. A los 15 minutos del nacimiento, el oxígeno suplementario se ha interrumpido gradualmente. La SpO_2 permanece normal y se coloca al recién nacido piel contra piel sobre el pecho del progenitor para continuar con la transición mientras se controlan las constantes vitales y la actividad de cerca para detectar un posible deterioro. Poco tiempo después, los miembros del equipo realizan un breve debriefing para evaluar su preparación, trabajo en equipo y comunicación.

¿Cuál es el de manejo del cordón umbilical?

En el momento del parto, un gran volumen de la sangre del recién nacido permanece en la placenta. Si la sangre aún está fluyendo hacia la placenta a través de las arterias uterinas y el cordón umbilical no se ha pinzado, el intercambio gaseoso de la placenta continuará y la sangre con oxígeno adicional llegará al recién nacido a través de la vena umbilical. Esta sangre puede desempeñar un rol muy importante en la transición de la circulación fetal a la neonatal.

Marque la hora de nacimiento poniendo en marcha un cronómetro cuando la última parte del cuerpo del feto salga del cuerpo de la persona embarazada. El momento ideal para pinzar el cordón umbilical es aún objeto de investigación.

- En los recién nacidos prematuros, los efectos beneficiosos del pinzamiento diferido del cordón en comparación con el pinzamiento inmediato incluyen una mayor supervivencia, un menor uso de medicamentos para mantener la presión arterial tras el nacimiento y menos transfusiones de sangre durante

Aprendizaje mejorado

https://bcove.video/4dpDM6t

QR 3.1 Escanee aquí para ver un vídeo sobre el pinzamiento diferido del cordón umbilical.

la hospitalización inicial. Sin embargo, existe un mayor riesgo de hipotermia poco después del nacimiento.

- En los recién nacidos a término, el pinzamiento diferido del cordón aumenta los niveles de hematocrito y hierro durante la lactancia, lo que, aunque incierto, puede mejorar los resultados del neurodesarrollo. Sin embargo, es posible que aumenten las probabilidades de que se necesite fototerapia por la hiperbilirrubinemia.

Recién nacidos vigorosos

Antes del parto, determine con el obstetra cuál será el plan para establecer el momento del pinzamiento del cordón umbilical.

- **Para la mayoría de los recién nacidos que no requieren reanimación inmediata, el pinzamiento del cordón umbilical debe retrasarse durante al menos 60 segundos.**
- Durante este tiempo, el recién nacido puede colocarse piel sobre piel sobre el pecho o abdomen del progenitor, o mantenerlo seguro en una toalla o manta caliente y seca (figura 3.1). Los niños muy prematuros, nacidos con menos de 32 semanas de gestación, pueden envolverse en plástico de polietileno para ayudar a mantener su temperatura. Durante este intervalo entre el parto y el pinzamiento del cordón umbilical, el obstetra y el equipo neonatal deben evaluar el tono del recién nacido y el esfuerzo respiratorio y continuar con los pasos iniciales del cuidado de un recién nacido que se describen en el resto de esta lección.

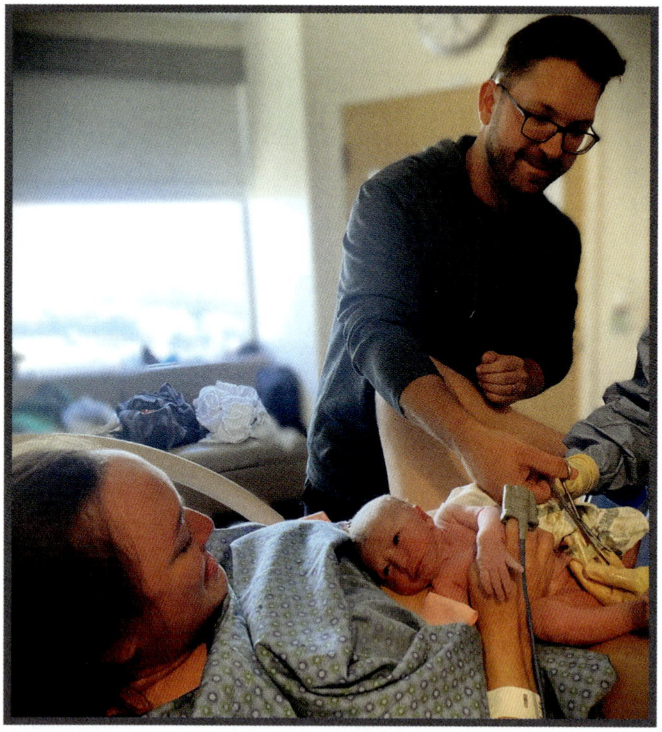

Figura 3.1. Colocar al recién nacido sobre el pecho o el abdomen del progenitor. Evalúe el tono y el esfuerzo respiratorio del recién nacido.

- **El pinzamiento inmediato del cordón está indicado cuando la circulación placentaria no está intacta, como después de un desprendimiento prematuro de placenta, placenta previa con sangrado o avulsión del cordón.**

El pinzamiento precoz del cordón también puede considerarse en las siguientes situaciones:

- Muchos de los ensayos clínicos que evaluaron el pinzamiento diferido del cordón umbilical excluyeron las gestaciones múltiples. Existen riesgos teóricos de cambios hemodinámicos desfavorables durante el pinzamiento diferido del cordón, especialmente en gestaciones múltiples monocorionicos. Actualmente no existen pruebas suficientes para recomendar a favor o en contra del pinzamiento diferido del cordón umbilical en el contexto de un parto de gestación múltiple. Se fomenta la toma de decisiones compartida con el obstetra y los progenitores.
- Otros escenarios, en los que los datos de seguridad sobre el pinzamiento diferido del cordón son limitados, requerirán una decisión basada en políticas específicas de la unidad. Estos escenarios pueden incluir: restricción del crecimiento, mediciones anómalas del Doppler para la arteria umbilical, placentación anómala y otras situaciones en la que esté afectada la perfusión úteroplacentaria o el flujo sanguíneo del cordón umbilical.

Recién nacidos no vigorosos

Para los recién nacidos que no son vigorosos en el momento del nacimiento, no hay suficiente evidencia para hacer una recomendación definitiva sobre el manejo del cordón umbilical. Si la circulación placentaria está intacta, puede ser razonable aplazar brevemente el pinzamiento del cordón mientras el obstetra comienza los pasos iniciales de los cuidados del recién nacido y estimula suavemente al recién nacido para que respire. Si el recién nacido no empieza a respirar durante este tiempo, es posible que se requieran intervenciones adicionales. Pince el cordón umbilical y traslade al recién nacido al calentador radiante. El manejo del cordón umbilical no debe retrasar el inicio adecuado de la ventilación asistida en los recién nacidos que permanecen apneicos o tienen una frecuencia cardiaca menor de 100 lpm a los 60 segundos después del nacimiento.

- Para los recién nacidos a término y prematuros tardíos (35-42 semanas de gestación) que permanecen no vigorosos a pesar de la estimulación, ordeñar la sangre del cordón umbilical intacto desde la placenta hacia el recién nacido puede ser una alternativa razonable al pinzamiento precoz del cordón.
- Para los bebés prematuros no vigorosos nacidos entre las 28 y 34 semanas de gestación, no hay suficiente evidencia para recomendar rutinariamente el ordeño de sangre del cordón umbilical intacto.
- **No se recomienda el ordeño de sangre del cordón umbilical intacto para recién nacidos prematuros de menos de 28 semanas de gestación porque se ha asociado con un mayor riesgo de hemorragia intraventricular grave.**

Aprendizaje mejorado

https://bcove.video/4wx69r9

QR 3.2 Escanee aquí para ver un vídeo sobre el pinzamiento inmediato del cordón umbilical en recién nacidos a término.

Aprendizaje mejorado

https://bcove.video/4nfHkf0

QR 3.3 Escanee aquí para ver un vídeo sobre el ordeño del cordón umbilical para recién nacidos a término no vigorosos.

Aprendizaje mejorado

https://bcove.video/4ueNFKt

QR 3.4 Escanee aquí para ver un vídeo sobre el pinzamiento inmediato del cordón umbilical para prematuros no vigorosos.

La evaluación inicial

Tras el parto, todos los recién nacidos requieren una evaluación inicial para determinar si pueden permanecer piel con piel con su progenitor para continuar con la transición o si deben ser trasladados a un calentador radiante para una evaluación y posible tratamiento. Esta evaluación inicial puede ocurrir en el intervalo entre el parto y el pinzamiento del cordón umbilical. **Usted deberá hacer rápidamente 3 preguntas:** (1) ¿El recién nacido parece haber nacido a término? (2) ¿Tiene el recién nacido un buen tono muscular? y (3) ¿Respira o llora el recién nacido?

1. ¿El recién nacido parece haber nacido a término?

Determine si la apariencia del recién nacido coincide con la edad gestacional prevista. En algunas situaciones, no se conoce la edad gestacional del recién nacido antes del parto. Si el recién nacido parece haber nacido a término, proceda con la siguiente pregunta. Si el recién nacido parece prematuro (menos de 37 semanas de gestación), llévelo al calentador radiante tras el pinzamiento del cordón umbilical para una evaluación más exhaustiva.

Los recién nacidos prematuros generalmente requieren intervenciones durante la transición a la vida extrauterina. Por ejemplo, tienen más dificultad para airear sus pulmones, establecer un buen esfuerzo respiratorio y mantener la temperatura de su cuerpo. Por estos riesgos, una vez que el cordón haya sido pinzado, los recién nacidos prematuros deben ser llevados al calentador radiante. Si el bebé nace en una gestación prematura tardía (34 a 36 semanas) y parece vigoroso con buen esfuerzo respiratorio, se lo puede llevar al progenitor a los pocos minutos para continuar con la transición.

2. ¿El recién nacido tiene buen tono muscular?

Observe el tono muscular del recién nacido. Los bebés saludables nacidos a término deben estar activos con las extremidades flexionadas (figura 3.2). Los recién nacidos que necesitan intervención tiene las extremidades flácidas (figura 3.3).

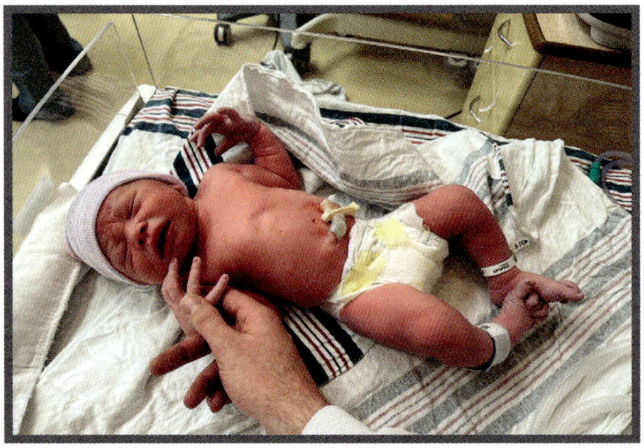

Figura 3.2. Recién nacido de bajo riesgo: a término, buen tono, llanto.

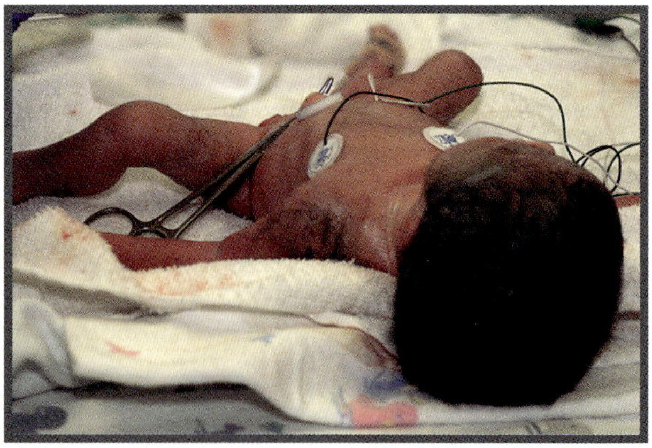

Figura 3.3. Recién nacido de alto riesgo: prematuro, tono pobre, no llora.

3. ¿El recién nacido respira o llora?

Un llanto vigoroso es un indicador de un esfuerzo respiratorio fuerte (figura 3.2). Si el recién nacido no llora, observe el tórax para detectar el esfuerzo respiratorio. Tenga cuidado de no confundirse con un recién nacido que jadea. Los jadeos/boqueos son una serie de inspiraciones profundas, simples o sucesivas, que se producen en el contexto de una alteración grave del intercambio gaseoso. Después del pinzamiento del cordón umbilical, un recién nacido que jadea requiere intervención y debe ser llevado al calentador radiante.

Los pasos iniciales para el cuidado de un recién nacido

Mientras realiza su evaluación, lleve a cabo los pasos iniciales del cuidado del recién nacido, que incluyen proporcionar calor, secar y colocar al recién nacido de manera que la vía aérea esté abierta. Además, algunos recién nacidos pueden requerir una suave estimulación táctil para estimular la respiración, y algunos pueden necesitar un suave secado o aspiración de la boca y la nariz para despejar la vía aérea superior de secreciones. Para la mayoría de los recién nacidos, estos pasos iniciales pueden iniciarse entre el nacimiento y el pinzamiento del cordón umbilical. En muchos casos, los pasos iniciales los realizan más de 1 persona y algunos pasos se pueden realizar de forma simultánea.

Aprendizaje mejorado

https://bcove.video/49vJzoA

QR 3.5 Escanee el código para ver un vídeo de 30 segundos sobre los pasos iniciales del cuidado de un recién nacido.

Pasos iniciales rutinarios para recién nacidos a término vigorosos

Si el bebé nació a término, tiene buen tono muscular y está respirando bien o llorando, se pueden realizar los pasos iniciales rutinarios con el cordón umbilical intacto mientras el recién nacido está piel con piel sobre el pecho o abdomen del progenitor.

1. Proporcione calor utilizando contacto piel con piel directo y cubra al recién nacido con una toalla o manta tibia (figura 3.4).
2. Seque al recién nacido con la toalla o la manta.
3. Posicione al recién nacido sobre el pecho o el abdomen del progenitor de manera que la vía aérea quede abierta.
4. Si es necesario, se pueden eliminar las secreciones de la vía aérea superior limpiando la boca y la nariz del recién nacido con un paño.

Una vez que se completan los pasos iniciales, siga controlando de cerca la respiración, el tono, la actividad, el color y la temperatura del recién nacido para determinar si se requieren intervenciones adicionales.

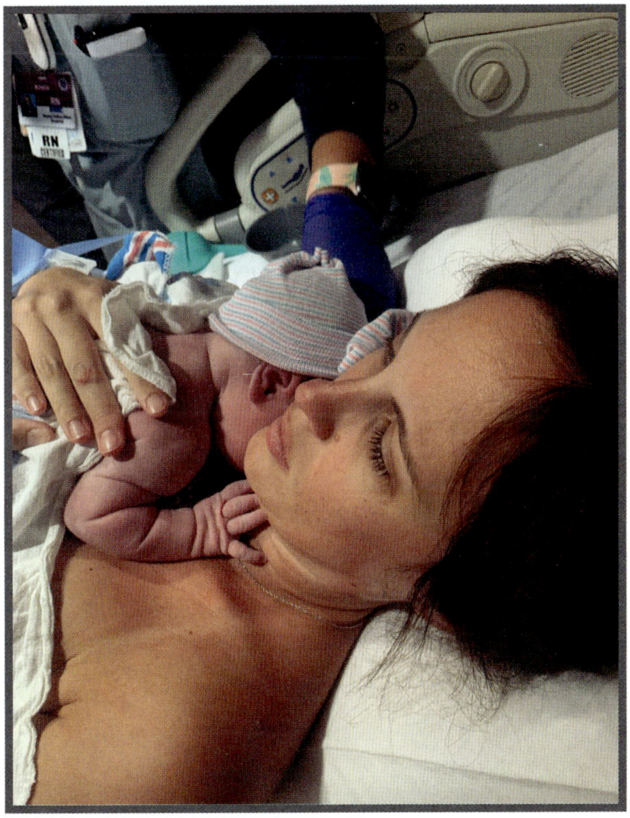

Figura 3.4. Vigoroso, recién nacido a término. Los pasos iniciales se realizan piel contra piel con el progenitor.

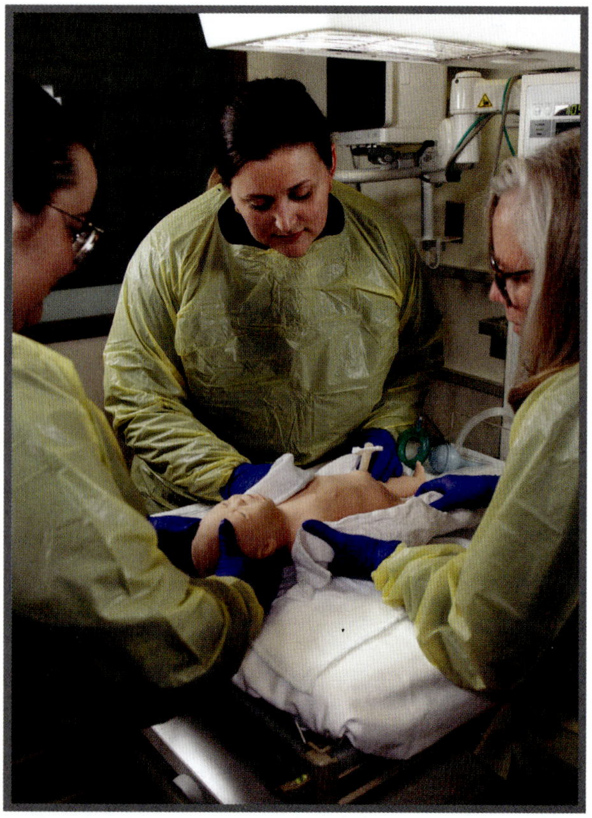

Figura 3.5. Calentador radiante utilizado para los pasos iniciales en recién nacidos de alto riesgo.

Los primeros pasos para los recién nacidos no vigorosos y prematuros

Los recién nacidos no vigorosos que requieren reanimación inmediata deben ser llevados directamente al calentador radiante para recibir los pasos iniciales de la atención neonatal. Los recién nacidos inicialmente no vigorosos que cumplan los requisitos para una prueba de pinzamiento diferido del cordón umbilical pueden recibir los pasos iniciales de los cuidados neonatales, como se ha descrito anteriormente, durante el intervalo entre el nacimiento y el pinzamiento del cordón. Los recién nacidos que permanecen sin vigor y aquellos que nacen prematuramente deben ser llevados a un calentador radiante después de pinzar el cordón para completar los pasos iniciales, someterse a una evaluación adicional y recibir intervenciones adicionales según sea necesario. Es posible que los pasos iniciales para estos recién nacidos deban modificarse como se indica a continuación:

1. Proporcionar calor.

Coloque al recién nacido en un calentador radiante para que el equipo de reanimación tenga un fácil acceso al recién nacido sin provocar una pérdida de calor (figura 3.5). Deje al recién nacido descubierto para permitir una visualización completa (los recién nacidos prematuros nacidos a menos de 32 semanas de la gestación permanecerán cubiertos con plástico de polietileno transparente como se describe en la lección 8).

- Controle la temperatura corporal del recién nacido para **evitar tanto la hipotermia como el sobrecalentamiento**.
- Durante la reanimación y estabilización, **la temperatura corporal del recién nacido debe mantenerse entre 36,5 °C y 37,5 °C**).
- Tras la reanimación, estabilización y una evaluación estandarizada, la hipotermia terapéutica está indicada para determinados recién nacidos de alto riesgo y se describe en la lección 9.

2. Secar.

La piel húmeda aumenta la pérdida de calor por evaporación (figura 3.6). Coloque al recién nacido sobre una toalla o manta caliente y seque con cuidado cualquier líquido. Si la primera toalla o manta se moja, deséchela y utilice una toalla o manta limpia y caliente para continuar con el secado (figura 3.7).

- No es necesario secar a los recién nacidos prematuros de menos de 32 semanas de gestación porque se los debe cubrir inmediatamente con un plástico de polietileno, que reduce la pérdida de calor por evaporación. Las intervenciones utilizadas para reducir la pérdida de calor en recién nacidos muy prematuros se describen en la lección 8.

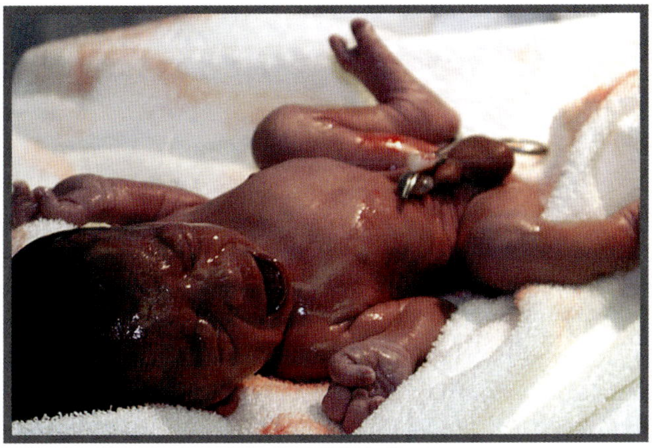

Figura 3.6. La piel húmeda descubierta favorece el rápido enfriamiento corporal.

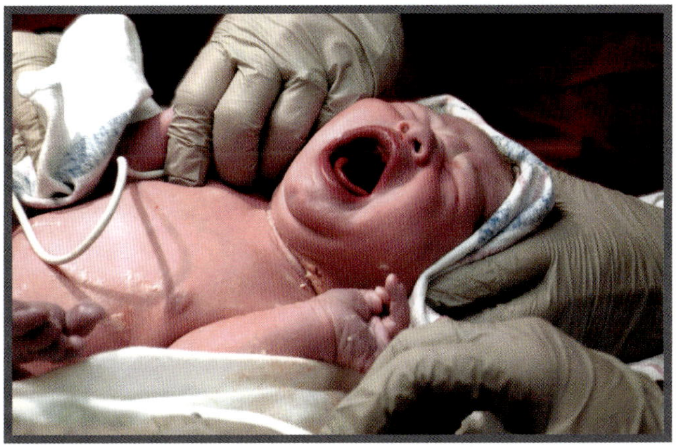

Figura 3.7. Seque al recién nacido y quite los paños húmedos para evitar la pérdida de calor y estimular la respiración.

3. Posicione la cabeza y el cuello para abrir la vía aérea.

Coloque al recién nacido boca arriba (en posición supina), con la cabeza y el cuello en posición neutra o apenas extendidos y los ojos dirigidos hacia el techo en la posición de "olfateo" (figura 3.8) Esta posición abre la vía aérea y permite que el aire ingrese sin restricciones.

- Evite la hiperextensión o flexión del cuello porque estas posiciones pueden interferir con la entrada de aire.
- Para mantener la posición correcta, puede colocar una pequeña toalla enrollada bajo los hombros del recién nacido (figura 3.9). Esto es particularmente útil si el recién nacido tiene un occipucio (parte posterior de la cabeza) grande por el amoldamiento, un edema o prematuridad.

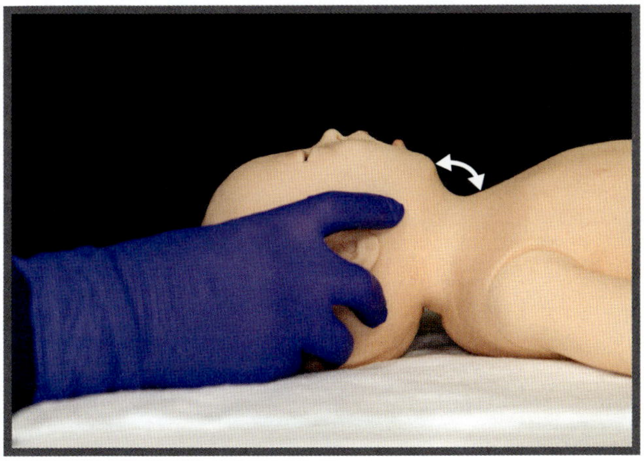

Figura 3.8. Posición de olfateo. Los ojos del recién nacido se dirigen directamente hacia arriba.

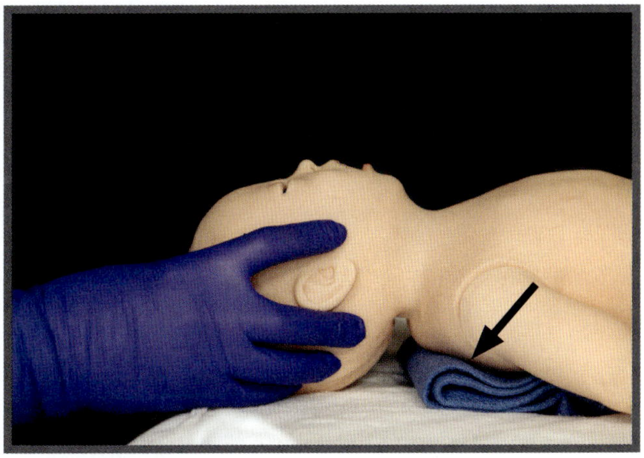

Figura 3.9. Bajada de hombro opcional para mantener la posición de olfateo.

4. Estimular si es necesario.

Secar al recién nacido en general provocará la estimulación suficiente para iniciar la respiración. Si el recién nacido no respira correctamente, se puede realizar una breve estimulación táctil para favorecer la respiración.

- Frote la espalda, el torso o las extremidades del recién nacido con suavidad. Una estimulación demasiado vigorosa no ayuda y puede causar lesiones.
- **Nunca sacuda a un recién nacido.**

5. Elimine las secreciones de la vía aérea si es necesario.

No se recomienda la aspiración oral, nasal, orofaríngea o endotraqueal de forma rutinaria. Si existe preocupación por una obstrucción de la vía aérea, se puede aspirar suavemente la boca y la nariz con una perilla de succión (figura 3.10). Si salen abundantes secreciones de la boca del recién nacido, gírele la cabeza hacia un lado. Esto permitirá que las secreciones se acumulen en la mejilla, donde se pueden quitar.

- **Tenga cuidado de no aspirar con demasiada fuerza o muy profundo.** Si aspira con demasiada fuerza, podría dañar tejidos. La estimulación de la faringe posterior durante los primeros minutos después del parto puede provocar una respuesta vagal que provoque bradicardia o apnea. Además, no existen pruebas que respalden la aspiración esofágica o gástrica rutinaria.
- Si se utiliza un catéter de aspiración, el control de la aspiración se debe ajustar para que la presión negativa indique aproximadamente de **80 a 100 mm Hg** cuando se ocluya el tubo.

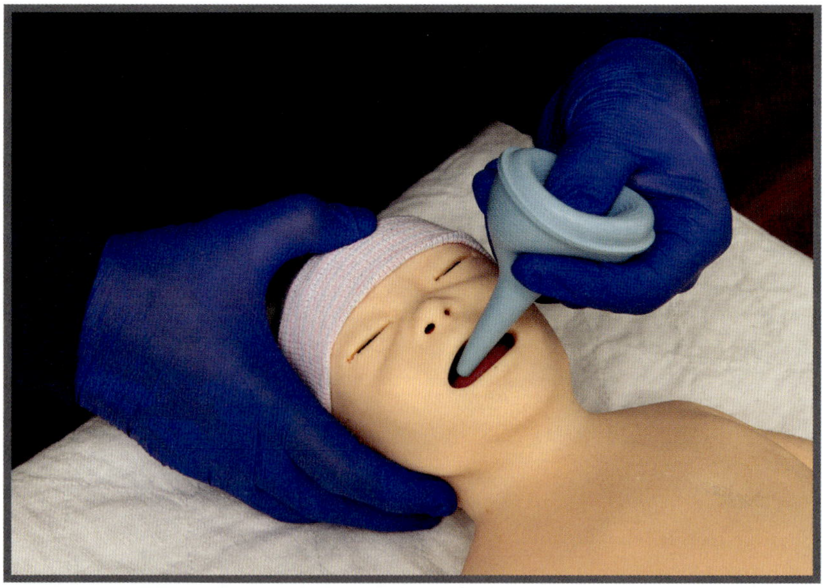

Figura 3.10. Si existe preocupación por una obstrucción de la vía aérea, se puede aspirar suavemente la boca y la nariz con una perilla de succión. Utilice el pulgar para presionar la perilla de succión antes de colocarla en la boca o la nariz del recién nacido.

Evaluar la respuesta del recién nacido a los pasos iniciales

En el minuto siguiente al nacimiento, evalúe la respuesta del recién nacido a los pasos iniciales.

1. Determine si el recién nacido está apneico o jadea.

Después de los pasos iniciales, determine si el recién nacido llora o respira. **Si el recién nacido está apneico o tiene respiraciones entrecortadas, iniciará la ventilación asistida 1 minuto después del nacimiento.** Si usted es la única persona en el calentador, llame para pedir ayuda adicional de inmediato.

Si el recién nacido no ha respondido a los pasos iniciales dentro del primer minuto de vida, no es apropiado continuar solo con la estimulación táctil. Para los recién nacidos que permanecen apneicos o bradicárdicos, retrasar el inicio de la ventilación más allá del primer minuto de vida puede empeorar los resultados.

Recuerde: La ventilación de los pulmones del recién nacido es el paso más importante y efectivo en la reanimación neonatal.

Los detalles de la ventilación asistida se describen en la lección 4.

2. Si el recién nacido respira, evalúe la frecuencia cardiaca.

Si el recién nacido respira bien, la frecuencia cardiaca debe ser de al menos 100 lpm al minuto de nacer. **Inicie ventilación asistida si la frecuencia cardiaca es inferior a 100 lpm un minuto después del nacimiento.**

La evaluación inicial de la frecuencia cardiaca se debe realizar utilizando un estetoscopio. La auscultación del lado izquierdo del tórax es el método de examen físico más preciso para determinar la frecuencia cardiaca del recién nacido (figura 3.11). Aunque las pulsaciones se pueden sentir en la base del cordón umbilical, la palpitación es menos precisa y se puede subestimar la verdadera frecuencia cardiaca. Mientras escucha, puede marcar los latidos sobre la mesa para que su equipo también sepa cuál es la frecuencia cardiaca.

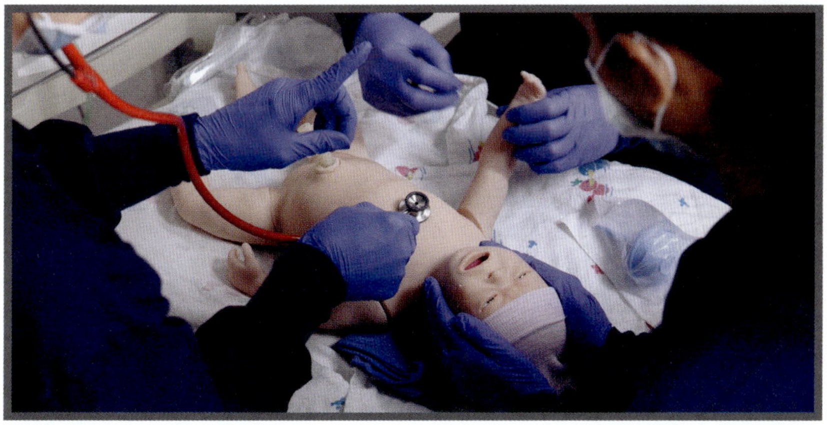

Figura 3.11. Evaluar la frecuencia cardiaca con el uso de un estetoscopio.

- **Calcule la frecuencia cardiaca contando la cantidad de latidos en el transcurso de 6 segundos y multiplíquelos por 10.** Por ejemplo, si al escuchar durante 6 segundos oye 12 latidos, la frecuencia cardiaca es de 120 lpm.
- Informe la frecuencia cardiaca de manera clara a sus compañeros de equipo ("La frecuencia cardiaca es de 120 latidos por minuto").

Si no puede determinar la frecuencia cardiaca con la exploración física y el recién nacido no se ve vigoroso, pídale a otro miembro del equipo que conecte rápidamente un pulsioxímetro o un monitor cardiaco. Otras opciones son el uso de una ecografía Doppler de mano o un estetoscopio digital.

Precauciones

- Es posible que un pulsioxímetro no muestre una señal fiable si la frecuencia cardiaca del recién nacido es baja o si este presenta una perfusión deficiente. En este caso, la determinación de la frecuencia cardiaca con un monitor cardiaco es el método preferente.
- En circunstancias inusuales, un monitor cardiaco puede indicar una actividad eléctrica, pero en realidad el corazón no bombea sangre. Esto se denomina actividad eléctrica sin pulso (AESP). En los recién nacidos, la AESP debe tratarse del mismo modo que a la ausencia de frecuencia cardiaca (asistolia).

Cianosis persistente

El término *cianosis* describe un cuadro en el que la piel o las membranas mucosas adquieren una tonalidad azulada por falta de oxígeno en la sangre. La presencia de cianosis en las manos y pies (acrocianosis) es normal en los recién nacidos, y no es un indicador de mala oxigenación (figura 3.12). Una saturación de oxígeno baja que hace que los labios, la lengua y el torso del recién nacido se vean azulados se denomina cianosis central.

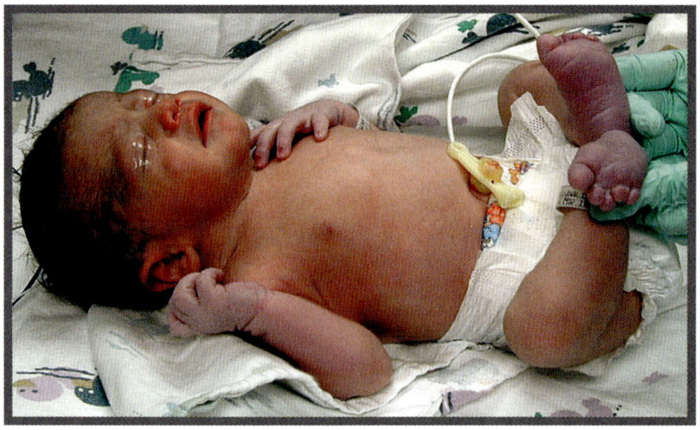

Figura 3.12. El recién nacido tiene cianosis en las manos y los pies (acrocianosis), pero el cuerpo y las membranas mucosas están rosados. La acrocianosis es normal. La administración de oxígeno adicional solo se necesita si la saturación de oxígeno del recién nacido está por debajo del rango objetivo.

- Los recién nacidos sanos pueden presentar cianosis central durante varios minutos después del parto.
- **Los estudios han demostrado que una evaluación ocular de la cianosis no es un indicador confiable de la saturación de oxígeno del recién nacido y no se debe utilizar como guía para el tratamiento con oxígeno.**
- Si se sospecha una cianosis central persistente, se debe colocar un pulsioxímetro en la mano o muñeca derecha para evaluar la oxigenación del recién nacido y guiar el tratamiento.

Pulsioximetría

El oxígeno se transporta a través de la hemoglobina dentro de los glóbulos rojos. La hemoglobina que transporta el oxígeno absorbe la luz roja de manera diferente a la hemoglobina que no transporta oxígeno. Un pulsioxímetro utiliza una fuente de luz y un sensor para medir la absorción de la luz roja a través de los capilares de la piel y calcula el porcentaje de hemoglobina que transporta oxígeno (figura 3.13). El monitor muestra la saturación de oxígeno en una escala de 0 % a 100 %. Este número no es lo mismo que la presión parcial de oxígeno (Po_2), que se mide con una máquina de gasometría. El pulsioxímetro también indica la frecuencia cardiaca del recién nacido mediante la detección del flujo sanguíneo pulsátil en los capilares. Las indicaciones para utilizar un pulsioxímetro en el entorno de parto se describen en la tabla 3-1.

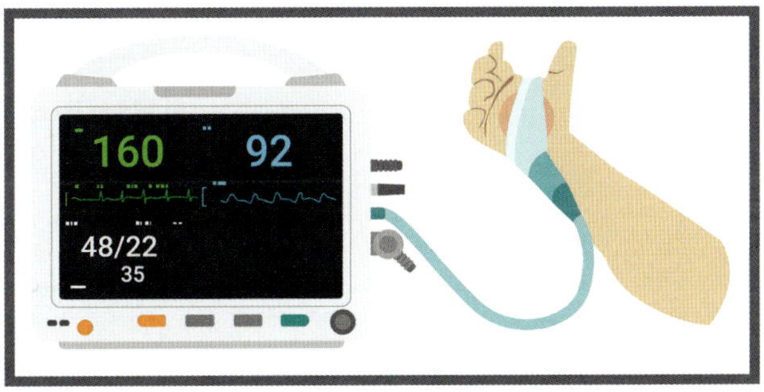

Figura 3.13. Pulsioxímetro con sensor colocado en la eminencia hipotenar de la mano derecha de recién nacido.

Tabla 3-1. Indicaciones de la pulsioximetría en el entorno de parto

• Cuando se prevé la necesidad de realizar una reanimación
• Para confirmar su percepción de cianosis persistente
• Si se administra oxígeno suplementario
• Cuando se requiere ventilación asistida

Colocación de un pulsioxímetro

En la mayoría de los recién nacidos, la arteria que irriga la sangre al brazo derecho se ramifica desde la aorta antes de que el ductus arterioso persistente ingrese en ella. La sangre del brazo derecho en general se denomina *preductal* y tiene una saturación de oxígeno similar a la de sangre que perfunde el corazón y el cerebro. El origen del flujo sanguíneo hacia el brazo izquierdo es menos predecible. Las arterias que irrigan ambas piernas se ramifican desde la aorta después del ductus arterioso persistente y se denominan *posductales*.

- Para medir la saturación de oxígeno de la sangre preductal que perfunde el corazón y el cerebro, **coloque el sensor del pulsioxímetro en la mano o muñeca derecha del recién nacido**.
- El brazo izquierdo y ambas piernas pueden tener niveles inferiores de saturación de oxígeno. Puede que reciban sangre de la aorta que se haya mezclado con sangre venosa poco oxigenada que se ha desviado de los pulmones a través del ductus arterioso persistente (posductal).

Es importante la colocación correcta del sensor. **Una vez que el sensor esté colocado en el recién nacido, observe el monitor para garantizar que detecte el pulso en cada latido.** La mayoría de los instrumentos no muestran la lectura de la saturación hasta que se detecte el pulso. Si está controlando la frecuencia cardiaca con un monitor cardiaco, la frecuencia que figure en el pulsioxímetro debería ser la misma que la que aparece en el monitor.

- El sensor debe estar orientado de manera correcta para que pueda detectar la luz roja transmitida. Después de la colocación, **podría ser útil cubrir el sensor para protegerlo de la luz de la habitación**. Si el pulsioxímetro no detecta un pulso constante, es posible que deba ajustar el sensor para garantizar que esté colocado frente a la fuente de luz.

- Con una buena técnica, el pulsioxímetro mostrará la frecuencia cardiaca y la saturación de oxígeno en aproximadamente 1 o 2 minutos desde la aplicación.
- **Si el recién nacido tiene una frecuencia cardiaca muy baja o mala perfusión, es posible que el pulsioxímetro no pueda detectar el pulso o la saturación de oxígeno.**

La saturación de oxígeno objetivo

Los recién nacidos sanos que realizan una transición normal suelen tardar varios minutos para aumentar la saturación de oxígeno en sangre desde aproximadamente el 60 %, que es el valor normal dentro del útero, hasta más del 90 %, que es el estado final de los recién nacidos que respiran. Los valores de la saturación de oxígeno después de una cesárea son apenas superiores a los de un parto vaginal. Los valores de saturación de oxígeno tras el pinzamiento diferido del cordón son ligeramente superiores a los del pinzamiento inmediato.

Cuando el pulsioxímetro tenga una señal fiable, compare la saturación de oxígeno preductal del recién nacido con el rango de valores objetivo de la tabla 3-2. Estos valores están basados en la saturación de oxígeno obtenida de recién nacidos sanos, nacidos a término, que respiran aire ambiente durante los primeros 10 minutos de vida. La saturación de oxígeno ideal durante los primeros minutos después del parto no se ha establecido y existe polémica constante sobre qué valores se deben utilizar. Estos valores objetivo se han seleccionado para representar un consenso de los valores aceptables que puedan ser recordados con facilidad.

Tabla 3-2. Objetivo de saturación de oxígeno preductal

Tabla de objetivos de saturación de oxígeno	
2 minutos	65 %-70 %
3 minutos	70 %-75 %
4 minutos	75 %- 80 %
5 minutos	80 %- 85 %
10 minutos	85 %-95 %

Aprendizaje mejorado

https://bcove.video/4tW1I7d

QR 3.6 Escanee el código para ver un vídeo de 45 segundos sobre la administración de oxígeno adicional a flujo libre.

Administración de oxígeno suplementario

Administre oxígeno suplementario a flujo libre cuando la lectura del pulsioxímetro permanezca por debajo del rango objetivo para la edad del recién nacido. Se puede administrar oxígeno a flujo libre a un recién nacido con respiración espontánea manteniendo el tubo de oxígeno cerca de la boca y la nariz del recién nacido o utilizando uno de los dispositivos de ventilación descritos en la lección 4 (figura 3.14). El oxígeno a flujo libre no es eficaz si el recién nacido no respira.

- El oxígeno a flujo libre puede administrarse a través del depósito abierto (cola) en algunas bolsas autoinflables (figura 3.14). Si su hospital dispone de bolsas autoinflables con depósitos cerrados, necesitará tubos de oxígeno independientes para administrar oxígeno a flujo libre.
- **Si utiliza una bolsa de inflado por flujo o un resucitador con pieza en T, sujete la mascarilla cerca de la cara, pero no tan apretada como para que hacer un sello y que se acumule presión dentro de la mascarilla.**
- Si se utiliza una bolsa de inflado por flujo, esta no se debe inflar cuando se utiliza para administrar oxígeno a flujo libre. Una bolsa inflada indica que la mascarilla está apretada contra la cara y que se está administrando una presión positiva involuntaria.
- Si se utiliza el resucitador con pieza en T, no ocluya la abertura de la tapa de la pieza en T. Durante la administración de oxígeno a flujo libre, el manómetro de la pieza con T debe indicar "cero."

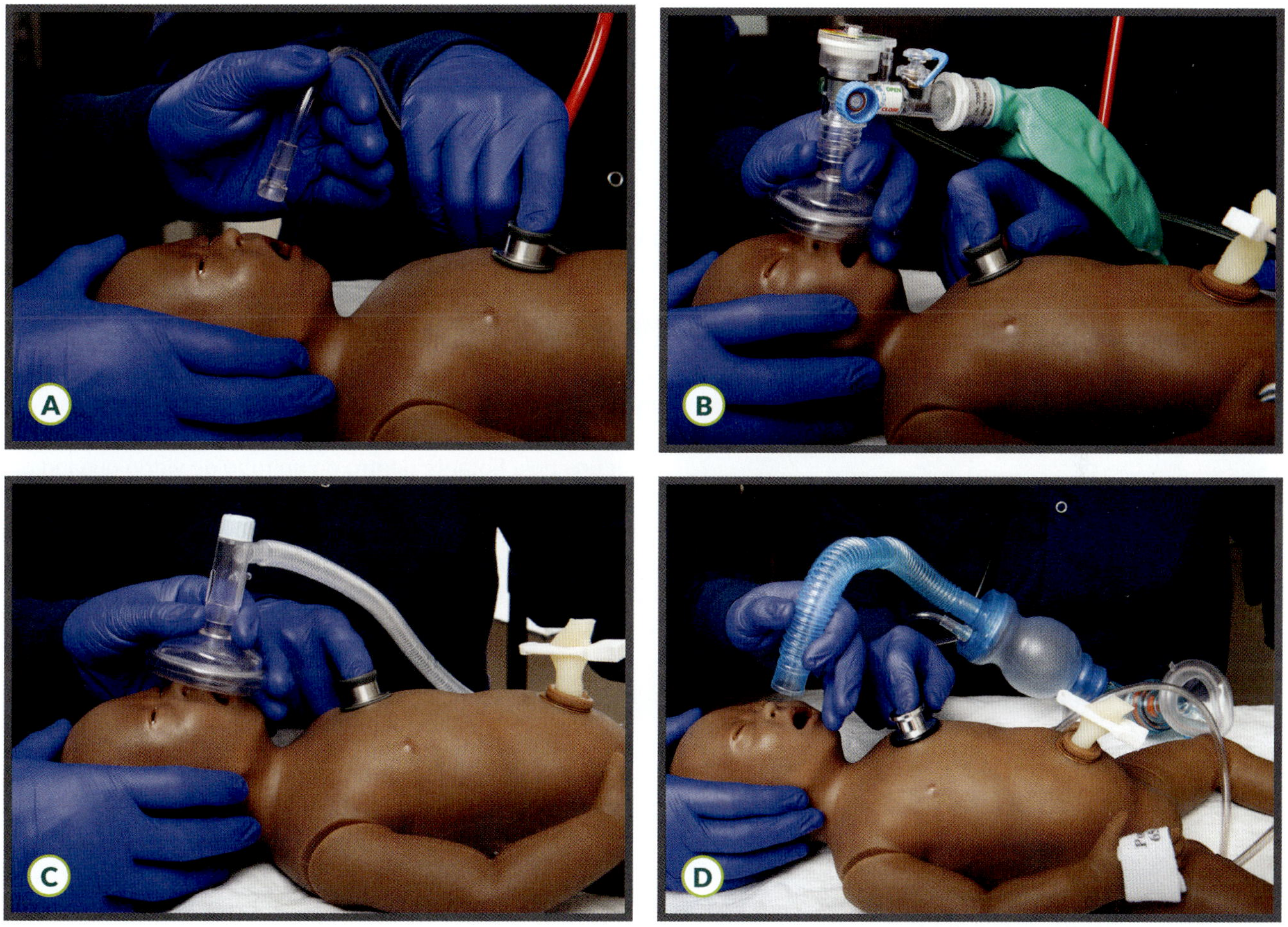

Figura 3.14. Oxígeno suplementario de flujo libre administrado a un recién nacido con respiración espontánea mediante (A) un tubo de oxígeno, (B) una bolsa de inflado por flujo, (C) un resucitador con pieza en T, (D) la válvula de una bolsa autoinflable con un depósito abierto. La fuente de oxígeno se mantiene cerca de la boca y la nariz del recién nacido. Nota: Para proporcionar oxígeno a flujo libre, la mascarilla de la bolsa de inflado por flujo y el resucitador con pieza en T *no* deben sujetarse firmemente contra el rostro del recién nacido.

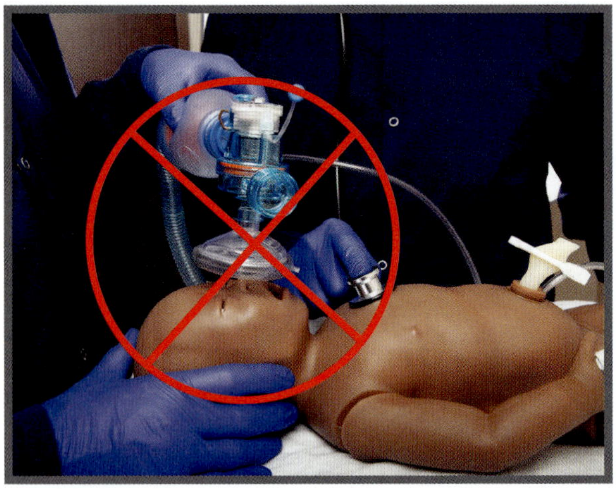

Figura 3.15. No intente administrar oxígeno a flujo libre por medio de mascarilla de una bolsa autoinflable.

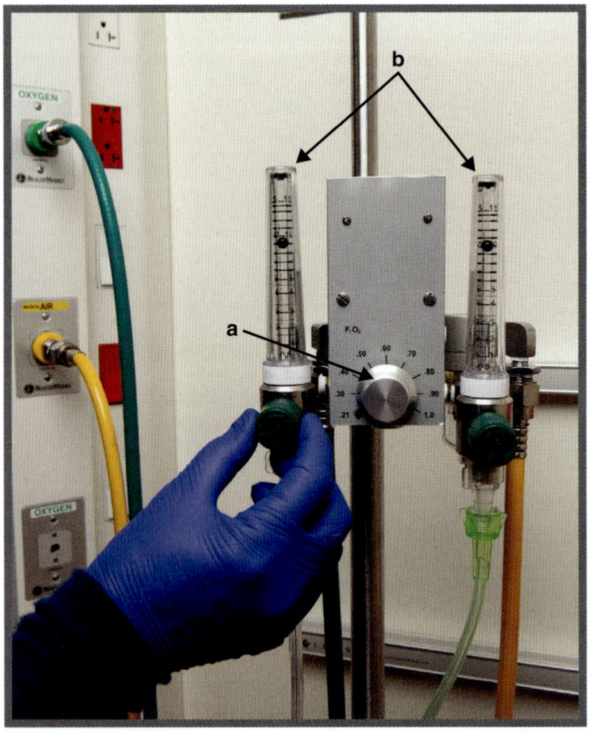

Figura 3.16. Ajuste la concentración y el flujo de oxígeno con aire comprimido (flujo desde la manguera amarilla), oxígeno comprimido (flujo desde la manguera verde), un mezclador de oxígeno (a) y un flujómetro (b). El mezclador ajusta la concentración de oxígeno y el flujómetro ajusta el flujo de gas. La imagen muestra 2 flujómetros conectados al mezclador de oxígeno. Puede ser que su sistema tenga solo un flujómetro.

No intente administrar oxígeno a flujo libre con la mascarilla autoinflable (figura 3.15), porque el gas no fluye de forma confiable a través de la mascarilla a menos que se apriete la bolsa.

Ajuste de la concentración de oxígeno suplementario

Si es necesario administrar oxígeno suplementario, se recomienda empezar con 30 %. Luego, con ayuda de la pulsioximetría, ajuste la FiO_2 para mantener la saturación de oxígeno del recién nacido dentro del rango objetivo de la tabla 3-2. El objetivo es prevenir la saturación de oxígeno baja sin exponer al recién nacido al riesgo de que se le administre oxígeno de manera innecesaria. Ajuste la concentración y administración de oxígeno suplementario utilizando aire comprimido y oxígeno, un mezclador y un flujómetro (figura 3.16).

Aire comprimido y oxígeno

Los gases comprimidos pueden estar integrados a la pared o se pueden obtener de tanques portátiles. El aire médico (oxígeno al 21 %) proviene desde las mangueras de alta presión de color amarillo, y el oxígeno al 100 % proviene de las mangueras de alta presión de color verde.

Mezclador de oxígeno y flujómetro

Los gases comprimidos se conectan a un mezclador, que tiene un dial para ajustar la mezcla del gas (21 %-100 %). El gas mezclado viaja a un flujómetro ajustable. El flujómetro suele tener una bola flotante dentro de un tubo de vidrio que indica la velocidad del flujo de gas que sale del dispositivo. Según el tamaño del flujómetro, se puede ajustar el dial para que el gas fluya entre 0 l/min y 20 l/m. El gas mezclado, ajustado a la concentración y velocidad deseadas, se dirige a través de un tubo hasta el dispositivo de administración de oxígeno.

- Para la administración de oxígeno adicional a flujo libre, **ajuste el flujómetro en 10 l/min.**
- Comience a administrar oxígeno adicional a flujo libre con el **mezclador establecido en 30 % de oxígeno**. Utilice el mezclador para ajustar la FiO_2 según sea necesario para lograr la saturación de oxígeno objetivo.

Intente disminuir gradualmente la FiO_2 hasta que el recién nacido pueda mantener la saturación dentro del rango objetivo sin administrarle oxígeno adicional. Si la respiración y la frecuencia cardiaca están estables pero el recién nacido sigue necesitando oxígeno adicional, utilice la pulsioximetría para lograr la FiO_2 apropiada.

- El oxígeno administrado directamente desde una fuente de gas comprimido es frío y seco. Para evitar la pérdida de calor, el oxígeno que se administra a los recién nacidos por períodos prolongados se debe calentar y humedecer.

Si no hay mezclador de oxígeno suplementario

Si se necesita administrar oxígeno suplementario a flujo libre y no hay un mezclador de oxígeno disponible, como ocurre cuando una reanimación se realiza fuera de la sala de partos, se puede administrar oxígeno a flujo libre al 100 % desde la pared o desde una fuente de oxígeno portátil. Tal como se explicó con anterioridad, dirija el flujo de oxígeno hacia la boca y la nariz del recién nacido, utilizando un tubo, una mascarilla o un dispositivo de ventilación apropiado. A medida que el oxígeno fluye fuera del tubo o mascarilla, se mezcla con el aire. La concentración de oxígeno que llega a la nariz del recién nacido se determina por la cantidad de oxígeno al 100 % que viene del tubo o la mascarilla y la cantidad de aire que debe atravesar para llegar al recién nacido. Con la ayuda de la pulsioximetría, ajuste la concentración de oxígeno acercando o alejando el tubo o la mascarilla de la cara del recién nacido.

CPAP por dificultad respiratoria o saturación de oxígeno persistentemente baja

Si el recién nacido tiene dificultad respiratoria o no se puede mantener la saturación de oxígeno dentro del rango objetivo a pesar de la administración de oxígeno al 100 %, se puede probar la presión positiva continua en la vía aérea (CPAP).

La CPAP es un método de asistencia respiratoria que utiliza una presión de gas baja y continua para mantener abiertos los pulmones de un recién nacido que respira de manera espontánea. La CPAP puede ser efectiva cuando la vía aérea está abierta pero el recién nacido muestra signos de dificultad respiratoria o saturación de oxígeno persistentemente baja. La CPAP solo debe considerarse si el recién nacido respira y la frecuencia cardiaca es de al menos 100 lpm.

- **La administración de CPAP puede aumentar las posibilidades de desarrollar neumotórax** (fuga de aire).
- Los proveedores deben conocer esta potencial complicación y estar preparados para abordarla.

Si se desea, se puede realizar una prueba de CPAP utilizando una bolsa de inflado por flujo o un resucitador con pieza en T conectado a una mascarilla que esté bien sujeta a la cara del recién nacido (figura 3.17). **No se puede administrar la CPAP con una bolsa autoinflable.** Los equipos y el método para administrar la CPAP se describen detalladamente en la lección 4.

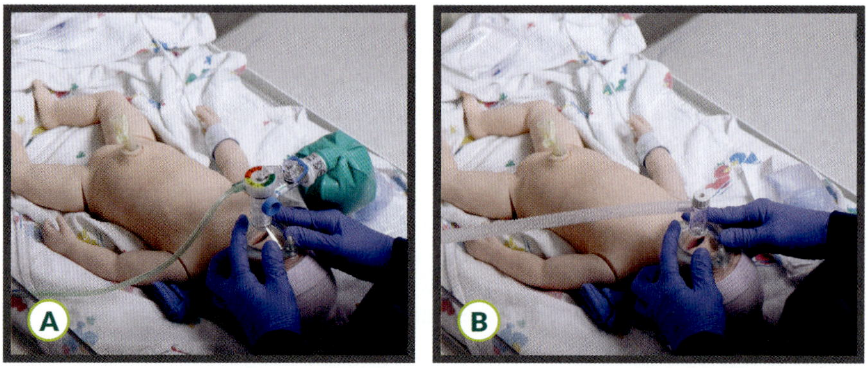

Figura 3.17. Administración de CPAP mediante (A) una bolsa de inflado por flujo o (B) un resucitador con pieza en T. El recién nacido debe respirar de manera espontánea y la frecuencia cardiaca debe ser mayor que 100 lpm. Para la CPAP, se debe sujetar firmemente la mascarilla contra la cara para crear un sello.

Líquido amniótico teñido de meconio

La presencia de líquido amniótico teñido de meconio puede indicar sufrimiento fetal y aumenta el riesgo de que el recién nacido requiera reanimación.

- Al menos 2 personas cualificadas que puedan iniciar la reanimación deben estar presentes al momento del parto únicamente para tratar al recién nacido.
- Es necesario identificar a un individuo con competencias de intubación que esté disponible de inmediato.
- Si existen factores de riesgo adicionales que indican que probablemente se necesite reanimación, un equipo cualificado con todas las competencias de reanimación debe estar presente en el parto.

Líquido amniótico teñido de meconio y un recién nacido vigoroso

Si el recién nacido está vigoroso con buen esfuerzo respiratorio y tono muscular, puede permanecer con el progenitor para recibir los pasos iniciales del cuidado de un recién nacido.

Líquido amniótico teñido de meconio y un recién nacido no vigoroso

Si un recién nacido nace a través de líquido amniótico teñido de meconio y presenta respiraciones deprimidas o tono muscular deficiente, puede ser razonable aplazar brevemente el pinzamiento del cordón umbilical y comenzar los pasos iniciales de los cuidados neonatales.

- Si el recién nacido no mejora con un breve periodo de estimulación, pince el cordón umbilical y llévelo al calentador radiante para completar los pasos iniciales de los cuidados del recién nacido y someterlo a una evaluación adicional como se describe en esta lección.
- Si las secreciones parecen estar obstruyendo las vías aéreas, límpielas de la boca y la nariz con una perilla de succión.

- Si el recién nacido no respira o si respira y la frecuencia cardiaca es inferior a 100 lpm una vez completados los pasos iniciales, proceda con la ventilación asistida 1 minuto después del nacimiento, como se describe en la lección 4.

No se aconseja la laringoscopia de rutina con o sin intubación para la aspiración traqueal. Históricamente, se recomendaba la intubación y aspiración de rutina inmediatamente después del parto en un esfuerzo por reducir el riesgo de aparición del síndrome de aspiración de meconio; sin embargo, una revisión sistemática de ensayos aleatorizados demostró que no hay evidencia que justifique esta práctica. La intubación y la aspiración traqueal pueden ser necesarias si la ventilación asistida no infla los pulmones o si se sospecha de alguna obstrucción de la vía aérea.

Enfoque centrado en el trabajo de equipo

Los pasos iniciales de reanimación destacan diversas oportunidades para que equipos eficaces utilicen las competencias fundamentales del comportamiento del Neonatal Resuscitation Program® (NRP®).

Comportamiento	Ejemplo
Prever y planificar.	Asegúrese de tener suficiente personal presente al momento del parto de acuerdo a los factores de riesgo identificados.
Comunicar eficazmente. Usar la información disponible.	Inmediatamente después del parto, los equipos de atención obstétrica y neonatal deben compartir su evaluación del recién nacido. Las intervenciones posteriores se basarán en esta evaluación. Los equipos de cuidados deben comunicar sus hallazgos de manera clara y eficaz.
Conocer el entorno.	Conozca cómo funcionan el pulsioxímetro, las fuentes de aire comprimido y oxígeno, el mezclador de oxígeno y los medidores de flujo en su entorno de práctica. Conozca que dispositivo está disponible para administrar la CPAP en su hospital. Conozca cómo obtener un monitor cardiaco si es necesario.
Usar los recursos disponibles.	Si no puede auscultar la frecuencia cardiaca y el recién nacido no se ve vigoroso, coloque de inmediato un sensor de pulsioxímetro o derivaciones de monitor cardiaco y conéctelos al monitor correspondiente.
Pedir ayuda cuando sea necesario.	Después de los pasos iniciales, si identifica apnea, jadeos/boqueos o una frecuencia cardiaca inferior a 100 lpm y se encuentra solo/a, llame para pedir ayuda adicional. Se requiere ventilación y necesitará personal adicional.

Oportunidades para mejorar la calidad

Hágase las siguientes preguntas y abra un debate con su equipo si encuentra alguna diferencia entre las recomendaciones del NRP y lo que sucede actualmente en su entorno hospitalario. Analice la posibilidad de utilizar las evaluaciones de procesos y resultados sugeridas para guiar la recopilación de datos, identificar las áreas que se pueden mejorar y supervisar sus esfuerzos de mejora para determinar si están funcionando.

Preguntas para lograr una mejora de la calidad

1. ¿Se coloca a los recién nacidos vigorosos piel con piel con sus progenitores?
2. ¿Cómo se comunican los hallazgos sobre la evaluación inicial del recién nacido entre el obstetra y el pediatra?
3. ¿Se debe aspirar sistemáticamente la boca y la nariz de los recién nacidos vigorosos aunque no exista preocupación por la obstrucción de la vía aérea?

Medidas de procesos y resultados

1. ¿Qué porcentaje de recién nacidos vigorosos tienen el pinzamiento del cordón umbilical diferido durante al menos 60 segundos?
2. ¿Qué porcentaje de recién nacidos lloran o respiran tras el secado y la estimulación?
3. ¿Qué porcentaje de recién nacidos con líquido teñido de meconio se someten a laringoscopia y aspiración traqueal?

Preguntas más frecuentes

¿Es importante que el sensor del pulsioxímetro esté colocado en la mano o la muñeca del recién nacido?

En el caso de un recién nacido pequeño, para los profesionales de la salud es más fácil asegurarle el sensor en la muñeca; sin embargo, las recomendaciones de los fabricantes es que el sensor del pulsioxímetro solo se coloque en la mano del recién nacido. Existe evidencia de que las lecturas más precisas se obtienen utilizando el sensor colocado la muñeca del recién nacido. En los estudios que establecieron la progresión normal de la saturación de oxígeno en recién nacidos sanos, sensor del pulsioxímetro estaba colocado en la muñeca del recién nacido. El sensor se puede colocar tanto en la mano como la muñeca siempre que detecte la luz que transmitida y se obtenga una señal confiable.

Anteriormente, el Neonatal Resuscitation Program recomendaba la intubación endotraqueal y la aspiración rutinarias para los recién nacidos no vigorosos nacidos a través de líquido amniótico teñido de meconio. ¿Por qué ya no se recomienda esto? ¿Cambia esto quién debe ser la persona que asista al parto del recién nacido con líquido amniótico teñido de meconio?

Antes de cada edición del *Libro de texto para la reanimación neonatal*, el grupo de trabajo neonatal del International Liaison Committee on Resuscitation (ILCOR) identifica las preguntas. Se revisa la evidencia científica mediante un enfoque sistemático y se elaboran las recomendaciones de tratamiento a través de un método que evalúa la solidez de la evidencia que la sustenta (GRADE). Antes de la 7.a edición (2016) del *Libro de texto para la reanimación neonatal*, la recomendación del NRP para la aspiración traqueal se basaba en pequeños estudios observacionales que no utilizaban los métodos de investigación actualmente aceptados para comparar tratamientos. Como resultado, las conclusiones de esos estudios están sujetas a sesgos y la solidez de la evidencia se considera muy débil.

Posteriormente, se han realizado varios ensayos aleatorizados pequeños con recién nacidos no vigorosos, cuyos resultados no muestran beneficios de la aspiración traqueal. Las revisiones actualizadas del ILCOR determinaron que la evidencia existente no sustentaba la aspiración traqueal de rutina. La aspiración traqueal de rutina no se recomienda desde la publicación de la 7ª edición del libro de texto. Los estudios observacionales han intentado determinar si los resultados han empeorado desde que se cambió la recomendación y han llegado a conclusiones diversas. En este momento, no existen pruebas concluyentes de que la aspiración traqueal sistemática en recién nacidos no vigorosos con líquido teñido de meconio mejore resultados clínicos importantes.

Entre los valores del Comité Directivo del NRP se incluye el de evitar los procedimientos invasivos que no cuenten con sólida evidencia en términos de beneficios con resultados importantes. Como resultado, el Comité Directivo del NRP actualmente no sugiere la laringoscopia de rutina, con o sin aspiración traqueal, en los recién nacidos no vigorosos que nacen con líquido amniótico teñido con meconio. Si se dispone de pruebas de mayor certeza que indiquen un beneficio importante de la aspiración traqueal sistemática, el grupo de trabajo de soporte vital neonatal del ILCOR y el Comité Directivo del NRP reevaluarán esta recomendación.

La presencia de líquido amniótico teñido de meconio aún se considera como un factor de riesgo perinatal que aumenta la probabilidad de que el recién nacido requiera reanimación. Al menos 2 personas cualificadas que puedan iniciar la reanimación deben estar presentes al momento del parto únicamente para tratar al recién nacido. Es necesario identificar a un individuo con competencias de intubación que esté disponible de inmediato. Si existen factores de riesgo adicionales que indican que probablemente se necesite reanimación, un equipo cualificado con todas las competencias de reanimación debe estar presente en el parto.

REPASO DE LA LECCIÓN 3

1. Enumere las 3 preguntas de evaluación inicial que determinan qué recién nacidos deben llevarse al calentador radiante tras el pinzamiento del cordón umbilical.
2. Enumere los 3 pasos iniciales rutinarios de los cuidados del recién nacido vigoroso.
3. Usted cuenta los latidos del recién nacido durante 6 segundos y cuenta 6 latidos. Usted informa de que la frecuencia cardiaca es de (36 latidos por minuto/60 latidos por minuto)
4. La saturación de oxígeno debe estar entre el 85 % y el 95 % a los (2 minutos de edad/10 minutos de edad).

5. ¿Qué imagen muestra la manera correcta de colocar la cabeza de un recién nacido para abrir la vía aérea (A, B o C)?

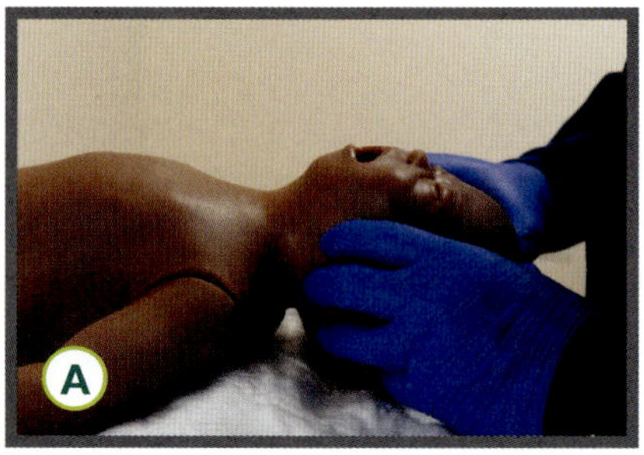

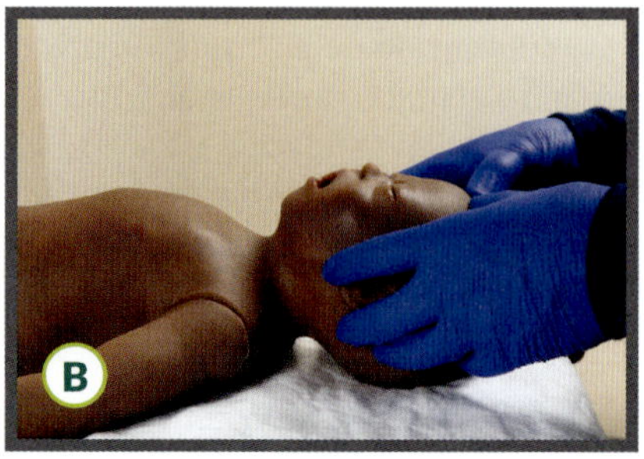

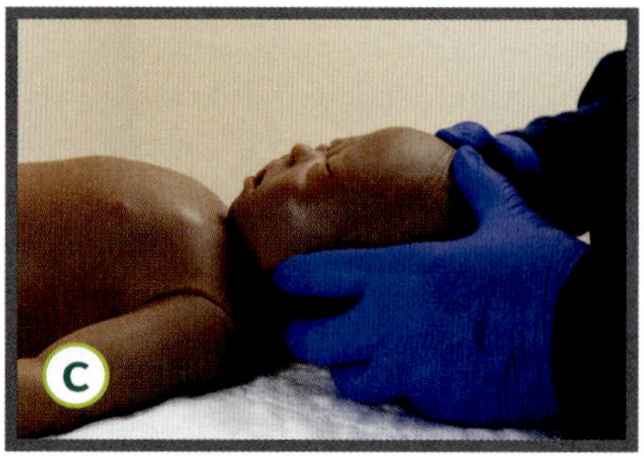

6. Usted le ha dado calor, le ha secado, le ha colocado la cabeza y el cuello y le ha proporcionado estimulación táctil adicional. Han trascurrido 60 segundos del parto y el recién nacido aún esta apneico y sin fuerzas. ¿Cuál debe ser la siguiente acción?
7. Si el recién nacido respira, la frecuencia cardiaca es mayor que 100 latidos por minuto, la vía aérea está libre y posicionada de manera correcta, pero se observa dificultad respiratoria, se puede considerar (una aspiración faríngea profunda/presión positiva continua en la vía aérea [CPAP]).

Respuestas

1. ¿El recién nacido está a término? ¿El recién nacido tiene buen tono? ¿El recién nacido respira o llora?
2. Proporcionar calor, secar y colocar al recién nacido en una posición que garantice la apertura de las vías aéreas.
3. Usted informa de que la frecuencia cardiaca es de 60 latidos por minuto.
4. La saturación de oxígeno del recién nacido debe estar entre el 85 % y el 95 % a los 10 minutos de edad.
5. La imagen B muestra la manera correcta de colocar la cabeza de un recién nacido para abrir la vía aérea.
6. Su siguiente acción es iniciar la ventilación asistida. Llame para pedir ayuda si se encuentra solo/a.
7. Puede considerar la presión positiva continua en la vía aérea (CPAP).

Lección 4

Ventilación

Puntos de aprendizaje

- Características de las bolsas autoinflables, las bolsas de inflado por flujo y los resucitadores con pieza en T
- Cuándo asistir con ventilación
- Cómo colocar la cabeza del recién nacido para la ventilación asistida
- Cómo colocar una mascarilla de reanimación sobre el rostro del recién nacido
- Cómo proporcionar ventilación y evaluar su eficacia
- Cómo usar las medidas correctivas de la ventilación
- Cómo insertar una mascarilla laríngea para ventilación
- Cómo administrar presión positiva continua en la vía aérea
- Cómo insertar un tubo orogástrico

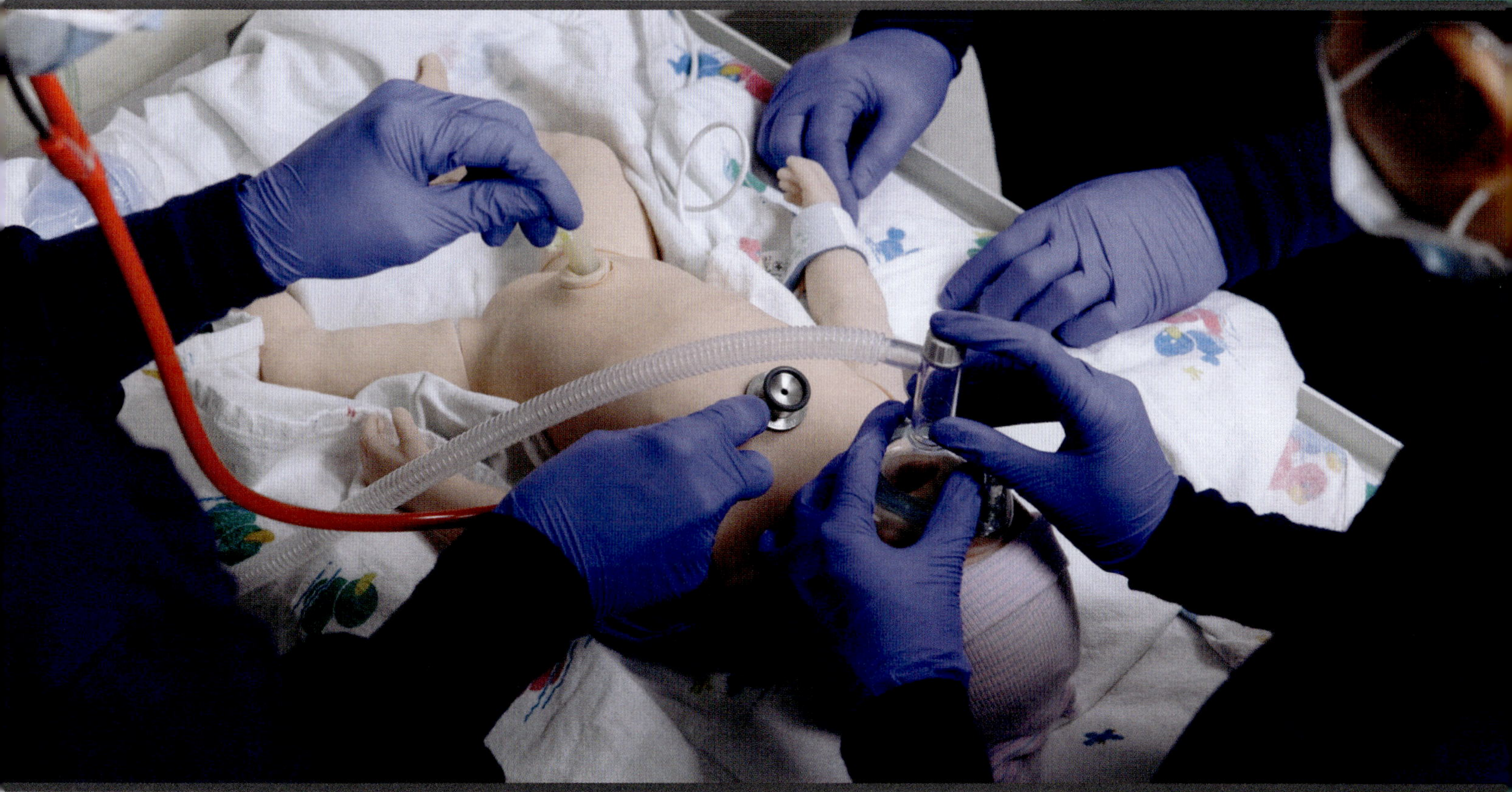

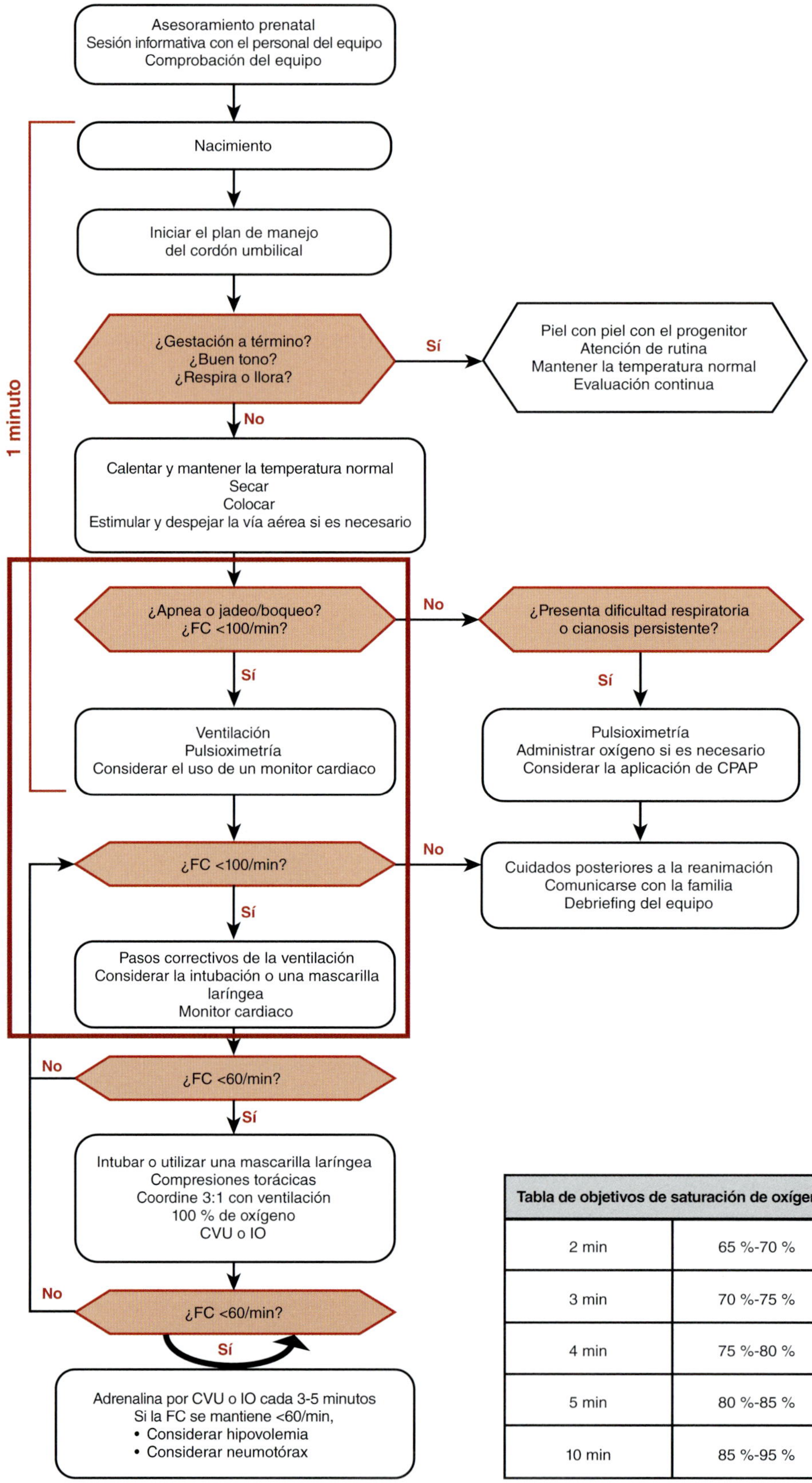

Tabla de objetivos de saturación de oxígeno	
2 min	65 %-70 %
3 min	70 %-75 %
4 min	75 %-80 %
5 min	80 %-85 %
10 min	85 %-95 %

Puntos clave

1. La ventilación de los pulmones del recién nacido es el paso más importante y efectivo en la reanimación neonatal.
2. Después de completar los pasos iniciales, se indica la ventilación asistida si el recién nacido no respira, (está apneico) *o* jadea, *o* si la frecuencia cardiaca es menor de 100 latidos por minuto (lpm). Cuando se indique, se debe iniciar la ventilación asistida dentro de 1 minuto después del parto.
3. En la mayoría de los casos, la ventilación se inicia con una mascarilla facial o una mascarilla laríngea.
4. Para los recién nacidos con una edad gestacional de 35 semanas o más, Fraccion inspirada de oxigeno (FIO_2) en 21 %. Para recién nacidos con una edad gestacional de 32 a 34 semanas, ajuste la FIO_2 inicial a 21 % a 30 %. Para los recién nacidos con una edad gestacional menor de 32 semanas, se puede considerar una FIO_2 inicial mayor o igual al 30 %.
5. Según la pulsioximetría preductal, ajuste la FIO_2 para alcanzar los objetivos de saturación de oxígeno específicos por minuto.
6. La frecuencia de ventilación es de 30 a 60 respiraciones por minuto. La presión inicial máxima de inflado es de 25 cm H_2O (rango aceptable: de 25 a 30 cm H_2O para recién nacidos a término y recién nacidos prematuros con una edad gestacional de $\geq$ 32 semanas, y de 20 a 25 cm H_2O para recién nacidos prematuros con una edad gestacional menor de 32 semanas). Si se utiliza, la presión positiva al final de la espiración es de 5 cm H_2O.
7. El indicador más importante de una ventilación exitosa es una frecuencia cardiaca en aumento.
8. Si la frecuencia cardiaca no aumenta entre 15 y 30 segundos después de iniciar la ventilación y no se observa movimiento torácico, comience las medidas correctivas de la ventilación
9. Las medidas correctivas de la ventilación (*MR SOPA*) son Ajuste de la mascarilla, Reposicionamiento de la cabeza y el cuello, Succión de la boca y la nariz, Apertura de la boca, Aumento de la presión, Vía aérea alternativa.
10. Si la frecuencia cardiaca sigue siendo inferior a 60 lpm a pesar de al menos 30 segundos de ventilación con mascarilla facial que infle los pulmones (movimiento torácico), inserte una vía aérea alternativa (mascarilla laríngea o tubo endotraqueal) si aún no lo ha hecho; proporcione 30 segundos de ventilación a través de la vía aérea alternativa; y ajuste la FIO_2 según sea necesario. Si la frecuencia cardiaca sigue siendo inferior a 60 lpm a pesar de 30 segundos de ventilación a través de una vía aérea alternativa, aumente la FIO_2 al 100 % y comience las compresiones torácicas.

⑪ Si continúa la ventilación con mascarilla facial o laríngea o utiliza presión positiva continua en la vía aérea (CPAP) durante más de varios minutos, se debe insertar una sonda orogástrica para eliminar los gases del estómago.

Caso: Reanimación con ventilación mediante bolsa de reanimación y mascarilla

Llaman a su equipo para atender un parto por cesárea a las 34 semanas de gestación. El embarazo y el parto inducido se han complicado con preeclampsia, restricción del crecimiento fetal y un patrón de frecuencia cardiaca fetal de categoría II. El líquido amniótico es transparente. Completa una sesión informativa con el equipo antes de la reanimación y prepara sus suministros y equipos. Tras el parto, el obstetra seca al recién nacido con una manta caliente, le coloca la cabeza y el cuello para abrir las vías aéreas y le estimula suavemente frotándole la espalda, pero el recién nacido permanece flácido y apneico. Se pinza y corta el cordón umbilical, se entrega el recién nacido al neonatólogo que espera y se le traslada al calentador radiante.

Usted coloca al recién nacido en una posición neutra en la línea media y le proporciona una breve estimulación adicional, pero sigue sin respirar. En el minuto siguiente al nacimiento, usted coloca una mascarilla de reanimación e inicia la ventilación con un 30 % de oxígeno. Un asistente informa de que la frecuencia cardiaca del recién nacido es de 70 latidos por minuto (lpm), no aumenta y el tórax no se está moviendo. Otro miembro del equipo coloca el sensor del pulsioxímetro en la mano derecha del recién nacido y las derivaciones del monitor cardiaco en el tórax. Otro miembro del equipo documenta los eventos a medida que ocurren.

Usted comienza las medidas correctivas de la ventilación. Primero, vuelve a colocar la mascarilla de reanimación en el rostro y cambia la posición de la cabeza y el cuello del recién nacido. Reanuda la ventilación mientras su ayudante vigila el tórax del recién nacido. Después de varias ventilaciones, el asistente informa que sigue sin haber movimiento torácico. Usted realiza una aspiración de boca y nariz, y le abre la boca al recién nacido. Nuevamente inicia la ventilación, pero sigue sin haber movimiento torácico. Gradualmente aumenta la presión de inflado y el asistente dice, "El tórax se mueve ahora." A los 30 segundos de lograr una ventilación que insufle los pulmones del recién nacido, su frecuencia cardiaca supera los 100 lpm y la saturación de oxígeno es del 64 %. El asistente ajusta la concentración de oxígeno (FiO_2) para mantener la saturación de oxígeno del recién nacido en el rango objetivo.

Usted continúa la ventilación mientras controla el esfuerzo respiratorio del recién nacido. El recién nacido empieza a respirar y usted disminuye gradualmente la frecuencia de ventilación y la presión de inflado. Cuando el recién nacido tiene 4 minutos de vida, hay buen esfuerzo respiratorio espontáneo, la frecuencia cardiaca es de 140 lpm y la saturación de oxígeno es de 85 %. Usted interrumpe la ventilación y supervisa la saturación de oxígeno del recién nacido. Mientras su equipo se prepara para trasladar al recién nacido a la sala de neonatos para los cuidados posteriores a la reanimación, explica los siguientes pasos a los progenitores. Poco después, se reúne con su equipo y realizan un debriefing para evaluar su preparación, trabajo en equipo y comunicación.

La ventilación es la base de la reanimación neonatal

La ventilación de los pulmones del recién nacido es el paso más importante y efectivo en la reanimación neonatal. Aprender a realizar la ventilación asistida es la base de la reanimación neonatal. Esta lección se centra en la ventilación a través de una mascarilla facial de reanimación o una mascarilla laríngea. La siguiente lección describe cómo proporcionar ventilación a través de un tubo endotraqueal.

Terminología común utilizada para describir la ventilación

Se utilizan varios términos y abreviaturas para describir la ventilación (figura 4.1).

- *Presión máxima de inflado (PIP):* presión máxima administrada con cada ventilación.
- *Presión positiva al final de la espiración (PEEP):* presión de gas mantenida en los pulmones entre una ventilación y otra cuando el recién nacido recibe **ventilaciones asistidas**
- *Presión positiva continua en la vía aérea (CPAP):* presión de gas mantenida en los pulmones entre una ventilación y otra cuando el recién nacido **respira espontáneamente**
- *Frecuencia:* cantidad de ventilaciones asistidas por minuto.
- *Tiempo de inflado (TI):* La duración (segundos) de la fase de inflado de cada respiración asistida
- *Manómetro:* indicador utilizado para medir la presión del gas.

Aprendizaje mejorado

https://bcove.video/3P7qHFu

QR 4.1 Escanee el código para ver un vídeo de 2 minutos sobre la terminología de la ventilación.

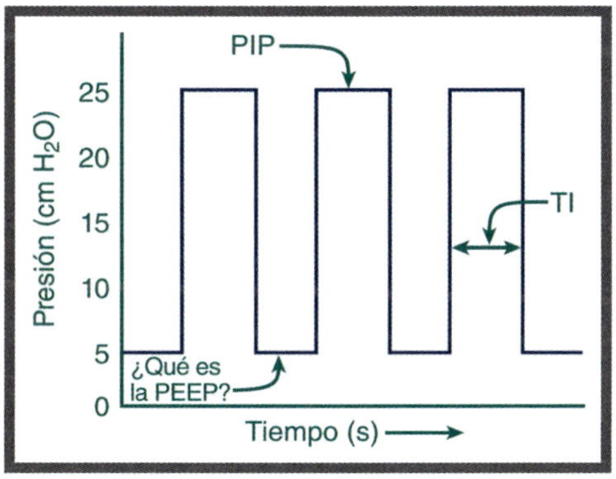

Figura 4.1. Trazado de la presión durante 3 respiraciones asistidas.
Abreviaturas: TI: tiempo de inflado; PEEP: presión positiva al final de la espiración; PIP: presión máxima de inflado.

Dispositivos utilizados para la ventilación

Se suelen utilizar tres tipos de dispositivos para la ventilación.

1. La **bolsa autoinflable** se llena espontáneamente con gas (aire, oxígeno o una mezcla de ambos) después de ser apretada y soltada (figura 4.2).
2. La **bolsa de inflado por flujo** (también llamada bolsa de anestesia) únicamente se llena cuando entra en ella gas desde una fuente comprimida y la salida está sellada (figura 4.3).
3. El **resucitador con pieza en T** dirige continuamente gas comprimido hacia el recién nacido. La presión aumenta cuando una abertura en la parte superior del dispositivo con pieza en T está bloqueada (figura 4.4).

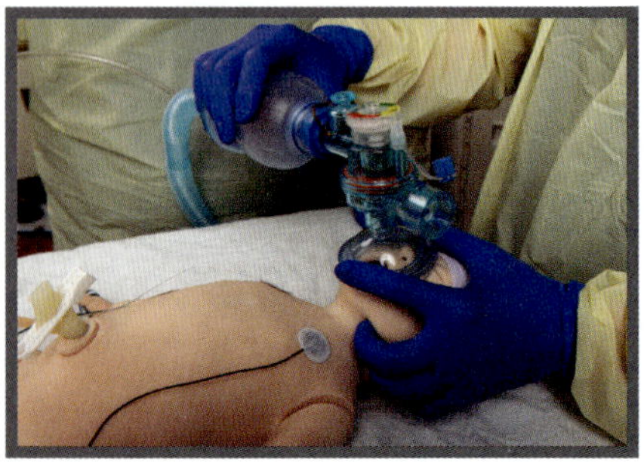

Figura 4.2. Bolsa autoinflable.

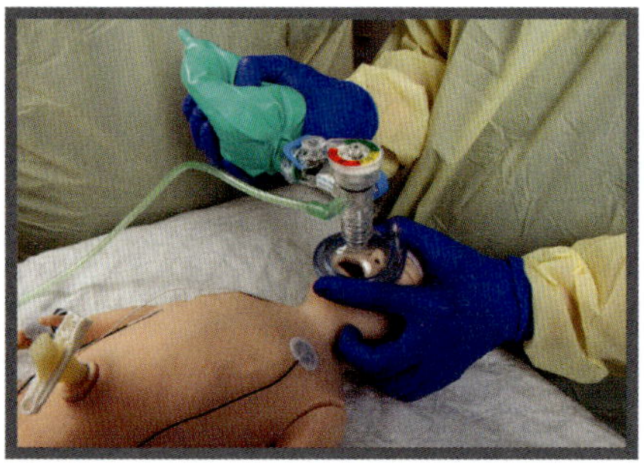

Figura 4.3. Bolsa de inflado por flujo.

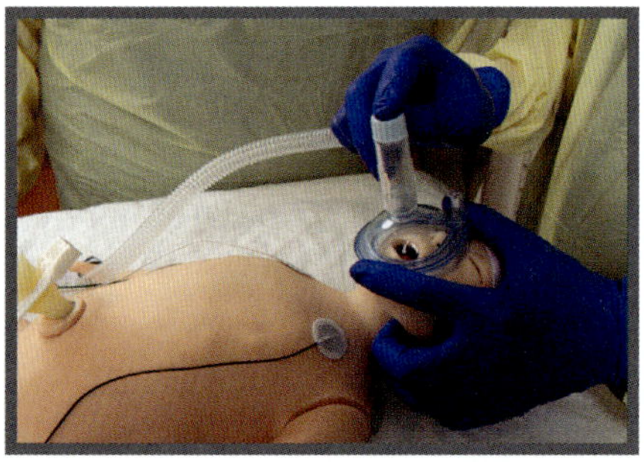

Figura 4.4. Resucitador con pieza en T.

Los 3 dispositivos utilizados para la ventilación durante la reanimación neonatal pueden conectarse a una mascarilla de reanimación, una mascarilla laríngea o un tubo endotraqueal.

Averigüe qué tipo de dispositivo de reanimación se utiliza en su hospital. Si su hospital utiliza bolsas de inflado por flujo o resucitadores con pieza en T, debe aprender a utilizar bolsas autoinflables de todas formas. La bolsa autoinflable debe estar disponible como un respaldo cuando se necesite realizar la reanimación en caso de que no haya gas comprimido disponible. El siguiente texto describe brevemente los 3 dispositivos. En el Apéndice de esta lección encontrará más detalles. Debe leer las secciones del Apéndice que corresponden a los dispositivos utilizados en su hospital.

Bolsas autoinflables

Las bolsas autoinflables permanecen totalmente infladas a menos que se las apriete (figura 4.5). Una vez que suelta la bolsa, se expande e ingresa gas nuevo dentro de la misma. Si la bolsa está conectada a una fuente de oxígeno, se llena con el gas de la FIO_2 suministrada. Si la bolsa no está conectada a una fuente de oxígeno, se llena con aire (oxígeno al 21 %). Como la bolsa es autoinflable, no requiere gas comprimido ni un sello hermético en la salida para permanecer inflada.

- La frecuencia de ventilación se define por la cantidad de veces que se aprieta la bolsa, y el tiempo de inflado dependerá de la rapidez con que se apriete la bolsa.
- La PIP se regula a partir de la fuerza con la que se aprieta la bolsa.
- Se puede administrar la PEEP si se conecta una válvula adicional a la bolsa.
- Como el gas no fluye hacia el recién nacido a menos que se apriete la bolsa, las bolsas autoinflables y mascarillas **no** se pueden utilizar para administrar CPAP u oxígeno suplementario a flujo libre.
- El oxígeno suplementario a flujo libre puede administrarse a través del depósito abierto (cola) en algunas bolsas autoinflables (figura 3.14).

Aprendizaje mejorado

https://bcove.video/42mjWCP

QR 4.2 Escanee el código para ver un vídeo de 1:30 minutos sobre el uso de la bolsa autoinflable.

La mayoría de las bolsas autoinflables tienen una válvula de liberación de presión, también llamada válvula de descarga, que limita la presión máxima de inflado. Se suelen configurar estas válvulas para descargarse a 30 a 40 cm H_2O de presión, pero no son confiables y es posible que no se descarguen hasta que se logren presiones mayores. Algunas bolsas autoinflables tienen un dispositivo que permite bloquear temporalmente la válvula de liberación de presión, lo que permite administrar presiones mayores. El bloqueo de la válvula de descarga debe ser una medida poco común, y se deben tomar precauciones para no utilizar presión excesiva.

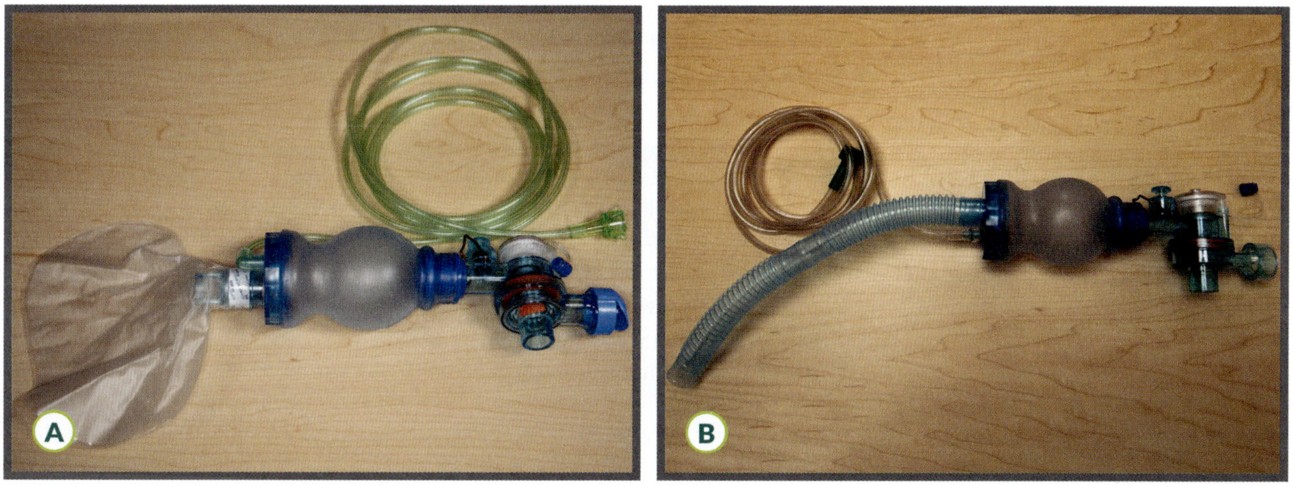

Figura 4.5. Bolsa autoinflable con un reservorio cerrado (A) y un reservorio con "cola" abierto (B). Ambas bolsas se vuelven a inflar automáticamente sin gas comprimido.

Siempre se debe utilizar un manómetro para asegurar el nivel adecuado de presión. El manómetro puede estar integrado a la bolsa o puede haber en ella un lugar de conexión para un manómetro externo. Si se deja el lugar de conexión abierto sin un manómetro acoplado, causará una gran fuga de gas y el recién nacido no podrá recibir la presión de inflado deseada.

Aprendizaje mejorado

https://bcove.video/4tiZSfy

QR 4.3 Escanee el código para ver un vídeo de 20 segundos sobre las pruebas de la bolsa autoinflable.

Prueba de la bolsa autoinflable durante la revisión del equipo y antes del uso

Bloquee la mascarilla o salida de gas con la palma de la mano y apriete la bolsa (figura 4.6).

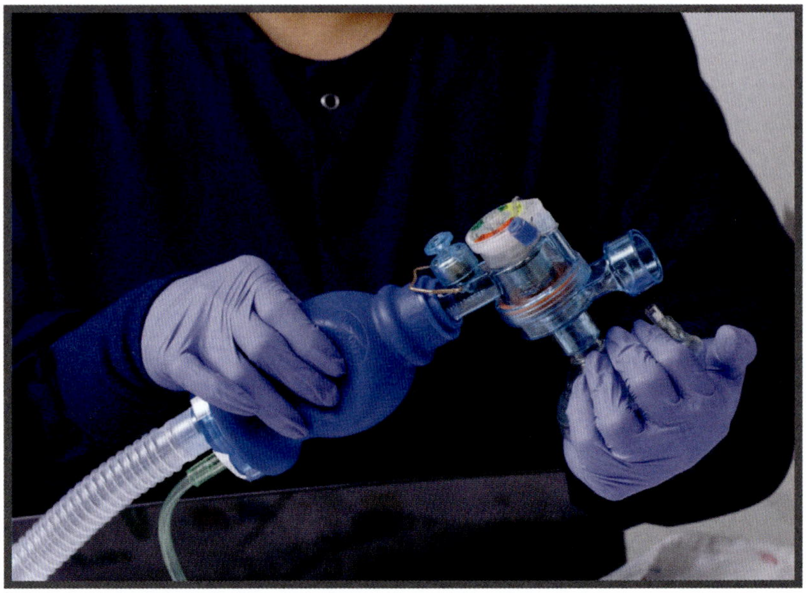

Figura 4.6. Probar una bolsa autoinflable.

Prueba de una bolsa autoinflable

Bloquee la mascarilla o la salida de gas y apriete la bolsa.

- ¿Siente presión contra la mano?
- ¿El manómetro registra presión?
- ¿La válvula de liberación de presión se abre cuando el manómetro registra 30 a 40 cm H_2O de presión?
- ¿La bolsa se vuelve a inflar con rapidez cuando relaja su agarre de la misma?

Si no es así,

- ¿Hay una rotura o fuga en la bolsa?
- ¿Falta el manómetro, lo que causa que el lugar de la conexión quede abierto?
- ¿La válvula de liberación de presión falta o está bloqueada?

Aprendizaje mejorado

https://bcove.video/4uy5rb8

QR 4.4 Escanee el código para ver un vídeo de 1 minuto sobre las pruebas y el uso de la bolsa de inflado por flujo.

Bolsas de inflado por flujo

Las bolsas de inflado por flujo únicamente se inflan cuando fluye gas comprimido al interior de la bolsa y la salida está sellada, por ejemplo, como cuando se coloca la mascarilla sobre el rostro del recién nacido (figura 4.7). Si el aire comprimido no fluye al interior de la bolsa o la salida no está sellada, la bolsa colapsa y se ve como un globo desinflado (figura 4.7B).

- La frecuencia de ventilación se define por la cantidad de veces que se aprieta la bolsa, y el tiempo de inflado dependerá de la rapidez con que se apriete y suelte la bolsa.
- La PIP se regula a partir de la fuerza con la que se aprieta la bolsa y el equilibrio entre la cantidad de gas que fluye al interior de la bolsa y el gas que escapa por la válvula ajustable de control de flujo.

- Se puede administrar PEEP, CPAP y oxígeno a flujo libre con una bolsa de inflado por flujo, y se ajustan por el equilibrio entre el gas que fluye al interior de la bolsa y el gas que escapa por la válvula de control de flujo.

Al igual que con las bolsas autoinflables, siempre se debe utilizar un manómetro para medir con precisión la presión de gas. Si el lugar de conexión del manómetro se deja abierto, causará una gran fuga y no se podrá llenar la bolsa de inflado por flujo.

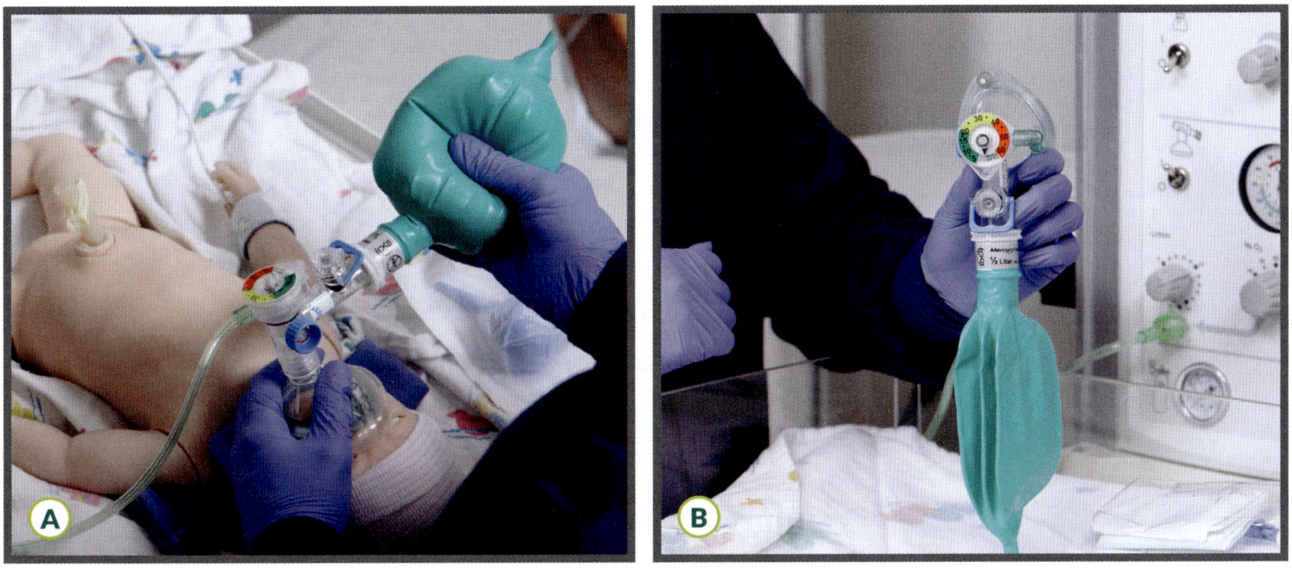

Figura 4.7. Bolsa de inflado por flujo inflada con gas comprimido y un sello contra el rostro del bebé (A). Si el aire comprimido no fluye al interior de la bolsa o la salida no está sellada, la bolsa colapsa (figura B).

Prueba de la bolsa de inflado por flujo durante la revisión del equipo y antes del uso

Bloquee la mascarilla o salida de gas con la palma de la mano y apriete la bolsa (figura 4.8).

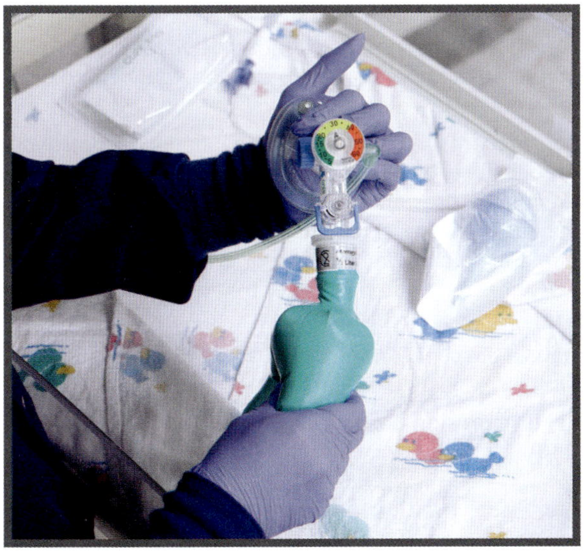

Figura 4.8. Probar una bolsa de inflado por flujo.

Probar una bolsa de inflado por flujo

Bloquee la mascarilla o la salida de gas.

- ¿La bolsa se llena de forma adecuada?
- Ajuste la válvula de control de flujo para que el manómetro registre una PEEP de 5 cm H_2O.

Apriete la bolsa 30 a 60 veces por minuto.

- ¿La bolsa se vuelve a inflar con rapidez cuando relaja su agarre de la misma?
- Ajuste la válvula de control de flujo de modo que el manómetro registre de 30 a 40 cm de H_2O cuando se apriete firmemente la bolsa.
- Asegúrese de que la presión siga leyendo 5 cm H_2O cuando no se aprieta (PEEP).

Si la bolsa no se llena correctamente,

- ¿Hay una rotura o agujero en la bolsa?
- ¿La válvula de control de flujo está demasiado abierta?
- ¿El manómetro está conectado?
- ¿El tubo del gas está bien conectado?
- ¿La salida de gas está suficientemente bloqueada?

Aprendizaje mejorado

https://bcove.video/3P56RLe

QR 4.5 Escanee el código para ver un vídeo de 45 segundos sobre el uso del resucitador con pieza en T.

Resucitadores con pieza en T

Los resucitadores con pieza en T son dispositivos mecánicos que utilizan válvulas para regular el flujo de gas comprimido dirigido hacia el paciente (figura 4.9). Al igual que la bolsa de inflado por flujo, el dispositivo requiere una fuente de gas comprimido. Se administra una ventilación utilizando un dedo para bloquear y liberar una abertura para el escape de gas en la parte superior de la tapa de la pieza en T. Cuando la abertura está bloqueada, el gas es dirigido a través del dispositivo y hacia el recién nacido. Cuando se libera la abertura, parte del gas escapa por la tapa. La posición y la función de los cuadrantes de control en el resucitador con pieza en T puede variar según el fabricante. A continuación se describe la operación de uno.

- La frecuencia de ventilación se determina por la cantidad de veces que se bloquea la abertura de la tapa, y el tiempo de inflado depende del tiempo durante el cual la abertura se encuentra bloqueada.
- Se utilizan dos diales de control para limitar la presión de inflado. El control de la **presión máxima de inflado** limita la presión máxima durante cada ventilación asistida. El **control de liberación de presión máxima** es una característica de seguridad similar a la válvula de descarga en una bolsa autoinflable, que evita que el usuario aumente la presión máxima por encima del valor preestablecido. Se puede cubrir este cuadrante de control con una barrera desmontable.
- El dial ajustable en la tapa de la pieza en T controla cuánto gas puede escapar entre ventilaciones y, por lo tanto, ajusta la PEEP y la CPAP.
- El manómetro integrado mide la presión de inspiración y expiración.

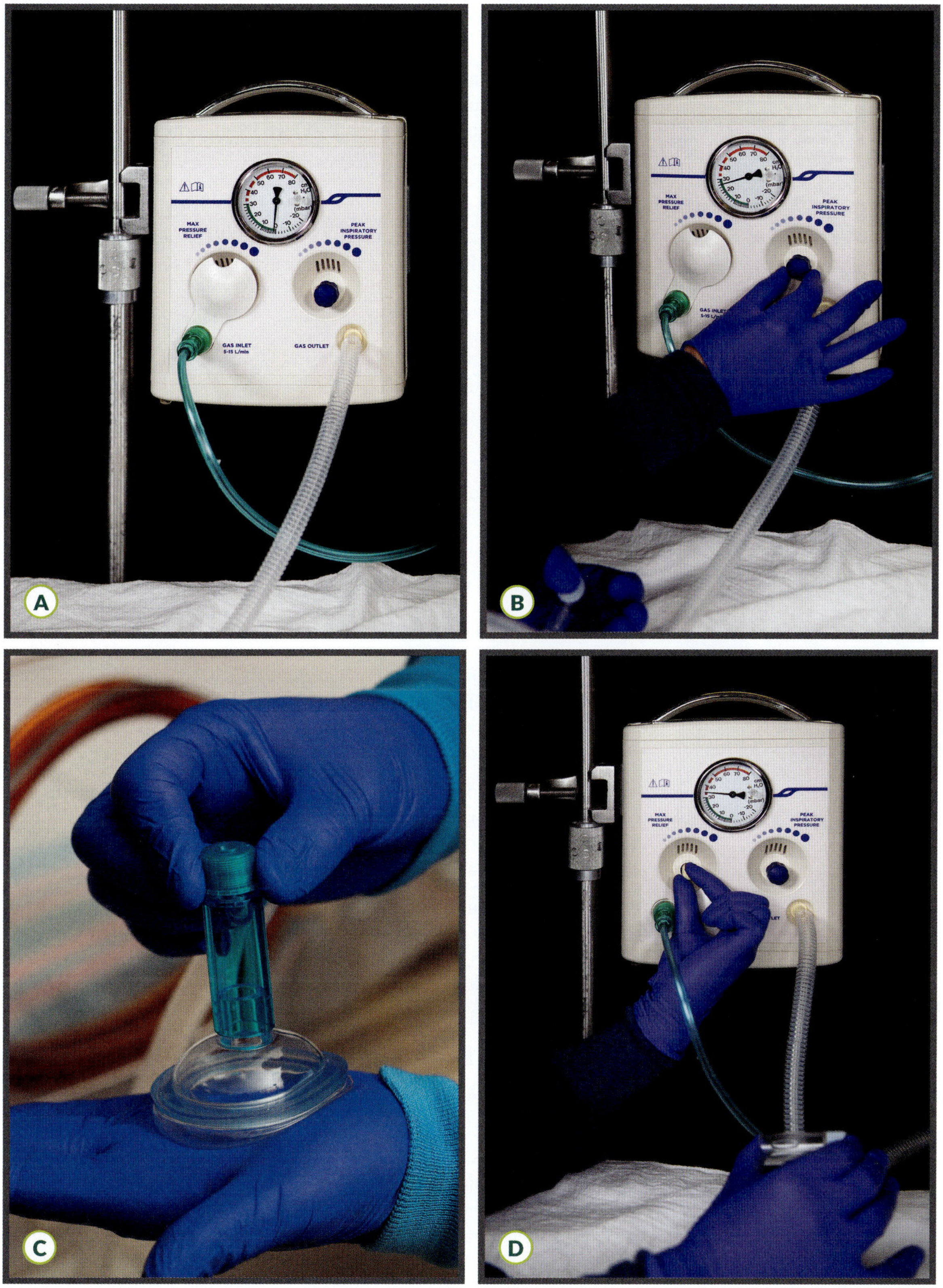

Figura 4.9. Ejemplo de un resucitador con pieza en T (A). La presión del resucitador con pieza en T es controlada por válvulas ajustables. La PIP se ajusta mediante el cuadrante de la máquina (B) y la PEEP se controla mediante el cuadrante del tapón de la pieza en T (C). En este ejemplo, la válvula de alivio de presión máxima se ajusta girando el pequeño dial blanco situado en el lado izquierdo del dispositivo (D).

Aprendizaje mejorado

https://bcove.video/3QLhtzt

QR 4.6 Escanee el código para ver un vídeo de 1 minuto sobre el armado del resucitador con pieza en T.

Prueba del resucitador con pieza en T durante la revisión del equipo y antes del uso

Bloquee la mascarilla facial o la salida de gases con la palma de la mano o con el dispositivo de oclusión suministrado por el fabricante. Primero, deje abierta la abertura de la tapa de la pieza en T y luego bloquee la abertura con el dedo (figura 4.10).

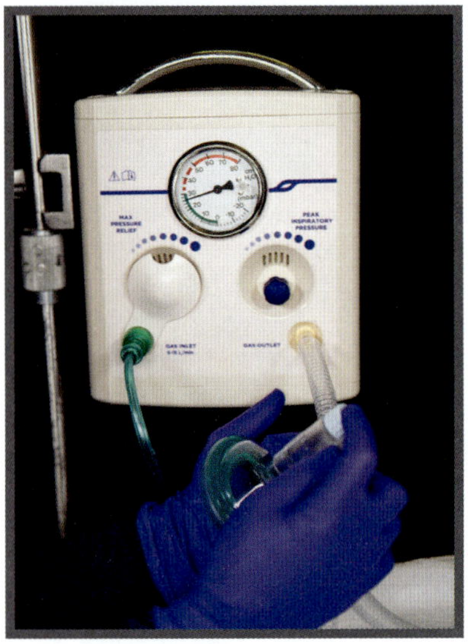

Figura 4.10. Probar un resucitador con pieza en T. El dedo del usuario está ocluyendo la tapa de la pieza en T.

Probar un resucitador con pieza en T

Bloquee la mascarilla facial o la salida de gas de la pieza en T con la palma de la mano o con el dispositivo de oclusión suministrado. No ocluya la abertura de la tapa de la pieza en T.

- ¿Registra el manómetro una presión de 5 cm $_2$O (PEEP)?

Bloquee la abertura de la tapa de la pieza en T.

- ¿Registra el manómetro una presión de 25 cm H_2 (PIP)?

Si la presión no es correcta:

- ¿La salida de la pieza en T está sellada?
- ¿El tubo de gas está conectado a la entrada de gas?
- ¿El flujo de gas está configurado a 10 l/min?
- ¿Está desconectado el tubo de salida de gas proximal?
- ¿La presión máxima del circuito, la PIP o la PEEP están mal configuradas?

Indicaciones de ventilación asistida

Después de completar los pasos iniciales, se indica la ventilación asistida si el recién nacido no respira, (está apneico), *o* jadea, *o* si la frecuencia cardiaca es menor de 100 latidos por minuto. Cuando se indique, se debe iniciar la ventilación asistida dentro de 1 minuto después del parto.

Además, se puede considerar una prueba de ventilación si el recién nacido respira y la frecuencia cardiaca es mayor o igual a 100 lpm, pero la saturación de oxígeno del recién nacido no se puede mantener dentro del rango objetivo a pesar del oxígeno a flujo libre o la CPAP.

Si está solo, pida ayuda inmediatamente. Sus asistentes supervisarán la respuesta de la frecuencia cardlaca a la ventilación, observarán si hay movimiento torácico, supervisarán la saturación de oxígeno con pulsioximetría y documentarán los eventos a medida que ocurren.

Aprendizaje mejorado

https://bcove.video/4w59uNE

QR 4.7 Escanee el código para ver un vídeo de 2 minutos sobre cómo administrar ventilación.

Preparación para comenzar la ventilación

1. Colóquese junto a la cabeza del recién nacido.

La persona responsable de colocar la vía aérea, mantener una mascarilla facial de reanimación en la cara del recién nacido o insertar una mascarilla laríngea se sitúa junto a la cabeza del recién nacido (figura 4.11). Es difícil mantener la cabeza, el cuello y la mascarilla en la posición correcta, o insertar una mascarilla laríngea, cuando se está al lado o al pie de la cama. Los miembros del equipo que se encuentran al lado de la cama están en una mejor ubicación para evaluar el movimiento torácico, escuchar la frecuencia cardiaca y los ruidos respiratorios y asistir con la colocación del pulsioxímetro y el monitor cardiaco.

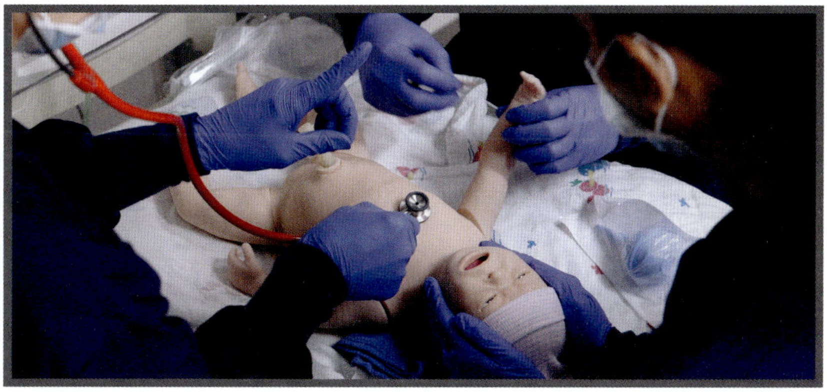

Figura 4.11. Colóquese al lado de la cabeza del bebé para administrar ventilación asistida.

2. Posicione la cabeza y el cuello del recién nacido para su ventilación.

La cabeza y el cuello del recién nacido deben posicionarse en la línea media y neutral, o levemente extendidos, en la posición de olfateo para que los ojos del recién nacido apunten en línea recta hacia el techo (figura 4.12A). La posición incorrecta es una causa frecuente de ventilación ineficaz de la mascarilla facial. Si se flexiona o extiende con exceso el cuello, la vía aérea estará obstruida. Como la parte posterior de la cabeza del recién nacido (el occipucio) es prominente, puede ser útil levantar levemente los hombros del recién nacido colocando una toalla o una manta pequeñas enrolladas debajo de los mismos (figura 4.12B).

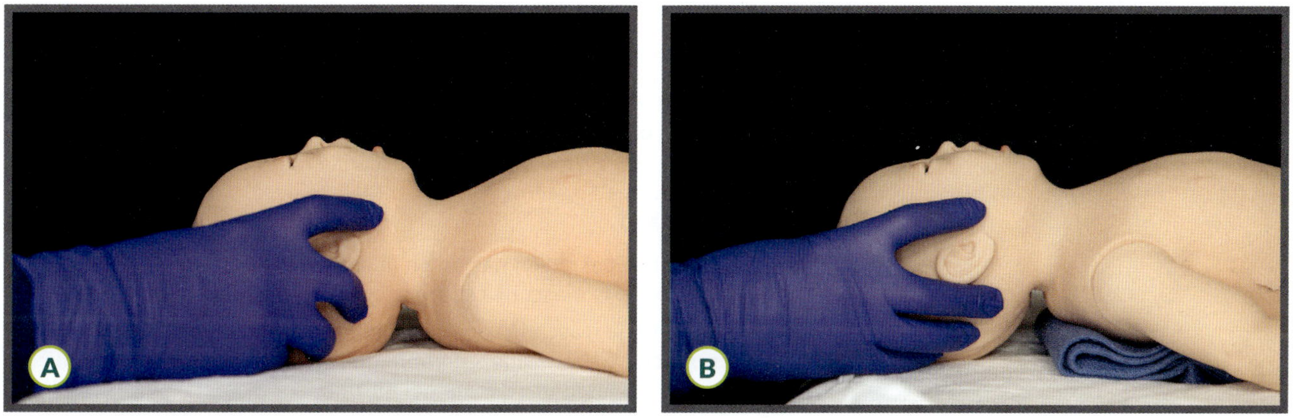

Figura 4.12. Posición de olfateo (A). Un pequeño giro de hombros sirve para colocar la cabeza y el cuello (B).

3. Si utiliza una mascarilla facial de reanimación, coloque la mascarilla sobre la cara del recién nacido.

En la mayoría de los casos, la ventilación durante la reanimación neonatal se inicia con una mascarilla facial o una mascarilla laríngea. Aquí se describen las instrucciones para seleccionar y utilizar una mascarilla facial de reanimación. Esta lección incluye instrucciones para la inserción de una mascarilla laríngea.

Seleccione la mascarilla de reanimación adecuada

En cada parto debería haber disponible una gran variedad de tamaños de mascarilla facial para reanimación. Las mascarillas neonatales tienen un borde acolchado o suave y flexible y vienen en 2 formas: anatómica y redonda (figura 4.13). Las mascarillas anatómicas se colocan con la parte puntiaguda sobre la nariz del recién nacido. La mascarilla debe descansar en el mentón y cubrir la boca y la nariz, pero no los ojos. La mascarilla adecuada creará un sello hermético en el rostro. Si el borde de una mascarilla acolchada no se infla correctamente, puede ser difícil lograr un buen sellado.

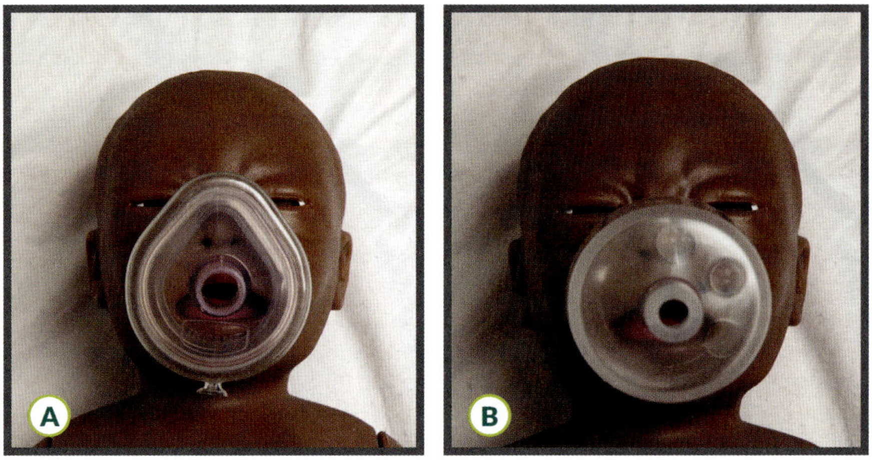

Figura 4.13. Mascarillas anatómicas (A) y redondas (B) del tamaño correcto.

Coloque una mascarilla de reanimación sobre el rostro del recién nacido

Es necesario que haya un sello hermético entre el borde de la mascarilla y el rostro para lograr la presión que inflará los pulmones. La ventilación no tendrá éxito si hay una gran fuga de aire por una mascarilla facial mal colocada.

Soporte con una mano

- Sostenga el mentón del recién nacido en la parte inferior de la mascarilla anatómica y coloque la mascarilla sobre la boca y nariz (figura 4.14).
- La parte inferior de la mascarilla debe descansar sobre el mentón del recién nacido, no por debajo del mismo. La punta de la mascarilla debe descansar en el puente nasal o justo por debajo del mismo para evitar la aplicación de presión sobre los ojos o que ocurra una gran fuga alrededor de los ojos.
- Sostenga la mascarilla sobre el rostro, con el pulgar y el dedo índice rodeando el borde.
- Coloque los otros 3 dedos debajo del ángulo óseo de la mandíbula y levante con cuidado la mandíbula hacia la mascarilla.
- Una vez posicionada la mascarilla, puede lograr un sello hermético mediante presión constante hacia abajo en el borde de la mascarilla mientras sostiene la cabeza en la posición de olfateo (figura 4.15).

Algunas mascarillas redondas están diseñadas para colocarse directamente sobre la nariz y la boca y sostenerse en su lugar por el vástago en lugar del borde (figura 4.16). Estas mascarillas tienen una fina membrana que crea un sello en la cara del recién nacido sin necesidad de utilizar un borde inflado. Si aplica presión en el borde de este tipo de mascarilla, la misma perderá su forma y presentará fugas.

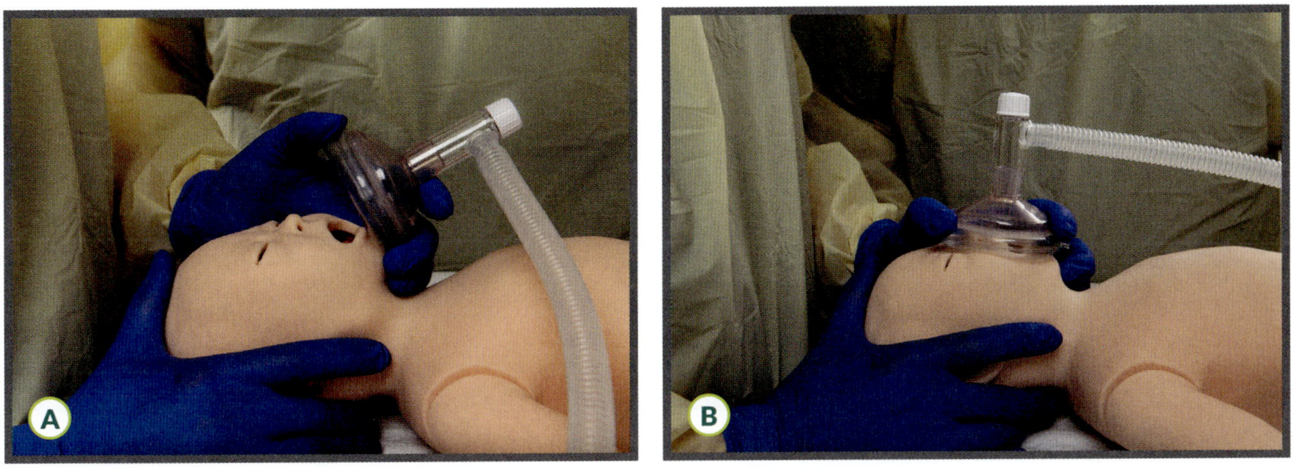

Figura 4.14. Coloque el mentón en la mascarilla facial anatómica (A). Ponga la mascarilla sobre la boca y nariz (B).

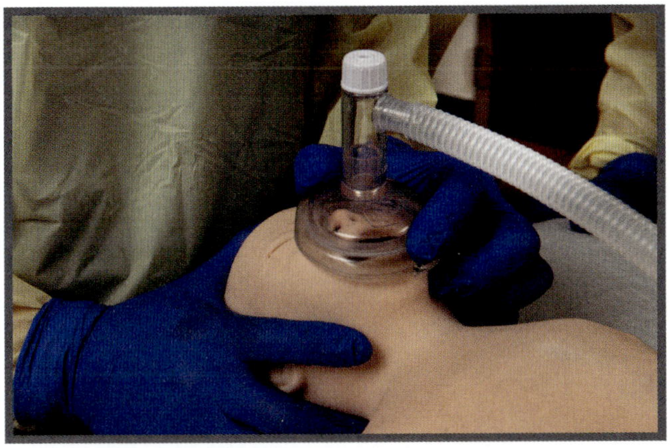

Figura 4.15. Mantener un sello con el soporte con 1 mano con una mascarilla anatómica.

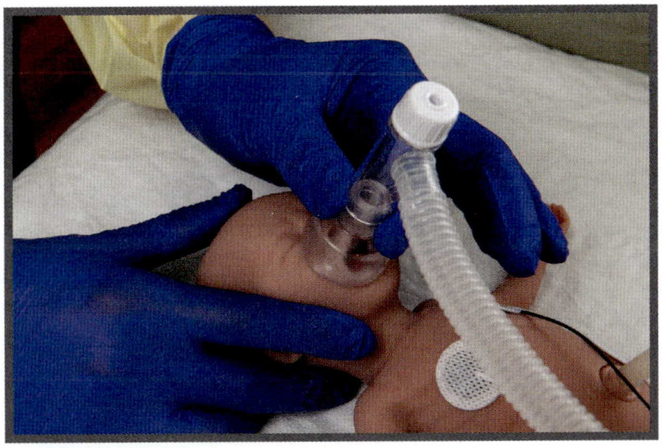

Figura 4.16. Mantener el sellado con la sujeción a 1 mano utilizando el vástago de una mascarilla redonda sin borde inflable.

Una persona aplica tracción mandibular con las dos manos

Puede ser difícil mantener un buen sellado y la posición de la cabeza correcta con 1 mano. Si no puede lograr un buen sellado, use ambas manos para sostener la mascarilla y levantar la mandíbula.

- Utilice el pulgar y el primer dedo de ambas manos para sostener la mascarilla contra el rostro.
- Coloque los otros 3 dedos de cada mano debajo del ángulo óseo de la mandíbula y levante con cuidado la mandíbula hacia la mascarilla (figura 4.17A).

- Mientras usted se concentra en realizar un buen sellado y mantener la posición correcta de la cabeza en la línea media, otro miembro del equipo se sitúa al lado del recién nacido y aprieta la bolsa u ocluye el tapón de la pieza en T (figura 4.17B) mientras una tercera persona vigila la respuesta del recién nacido.

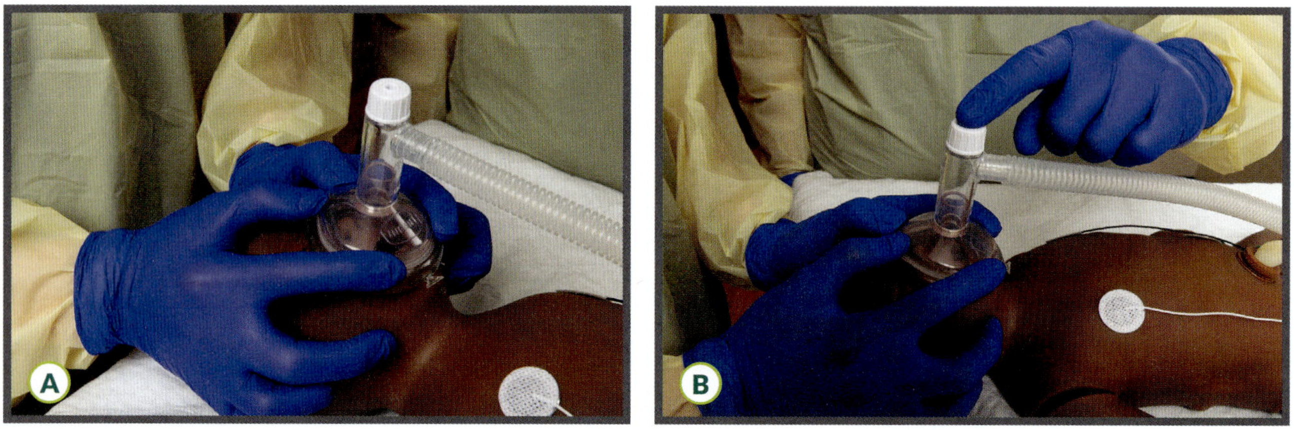

Figura 4.17. Una persona aplica tracción mandibular con las dos manos (A). Un asistente administra una ventilación (B).

Precauciones

Debe tener cuidado al sostener la mascarilla facial.

- No intente resolver la fuga de la mascarilla aplicando una fuerza excesiva hacia abajo sobre la mascarilla. Aplicar demasiada presión puede bloquear la mascarilla, causar una fuga de aire alrededor de los lados de la mascarilla, flexionar el cuello accidentalmente o causar lesiones en los ojos o el rostro.
- No apoye la mano sobre los ojos del recién nacido.
- No comprima el tejido blando del cuello.
- Vuelva a revisar la posición de la mascarilla, la cabeza y el cuello a intervalos regulares para asegurarse de que sigan en la posición correcta.

Ventilación asistida

Al proporcionar ventilación asistida, seleccionará una concentración inicial de oxígeno ($F_{I}O_2$), frecuencia de ventilación, PIP y PEEP.

Concentración de oxígeno

Antes del parto, el feto tiene una saturación de oxígeno en sangre de aproximadamente 60 %. Después del parto, la saturación de oxígeno aumenta gradualmente por encima de 90 %. Sin embargo, incluso en recién nacidos a término sanos, llegar a este nivel de saturación puede tardar 10 minutos o más.

Aunque se desconoce la saturación de oxígeno ideal durante la transición a la vida extrauterina, para equilibrar los peligros posiblemente asociados a una oxigenación extrema, este programa recomienda intentar mantener una saturación de oxígeno preductal cercana a la saturación medida en bebés sanos nacidos a término. Entre los recién nacidos prematuros con una edad gestacional inferior a las 32 semanas, las pruebas emergentes sugieren que es importante alcanzar una saturación de oxígeno del 80 % al 85 % a los 5 minutos. Para alcanzar este objetivo, los recién nacidos muy prematuros pueden necesitar una concentración inicial de oxígeno más alta o una titulación más rápida. La investigación en curso puede servir de base para futuras recomendaciones.

Seleccione la FiO_2 inicial y utilice el mezclador de oxígeno para aumentar o disminuir la FiO_2 en función de la saturación de oxígeno medida con un pulsioxímetro. La FiO_2 inicial sugerida varía en función de la edad gestacional.

- **Para los recién nacidos con una edad gestacional de 35 semanas o más, establezca la FiO_2 en 21 %.**
- **Para recién nacidos con una edad gestacional de 32 a 34 semanas, ajuste la FiO_2 inicial entre 21 % y 30 %.**
- **Para los recién nacidos con una edad gestacional menor de 32 semanas, se puede considerar una FiO_2 inicial mayor o igual a 30 %.**

Configure el flujómetro a 10 l/min (figura 4.18).

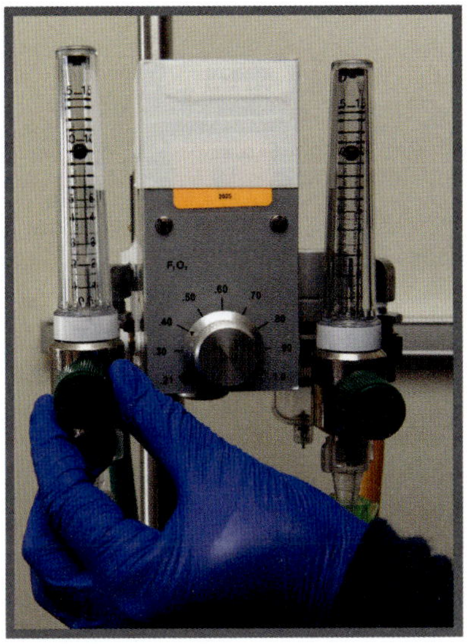

Figura 4.18. Flujómetro ajustado a 10 l/min. Ajuste el mezclador a la FiO_2 deseada.

Un asistente debe colocar el pulsioxímetro en la mano o muñeca derecha en cuanto sea posible cuando se haya iniciado la ventilación. Una vez que el pulsioxímetro realice una lectura fiable, compare la saturación de oxígeno preductal del recién nacido con el intervalo de valores objetivo resumidos en la tabla 4-1 y utilice el mezclador para aumentar o disminuir la FiO_2 según sea necesario. No hay pruebas suficientes para recomendar un enfoque específico para ajustar la FiO_2. Un enfoque razonable es ajustar la FiO_2 en incrementos del 20 % al 30 % cada 30 segundos hasta alcanzar el objetivo de saturación de oxígeno.

Tabla 4-1. Objetivo de saturación de oxígeno preductal

Tabla de objetivos de saturación de oxígeno	
2 minutos	65 %-70 %
3 minutos	70 %-75 %
4 minutos	75 %- 80 %
5 minutos	80 %- 85 %
10 minutos	85 %-95 %

Frecuencia de ventilación

Las ventilaciones se administran con una frecuencia de **30 a 60 por minuto**.

- Cuente en voz alta para ayudar a mantener la frecuencia correcta.
- Utilice el siguiente ritmo: "**Ventilar,** dos, tres; **ventilar,** dos, tres; **ventilar,** dos, tres."
- Diga "Ventilar" mientras aprieta la bolsa o bloquea la tapa de la pieza en T y suelte al decir "dos, tres".

Presión máxima de inflado (PIP)

Después del parto, se debe reemplazar el líquido en los pulmones del feto dentro de los alvéolos con aire para que ocurra el intercambio de gases. Si el recién nacido no respira espontáneamente, las primeras ventilaciones asistidas pueden requerir más presión que lo usual para quitar el líquido de los espacios de aire e insuflar los alvéolos. Sin embargo, los volúmenes pulmonares y presiones de la vía aérea excesivamente altos pueden causar lesiones pulmonares. El objetivo es utilizar la presión justa necesaria para insuflar y airear los pulmones, a fin de aumentar la frecuencia cardiaca y la saturación de oxígeno.

- **La PIP inicial sugerida es de 25 cm H_2O.**
  - Un rango aceptable para iniciar la ventilación en recién nacidos con una edad gestacional de $\geq$ **32 semanas es una PIP de 25 a 30 cm H_2O.**
  - Un rango aceptable para iniciar la ventilación en recién nacidos con una edad gestacional de $<$ **32 semanas es una PIP de 20 a 25 cm H_2O.**
- Los recién nacidos a término pueden requerir una presión de inflado mayor en las primeras ventilaciones para que se insuflen los pulmones. Después de las primeras ventilaciones de insuflación, es posible que pueda disminuir la presión de inflado.
- Después de insuflar los pulmones, debería ver que el tórax sube y baja levemente con cada ventilación. Si observa lo que parecen ser respiraciones profundas durante la ventilación, es posible que esté utilizando demasiada presión y que los pulmones se inflen en exceso. Esto aumenta el riesgo de producir una fuga de aire dentro del pulmón (neumotórax).
- Si el recién nacido es prematuro, la evaluación ocular del movimiento torácico puede ser menos confiable y puede haber un mayor riesgo de lesión por una insuflación excesiva. En los recién nacidos prematuros, es posible lograr una ventilación exitosa sin movimiento torácico evidente. En la lección 8 se ofrecen más detalles de la aplicación de ventilación asistida con recién nacidos prematuros.

Presión positiva al final de la espiración (PEEP)

Administrar la PEEP con las ventilaciones de insuflación iniciales ayuda a lograr una insuflación pulmonar estable más rápidamente, eliminar líquidos y evitar que los espacios de aire colapsen durante la exhalación.

- **Cuando se utiliza la PEEP, la configuración inicial sugerida es de 5 cm H_2O.**

Los ajustes iniciales utilizados para administrar la ventilación se resumen en la tabla 4-2.

Tabla 4-2. Ajustes iniciales de ventilación

Concentración de oxígeno (F_IO_2)	$\geq$35 semanas de gestación = 21 % 32-34 semanas de gestación = 21 %-30 % $<$32 semanas de gestación $\geq$30 %
Flujo de gas	10 l/min
Frecuencia	30-60 respiraciones por minuto
PIP	25 cm H_2O Rango: 25-30 cm H_2O $\geq$32 semanas de gestación 20-25 cm H_2O $<$32 semanas de gestación
¿Qué es la PEEP?	5 cm H_2O

Evaluar la respuesta del recién nacido a la ventilación

El indicador más importante de una ventilación exitosa es una frecuencia cardiaca en aumento. Cuando usted inicie la ventilación, un asistente controlará la respuesta de la frecuencia cardiaca del recién nacido. La evaluación inicial de la frecuencia cardiaca puede realizarse con un estetoscopio. Una vez iniciada la ventilación, un asistente deberá colocar el sensor de un pulsioxímetro para evaluar continuamente la saturación de oxígeno y la frecuencia cardiaca del recién nacido. Se puede evaluar la posibilidad de realizar una monitorización continua con un monitor cardiaco.

- Poco después de iniciar la ventilación, la frecuencia cardiaca del recién nacido debe aumentar. **Si la frecuencia cardiaca está aumentando, continúe con la ventilación.** Verificará la respuesta de la frecuencia cardiaca del recién nacido después de 30 segundos de ventilación.
- **Si la frecuencia cardiaca del recién nacido no aumenta, pregunte a su ayudante si el tórax se mueve.**
  - **Si el tórax se mueve,** continúe con la ventilación mientras vigila su técnica de ventilación. Verificará la respuesta de la frecuencia cardiaca del recién nacido después de 30 segundos de ventilación.
  - **Si el tórax *no* se mueve,** es posible que usted no esté ventilando los pulmones del recién nacido. Realice las medidas correctivas de la ventilación, que se describen a continuación, hasta lograr un movimiento torácico con la ventilación.

Aprendizaje mejorado

https://bcove.video/3PuWGjb

QR 4.8 Escanee el código para ver un vídeo de 1 minuto sobre la evaluación de la frecuencia cardiaca durante la ventilación asistida.

Medidas correctivas de la ventilación

Las medidas correctivas de la ventilación son ajustes que puede realizar si la frecuencia cardiaca del recién nacido no aumenta y el tórax no se mueve. Cuando la ventilación con mascarilla no es eficaz, las causas más probables son las fugas alrededor de la mascarilla, la obstrucción de la vía aérea y una presión de ventilación insuficiente. La obstrucción de la vía aérea puede deberse a una posición incorrecta de la cabeza y el cuello, a una disminución del tono que provoque el colapso de la vía aérea, a la presencia de secreciones en la vía aérea o al cierre de las cuerdas vocales (aducción laríngea). En función de su evaluación del recién nacido y de la situación clínica, puede elegir los pasos que tengan más probabilidades de ser útiles y priorizar el orden en que los realiza. Después de realizar las medidas correctivas, intente la ventilación y vuelva a evaluar el movimiento del tórax.

Puede utilizar la nemotecnia **MR SOPA** para recordar las 6 medidas correctivas (tabla 4-3).

- Ajustar la mascarilla ("**M**ask").
- Cambiar la posición de la cabeza y el cuello ("**R**eposition").
- Aspirar la boca y la nariz ("**S**uction").
- Abrir la boca ("**O**pen").
- Aumentar la presión ("**P**ressure").
- Vía aérea alternativa ("**A**lternative").

Aprendizaje mejorado

https://bcove.video/4njhOWb

QR 4.9 Escanee el código para ver un vídeo de 3 minutos sobre los pasos de MR SOPA.

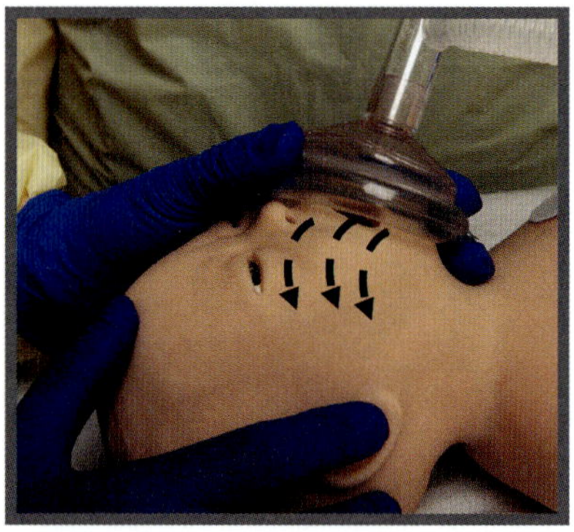

Figura 4.19. El sellado de la mascarilla inadecuado sobre el rostro puede causar una ventilación no efectiva. La filtración de aire entre la mejilla y el puente de la nariz es común.

Tabla 4-3. Medidas correctivas de la ventilación MR SOPA

	Medida correctiva	Acciones
M	Ajustar la mascarilla ("Mask").	Volver a colocar la mascarilla y levantar la mandíbula hacia adelante. Considerar el uso de la técnica de 2 manos.
R	Cambiar la posición de la cabeza y el cuello ("Reposition").	Colocar la cabeza en una posición neutra o ligeramente extendida.
S	Aspirar la boca y la nariz ("Suction").	Utilizar una perilla de succión.
O	Abrir la boca ("Open").	Utilizar un dedo para abrir la boca con cuidado.
P	Aumentar la presión ("Pressure").	Aumente la presión en incrementos de 5 cm H_2O hasta lograr movimiento torácico. La presión máxima recomendada es de 40 cm H_2O término, 30 cm H_2O pretérmino.
A	Vía aérea alternativa ("Alternative").	Coloque una mascarilla laríngea o un tubo endotraqueal.

Ajustar la mascarilla

Ajuste la posición de la mascarilla facial para crear un mejor sellado. Los indicadores de un buen sellado incluyen la consecución de la PIP deseada, el mantenimiento de la PEEP deseada y el reinflado rápido de una bolsa de inflado por flujo entre respiraciones.

- Si hay una fuga, levante la mandíbula del recién nacido hacia la mascarilla. Es posible que necesite aplicar un poco más de presión en el borde de la mascarilla anatómica. No presione la mascarilla con fuerza sobre la cara del recién nacido.
- El punto de fuga más común es entre la mejilla y el puente de la nariz (figura 4.19). Si sigue teniendo dificultades para lograr un sello hermético, utilice el **soporte con 2 manos** descrito con anterioridad.

Reposicionar la cabeza y el cuello

La vía aérea puede estar obstruida porque el cuello está flexionado demasiado hacia adelante o está extendido por demás. Cambie la posición de la cabeza y el cuello del recién nacido para asegurar que estén en la línea media y neutral o ligeramente extendido (posición de olfateo).

Succionar la boca y la nariz

Es posible que secreciones espesas bloqueen la vía aérea. Aspire la boca y la nariz con una perilla de succión. En situaciones inusuales, las secreciones espesas pueden bloquear la tráquea y se puede necesitar una intubación traqueal.

Abrir la boca

Abrir la boca del recién nacido puede disminuir la resistencia al flujo de aire. Utilice el dedo para abrir la boca del recién nacido y vuelva a colocar la mascarilla.

Aumentar la presión

Aunque tenga un sellado adecuado y una vía aérea abierta, insuflar los pulmones del recién nacido puede requerir una presión de inflado mayor.

- Utilice el manómetro para guiar los ajustes de la presión de inflado. **Aumente la presión en incrementos de 5 cm H_2O hasta lograr movimiento torácico.**
- La presión máxima recomendada con la ventilación con mascarilla facial es de **40 cm H_2O para un recién nacido a término y 30 cm H_2O para un recién nacido prematuro**.

Vía aérea alternativa

La ventilación con mascarilla no siempre es suficiente para insuflar los pulmones. Si usted ya realizó las primeras 5 medidas correctivas y aún no obtuvo movimiento torácico, debe insertar una vía aérea alternativa, como una mascarilla laríngea o un tubo endotraqueal. Una vez insertada una vía aérea alternativa, inicie la ventilación y evalúe el movimiento torácico del recién nacido. Esta lección incluye instrucciones para la inserción de una mascarilla laríngea. La intubación endotraqueal se tratará en la lección 5.

Uso de un detector de dióxido de carbono para ayudar a evaluar la eficacia de la ventilación

El uso de un detector de dióxido de carbono (CO_2) durante las medidas correctivas de la ventilación puede brindar una indicación visual que les permita a usted y a su equipo identificar si están insuflando y aireando los pulmones con la ventilación. Puede utilizar un detector de CO_2 colorimétrico, que cambia de color cuando se detecta CO_2, o un capnómetro que mide continuamente CO_2. Coloque un detector de CO_2 entre el dispositivo de ventilación y la mascarilla. Si los pulmones reciben ventilación efectiva y ocurre el intercambio de gases, se debe exhalar el CO_2 a través de la mascarilla.

Si ventila efectivamente los pulmones, debería ver que el detector de CO_2 colorimétrico se vuelve amarillo con cada exhalación (figura 4.20).

- Si el detector de CO_2 pasa del color púrpura al amarillo después de una medida correctiva, la medida fue efectiva y es probable que la frecuencia cardiaca del recién nacido mejore rápidamente.
  - Si el detector de CO_2 no pasa al color amarillo, es posible que la ventilación con mascarilla facial no esté ventilando los pulmones.
  - Si se sigue observando el color púrpura o azul en el detector después de las primeras 5 medidas correctivas y la frecuencia cardiaca no ha mejorado, esta puede ser otra indicación de que no se ha logrado una ventilación efectiva y se necesita una vía aérea alternativa.
- **Precaución:** Si la frecuencia cardiaca del recién nacido es muy baja o el corazón no bombea sangre, es posible que el detector no cambie de color porque el gasto cardiaco es insuficiente para transportar CO_2 a los pulmones aunque usted esté ventilando los pulmones.

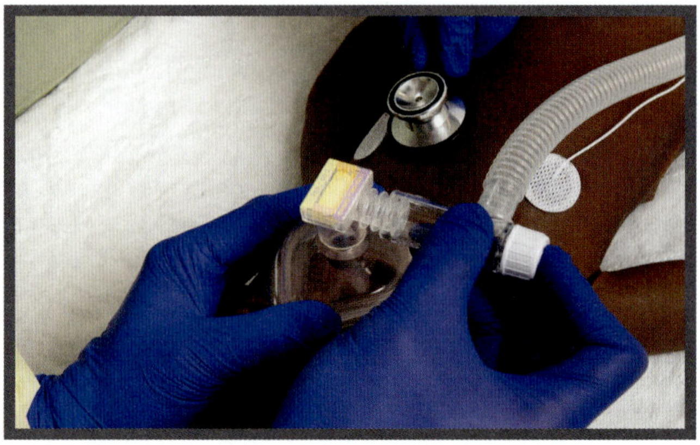

Figura 4.20. Detector de dióxido de carbono colorimétrico utilizado con la mascarilla facial de reanimación durante las medidas correctivas de la ventilación. El color amarillo en el dispositivo, como se muestra, sugiere una ventilación satisfactoria con intercambio de gases en los pulmones.

Continuar la ventilación después de completar las medidas correctivas de ventilación

Una vez que haya obtenido movimiento torácico con cada ventilación asistida, anuncie: *"El tórax se está moviendo AHORA"*. Esto garantiza que su equipo sea consciente de su evaluación y sabe que no son necesarias medidas correctivas adicionales.

Siga administrando ventilación con movimiento torácico por 30 segundos mientras controla la frecuencia de ventilación, la presión y la respuesta de la frecuencia cardiaca del recién nacido.

Si tiene dificultades para mantener el movimiento torácico durante este lapso, repita las medidas correctivas de la ventilación según corresponda. Inserte una vía aérea alternativa si sigue teniendo dificultades para mantener una ventilación efectiva con una mascarilla facial de reanimación.

Comprobar la respuesta de la frecuencia cardiaca tras 30 segundos de ventilación efectiva

Después de 30 segundos de ventilación que airea los pulmones, determinada por el aumento de la frecuencia cardiaca o el movimiento torácico, controle la respuesta de la frecuencia cardiaca del recién nacido.

- **Si la frecuencia cardiaca es de 100 lpm o superior:**

  La ventilación asistida tuvo éxito.

  - Siga ventilando con una frecuencia de 30 a 60 ventilaciones por minuto.
  - Controle el movimiento torácico, la frecuencia cardiaca y el esfuerzo respiratorio del recién nacido.
  - Ajuste la F_IO_2 para llegar a la saturación objetivo.
  - Cuando la frecuencia cardiaca esté por encima de los 100 lpm de manera constante, reduzca gradualmente la frecuencia de la ventilación, observe si hay respiración espontánea efectiva y estimule con delicadeza al recién nacido para que respire.

- Se puede interrumpir la ventilación asistida cuando el recién nacido tenga una frecuencia cardiaca que se mantenga por encima de 100 lpm y respire espontáneamente de forma sostenida.

- **Si la frecuencia cardiaca es de al menos 60 lpm pero inferior a 100 lpm:**

  Si la frecuencia cardiaca mejora, siga administrando ventilación mientras el recién nacido muestre mejoras estables. Controle su técnica de ventilación y la respuesta del recién nacido. Ajuste la FiO_2 según sea necesario para alcanzar el rango de saturación de oxígeno objetivo que se muestra en la tabla 4-1.

  Si la frecuencia cardiaca no mejora, considere cada una de las siguientes acciones:

  - Reevalúe rápidamente su técnica de ventilación. ¿El tórax se está moviendo? ¿Está ventilando con una frecuencia de 30 a 60 ventilaciones por minuto? ¿Escucha ruidos respiratorios? Si es necesario, realice las medidas correctivas de la ventilación.
  - Ajuste la FiO_2 para llegar a la saturación objetivo.
  - Si aún no lo ha hecho, considere colocar derivaciones del monitor cardiaco para la monitorización continua.
  - Si aún no se ha hecho, considere la posibilidad de insertar una mascarilla laríngea o un tubo endotraqueal para mejorar la eficacia de la ventilación.
  - Si está disponible, pida ayuda adicional de expertos para resolver la situación.

- **Si la frecuencia cardiaca es inferior a 60 lpm:**

  Esta situación poco común ocurre cuando el corazón no puede responder a la ventilación por sí solo y requiere ayuda adicional para llevar sangre oxigenada a las arterias coronarias.

  Considere cada una de las siguientes acciones:

  - Reevalúe rápidamente su técnica de ventilación. ¿El tórax se está moviendo? ¿Está ventilando con una frecuencia de 30 a 60 ventilaciones por minuto? ¿Escucha ruidos respiratorios? Si es necesario, realice las medidas correctivas de la ventilación.
  - Si la pulsioximetría tiene señal confiable, ajuste la FiO_2 para cumplir con el objetivo de saturación.
  - Si aún no lo ha hecho, coloque derivaciones del monitor cardiaco e inicie la monitorización continua.
  - Si aún no se ha hecho, inserte una mascarilla laríngea o un tubo endotraqueal para mejorar la eficacia de la ventilación.
  - Si está disponible, pida ayuda adicional de expertos para resolver la situación.
  - **Si la frecuencia cardiaca del recién nacido sigue estando por debajo de 60 lpm después de un mínimo de 30 segundos de ventilación con movimiento torácico, preferentemente mediante una vía aérea alternativa, aumente la FiO_2 a 100 % e inicie las compresiones torácicas según lo indicado en la lección 6.**

Mascarillas laríngeas

La mascarilla laríngea es una pequeña mascarilla conectada a un tubo de manejo de la vía aérea (figura 4.21). La mascarilla se inserta en la boca del recién nacido y avanza dentro de la garganta hasta que crea un sello en la entrada de la tráquea del recién nacido (la glotis) (figura 4.22). La mascarilla laríngea sella mejor que

Aprendizaje mejorado

https://bcove.video/4duWqda

QR 4.10 Escanee el código para ver un vídeo de 20 segundos sobre el uso del detector de CO_2 en el dispositivo de ventilación.

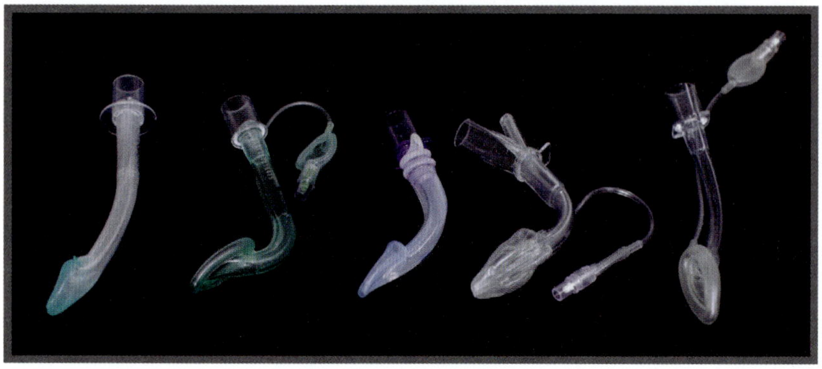

Figura 4.21. Ejemplos de mascarillas laríngeas neonatales.

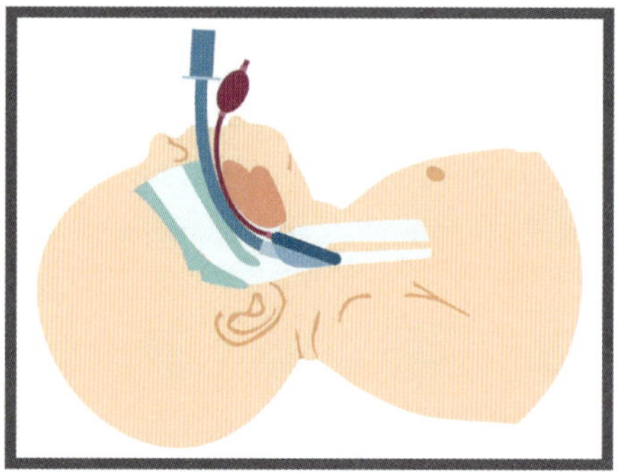

Figura 4.22. Mascarilla laríngea que forma un sello sobre la glotis.

una mascarilla aplicada en la cara del recién nacido y puede mejorar la eficacia de la ventilación. Puede utilizarse como dispositivo de ventilación inicial en lugar de una mascarilla facial de reanimación o como alternativa a la intubación endotraqueal. A diferencia de la intubación endotraqueal, no se requieren instrumentos para colocar la mascarilla laríngea y no necesita visualizar las cuerdas vocales del bebé al momento de la inserción. Si no se puede administrar ventilación exitosa al bebé con una mascarilla facial y la intubación no es viable o exitosa, la mascarilla laríngea puede brindar una vía aérea de rescate exitosa.

Hay muchas variaciones disponibles, que incluyen dispositivos con una mascarilla inflable, una mascarilla de gel blando que no requiera inflado, un tubo precurvado para manejo de la vía aérea y una puerta para un tubo de drenaje gástrico. Las dimensiones de la mascarilla y del tubo de la vía aérea pueden variar según el diseño y el fabricante del dispositivo. No existe un estándar para describir el tamaño del dispositivo. En la actualidad, los dispositivos designados como tamaño 0 a tamaño 1 pueden ser apropiados para recién nacidos. El uso de una mascarilla laríngea en recién nacidos extremadamente prematuros está limitado porque incluso la mascarilla laríngea más pequeña disponible puede ser demasiado grande.

Para aprender más sobre las limitaciones de la mascarilla laríngea, consulte la sección de preguntas más frecuentes de esta lección en la página 81.

Aprendizaje mejorado

https://bcove.video/42ZokI5

QR 4.11 Escanee el código para ver un vídeo de 2 minutos sobre la colocación de la mascarilla laríngea sin borde inflable.

Aprendizaje mejorado

https://bcove.video/4uzniyy

QR 4.12 Escanee el código para ver un vídeo de 2:30 minutos sobre la colocación de la mascarilla laríngea con borde inflable.

Inserción de la mascarilla laríngea

Las siguientes instrucciones e imágenes corresponden a un ejemplo de mascarilla laríngea descartable con tubo precurvado para manejo de la vía aérea y mascarilla de gel blando que no requiera inflado. Está destinado a recién nacidos de 2 a 5 kg de peso. Las instrucciones de inserción varían según el fabricante y el diseño del dispositivo. Debe consultar las instrucciones del fabricante para el dispositivo específico utilizado en su institución.

1. Si aún no lo ha hecho, conecte las derivaciones del monitor cardiaco para una correcta evaluación de la frecuencia cardiaca del bebé.
2. Utilizando una técnica limpia, retire el dispositivo del envase estéril y el contenedor de protección. Puede esparcir una capa fina de lubricante a base de agua en la parte posterior y los laterales de la mascarilla, pero puede no ser necesario, ya que los recién nacidos suelen tener suficientes secreciones orales para lubricar el dispositivo (figura 4.23).

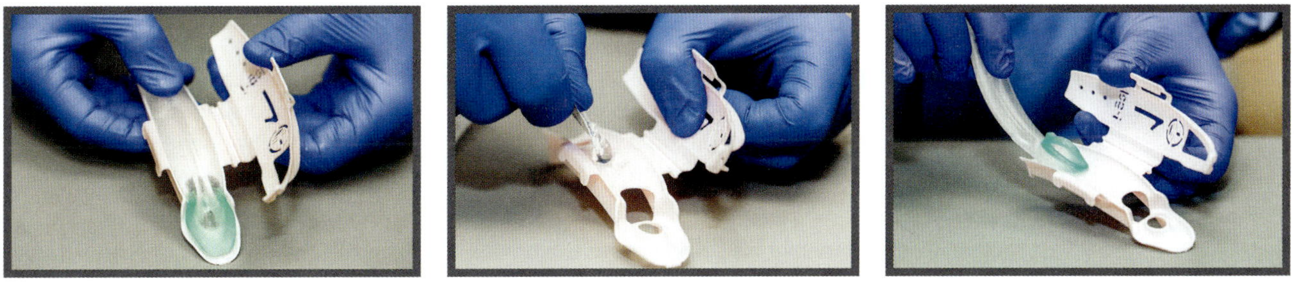

Figura 4.23. Abra el contenedor protector y extraiga el dispositivo. Puede lubricar la parte posterior y los laterales del dispositivo (opcional) aplicando una pequeña cantidad de lubricante soluble en agua en el interior del recipiente protector y frotando el dispositivo a través del lubricante.

3. Ubíquese cerca de la cabeza del bebé y coloque al bebé en la posición de olfateo.
4. Sostenga el dispositivo con el tubo de manejo de la vía aérea con la parte inferior cerrada de la mascarilla hacia el paladar del bebé y la parte abierta hacia el mentón del bebé (figura 4.24).
5. Abra la boca del bebé presionando suavemente el mentón hacia abajo con el pulgar o el dedo.
6. Introduzca la punta delantera de la mascarilla en la boca del recién nacido, entre la lengua y el paladar, con la parte inferior de la mascarilla presionada contra el paladar del recién nacido (figura 4.25).
7. Deslice el dispositivo hacia abajo y hacia atrás, siguiendo el contorno del paladar, empujando de forma suave y continua hasta sentir resistencia definitiva (figura 4.26).
8. Sosteniendo el tubo en su lugar, conecte un detector de CO_2 y un dispositivo de ventilación (figura 4.27). Inicie la ventilación y asegure el dispositivo en el lugar.

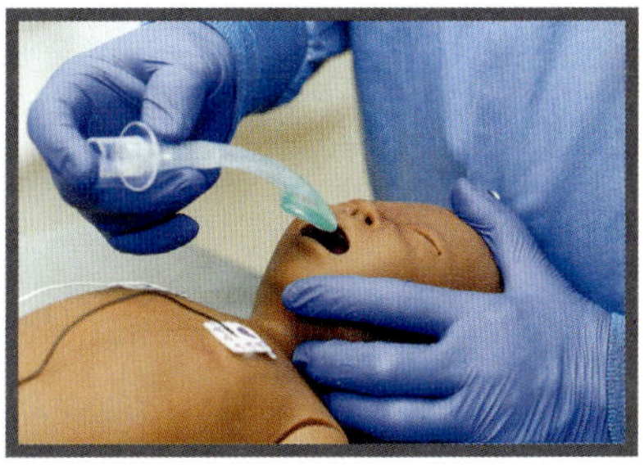

Figura 4.24. Preparación para la inserción.

Si la mascarilla laríngea fue insertada correctamente y está dando ventilación que insufla los pulmones, debería detectar CO_2 exhalado en un plazo de 8 a 10 ventilaciones. Debería ver movimiento en la pared torácica y escuchar ruidos respiratorios iguales con el estetoscopio. No debe oír una gran fuga de aire procedente de la boca del bebé ni ver un abultamiento creciente en el cuello del bebé, lo que sugiere que el dispositivo está mal colocado.

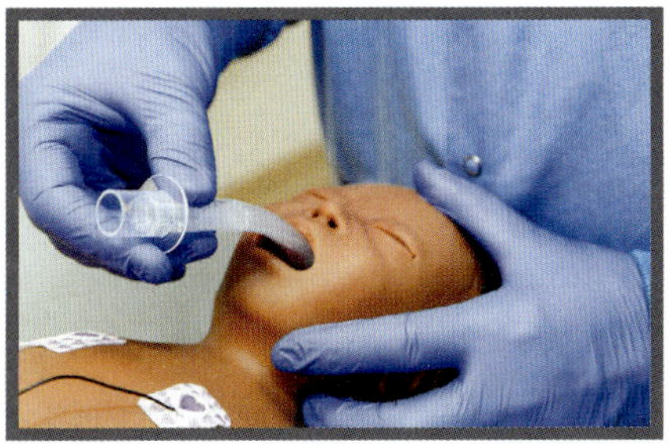

Figura 4.25. Introduzca la mascarilla en la boca del recién nacido, entre la lengua y el paladar, con la parte inferior cerrada de la mascarilla presionada contra el paladar del recién nacido.

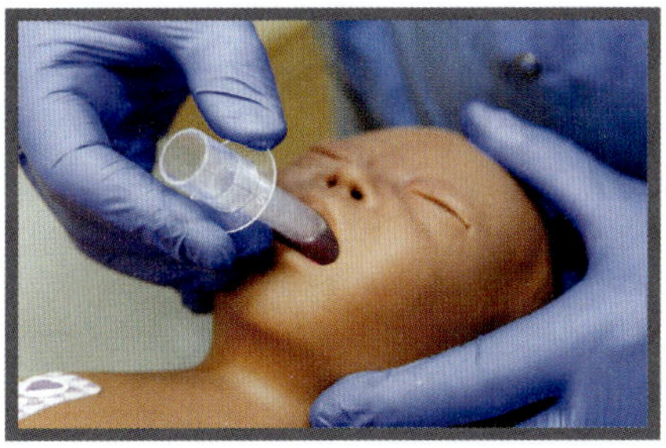

Figura 4.26. Haga avanzar el dispositivo con un suave empuje continuo siguiendo el contorno del paladar.

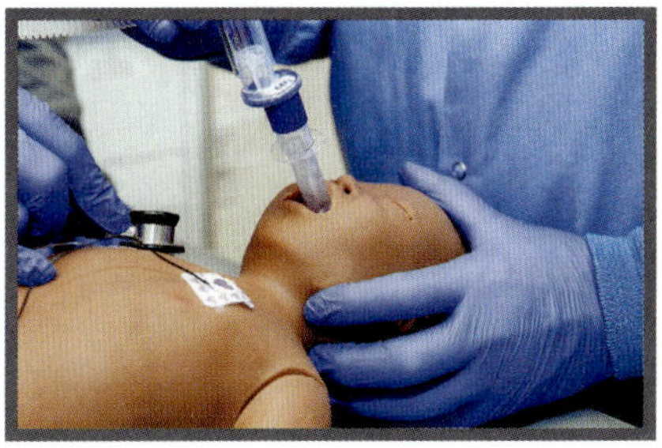

Figura 4.27. Una vez insertado, inicie la ventilación y confirme la colocación con un detector de CO_2.

Retirada de una mascarilla laríngea

Podrá retirar la mascarilla laríngea cuando el bebé establezca una respiración espontánea efectiva y el dispositivo ya no sea necesario, o cuando se pueda insertar con éxito un tubo endotraqueal. Los recién nacidos pueden respirar espontáneamente a través del dispositivo, y es posible que escuche sonidos de llanto y gruñidos.

- Aspire las secreciones de la boca y la garganta antes de retirar el dispositivo.
- Si el dispositivo tiene un borde inflable, desínflelo antes de retirarlo.

Dificultad respiratoria o saturación de oxígeno baja

Si el bebé respira espontáneamente y la frecuencia cardiaca es de al menos 100 lpm, pero presenta dificultad respiratoria o quejidos espiratorios, o tiene una saturación de oxígeno baja, se puede considerar la CPAP. **La CPAP *no* es adecuada si el bebé está apneico o jadea/boquea o si su frecuencia cardiaca es inferior a 100 lpm.**

- La CPAP es una técnica para mantener la presión dentro de los pulmones de un bebé que **respira espontáneamente**.
- La CPAP mantiene los pulmones ligeramente insuflados en todo momento y puede ser útil para recién nacidos prematuros cuyos pulmones tienen deficiencia de surfactantes, lo que causa que los alvéolos colapsen al final de cada exhalación. Cuando se administra la CPAP, el bebé no tiene que hacer tanto esfuerzo para insuflar los pulmones con cada respiración.
- El uso temprano de la CPAP con recién nacidos prematuros puede evitar la necesidad de intubación y ventilación mecánica.
- Administrar CPAP puede aumentar el riesgo de desarrollar un neumotórax (fuga de aire). Los proveedores deben conocer esta potencial complicación y estar preparados para abordarla.

Aprendizaje mejorado

https://bcove.video/4cVR8Y3

QR 4.13 Escanee el código para ver un vídeo de 2 minutos sobre la administración de CPAP.

Administración de CPAP durante el periodo de estabilización inicial

La CPAP se administra logrando un sello entre el rostro del bebé y una mascarilla conectada a un resucitador con pieza en T o a una bolsa de inflado por flujo. La CPAP **no** se puede administrar con una bolsa autoinflable aunque se haya colocado una válvula de PEEP. La CPAP deseada se logra ajustando el cuadrante de PEEP en la tapa del resucitador con pieza en T o la válvula de control de flujo en la bolsa de inflado por flujo (figura 4.28).

- Pruebe la cantidad de CPAP antes de colocar la mascarilla facial de reanimación sobre el rostro del bebé sosteniendo la mascarilla con fuerza contra su mano (o con el dispositivo de oclusión del fabricante) y leyendo la presión en el manómetro (indicador de presión).
- Ajuste la tapa de PEEP o la válvula de flujo para que el manómetro lea 5 a 6 cm H_2O de presión.

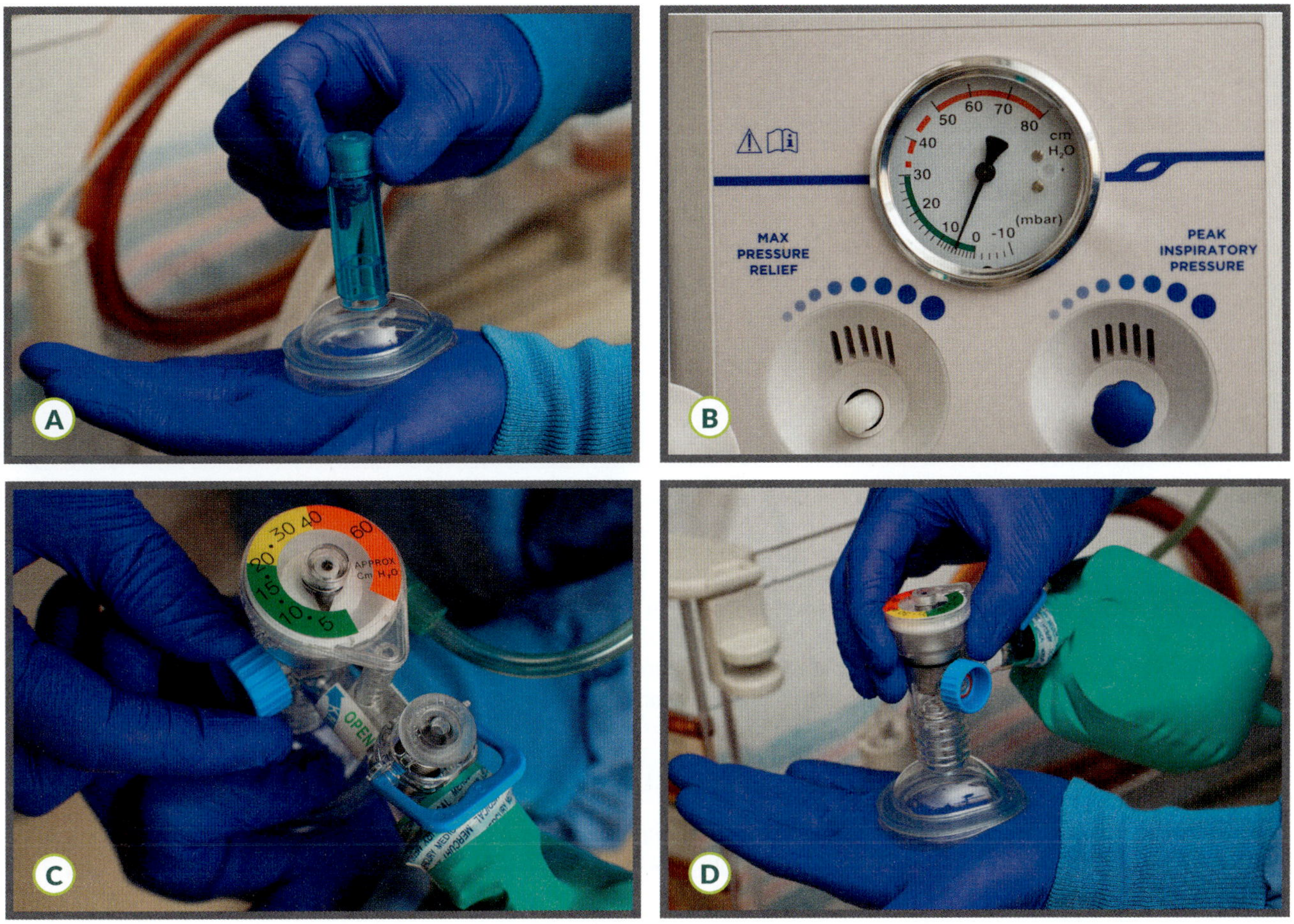

Figura 4.28. Ajustar la presión CPAP al girar la tapa en el resucitador con pieza en T (A). La presión de CPAP resultante se muestra en el manómetro (B). Ajustar la presión CPAP al utilizar la válvula de control de flujo en una bolsa de inflado por flujo (C). La presión de CPAP resultante se muestra en el manómetro (D). Para ambos, ajuste la CPAP antes de colocar la mascarilla sobre el rostro del bebé.

- Después de ajustar la CPAP a la presión deseada, colóquela con firmeza contra el rostro del bebé (figura 4.29) utilizando el soporte con 2 manos con tracción mandibular. Levante la mandíbula del bebé hacia la mascarilla.
- Compruebe que la presión indicada en el manómetro sigue siendo la deseada. Si es menor, es posible que no tenga un sello hermético de la mascarilla en el rostro del bebé.
- Puede ajustar la CPAP según el esfuerzo que el bebé haga para respirar. No utilice más de 8 cm H_2O.
- Para aplicar la CPAP, *no* ocluya el tapón de la pieza en T ni apriete la bolsa de inflado por flujo.
- Si el bebé no puede mantener una frecuencia cardiaca de al menos 100 lpm con respiración espontánea, se deberán administrar ventilación asistida en lugar de CPAP.

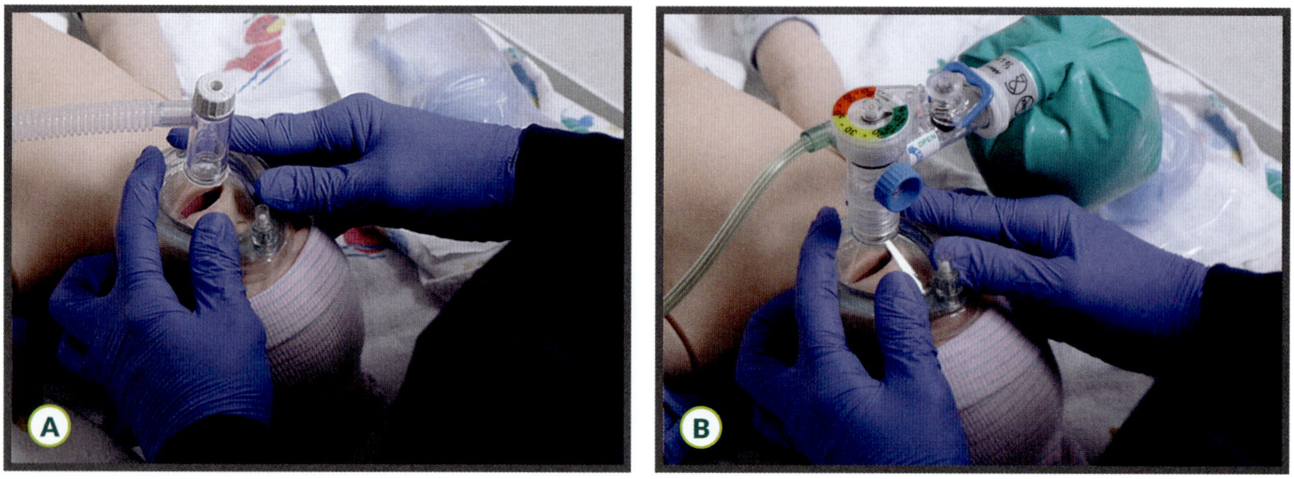

Figura 4.29. Administración de la mascarilla de CPAP con una pieza en T (A) y una bolsa de inflado por flujo (B). El manómetro muestra la cantidad de CPAP administrado. Se debe mantener un sello hermético con la mascarilla.

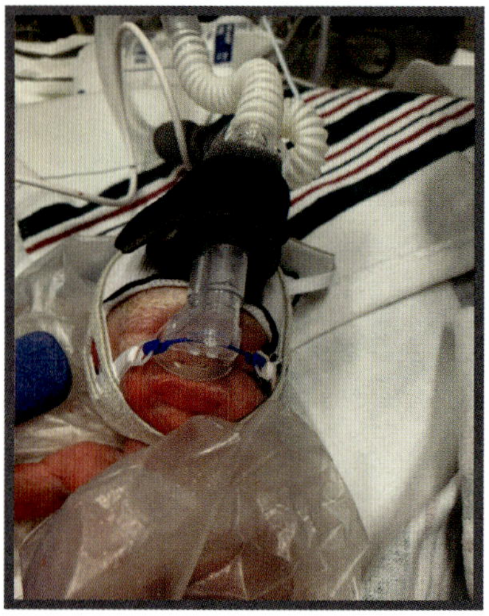

Figura 4.30. CPAP administrada a un recién nacido prematuro con mascarilla nasal.

Aprendizaje mejorado

https://bcove.video/4cUQg5X

QR 4.14 Escanee el código para ver un vídeo de 45 segundos sobre la inserción del tubo orogástrico.

Si se administra CPAP por un periodo prolongado, necesitará cánulas nasales o una mascarilla nasal (figura 4.30). Tras la estabilización inicial, se puede administrar CPAP con un sistema de agua burbujeante, un dispositivo dedicado de CPAP o un ventilador mecánico.

Inserción de una sonda orogástrica

Al proporcionar ventilación o CPAP con una mascarilla facial de reanimación o una mascarilla laríngea, el gas entra en el esófago y el estómago. Los gases pueden distender el estómago e interferir con la ventilación. Si un recién nacido requiere ventilación o CPAP durante más de varios minutos, considere la posibilidad de colocar una sonda orogástrica y dejarla destapada para extraer el aire del estómago.

Material necesario

- Tubo orogástrico de 8 F
- Jeringa de 20 ml
- Cinta adhesiva

Pasos para la inserción

1. Mida la distancia desde el puente de la nariz hasta el lóbulo de la oreja, y desde el lóbulo de la oreja hasta un punto medio entre el proceso xifoides (la punta inferior del esternón) y el ombligo. Observe la marca de la medida del centímetro en este lugar en el tubo (figura 4.31). Para minimizar las interrupciones en la ventilación, se puede aproximar la medición del tubo orogástrico con la mascarilla de reanimación puesta.

2. Inserte el tubo por la boca (figura 4.32A). Se puede reanudar la ventilación inmediatamente después de insertado el tubo. Reevalúe el sellado de la mascarilla.

3. Una vez insertado el tubo a la distancia deseada, conecte una jeringa y retire el contenido gástrico (figura 4.32B).
4. Retire la jeringa del tubo y deje el extremo del tubo abierto a modo de conducto de ventilación del aire que ingresa al estómago (figura 4.32C).
5. Adhiera el tubo a la mejilla del bebé (figura 4.32D).

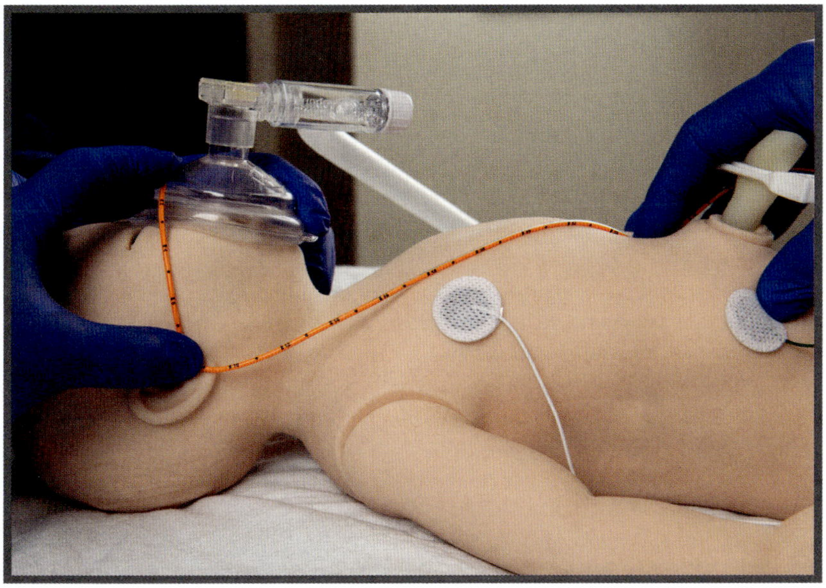

Figura 4.31. Medición de la profundidad de inserción para un tubo orogástrico. En este ejemplo, el tubo debe insertarse 26 cm.

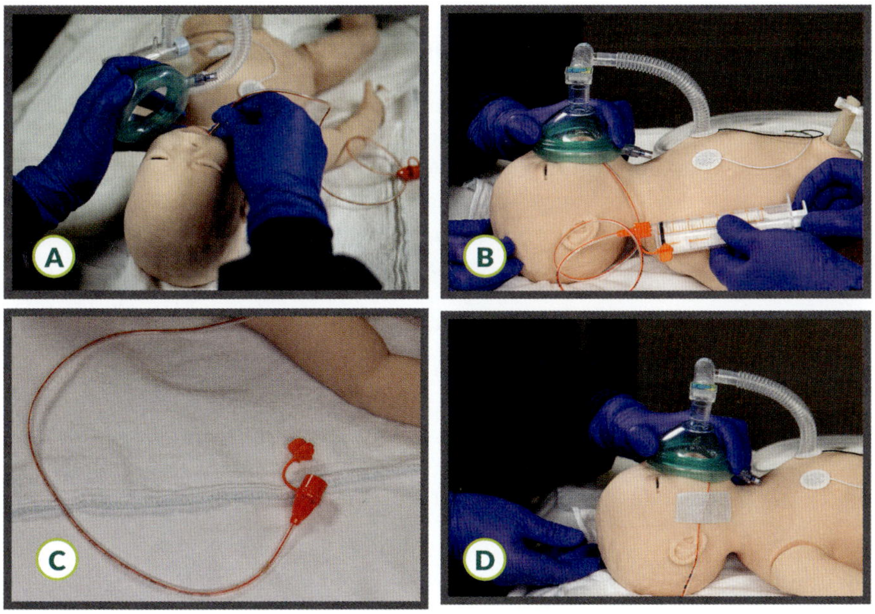

Figura 4.32. Inserción del tubo orogástrico (A), aspiración del tubo orogástrico (B), apertura del tubo orogástrico para ventilar (C) y asegurar el tubo orogástrico con cinta (D).

Enfoque centrado en el trabajo de equipo

La administración de ventilación ofrece diversas oportunidades para que los equipos eficaces utilicen las competencias fundamentales del comportamiento del Neonatal Resuscitation Program® (NRP®).

Comportamiento	Ejemplo
Prever y planificar.	Asegúrese de tener suficiente personal presente al momento del parto en función de los factores de riesgo que identificó. Durante su sesión informativa previa a la reanimación con el personal del equipo, determine quién administra la ventilación, ausculta la frecuencia cardiaca, evalúa el movimiento torácico, coloca el sensor de pulsioximetría y el monitor cardiaco y documenta los eventos a medida que ocurren. Delegar trabajo de manera óptima.
Pedir ayuda cuando sea necesario.	Si se requiere ventilación, se necesitan al menos 2 o 3 proveedores cualificados para realizar todas las tareas con rapidez. Si tiene dificultades para mantener un sellado hermético, es posible que necesite el soporte con 2 manos, lo cual requiere que una segunda persona administre las ventilaciones asistidas y una tercera persona evalúe la respuesta. Es posible que necesite pedir ayuda adicional si se requiere la intubación.
Comunicar eficazmente.	Las personas que administran la ventilación y evalúan su efectividad deben intercambiar información y comunicarse de forma clara entre ellas. Si es necesario realizar las medidas correctivas de la ventilación, el intercambio frecuente de información después de cada paso resulta crucial. Es importante anunciar cuándo se observa movimiento torácico *("El tórax se está moviendo AHORA")* para que el equipo sepa que se debe evaluar la frecuencia cardiaca en 30 segundos.
Conocer el entorno. Usar los recursos disponibles.	Saber cómo operar y solucionar problemas de su dispositivo de ventilación. Saber cómo obtener una mascarilla laríngea y un monitor cardiaco.

Oportunidades para mejorar la calidad

Hágase las siguientes preguntas y abra un debate con su equipo si encuentra alguna diferencia entre las recomendaciones del NRP y lo que sucede actualmente en su entorno hospitalario. Analice la posibilidad de utilizar las evaluaciones de procesos y resultados sugeridas para guiar la recopilación de datos, identificar las áreas que se pueden mejorar y supervisar sus esfuerzos de mejora para determinar si están funcionando.

Preguntas para lograr una mejora de la calidad

1. ¿Quién proporciona la ventilación en su entorno de parto?
2. ¿Quién controla la respuesta de la frecuencia cardiaca durante la ventilación asistida?
3. ¿Dispone de un monitor cardiaco para el recién nacido en su entorno de parto?
4. ¿Con qué frecuencia practican la ventilación los profesionales sanitarios de su entorno de parto?
5. ¿Los proveedores saben dónde encontrar una mascarilla laríngea y cómo insertarla?

Medidas de procesos y resultados

- ¿Con qué frecuencia se administra ventilación en su entorno de parto?
- ¿Con qué frecuencia necesitan ventilación los recién nacidos sin factores de riesgo?
- Cuando se requiere ventilación frecuencia hay un segundo proveedor capacitado presente en el momento del parto?
- ¿Con qué frecuencia se realizan las medidas correctivas de la ventilación en su entorno de parto?
- ¿Con qué frecuencia se realizan compresiones torácicas en su entorno de parto?
- ¿Con qué frecuencia se cumplimenta un registro de reanimación completo para los recién nacidos que han recibido ventilación?

Preguntas más frecuentes

¿Por qué las directrices sobre la concentración inicial de oxígeno son diferentes para los recién nacidos a término y los prematuros? ¿Por qué las directrices para los recién nacidos muy prematuros no son definitivas?

Una serie de estudios aleatorizados y cuasialeatorizados realizados en humanos durante las últimas 3 décadas han sugerido que, para recién nacidos a término y prematuros tardíos, la reanimación con oxígeno al 21 % es al menos tan eficaz como la reanimación con oxígeno al 100 %. En metaanálisis de estos estudios, disminuyó la mortalidad entre los bebés nacidos a término y prematuros tardíos reanimados con oxígeno al 21 %, en comparación con oxígeno al 100 %. No se han estudiado las concentraciones de oxígeno iniciales intermedias entre 21 % y 100 %.

En recién nacidos prematuros, la FIO_2 ideal está menos clara. Entre los recién nacidos prematuros con una edad gestacional <35 semanas, un metaanálisis realizado por el grupo de trabajo de soporte vital neonatal del International Liaison Committee on Resuscitation (ILCOR) no mostró diferencias en los resultados entre los reanimados con poco oxígeno (21 %-30 %) y los reanimados con mucho oxígeno (60 %-100 %). Aunque no se encontraron diferencias, la recomendación de comenzar con una FIO_2 baja reflejaba una preferencia por evitar exponer a los recién nacidos prematuros a oxígeno adicional sin un beneficio claro.

La ciencia relacionada con la FIO_2 inicial de los recién nacidos muy prematuros está evolucionando. Los datos sugieren que puede ser importante que los recién nacidos con una edad gestacional <32 semanas alcancen una saturación de oxígeno del 80 % al 85 % a los 5 minutos. Comenzar la reanimación con una FIO_2 más alta puede aumentar las posibilidades de alcanzar ese objetivo. Un metanálisis reciente que utilizó un método diferente para resumir los datos sugirió que empezar con una FIO_2 más alta puede tener beneficios importantes, pero la certeza de las pruebas de este análisis fue baja. Siempre que se utilice la pulsioximetría para guiar el tratamiento y evitar los extremos de oxigenación, puede ser razonable iniciar la ventilación de los recién nacidos muy prematuros en un amplio intervalo de concentraciones de oxígeno. Se están realizando estudios adicionales que pueden servir de base para futuras recomendaciones.

¿Cuáles son las ventajas y desventajas de cada dispositivo de reanimación?

Se suele considerar que la *bolsa autoinflable* es más fácil de usar que los otros dispositivos y requiere menos tiempo de preparación. No necesita una fuente de gas comprimido y puede utilizarse en un entorno de emergencia cuando no hay gas comprimido disponible. Como se vuelve a inflar completamente incluso sin sellado, será menos probable que sepa si tiene una fuga grande alrededor de la mascarilla facial o laríngea. Es difícil controlar el tiempo de inflado con una bolsa autoinflable. Además, una bolsa autoinflable y una mascarilla facial **no pueden** utilizarse para administrar oxígeno a flujo libre o CPAP a un recién nacido.

La *bolsa de inflado por flujo* es más difícil de preparar que los otros dispositivos y toma más práctica usarla de forma efectiva. Requiere una fuente de gas comprimido y ajustes para encontrar el equilibrio correcto entre el flujo interno y externo de gas. La ventaja es que sabrá inmediatamente si pierde presión de gas o si tiene una fuga porque la bolsa se desinflará. La falta de inflado o el inflado parcial de la bolsa indica que no se estableció un sello hermético o que la bolsa tiene una fuga. El sellado de la mascarilla facial o laríngea efectivo es indicado por la PEEP/CPAP estable en el manómetro. De ser necesario, se puede aumentar el tiempo de inflado apretando la bolsa por un periodo de tiempo mayor. La bolsa de inflado por flujo puede administrar CPAP, PEEP y oxígeno a flujo libre.

El *resucitador con pieza en T* también requiere un tiempo de preparación antes de su uso. Como sucede con la bolsa de inflado por flujo, para utilizar este artículo se requiere una fuente de gas comprimido y se deben ajustar los cuadrantes que controlan la PIP y la PEEP. La principal ventaja del resucitador con pieza en T es que brinda una presión más uniforme con cada ventilación que las bolsas autoinflables o de inflado por flujo. El sellado de la mascarilla facial o laríngea efectivo es indicado por la PEEP/CPAP estable en el manómetro con pieza en T. Además, los usuarios no se fatigarán, ya que no estarán apretando la bolsa repetidamente. De ser necesario, se puede aumentar el tiempo de inflado bloqueando la tapa de la pieza en T por un periodo de tiempo mayor. El resucitador con pieza en T puede administrar CPAP, PEEP y oxígeno a flujo libre.

¿Un miembro del personal de enfermería o un fisioterapeuta respiratorio pueden insertar una mascarilla laríngea?

El organismo estatal a cargo de la concesión de licencias define el ámbito de práctica de cada profesional de la salud, y cada hospital determina el nivel de competencia y las calificaciones necesarios para que los proveedores con licencia desempeñen competencias clínicas. Aunque la inserción de una mascarilla laríngea se ajusta a las pautas generales para personal de enfermería y fisioterapeutas respiratorios, se debe consultar al organismo estatal a cargo de la concesión de licencias y a la institución.

¿Cuáles son las limitaciones de la mascarilla laríngea?

Las mascarillas laríngeas tienen varias limitaciones a considerar durante la reanimación neonatal.

- No se ha estudiado el dispositivo para la aspiración de secreciones desde la vía aérea.

- Si necesita usar presiones de ventilación altas, es posible que haya una fuga de aire en el sello entre la faringe y la mascarilla, lo que causaría presión insuficiente para insuflar los pulmones.
- Pocos informes describen el uso de la mascarilla laríngea durante las compresiones torácicas. Sin embargo, si la intubación traqueal no es viable, es razonable intentar compresiones con el dispositivo colocado.
- No existen pruebas suficientes para recomendar el uso de una mascarilla laríngea para administrar medicación endotraqueal de urgencia. La medicación endotraqueal puede dirigirse al esófago y no a los pulmones debido a una fuga en la mascarilla.
- Las mascarillas laríngeas pueden no ser eficaces en recién nacidos muy prematuros. Actualmente se dispone de mascarillas laríngeas para recién nacidos prematuros con un peso inferior a 2 kg, pero no se ha establecido el límite inferior de peso para una inserción satisfactoria. En muchos estudios de recién nacidos que pesan entre 1,5 y 2,5 kg se han utilizado dispositivos más antiguos pensados para recién nacidos más grandes. Algunos informes describen el uso exitoso de una mascarilla laríngea en recién nacidos que pesan menos de 1 kg.

REPASO DE LA LECCIÓN 4

1. El paso más importante y efectivo de la reanimación neonatal es (estimulación agresiva)/(ventilación de los pulmones).
2. Después de completar los pasos iniciales, se indica la ventilación asistida si el recién nacido _______, O ________, O si la frecuencia cardiaca es menor de ______ latidos por minuto (lpm). *(Complete los espacios en blanco)*
3. El bebé nació flácido y apneico. Se coloca al bebé bajo un calentador radiante, se le coloca la cabeza y el cuello para abrir las vías aéreas y se le estimula suavemente. Pasó 1 minuto desde el parto y el bebé sigue apneico. El siguiente paso es (estimular más)/(iniciar la ventilación asistida).
4. Para la ventilación con presión positiva, ajuste el flujómetro a (5 l/min)/(10 l/min).
5. Administre ventilación con presión positiva a una frecuencia de (10 a 15 ventilaciones por minuto)/(30 a 60 ventilaciones por minuto).
6. Comience la ventilación con una presión de inflado de (25 cm H_2O)/(40 cm H_2O).
7. La ventilación del recién nacido a término comienza con (oxígeno al 21 %)/(oxígeno al 100 %).
8. Si utiliza un dispositivo que administra presión positiva al final de la espiración (PEEP), la presión inicial recomendada es de (5 cm H_2O)/(10 cm H_2O).
9. Ha comenzado la ventilación de un bebé apneico. La frecuencia cardiaca es de 40 latidos por minuto y no aumenta. Su asistente no observa movimiento torácico. Usted deberá (iniciar las medidas correctivas de la ventilación)/(pasar a las compresiones torácicas).

10. La insuflación y la aireación de los pulmones es sugerida por un detector de dióxido de carbono (CO_2) que se torna (amarillo)/(púrpura).

11. Ha iniciado la ventilación de un recién nacido apneico. La frecuencia cardiaca sigue siendo de 40 lpm a pesar de haber realizado todas las medidas correctivas de la ventilación y de haber ventilado mediante tubo endotraqueal por 30 segundos. Su asistente observa el movimiento del tórax con ventilación. Usted deberá (aumentar la frecuencia de ventilación a 100 ventilaciones por minuto)/(pasar a las compresiones torácicas).

12. Se coloca una mascarilla laríngea dentro de la boca del bebé y se la introduce en la garganta hasta que (pase entre las cuerdas vocales)/(genere un sello en la entrada de la tráquea).

13. Para insertar un tubo orogástrico, mida la distancia entre el puente de la nariz hasta el lóbulo de la oreja y desde el lóbulo de la oreja (hasta los pezones)/(hasta un punto medio entre el proceso xifoides y el ombligo).

Respuestas

1. El paso más importante y efectivo de la reanimación neonatal es la ventilación de los pulmones.
2. Después de completar los pasos iniciales, la ventilación asistida está indicada si el recién nacido está apneico, O jadea, O si la frecuencia cardiaca es inferior a 100 lpm.
3. El siguiente paso es iniciar la ventilación asistida.
4. Para la ventilación, ajuste el flujómetro a 10 l/min.
5. Administre ventilación con una frecuencia de 30 a 60 ventilaciones por minuto.
6. Comience la ventilación con una presión de inflado de 25 cm H_2O.
7. La ventilación del recién nacido a término comienza con oxígeno al 21 %.
8. Si utiliza un dispositivo que administra presión positiva al final de la PEEP, la presión inicial recomendada es 5 cm H_2O.
9. Debe comenzar a realizar las medidas correctivas de la ventilación.
10. La insuflación y la aireación de los pulmones es sugerida por un detector de CO_2 que se torna amarillo.
11. Debe proceder con las compresiones torácicas.
12. Se coloca una mascarilla laríngea dentro de la boca del bebé y se avanza dentro de la garganta hasta que crea un sello en la entrada de la tráquea.
13. Mida la distancia desde el puente de la nariz hasta el lóbulo de la oreja, y desde el lóbulo de la oreja hasta un punto medio entre el proceso xifoides y el ombligo.

Apéndice

Lea la sección o secciones que se refieren al tipo de dispositivo que se utiliza en su hospital.

A. Bolsa de reanimación autoinflable

¿Cuáles son las partes de una bolsa autoinflable?

Hay 8 partes básicas en una bolsa autoinflable (figura 4A.1).

1. Salida de gas
2. Válvula de presión positiva al final de la espiración (PEEP) (opcional)
3. Manómetro
4. Válvula de liberación de presión
5. Entrada de gas
6. Tubo de gas
7. (A) Reservorio de oxígeno (tipo cerrado), (B) Reservorio de oxígeno (tipo abierto)
8. Ensamblaje de la válvula (figura 4A.2)

La bolsa autoinflable se vuelve a expandir después de ser apretada y se llena con gas desde 3 ubicaciones. A medida que la bolsa se vuelve a inflar, el aire ambiente ingresa mediante las aberturas en la parte posterior de la bolsa. El gas del mezclador y el flujómetro viaja a través de los *tubos de gas* e ingresa a la bolsa en la *entrada de gas*. El gas del mezclador se acumula en el *reservorio de oxígeno* y brinda una tercera fuente de gas para llenar la bolsa. El tubo de oxígeno no necesita estar conectado a la bolsa para proporcionar ventilación con oxígeno al 21 %. El tubo de oxígeno debe estar conectado a una fuente de gas comprimido para administrar oxígeno a más del 21 %. La *salida de gas* es por donde el gas sale de la bolsa hacia el bebé y donde se conecta la mascarilla de reanimación, la mascarilla laríngea o el tubo endotraqueal.

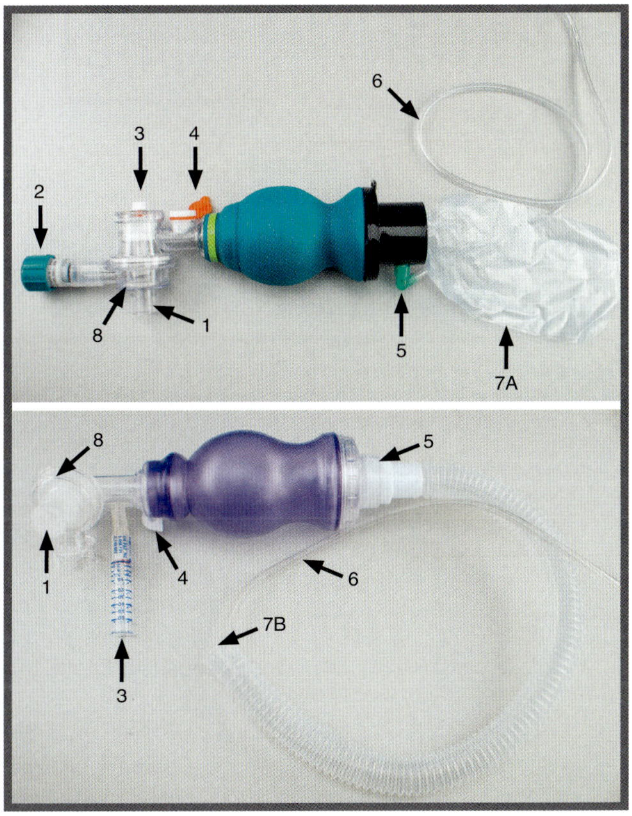

Figura 4A.1. Bolsas autoinflables con un reservorio cerrado (7A) y uno abierto (7B)

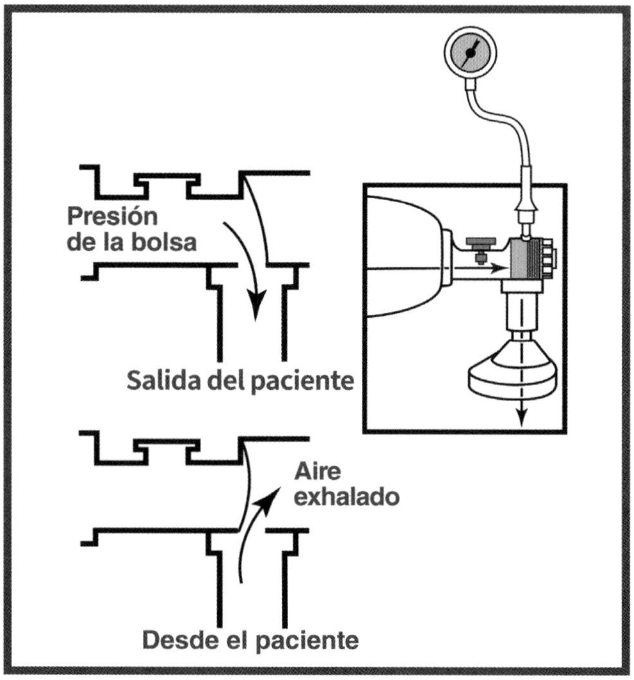

Figura 4A.2. Ensamblaje de la válvula dentro de una bolsa de inflado por flujo.

El *manómetro* (indicador de presión) mide la presión de inflado durante la ventilación asistida. Algunas bolsas tienen un manómetro incorporado y otras necesitan que se les conecte uno. El lugar de conexión suele estar cerca de la salida del paciente. Si el lugar de conexión del manómetro se deja abierto, sin un manómetro conectado, el aire se fugará por allí y no podrá lograr la presión de inflado. No conecte el tubo de flujo de oxígeno al lugar de conexión del manómetro. Esto podría generar una presión alta no deseada. La mayoría de las bolsas autoinflables también tienen una *válvula de liberación de presión (válvula de descarga).* Se suelen configurar estas válvulas para descargarse a 30 a 40 cm H_2O de presión, pero no son confiables y es posible que no se descarguen hasta que se logren presiones mayores.

Las bolsas autoinflables tienen un *ensamblaje de válvula* ubicado entre la bolsa y la salida del paciente (figura 4A.2). Cuando se aprieta la bolsa durante la ventilación, la válvula se abre y dirige el gas hacia el paciente. Cuando la bolsa se vuelve a inflar, la válvula se cierra. Esto evita que el aire exhalado del paciente ingrese a la bolsa y el paciente lo vuelva a respirar. Algunas bolsas autoinflables también tienen una *válvula de PEEP* ajustable.

¿Por qué se utiliza un reservorio de oxígeno en una bolsa autoinflable?

El reservorio de oxígeno es un dispositivo que se puede colocar sobre la entrada de aire de la bolsa. El gas del mezclador se acumula en el reservorio. En velocidades de flujo muy bajas, el reservorio evita que el gas mezclado se diluya en el aire ambiente. Hay diferentes tipos de reservorios de oxígeno disponibles, pero todos realizan la misma función. Algunos tienen extremos abiertos ("colas") y otros parecen una bolsa que cubre la entrada de aire.

B. Bolsas de reanimación de inflado por flujo

¿Cuáles son las partes de una bolsa de inflado por flujo?

Hay 6 partes en una bolsa de inflado por flujo (figura 4A.3).

1. Salida de gas
2. Manómetro
3. Entrada de gas
4. Válvula de liberación de presión (opcional)
5. Tubo de gas
6. Válvula de control de flujo

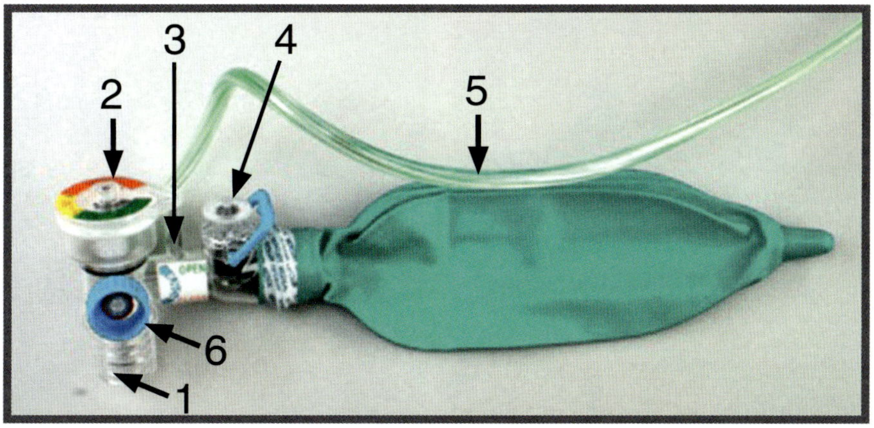

Figura 4A.3. Partes de una bolsa de inflado por flujo.

El aire comprimido del mezclador y el flujómetro ingresa a través del tubo de oxígeno conectado a la *entrada de aire*. La *salida de gas* es por donde sale el gas de la bolsa hacia el bebé y por donde se conecta una mascarilla de reanimación, una mascarilla laríngea o un tubo endotraqueal. Aunque se planee utilizar oxígeno al 21 % para la ventilación, se debe contar con una fuente de aire comprimido para llenar la bolsa de inflado por flujo.

La *válvula de control de flujo* proporciona una fuga ajustable que le permite regular la presión de la bolsa. La fuga ajustable permite que el exceso de gas escape en lugar de inflar demasiado la bolsa o ser introducido a la fuerza en el paciente. La válvula de control de flujo regula tanto la presión máxima de inflado (PIP) como la PEEP.

Las bolsas de inflado por flujo tienen un sitio para conectar el *manómetro*. El lugar de conexión suele estar cerca de la salida del paciente. Se debe conectar un manómetro, de lo contrario, el sitio será una fuente de fuga y la bolsa no se inflará correctamente. También puede haber una válvula *de liberación de presión (válvula de descarga)*.

¿Cómo funciona la bolsa de inflado por flujo?

Para que la bolsa de inflado por flujo funcione correctamente, debe haber un flujo de gas adecuado desde la fuente y un sistema sellado. El inflado de la bolsa es controlado por el equilibrio entre el gas que ingresa en la bolsa, el gas que sale por la válvula de control de flujo ajustable y el gas que sale por la salida de gas. La bolsa de inflado por flujo no se inflará de forma adecuada si la mascarilla no está bien sellada, si el flujo desde la fuente de gas es insuficiente, está desconectado o bloqueado, si hay un agujero en la bolsa, si la válvula de control de flujo está demasiado abierta o si el lugar de conexión del manómetro se dejó abierto (figura 4A.4).

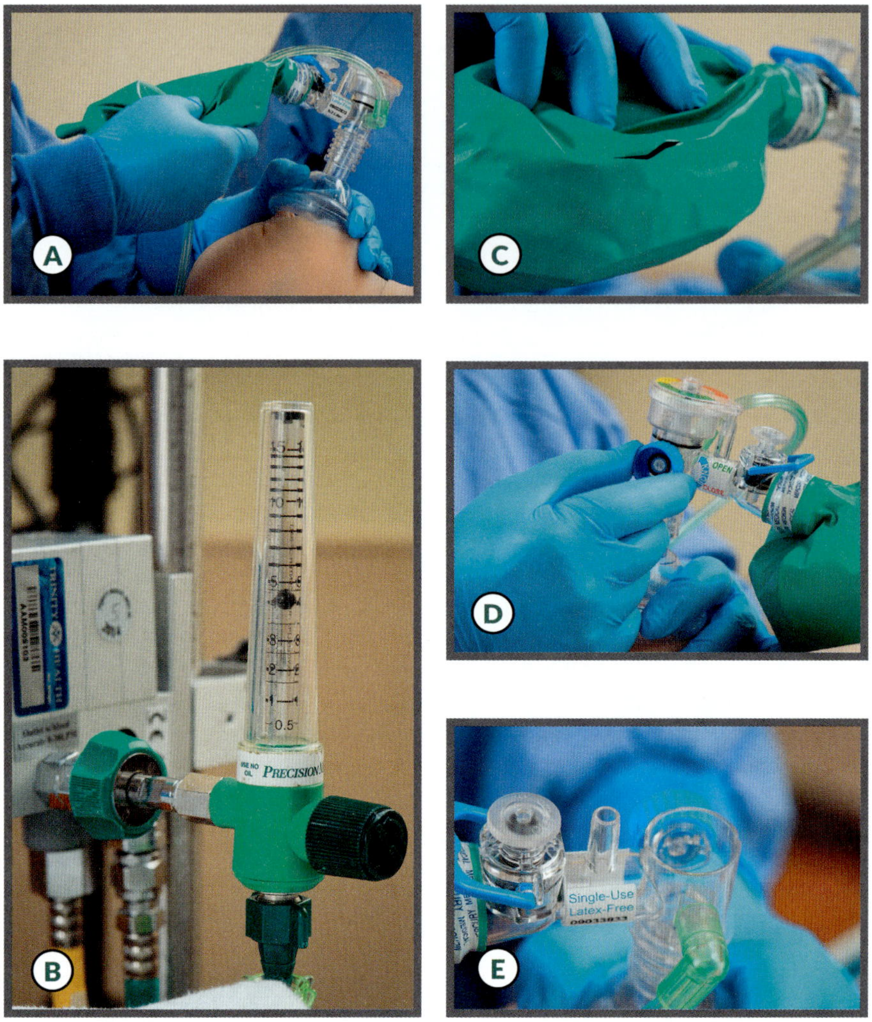

Figura 4A.4. Causas del inflado insuficiente de una bolsa de inflado por flujo: (A) fugas en la mascarilla por sellado inadecuado, (B) flujo de gas insuficiente, (C) agujero en la bolsa, (D) apertura excesiva de la válvula de control de flujo, (E) apertura del lugar de conexión del manómetro.

¿Cómo se ajusta el inflado de la bolsa de inflado por flujo?

Existen 2 formas de ajustar la presión en la bolsa y, por ende, cuánto se infla la misma.

- Si ajusta el gas entrante desde el flujómetro, regula cuánto gas ingresa en la bolsa.
- Si ajusta la válvula de control de flujo en la bolsa, regula cuánto gas sale de la ella.

El flujómetro y la válvula de control de flujo deben configurarse de forma tal que la bolsa se infle hasta el punto en el que es cómodo manipularla y no se desinfla totalmente con cada ventilación asistida (figura 4A.5A). Una bolsa excesivamente inflada (figura 4A.5B) es difícil de manipular y puede administrar presión alta al bebé, lo cual puede dar como resultado un neumotórax u otra fuga de aire. Una

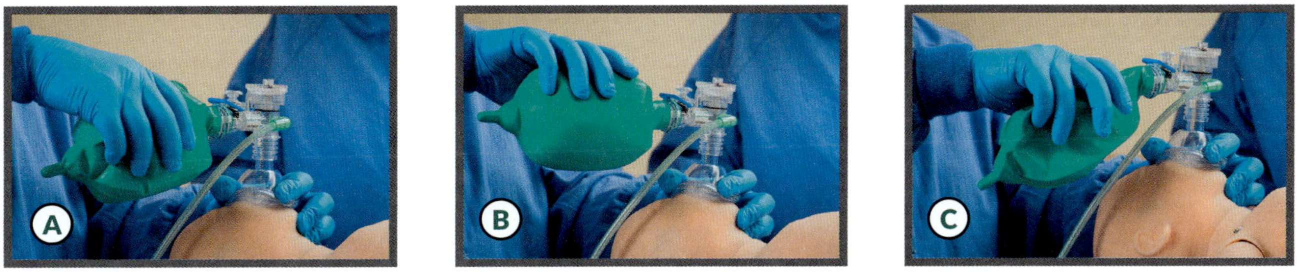

Figura 4A.5. Inflado correcto de la bolsa de inflado por flujo (A), sobreinflado (B) y subinflado (C).

bolsa que no está lo suficientemente inflada (figura 4A.5C) dificulta lograr la presión de inflado deseada. Con la práctica, podrá realizar los ajustes necesarios para lograr un equilibrio. Si existe un buen sellado entre el rostro del bebé y la mascarilla, debe poder mantener la cantidad de inflado adecuada con el flujómetro configurado en 8 a 10 l/min.

C. Resucitador con pieza en T

¿Cuáles son las partes del resucitador con pieza en T?

Hay 9 partes en un resucitador con pieza en T (figura 4A.6). La posición y la función de los cuadrantes de control en el resucitador con pieza en T puede variar según el fabricante. A continuación se describen las partes y el funcionamiento de uno.

1. Tubo de gas
2. Entrada de gas
3. Control de la presión máxima
4. Manómetro
5. Control de la presión de inflado
6. Salida de gas (proximal)
7. Salida de gas de la pieza en T (paciente)
8. Control de ajuste de PEEP de la pieza en T
9. Abertura en la tapa de la pieza en T

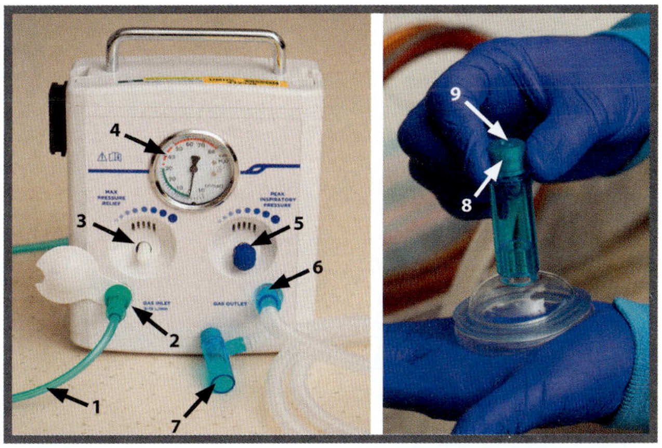

Figura 4A.6. Partes de un resucitador con pieza en T.

¿Cómo funciona un resucitador con pieza en T?

El gas de una fuente comprimida entra en el resucitador con pieza en T a través de un *tubo de gas* en la *entrada de gas*. El gas sale de la caja de control desde la *salida de gas (proximal)* y se traslada por el tubo corrugado a la *salida de gas de la pieza en T (paciente)*, donde se conecta la mascarilla de reanimación, la mascarilla laríngea o el tubo endotraqueal. Cuando el operador bloquea la *abertura en la tapa de la pieza en T*, se administra la presión de inflado preconfigurada al paciente mientras la abertura de la pieza en T está bloqueada. En el dispositivo que se muestra en la figura 4A.6, la presión máxima que se puede utilizar es regulada por la válvula de *control de liberación de presión máxima*. La PEEP se ajusta mediante un cuadrante en la tapa de la pieza en T.

¿Cómo se prepara el resucitador con pieza en T para su uso?

Ensamble las partes del resucitador con pieza en T según las instrucciones del fabricante. Bloquee la salida del paciente (utilizando un pulmón de prueba, una tapa de bloqueo de salida, o la palma de la mano). Conecte el dispositivo a la fuente de gas comprimido utilizando el tubo de gas.

Ajuste la configuración de la presión de la siguiente manera:

- Ajuste el flujómetro de gas mezclado en la pared para regular cuánto gas ingresa al resucitador con pieza en T. En la mayoría de los casos, **10 l/min es adecuado**.
- Configure el *control de liberación de presión máxima* bloqueando la tapa de la pieza en T con el dedo y ajustando el cuadrante de liberación de presión máxima al valor deseado (40 cm H_2O es el valor máximo recomendado para recién nacidos a término, 30 cm H_2O es el valor máximo recomendado para recién nacidos prematuros). Algunos fabricantes recomiendan ajustar el control de liberación máxima según un límite definido por la institución cuando el dispositivo se utiliza por primera vez y no reajustarlo durante su uso regular.
- Configure la presión máxima de inflado (PIP) deseada bloqueando la tapa de la pieza en T con el dedo y ajustando el *control de presión de inflado* a la presión deseada (figura 4A.7).
- Configure la PEEP quitando el dedo de la tapa de la pieza en T y ajustando el cuadrante de la tapa a la configuración deseada (se recomienda 5 cm H_2O) (figura 4A.8).

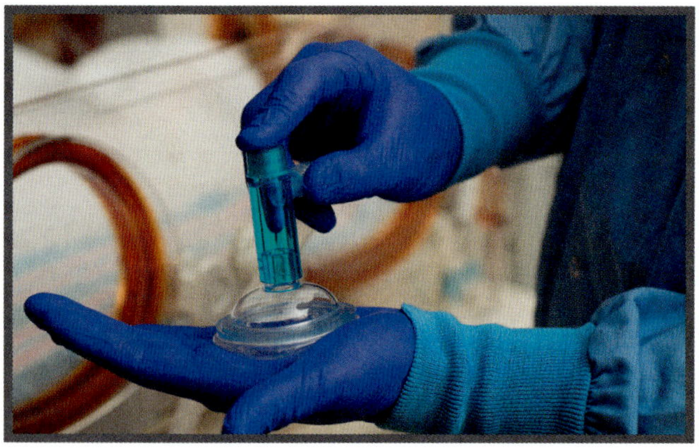

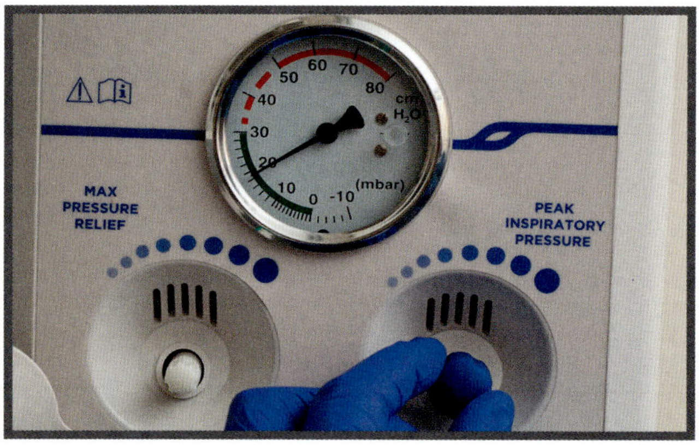

Figura 4A.7. Regular la presión máxima de inflado (PIP).

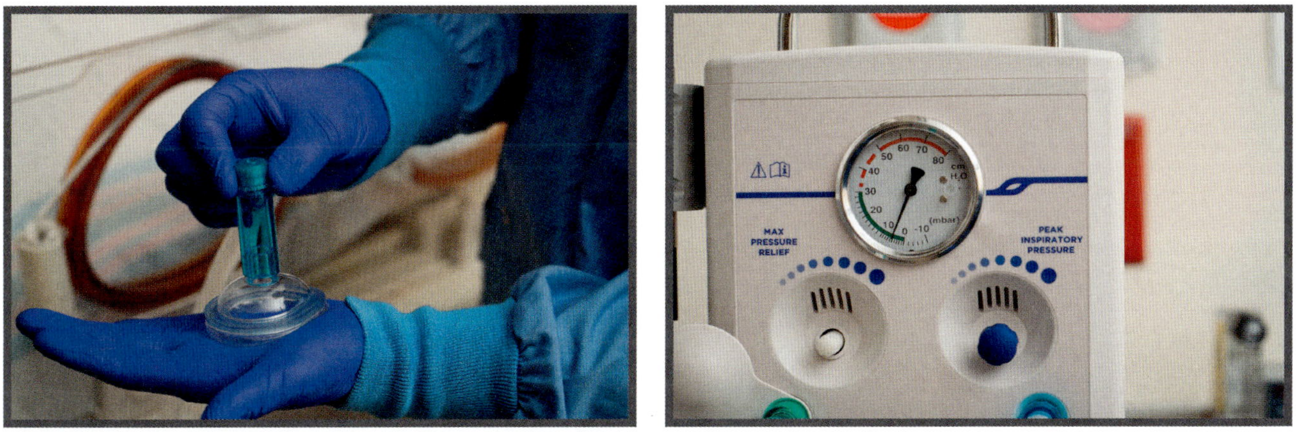

Figura 4A.8. Ajuste de la presión positiva al final de la espiración (PEEP)

Cuando se utiliza el dispositivo para administrar ventilaciones a un bebé, ya sea colocando la mascarilla contra el rostro del bebé o conectando el dispositivo a una mascarilla laríngea o a un tubo endotraqueal, la ventilación se administra tapando y destapando la abertura de la tapa de la pieza en T. La cantidad de tiempo que su dedo cubre la abertura controla el tiempo de inflado. Procure no distraerse para no cubrir con el dedo la abertura de la tapa de la pieza en T demasiado tiempo.

¿Cómo ajusta la concentración de oxígeno en el resucitador con pieza en T?

La concentración de oxígeno que se administra al resucitador con pieza en T es controlada por el mezclador de oxígeno.

Lección

5

Intubación endotraqueal

Puntos de aprendizaje

- Indicaciones para la intubación endotraqueal durante la reanimación
- Cómo seleccionar y preparar el equipo para la intubación endotraqueal
- Cómo intervenir en la intubación endotraqueal
- Cómo usar un laringoscopio para introducir un tubo endotraqueal
- Cómo determinar si el tubo endotraqueal está en la tráquea
- Cómo usar un tubo endotraqueal para aspirar las secreciones espesas de la tráquea

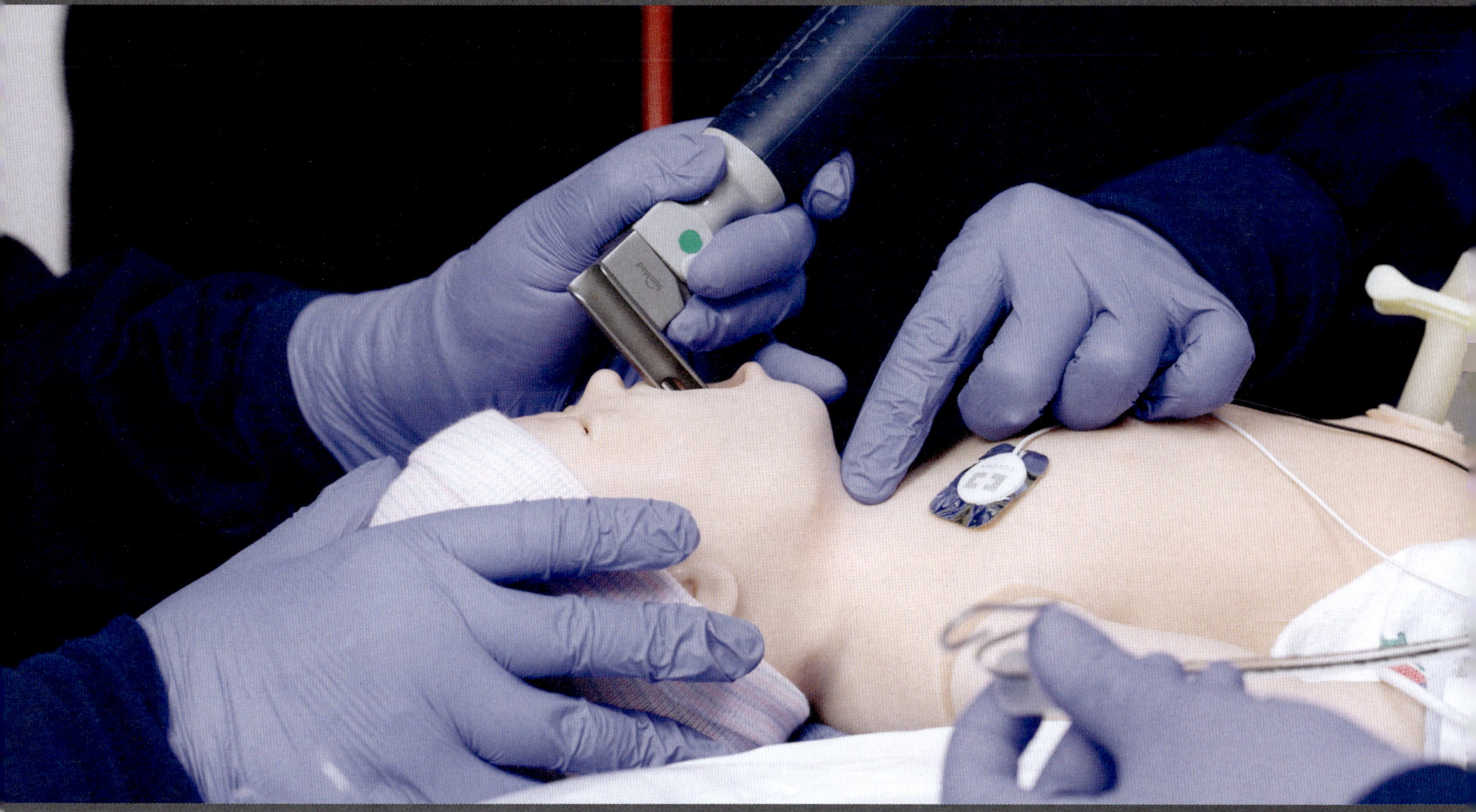

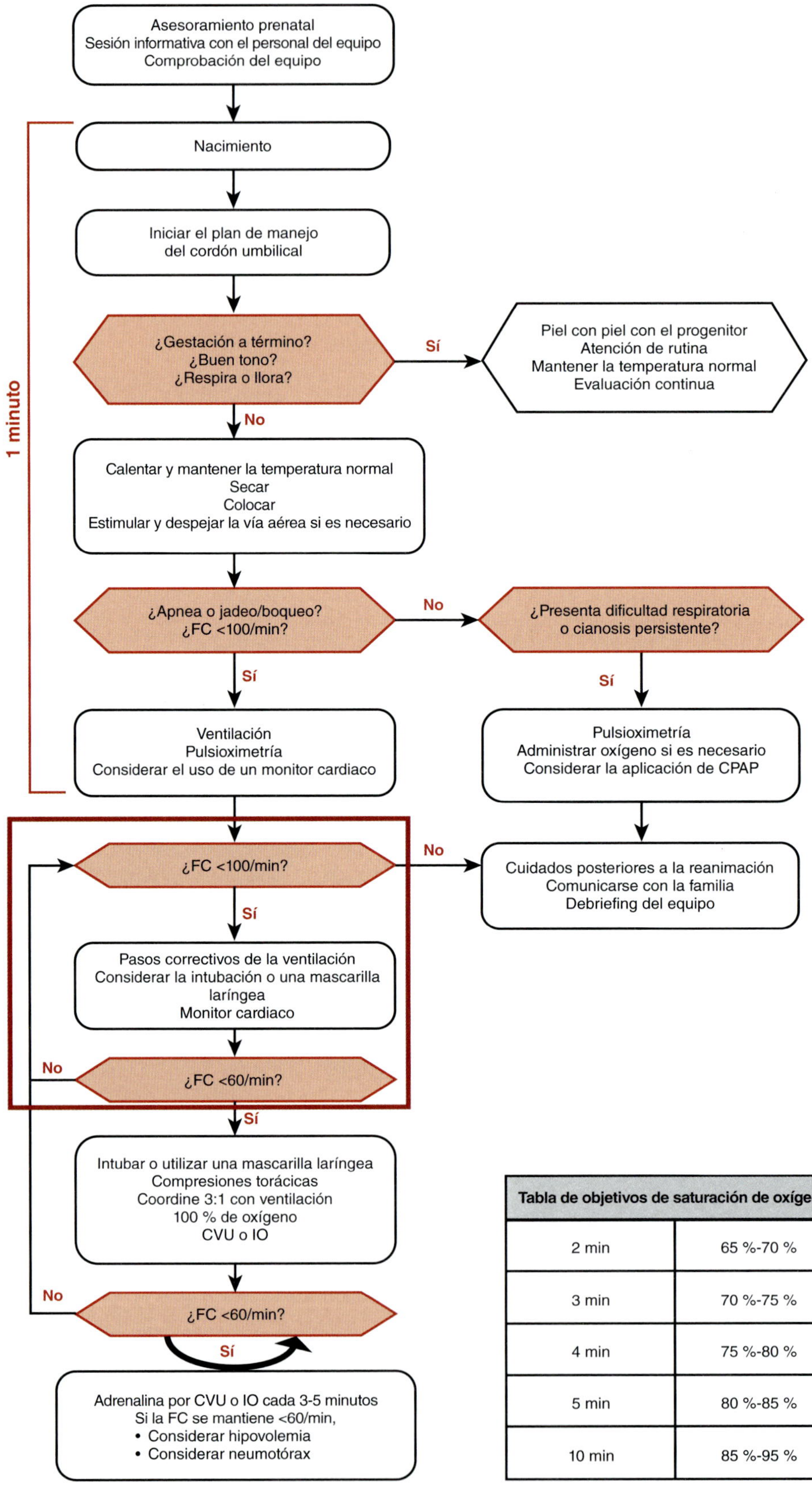

Tabla de objetivos de saturación de oxígeno	
2 min	65 %-70 %
3 min	70 %-75 %
4 min	75 %-80 %
5 min	80 %-85 %
10 min	85 %-95 %

Puntos clave

1. Se recomienda encarecidamente la inserción de un tubo endotraqueal (intubación) si la frecuencia cardiaca del recién nacido es inferior a 100 lpm y no aumenta después de la ventilación con una mascarilla facial de reanimación o una mascarilla laríngea.
2. Se recomienda encarecidamente la inserción de un tubo endotraqueal antes de iniciar las compresiones torácicas. Si la intubación no es exitosa o factible, es razonable utilizar una mascarilla laríngea correctamente insertada que logre movimiento torácico con la ventilación durante las compresiones torácicas.
3. Se debe insertar un tubo endotraqueal para realizar una aspiración traqueal directa si se sospecha una obstrucción por secreciones espesas y para estabilizar a un recién nacido que presenta ciertas anomalías congénitas, como una posible hernia diafragmática. También se puede utilizar un tubo endotraqueal para la administración de surfactante.
4. Si se prolonga la ventilación, se puede considerar el uso de un tubo endotraqueal para mejorar la eficacia y la facilidad de la ventilación asistida.
5. Debe haber una persona con competencias de intubación disponible para que se le pida ayuda inmediata si es necesario. Si se prevé la necesidad de intubación, esta persona debe estar presente en el momento del nacimiento. No es suficiente tener a alguien de guardia en su casa o en un área remota del hospital.
6. La hoja recta de laringoscopio Miller apropiada para un recién nacido a término es la de tamaño n.° 1. La hoja correcta para un recién nacido prematuro es la de tamaño n.° 0 (el tamaño n.° 00 es *opcional* para recién nacidos extremadamente prematuros).
7. Una vez iniciado, el procedimiento de intubación idealmente debe completarse en aproximadamente 30 segundos. Para realizar este procedimiento rápidamente se necesita un trabajo de equipo eficaz.
8. La demostración del dióxido de carbono exhalado y la observación del rápido aumento de la frecuencia cardiaca son los métodos principales para confirmar la inserción del tubo endotraqueal en la tráquea.
9. La profundidad de la inserción del tubo endotraqueal se puede calcular a partir de la longitud del tabique nasal o la edad gestacional del recién nacido; sin embargo, la profundidad se debe confirmar mediante la auscultación de ruidos respiratorios iguales. Si el tubo debe permanecer colocado, realice una radiografía de tórax para la confirmación final.

10. Si no se produce una ventilación con movimiento torácico tras la correcta inserción del tubo endotraqueal, se deberá sospechar la existencia de una obstrucción de la vía aérea y aspirar la tráquea con un catéter de aspiración o un aspirador traqueal.

11. Si el cuadro del recién nacido empeora después de la intubación endotraqueal, es posible que se haya desplazado u obstruido el tubo, o que se haya producido un neumotórax o un fallo en el equipo de ventilación (regla nemotécnica **DONE**).

12. Evite repetir los intentos fallidos para realizar una intubación endotraqueal. Una mascarilla laríngea puede proporcionar una vía aérea de rescate cuando la ventilación con mascarilla facial no logra una ventilación eficaz y la intubación no tiene éxito o no es factible.

Caso: Reanimación con ventilación utilizando un tubo endotraqueal

Se solicita a su equipo para asistir a un parto a las 37 semanas de gestación. El trabajo de parto se ha complicado por corioamnionitis y desaceleraciones de la frecuencia cardiaca del feto. El líquido amniótico es claro y se ha planificado el pinzamiento tardío del cordón. Usted realiza una sesión informativa antes de la reanimación y prepara sus suministros y equipos. En el momento del parto vaginal, se reduce el cordón nucal tenso y el obstetra seca y estimula brevemente al recién nacido, pero éste permanece flácido y apneico. El obstetra ordeña el cordón umbilical intacto hacia el recién nacido 4 veces durante 15 a 20 segundos y pinza y corta el cordón umbilical; a continuación, se traslada al recién nacido al calentador radiante. Usted posiciona la vía aérea del recién nacido y le proporciona una breve estimulación adicional, pero sigue sin respirar. Comienza con la ventilación asistida mientras un miembro del equipo coloca el sensor del pulsioxímetro en la mano derecha del recién nacido y otro documenta los eventos a medida que ocurren. La frecuencia cardiaca del recién nacido es 50 latidos por minuto (lpm) y no aumenta. Usted observa que el tórax no se mueve con la ventilación asistida e inicia las medidas correctivas de la ventilación, pero el tórax sigue sin moverse y la frecuencia cardiaca del recién nacido no mejora. El detector de dióxido de carbono (CO_2) colocado entre el dispositivo de ventilación y la mascarilla permanece morado tras las ventilaciones asistidas. Usted decide introducir un tubo endotraqueal para mejorar la eficacia de la ventilación.

Se colocan las derivaciones en el tórax y se conectan a un monitor cardiaco. Un asistente sostiene un tubo endotraqueal de 3,5 mm, proporciona presión cricoidea y controla el tiempo del procedimiento mientras que un profesional cualificado utiliza un laringoscopio de tamaño 1 para introducir el tubo endotraqueal. Se coloca un detector de CO_2 en el tubo, se reinicia la ventilación y el detector se pone amarillo, lo que indica que el tubo está en la tráquea y los pulmones se están ventilando. El tórax del recién nacido se mueve y la frecuencia cardiaca aumenta rápidamente por encima de 100 lpm. Basándose en el cálculo de la distancia desde el tabique nasal al trago (DNT), el tubo endotraqueal se sujeta con la marca de 8 cm adyacente a la encía del recién nacido en la línea media. Los ruidos respiratorios son iguales en ambas axilas, se fija rápidamente el tubo y continúa la ventilación. Se ajusta la presión inspiratoria para conseguir un ascenso y descenso suave del tórax con cada respiración y se ajusta la concentración de oxígeno en función de la pulsioximetría. El recién nacido sigue con un tono deficiente y un esfuerzo respiratorio irregular. Rápidamente informa a sus progenitores y lo lleva a la sala de neonatos para una radiografía de tórax y los cuidados posteriores a la reanimación. Poco después, su equipo de reanimación realiza un debriefing para discutir la preparación, el trabajo en equipo y la comunicación.

Tubos endotraqueales

Un tubo endotraqueal (figura 5.1) es un tubo delgado que se introduce a través de la glotis, entre las cuerdas vocales y avanza dentro de la tráquea. Aunque se ha descrito la intubación digital utilizando solo el dedo del operador, la intubación endotraqueal generalmente implica el uso de un instrumento con iluminación (laringoscopio [figura 5.2]) para visualizar la laringe y guiar la inserción del tubo entre las cuerdas vocales.

Indicaciones para la inserción de un tubo endotraqueal

- **Se recomienda encarecidamente la inserción de un tubo endotraqueal (intubación) si la frecuencia cardiaca del recién nacido es inferior a 100 lpm y no aumenta después de la ventilación con una mascarilla facial de reanimación o una mascarilla laríngea.**

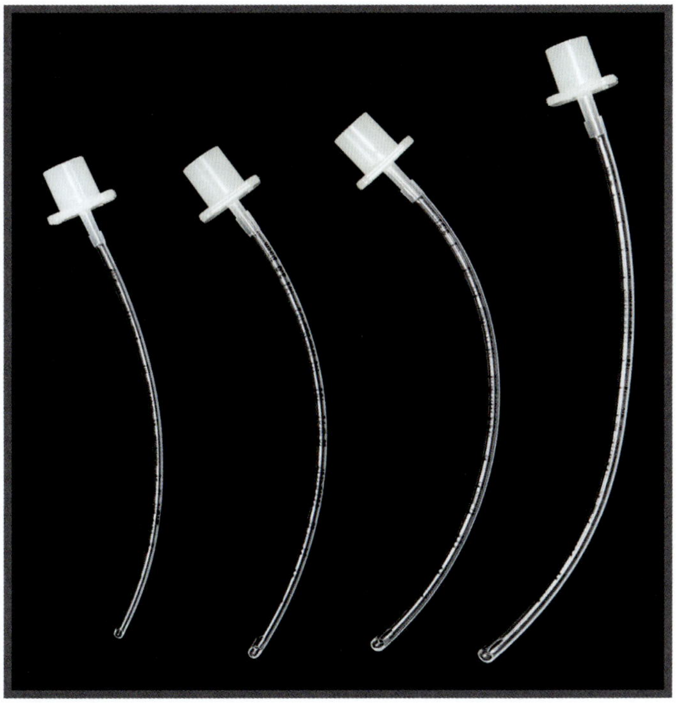

Figura 5.1. Tubo endotraqueal (tamaño 2,0, 2,5; 3,0; 3,5).

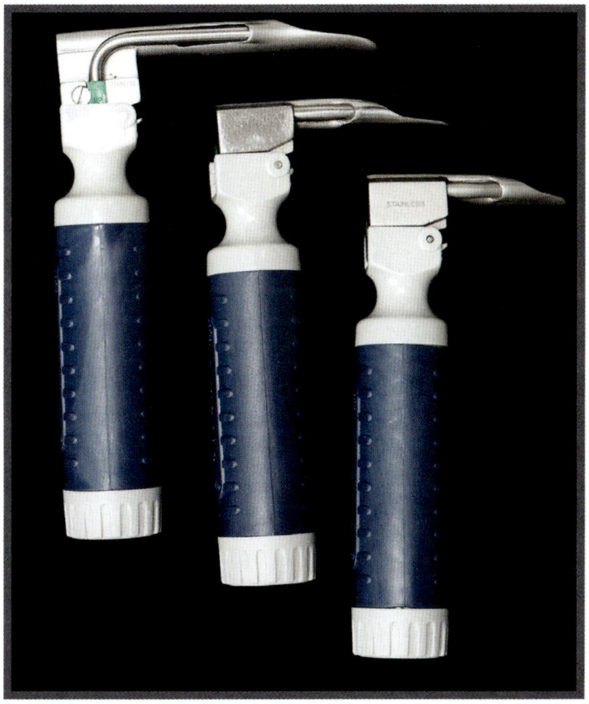

Figura 5.2. Laringoscopios (hoja Miller recta).

- **Se recomienda encarecidamente la inserción de un tubo endotraqueal antes de iniciar las compresiones torácicas.** Si la intubación no tiene éxito o no es factible, es razonable utilizar una mascarilla laríngea durante las compresiones torácicas.
  - La ventilación a través de un tubo endotraqueal durante 30 segundos puede mejorar la eficacia de la ventilación y evitar la necesidad de continuar con las compresiones torácicas.
  - Si se necesitan compresiones torácicas, la ventilación con un tubo endotraqueal puede ayudar a mejorar la coordinación con las compresiones.
  - La intubación permite que una persona realice las compresiones desde la cabecera de la cama.
- Se debe insertar un tubo endotraqueal para realizar una aspiración traqueal directa si se sospecha una obstrucción por secreciones espesas y para estabilizar a un recién nacido con ciertas anomalías congénitas, como una posible hernia diafragmática. También se puede utilizar un tubo endotraqueal para la administración de surfactante.
- Si se prolonga la ventilación, se puede considerar el uso de un tubo endotraqueal para mejorar la eficacia y la facilidad de la ventilación asistida.

Cuando se requiere la intubación endotraqueal, se debe realizar sin demoras significativas. Debe haber una persona con competencias de intubación disponible para que se le pida ayuda inmediata si es necesario. Si se prevé la necesidad de intubación, esta persona debe estar presente en el momento del nacimiento.

Marcas anatómicas para la intubación

Las marcas importantes se detallan en la figura 5.3 y 5.4.

- **Esófago:** conducto que va desde la garganta al estómago.
- **Epiglotis:** estructura en forma de tapa que sobresale de la glotis
- **Valécula:** bolsa formada por la base de la lengua y la epiglotis.
- **Laringe:** porción de la vía aérea que conecta la faringe y la tráquea
- **Glotis:** abertura de la laringe que conduce a la tráquea, flanqueada por las cuerdas vocales.
- **Cuerdas vocales:** ligamentos recubiertos de membrana mucosa a ambos lados de la glotis
- **Tráquea:** porción de la vía aérea que se extiende desde la laringe hasta la carina
- **Cartílagos tiroides y cricoides:** porción inferior del cartílago que protege la laringe
- **Carina:** donde la tráquea se ramifica en los 2 bronquios principales
- **Bronquios principales:** los 2 conductos de aire que van de la tráquea a los pulmones

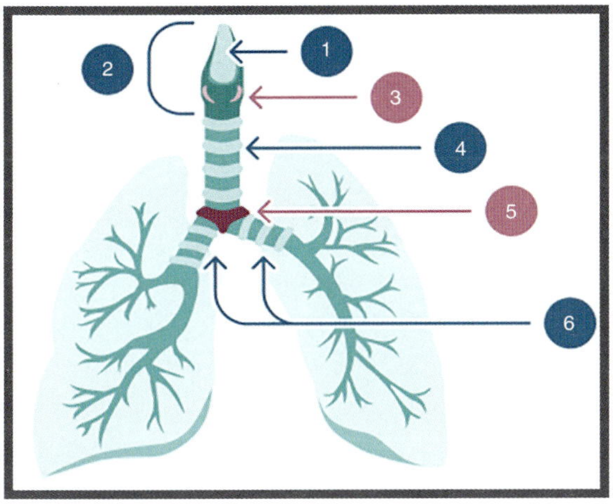

Figura 5.3. Anatomía de la vía aérea. 1. Glotis 2. Laringe 3. Tiroides y cartílago cricoideo 4. Tráquea 5. Carina 6. Bronquios principales.

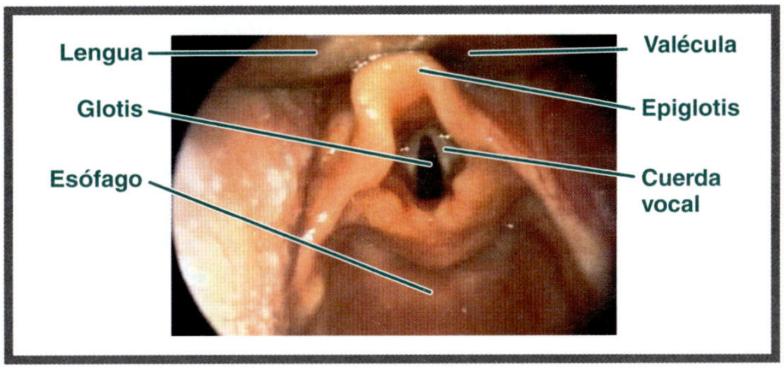

Figura 5.4. Vista laringoscópica de las cuerdas vocales y las estructuras circundantes.

Prepare la intubación

Suministros y equipos para la intubación

Los suministros y equipos para la intubación deben permanecer juntos y a mano. Es importante prever la necesidad de la intubación y preparar los suministros y equipos antes de un parto de alto riesgo.

Cada entorno de parto, sala de neonatos y servicio de emergencias debe tener al menos 1 juego completo de los siguientes artículos (figura 5.5):

1. Mango del laringoscopio*
   a. Si la empuñadura utiliza pilas y bombillas reemplazables, debe disponerse de un juego adicional.
2. Hojas del laringoscopio (rectas, Miller)*
   a. N.° 1 (recién nacido a término)
   b. N.° 0 (niño prematuro)
   c. N.° 00 *(opcional para recién nacidos extremadamente prematuros)*
3. Tubos endotraqueales con diámetros internos de 2,5, 3,0 y 3,5 mm
   a. Tamaño 2,0 mm *(opcional para neonato extremadamente prematuro)*
   b. Se encuentran disponibles tubos de 4,0 mm y tubos con manguitos inflables (*opcional*) que pueden tenerse en cuenta para indicaciones específicas pero no se utilizan habitualmente durante la reanimación neonatal.
4. Estilete que encaja en el tubo endotraqueal *(opcional)*
5. Mascarilla laríngea como vía aérea de rescate (jeringa de 5 ml si se utiliza una mascarilla laríngea con borde inflable)

* Una opción es un videolaringoscopio con una cámara integrada que muestra una vista amplificada de las estructuras de la vía aérea en una pantalla de video.

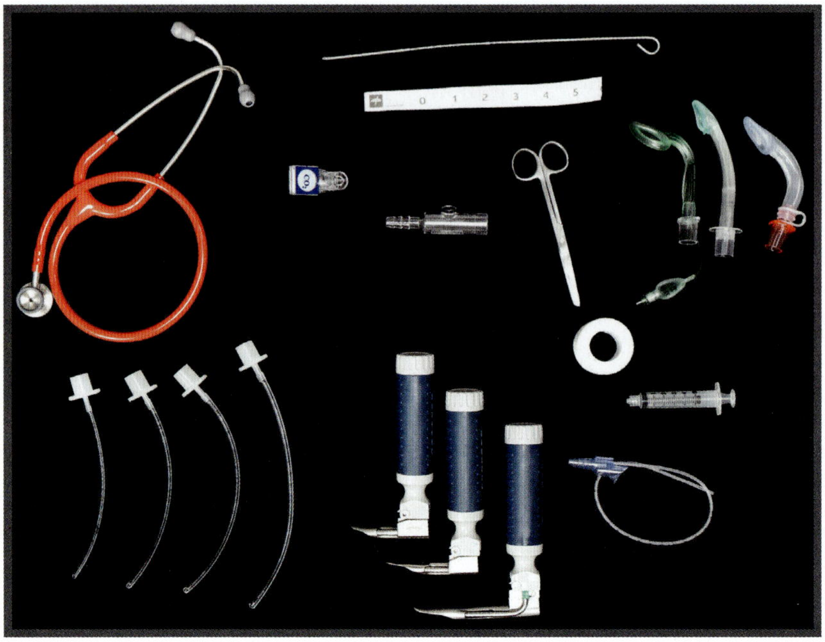

Figura 5.5. Suministros y equipos para el manejo de la vía aérea neonatal. (Suministros fuera de su envase con fines demostrativos).

6. Detector de CO_2
7. Configuración de aspiración con catéteres de aspiración: tamaño 10F o superior (para aspirar la faringe), tamaño 8F y tamaño 5F o 6F (para aspirar el tubo endotraqueal)
8. Cinta adhesiva impermeable (½ o ¾ de pulgada) u otro dispositivo de sujeción de tubos
9. Cinta de medición y/o tabla de profundidad de inserción del tubo endotraqueal
10. Tijeras para cortar la cinta
11. Aspirador traqueal
12. Estetoscopio (con cabeza neonatal)
13. Dispositivo de ventilación con presión positiva (bolsa o resucitador con pieza en T) y tubos para la mezcla de aire y oxígeno.
14. Pulsioxímetro, sensor y tapa

La intubación debe realizarse como un procedimiento limpio. Se deben proteger todos los suministros de la contaminación abriéndolos, armándolos y volviéndolos a guardar en sus envases hasta el momento justo antes de su uso. Para evitar la contaminación, las palas de laringoscopio no deben colocarse directamente sobre la ropa hospitalaria.

Cuando se necesita una intubación, se recomienda el uso de un monitor cardiaco para obtener la evaluación más precisa de la frecuencia cardiaca del recién nacido. Durante la reanimación, la auscultación puede resultar difícil y es posible que la pulsioximetría no detecte de forma fiable el pulso del recién nacido. El monitor cardiaco es una herramienta valiosa en este momento de la reanimación porque un aumento de la frecuencia cardiaca es un indicador crítico para la correcta inserción del tubo endotraqueal y porque su decisión de realizar las compresiones torácicas después de la intubación depende de la correcta evaluación de la frecuencia cardiaca del recién nacido.

Seleccione el tipo correcto de tubo endotraqueal

El tubo endotraqueal debe tener diámetro uniforme en toda la extensión del tubo (figura 5.6A). Los tubos en punta no se recomiendan para la reanimación neonatal. Los tubos endotraqueales tienen marcas en centímetros a lo largo del tubo que miden la distancia hacia la punta del tubo. Muchos tubos también tienen líneas y marcas (figura 5.6B) cerca de la punta que sirven de guía para las cuerdas vocales. Cuando se introduce el tubo de modo que las cuerdas vocales quedan posicionadas entre los 2 grupos de líneas, la punta del tubo debe estar por encima de la carina; sin embargo, la ubicación y el diseño de las líneas varían de manera considerable entre los fabricantes. **La guía para la cuerda vocal es solo una aproximación y puede que no indique de manera confiable la correcta profundidad de la inserción.**

Seleccione el tamaño correcto del tubo endotraqueal

Los tubos endotraqueales se describen por el tamaño de su diámetro interno (mm DI). El catéter de aspiración que se coloca dentro de un tubo endotraqueal para eliminar las secreciones se describe en unidades French (F). El diámetro adecuado del tubo endotraqueal se estima a partir del peso del recién nacido o la edad gestacional. La tabla 5-1 presenta el tamaño recomendado del tubo endotraqueal y del catéter de aspiración para diversas categorías de peso y edad gestacional. El uso de un tubo demasiado pequeño aumenta las fugas alrededor del tubo, la resistencia del flujo del aire y la posibilidad de que se obstruya con las secreciones. El uso de un tubo demasiado grande puede provocar un traumatismo en la vía aérea. Se puede considerar un tubo endotraqueal de

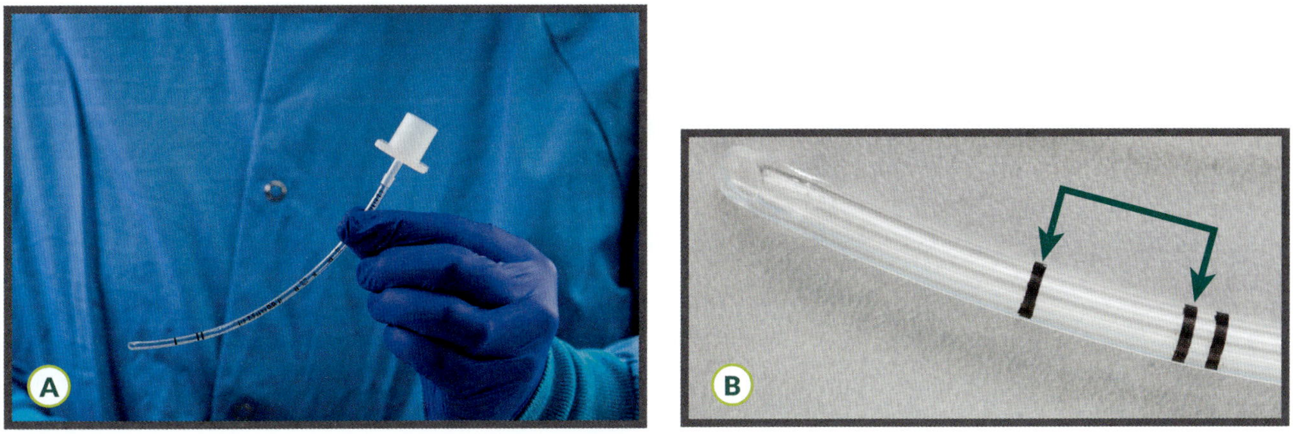

Figura 5.6. Tubo endotraqueal neonatal con un diámetro uniforme (A) Este tubo tiene una guía para la cuerda vocal que se utiliza para aproximar la profundidad de inserción (B). El tubo se inserta para que las cuerdas vocales se posicionen entre la línea y las dos líneas (como lo indican las flechas). La guía para la cuerda vocal es solo una aproximación y puede que no indique de manera confiable la correcta profundidad de la inserción.

Tabla 5-1. Tamaño del tubo endotraqueal y del catéter de aspiración para recién nacidos de diversos pesos y edades gestacionales

Peso (gramos)	Edad gestacional (semanas)	Tamaño del tubo endotraqueal (mm DI)	Catéter de aspiración (F)
< 800	22-25	2,5*	5
800-1200	26-28	2,5	5 o 6
1201-2200	29-34	3,0	6 u 8
> 2.200	> 34	3,5	8

*Se puede considerar un tubo endotraqueal de 2,0 mm de DI (opcional).

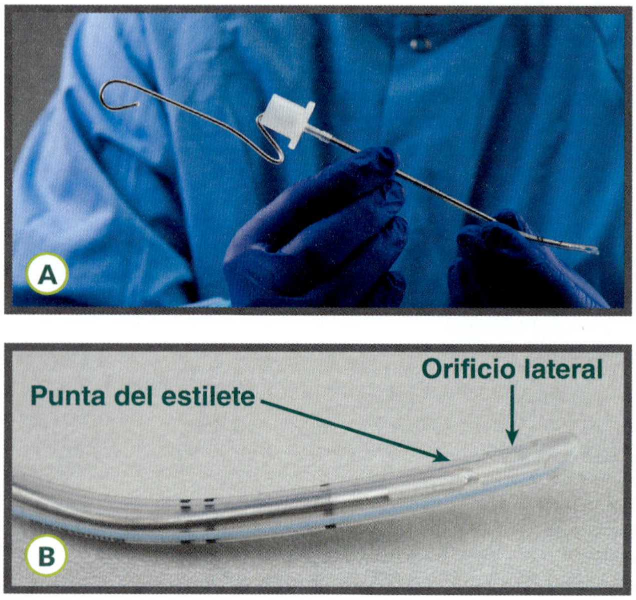

Figura 5.7. Estilete opcional para aumentar la rigidez del tubo endotraqueal y mantener la curvatura durante la intubación (A). Es importante asegurarse de que la punta no sobresale del extremo ni del orificio lateral del tubo endotraqueal (B).

2,0 mm de diámetro interno (*opcional*) para los recién nacidos extremadamente prematuros que pesen menos de 750 g aproximadamente. Existen tubos de 4,0 mm y tubos con manguitos inflables, que se pueden considerar para indicaciones específicas, pero no se utilizan de forma rutinaria durante la reanimación neonatal.

Considere el uso de un estilete

A muchos operadores les resulta útil usar un estilete con el tubo endotraqueal para proporcionar rigidez y curvatura adicional (figura 5.7A). Si se utiliza un estilete, haga una curva suave (10°-15°) en la punta para facilitar el ajuste preciso de la posición del tubo durante la intubación. No doble la punta en ángulo agudo.

El uso del estilete es opcional y depende de la preferencia del operador. Cuando se introduce un estilete, es importante asegurarse de que la punta no sobresale del extremo ni del orificio lateral del tubo endotraqueal (figura 5.7B). Si la punta sobresale, puede provocar traumatismos en los tejidos. El estilete debe asegurarse con un tapón, o doblarse en la parte superior, para que no pueda avanzar más por el tubo durante el proceso de inserción. Es importante asegurarse de que el estilete se pueda quitar con facilidad del tubo endotraqueal porque los intentos agresivos para quitar el estilete después de la intubación pueden desplazar al tubo por accidente.

Aprendizaje mejorado

https://bcove.video/42l9Sdq

QR 5.1 Escanee el código para ver un vídeo de 30 segundos sobre los suministros para la intubación.

Prepare el material y el equipo para la intubación

Los siguientes pasos describen cómo preparar el equipo que se usa para la intubación:

- Si aún no lo ha hecho, conecte las derivaciones del monitor cardiaco para una correcta evaluación de la frecuencia cardiaca del recién nacido.

- Seleccione la hoja del laringoscopio adecuada y conéctela al mango.
  - Use una hoja n.º 1 para los recién nacidos
  - Use una hoja n.º 0 para los recién nacidos Algunos operadores pueden preferir el uso de una hoja n.º 00 para los recién nacidos extremadamente prematuros.
- Encienda la luz haciendo un clic con la hoja en la posición abierta para verificar que el laringoscopio funciona. Dependiendo del tipo de laringoscopio utilizado, si la luz es tenue o parpadea, apriete o sustituya la bombilla, inserte una pila nueva o sustituya el laringoscopio. Si utiliza un laringoscopio de bombilla, ciérrelo hasta el momento de utilizarlo para evitar el sobrecalentamiento de la pala y posibles lesiones al recién nacido.
- Prepare el equipo de aspiración.
  - Ocluya el extremo del tubo de aspiración para asegurarse de que la aspiración se establezca entre 80 y 100 mm Hg.
  - Conecte un catéter de aspiración de tamaño 10 F (o superior) para eliminar las secreciones, si es necesario, de la boca y la faringe.
  - Debe disponerse de catéteres de aspiración más pequeños (tamaño 8F y tamaño 5F o 6F) para eliminar las secreciones de un tubo endotraqueal obstruido, si es necesario, después de su inserción (tabla 5-1).
  - Se puede conectar un aspirador traqueal directamente al tubo endotraqueal para aspirar el meconio o las secreciones espesas que obstruyen la tráquea. Algunos tubos endotraqueales tienen un puerto de aspiración incorporado que se puede conectar directamente al tubo de aspiración y no requieren el uso de un aspirador traqueal.
- Prepare un dispositivo de ventilación con mascarilla facial o laríngea para ventilar al recién nacido, si es necesario, entre los intentos de intubación. Controle el funcionamiento del dispositivo descrito en la lección 4.
- Coloque un detector de CO_2, un estetoscopio, una cinta métrica o la tabla de profundidad, la cinta adhesiva impermeable de o (½ o ¾ pulgadas), y las tijeras u otros dispositivos para fijar el tubo.

El procedimiento de intubación por laringoscopia directa

Los pasos para la intubación endotraqueal mediante laringoscopia directa (visualización de la laringe directamente a través del canal abierto del laringoscopio) se describen brevemente a continuación; sin embargo, la destreza requiere una supervisión y práctica considerables. Los pasos para realizar una videolaringoscopia (insertar un laringoscopio con una cámara y visualizar la laringe en un monitor de vídeo conectado) son muy similares. Incluso si no realiza el procedimiento, es util que entienda los pasos para poder asistir al operador de manera eficaz.

Aprendizaje mejorado

https://bcove.video/3PbC9QD

QR 5.2 Escanee el código para ver un vídeo de 2 minutos sobre el proceso de intubación.

Colóquese usted y al recién nacido para la intubación

Ajuste la altura de la cabeza del recién nacido, si es posible, para que quede a nivel de la parte superior del abdomen o la parte inferior del tórax del operador para tener la cabeza cerca del nivel del ojo del operador y mejorar la visión de la vía aérea (figura 5,8).

Coloque la cabeza del recién nacido en la línea media, con el cuello en posición neutra o ligeramente extendido en la posición de olfateo y el cuerpo recto. Puede resultar útil colocar un **pequeño rollo debajo de los hombros del recién nacido** para mantener la ligera extensión del cuello. Esta posición alinea la tráquea para una visualización óptima, ofreciendo una línea recta de visión dentro de la glotis después de la colocación correcta del laringoscopio. Un miembro del equipo debe ayudar a mantener la posición correcta durante todo el procedimiento.

Tanto la sobreextensión como la flexión del cuello obstruirán su visión de la vía aérea. Si el rollo en los hombros es muy grande o si el cuello está sobre extendido, la glotis se elevará por encima de su línea de visión. Si el cuello está flexionado hacia el tórax, usted verá la faringe posterior y no podrá visualizar las glotis (figura 5.9)

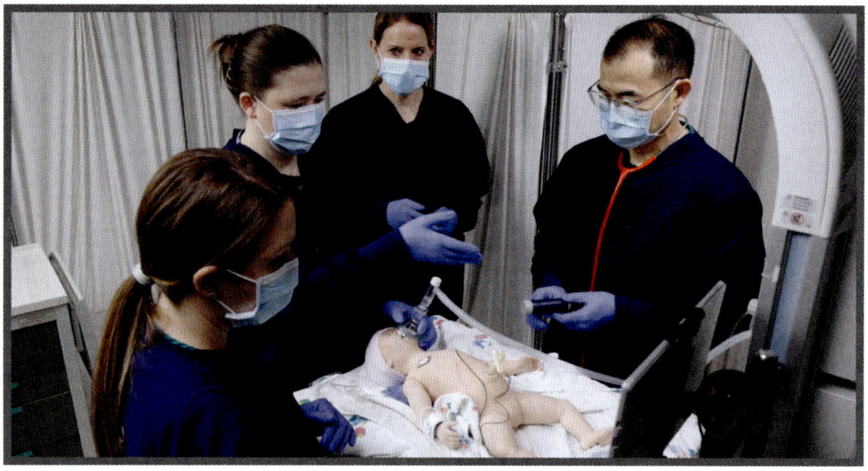

Figura 5.8. Posicionamiento del recién nacido para la intubación.

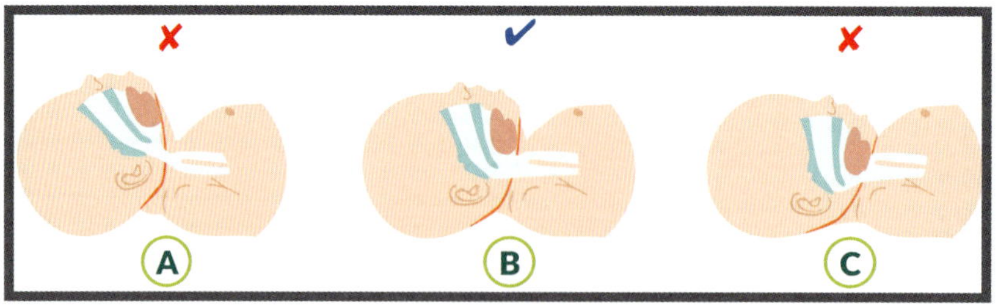

Figura 5.9. Posicionamiento incorrecto para la intubación — línea de visión obstruida (A y C). Posicionamiento correcto para la intubación — línea de visión clara, la lengua se levantará con la pala del laringoscopio (B).

Sujete el laringoscopio

Sostenga el laringoscopio con la mano izquierda. El laringoscopio está diseñado para que tanto zurdos como diestros lo sostengan con la mano izquierda. Si se lo sostiene con la mano derecha, su visión a través de la porción abierta y curva de la hoja se verá obstruida.

Sujete la parte inferior de la empuñadura, cerca de la bisagra, con el pulgar apoyado en la empuñadura (figura 5.10). La pala del laringoscopio apuntará en dirección contraria a usted. Mantenga el codo pegado al cuerpo.

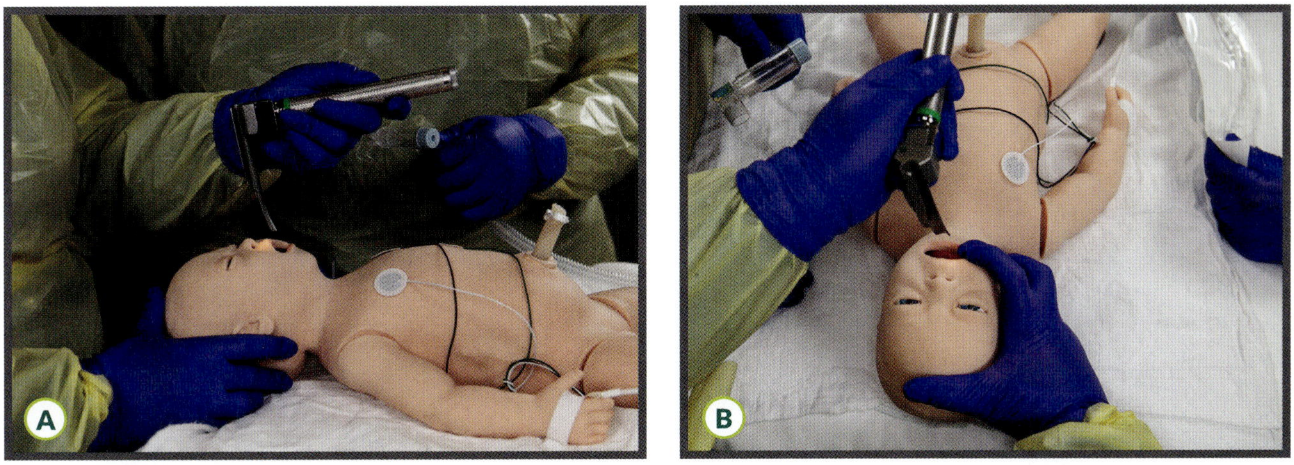

Figura 5.10. El laringoscopio se sostiene con la mano izquierda. El pulgar se apoya en la superficie del mango (A y B).

Introduzca el laringoscopio e identifique las marcas claves

Use su dedo índice o pulgar derechos para abrir la boca del recién nacido. Alternativamente, un ayudante puede ayudar a abrir la boca del recién nacido.

Inserte la pala del laringoscopio en la línea media, o ligeramente a la derecha de la línea media, y hágala avanzar suavemente sobre la lengua hacia la faringe posterior hasta que la punta de la pala se encuentre en el espacio entre la base de la lengua y la epiglotis. Este espacio se denomina *valécula* (figura 5.11). En los recién nacidos extremadamente prematuros, la valécula puede ser muy pequeña y puede ser necesario introducir suavemente la pala más lejos hasta que la punta del laringoscopio se sitúe directamente debajo de la epiglotis.

Cuando la hoja está correctamente colocada, la punta de la hoja estará en la línea media y la lengua estará en la línea media o suavemente desplazada hacia la izquierda. Si la lengua sobresale hacia el lado derecho de la pala, puede interferir con la visualización de la glotis y la inserción del tubo.

Eleve todo el laringoscopio en la dirección a la que apunta el mango, abriendo la boca y moviendo la lengua para dejar expuesta la glotis (figura 5.11). Es posible que necesite inclinar apenas la punta de la hoja para elevar la epiglotis y ver la glotis y las cuerdas vocales.

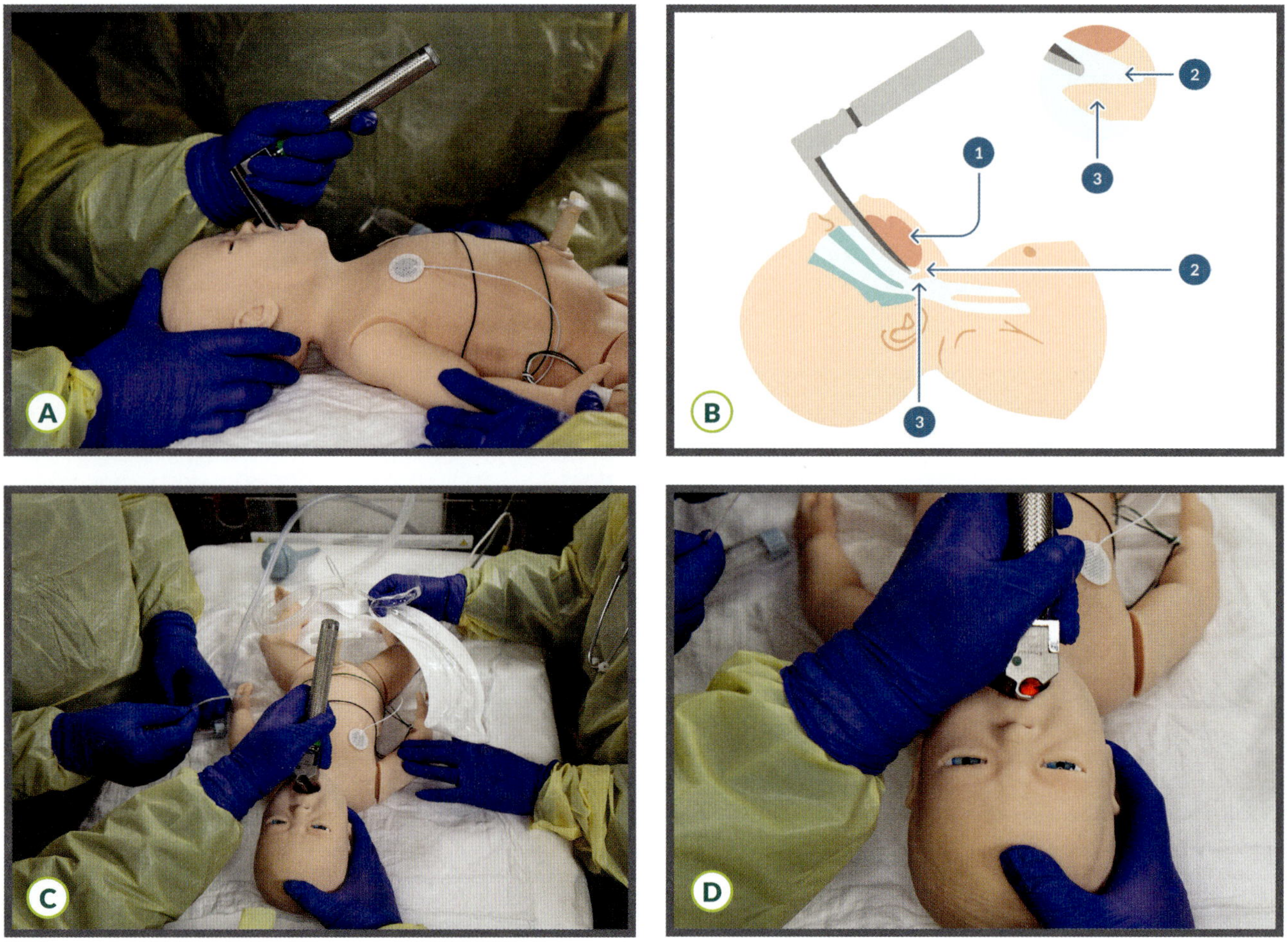

Figura 5.11. La pala del laringoscopio se inserta en la línea media o ligeramente a la derecha de la línea media (A) y se hace avanzar hasta que la punta se encuentre en la valécula (1). Lengua, 2. Valécula, 3. Epiglotis) (B). El laringoscopio entero se levanta en la dirección en la que apunta el mango (C) para identificar las marcas a través de la parte abierta y curvada de la pala del laringoscopio (D).

Cuando aprenden el procedimiento por primera vez, los operadores tienden a doblar su muñeca, tirando de la parte superior del mango hacia ellos, como "meciéndola" contra la encía (maxilar) superior del recién nacido, intentando abrirle la boca. Esto no producirá la visión deseada y puede dañar los labios y las encías del recién nacido (figura 5.12).

Nota: Esta lesión describe la colocación de la punta de la hoja en la valécula para elevar la epiglotis. **En algunos casos, donde la valécula es pequeña o la epiglotis es grande y flexible, puede ser necesario usar la punta de la hoja para levantar directamente la epiglotis con suavidad.**

Las cuerdas vocales y la glotis aparecen bien en la parte superior de su vista cuando mira hacia abajo del laringoscopio.

- Un asistente puede ayudarle a visualizar la epiglotis usando el pulgar y el índice para aplicar una suave presión sobre los cartílagos tiroides y cricoides del recién nacido (figura 5.13). **Debe aplicar la presión hacia abajo y hacia la oreja derecha el recién nacido.**

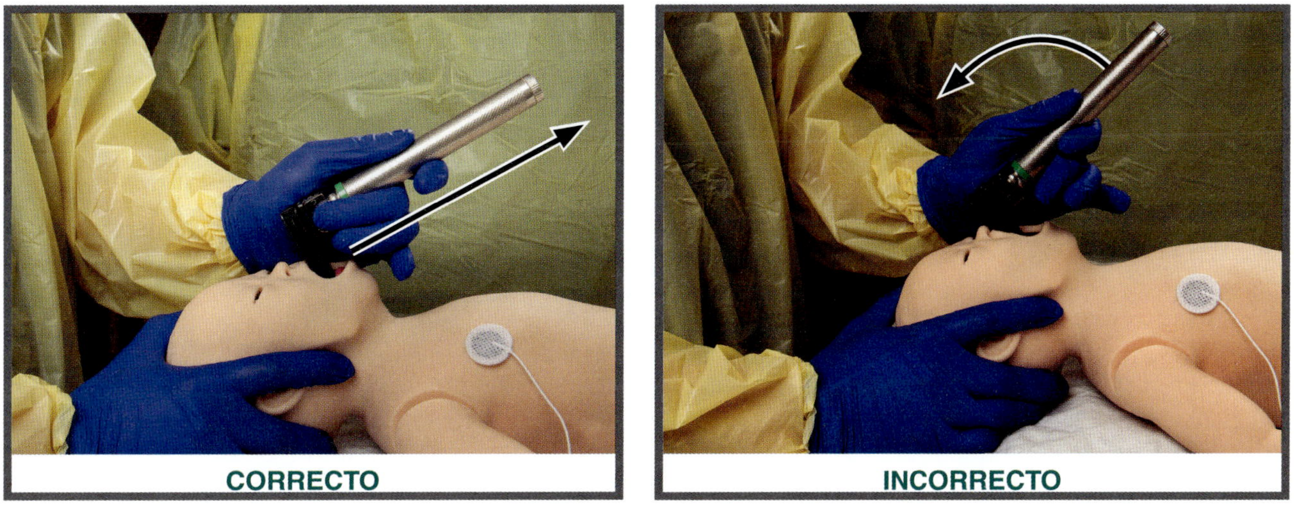

Figura 5.12. Método correcto (izquierda) e incorrecto (derecha) para levantar el laringoscopio. El laringoscopio se levanta en la dirección a la que apunta el mango, sin rotarlo ni "mecerlo" hacia la encía (maxilar) superior del recién nacido.

- Los operadores experimentados pueden preferir utilizar la mano derecha para manipular la tiroides y el cartílago cricoides hasta conseguir una visión óptima (laringoscopia bimanual). Una vez optimizada la vista, un ayudante se encarga de mantener el tiroides y el cartílago cricoides en la misma posición.

Identifique las marcas claves (figura 5.14). Si la punta de la hoja está colocada de manera correcta en la valécula, podrá ver la epiglotis colgando desde arriba y las cuerdas vocales justo debajo. **Las cuerdas vocales parecen unas franjas verticales delgadas con la forma de una letra "V" invertida**

Si estas estructuras no quedan inmediatamente visibles, ajuste la hoja hasta que queden visibles. Es posible que tenga que desplazar la pala hasta la línea media; introduzca o retire la pala lentamente para ver las cuerdas vocales (figura 5.15).

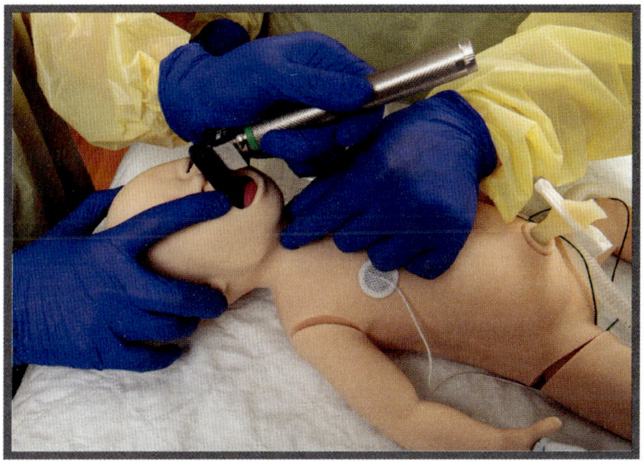

Figura 5.13. La presión tiroidea y cricoidea que aplica el ayudante puede mejorar la visualización de las cuerdas vocales y la glotis. Se presiona hacia abajo y hacia la oreja derecha del recién nacido. Los operadores experimentados pueden preferir manipular la tiroides y el cartílago cricoides (laringoscopia bimanual) con la mano derecha hasta conseguir una visión óptima.

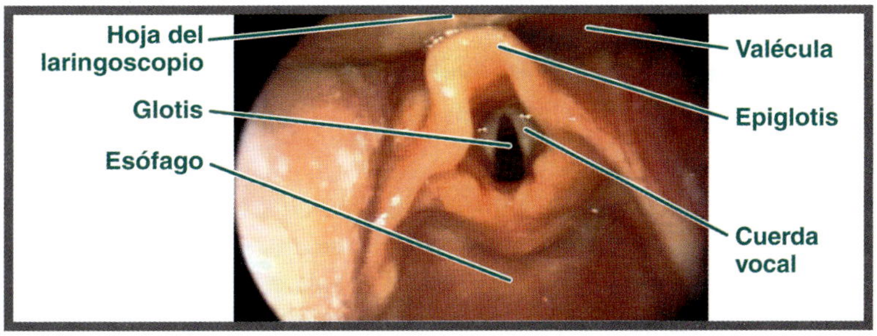

Figura 5.14. Marcas clave. El recién nacido está acostado en posición supina. La hoja del laringoscopio está en la parte superior de la foto, en la valécula, sosteniendo la lengua arriba y apartada.

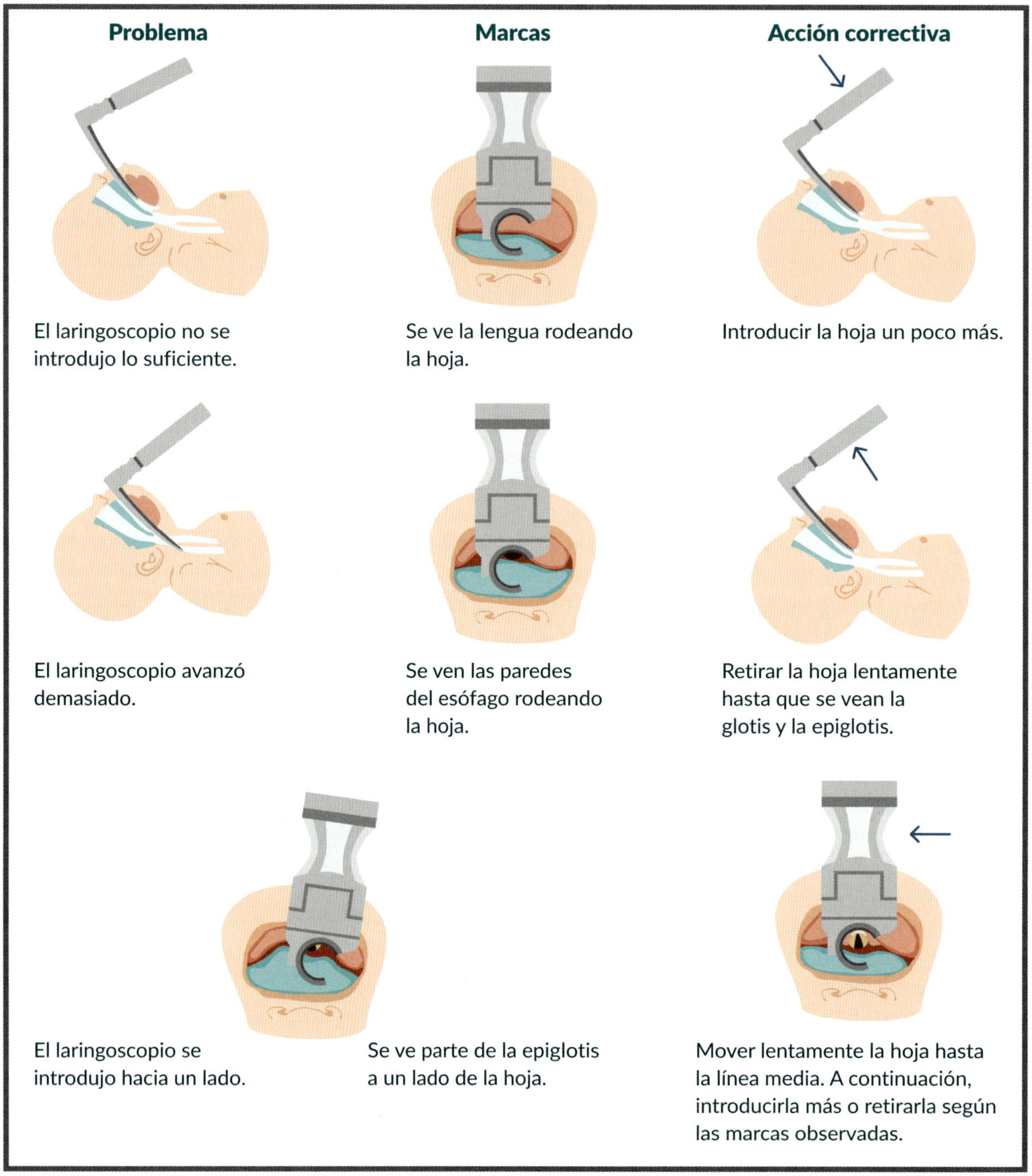

Figura 5.15. Acciones correctivas para mejorar la visualización de las marcas durante la laringoscopia.

Si la hoja no se introduce lo suficiente, verá la base de la lengua y la faringe posterior (figura 5.16). Haga avanzar la hoja suavemente hasta que se vea la epiglotis. Si la hoja se introduce demasiado, verá solo el esófago (figura 5.17) y deberá retirar la hoja suavemente hasta que la epiglotis caiga desde arriba.

Si las las marcas anatómicas están obstruidas por secreciones, utilice un catéter de tamaño 10 F o 12 F para eliminar las secreciones de la boca y la faringe.

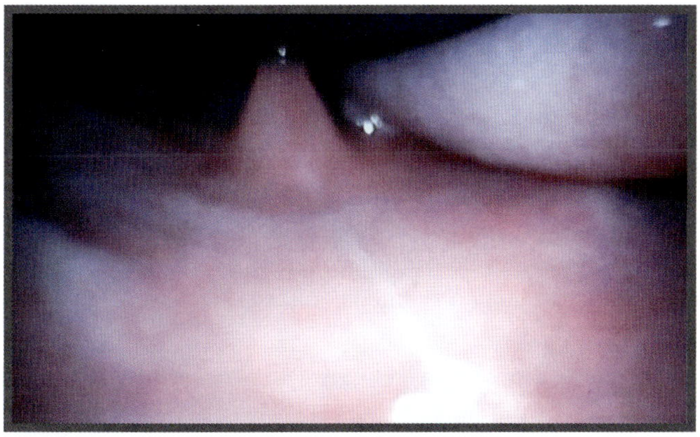

Figura 5.16. El laringoscopio no se introdujo lo suficiente. La lengua y la faringe posterior impiden la visión de la glotis.

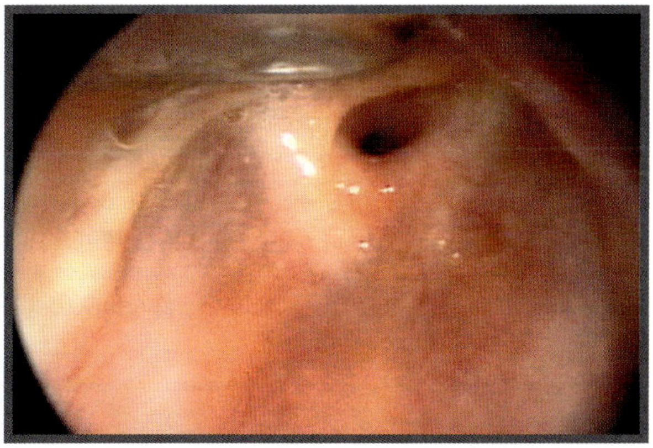

Figura 5.17. El laringoscopio avanzó demasiado. Solo se puede ver el esófago.

Introduzca el tubo endotraqueal

Una vez que haya identificado las cuerdas vocales, sostenga el laringoscopio y mantenga la vista en las cuerdas vocales, mientras un asistente coloca el tubo endotraqueal en su mano derecha.

- **Introduzca el tubo por el lado derecho de la boca del recién nacido**, con la curva cóncava del tubo en el plano horizontal (figura 5.18)
- **No introduzca el tubo a través del canal abierto del laringoscopio.** Esto obstruirá su visión de las cuerdas vocales.
- Un ayudante puede mejorar la visión del operador y facilitar la inserción de la sonda levantando la comisura superior derecha del labio del recién nacido.

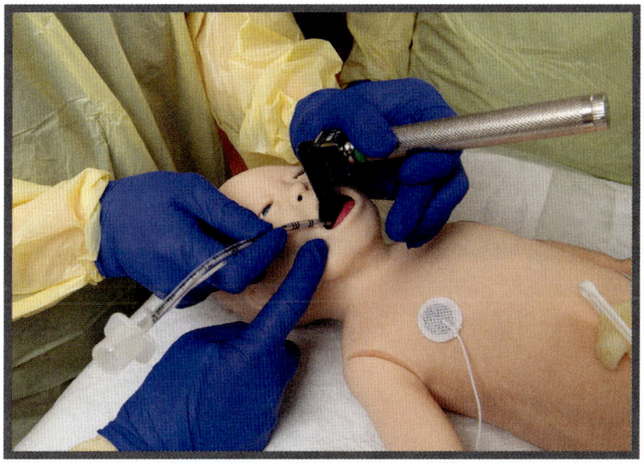

Figura 5.18. El tubo endotraqueal se introduce en el lado derecho de la boca del recién nacido. Se debe evitar colocar el tubo en el canal abierto de la pala del laringoscopio. Un ayudante puede ayudar levantando la comisura labial del recién nacido.

Pase el tubo por el lado derecho de la boca del recién nacido hacia las cuerdas vocales

- A medida que la punta se acerca a las cuerdas vocales, gire la curvatura del tubo hacia el plano vertical para que la punta quede hacia arriba.
- Cuando se abran las cuerdas vocales, haga avanzar el tubo hasta que las cuerdas vocales del recién nacico queden entre las líneas de guía marcadas en el tubo. Si hay un asistente aplicando una suave presión tiroidea y cricoidea, podrá sentir que el tubo pasa por debajo de sus dedos.
- Tenga presente la marca en centímetros de la profundidad en la parte exterior del tubo que se alinea con el labio superior del recién nacido.

Si las cuerdas vocales están cerradas, espere que se abran. No las toque con la punta del tubo y nunca trate de forzar el tubo entre ellas. Si las cuerdas vocales no se abren en aproximadamente 30 segundos, deténgase y reinicie la ventilación con la mascarilla hasta que esté preparado/a para una nueva inserción.

Retire el laringoscopio

Use su índice derecho para sostener el tubo con firmeza contra el paladar duro del recién nacido.

- **Retire el laringoscopio con cuidado sin desplazar el tubo** (figura 5.19).
- Si se usó un estilete, un asistente debe quitarlo del tubo endotraqueal, asegurándose de que está sosteniendo el tubo en su lugar (figura 5.20). Aunque es importante sostener el tubo con firmeza, tenga cuidado de no apretarlo demasiado como para que no se pueda quitar el estilete.

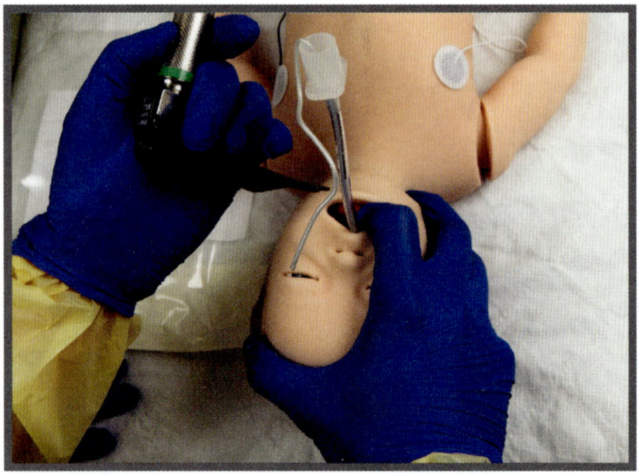

Figura 5.19. Se estabiliza el tubo contra el paladar o la mejilla del recién nacido mientras se retira el laringoscopio.

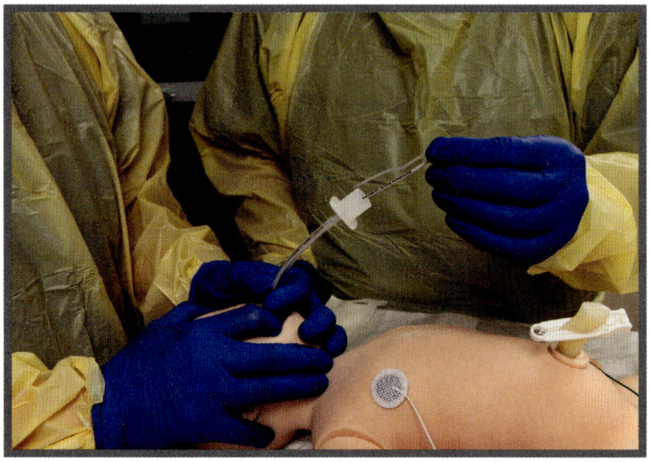

Figura 5.20. Un asistente quita el estilete opcional mientras el operador sostiene el tubo en su lugar.

Ventile a través del tubo endotraqueal

Un asistente debe **conectar un detector de CO_2 y un dispositivo de ventilación al tubo endotraqueal** (figura 5.21). Una vez colocado el dispositivo de ventilación, comience la ventilación a través del tubo. Para evitar una extubación accidental, puede ser útil que la misma persona que sostiene el tubo endotraqueal sostenga el dispositivo de ventilación.

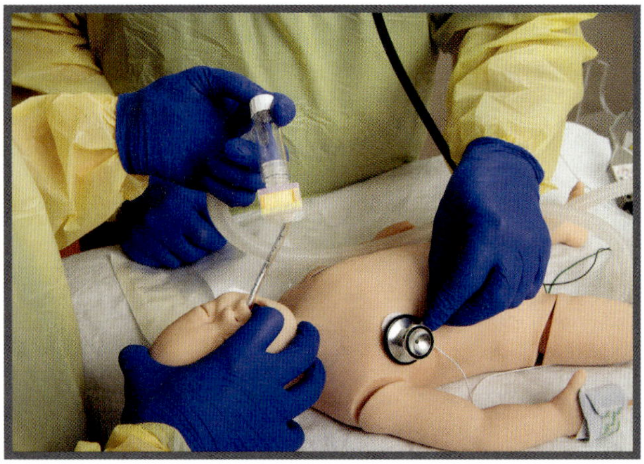

Figura 5.21. Se conecta el detector de CO_2 y el dispositivo de ventilación al tubo endotraqueal y comenzar la ventilación. Se observa si se produce un cambio de color en el detector de CO_2. Se evalúa la frecuencia cardiaca y los ruidos respiratorios del recién nacido. Obsérvese la posición firme de la mano que se utiliza para sostener el tubo endotraqueal en su lugar.

Limite el tiempo del procedimiento

Una vez iniciado, el procedimiento de intubación idealmente debe completarse en aproximadamente 30 segundos. Durante el procedimiento de intubación, el recién nacido no recibe ventilación asistida. Es frecuente que los recién nacidos presenten un empeoramiento de la saturación de oxígeno y bradicardia si el procedimiento de intubación dura más de 30 a 50 segundos. Si las constantes vitales del recién nacido empeoran durante el procedimiento (bradicardia grave o disminución de la saturación de oxígeno), es preferible detenerse, reiniciar la ventilación con una mascarilla y luego volver a intentarlo. Se requiere una práctica deliberada y un trabajo en equipo eficaz para realizar este procedimiento con rapidez.

No se recomienda realizar repetidos intentos de intubación porque aumentará la posibilidad de traumatismos en los tejidos blandos y hará que después el manejo de la vía aérea sea más difícil. Si los primeros intentos no tienen éxito, evalúe otras opciones, incluso el uso de un vídeo laringoscopio si hay uno disponible, solicitar ayuda a otro profesional con competencias en intubación (por ej. un anestesista o médico del servicio de emergencias hospitalario), colocar una mascarilla laríngea o continuar con la ventilación con la mascarilla facial.

Confirme que el tubo endotraqueal está en la tráquea

El método principal para confirmar la inserción del tubo endotraqueal en la tráquea es la detección del CO_2 exhalado y el rápido aumento de la frecuencia cardiaca.

- En cuanto introduzca el tubo endotraqueal, conecte un detector de CO_2 (figura 5.21) y confirme la presencia de CO_2 durante la exhalación.
- Si el tubo está bien colocado y se proporciona la ventilación efectiva a través de él, debería detectar el CO_2 exhalado en un plazo de 8 a 10 ventilaciones de presión positiva.

Existen dos tipos de detectores de CO_2. Los dispositivos colorimétricos que cambian de color en presencia de CO_2 (figura 5.22). Estos son los dispositivos más utilizados para la intubación neonatal. Los capnógrafos son monitores electrónicos que muestran la concentración de CO_2 en cada respiración.

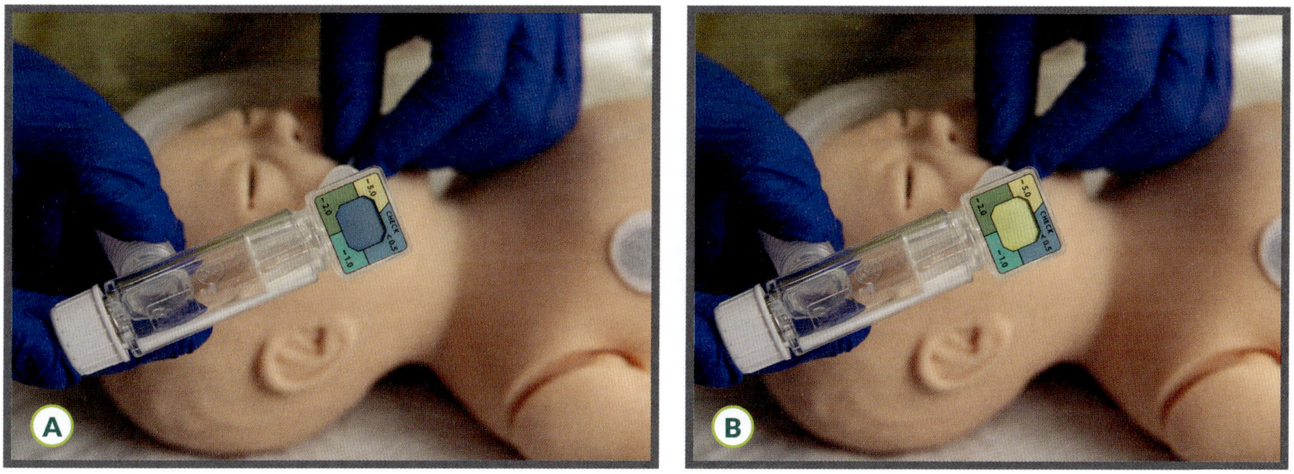

Figura 5.22. El detector colorimétrico de CO_2 es de color violeta o azul antes de detectar el CO_2 exhalado (A). El detector se pone amarillo en presencia de CO_2 exhalado (B).

Existen limitaciones para el uso de los detectores de CO_2 (tabla 5-2). El tubo endotraqueal puede estar en la tráquea, pero no se detecta CO_2. Si el tubo se coloca dentro de la tráquea, pero los pulmones no se ventilan de manera correcta, puede que no haya suficiente CO_2 exhalado para que se detecte. Esto puede ocurrir si el tubo endotraqueal o la tráquea están obstruidos con secreciones, no se está aplicando la suficiente presión de ventilación o hay un gran neumotórax bilateral y los pulmones están colapsados. **Además, los recién nacidos con una frecuencia cardiaca muy baja o con la función cardiaca disminuida (gasto cardiaco bajo) tal vez no tengan suficiente CO_2 en sus pulmones como para que se detecte.**

Aunque es poco común, es posible que un dispositivo colorimétrico de CO_2 cambie de color aun cuando el tubo no está en la tráquea (tabla 5-2). Si el detector ya ha cambiado de color dentro de su envase y se pone amarillo cuando se saca, el dispositivo está defectuoso y no debe utilizarse. Si se administra adrenalina, surfactantes o atropina a través del tubo endotraqueal y tocan el papel dentro del detector de CO_2, o si las secreciones gástricas tocan el papel, la pantalla puede cambiar a amarillo de manera permanente y hacer que el detector resulte inutilizable.

Tabla 5-2. Problemas del detector colorimétrico de CO_2

Falso negativo (el tubo *está en* la tráquea pero *no* hay cambio de color)	Falso positivo (el tubo *no está* en la tráquea pero cambia de color)
• Presión de ventilación inadecuada • Pulmones colapsados • Neumotórax bilateral • Frecuencia cardiaca muy baja • Gasto cardiaco bajo • Obstrucción del tubo endotraqueal	• Dispositivo defectuoso, cambió de color en el envase antes de su uso • Contaminación con sustancias ácidas (adrenalina, surfactante, atropina, contenido gástrico)

Aunque la demostración del CO_2 exhalado y la observación de un aumento rápido de la frecuencia cardiaca son los métodos principales para confirmar la inserción del tubo endotraqueal dentro de la tráquea, si el tubo está colocado correctamente, también debe observar

- Ruidos respiratorios audibles e iguales cerca de ambas axilas durante la ventilación
- Movimiento torácico simétrico con cada ventilación
- Poca o ninguna fuga de aire por la boca durante la ventilación
- Entrada de aire disminuida o ausente sobre el estómago

Tenga cuidado al interpretar los ruidos respiratorios en los recién nacidos porque los sonidos se transmiten con facilidad. Cuando escuche los ruidos respiratorios, utilice un estetoscopio pequeño y colóquelo cerca de la axila. Un estetoscopio grande, o uno que se coloca cerca del centro del tórax puede transmitir sonidos desde el esófago o del estómago.

Recuerde que los recién nacidos con una frecuencia cardiaca muy baja o una función cardiaca disminuida pueden no transportar suficiente CO_2 a los pulmones para que el color cambie en la prueba de CO_2 en el detector.

Si cree que el tubo está colocado de forma correcta en la tráquea pese a la falta de CO_2, exhalado, puede optar por estabilizar el tubo, volver a introducir el laringoscopio y tratar de confirmar que el tubo esté pasando entre las cuerdas vocales. Este procedimiento de "segunda mirada" puede ser difícil, especialmente con laringoscopia directa, y puede retrasar el establecimiento de ventilación efectiva si el tubo no está bien colocado. Si está disponible, la videolaringoscopia puede ser una alternativa útil para una "segunda mirada", Si se confirma la posición del tubo y la frecuencia cardiaca del recién nacido no mejora con la ventilación a través del tubo endotraqueal, se recomiendan las compresiones torácicas. Una vez que el gasto cardiaco haya mejorado, se detectará el CO_2.

Calcule la profundidad de inserción

El objetivo es introducir la punta del tubo endotraqueal en la porción media de la tráquea. En general, esto requiere que se introduzca el tubo de modo que la punta quede a solo 1 o 2 cm debajo de las cuerdas vocales. Es importante no introducir demasiado el tubo como para que la punta toque la carina o ingrese en uno de los bronquios principales. Existen dos métodos para estimar la profundidad de inserción. Su equipo debe determinar qué método prefiere dentro de su entorno de práctica.

El cálculo de la distancia desde el tabique nasal al trago (DNT) es un método validado tanto para los recién nacidos a término como para los prematuros. El método DNT utiliza un cálculo basado en la distancia (cm) desde el tabique nasal del recién nacido hasta el trago de la oreja (figura 5.23). Utilice una cinta métrica para medir la DNT. La profundidad de inserción estimada es de DNT + 1 cm. I Inserte el tubo endotraqueal de modo que la marca en el tubo correspondiente a la profundidad estimada de inserción quede adyacente al borde anterior de la encía superior (maxilar) del recién nacido en la línea media.

Aprendizaje mejorado

https://bcove.video/3OSa4Oe

QR 5.3 Escanee el código para ver un vídeo de 30 segundos sobre la medición de la DNT.

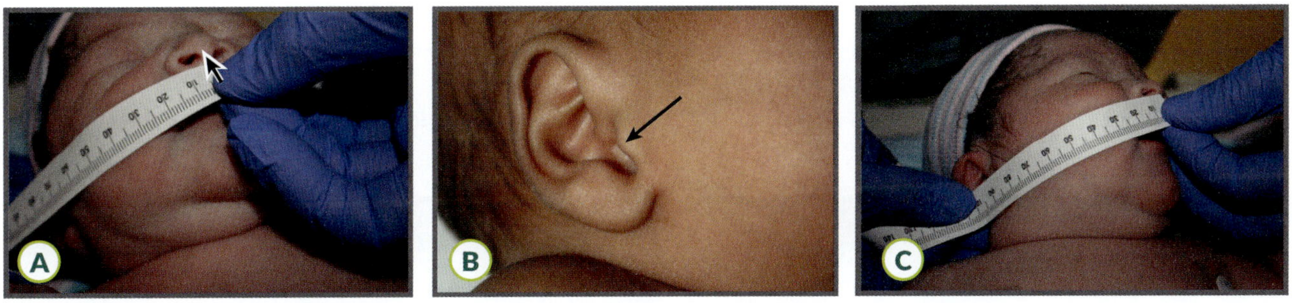

Figura 5.23. Medición de la DNT. Se mide desde el medio del tabique nasal (flecha, A) hasta el trago de la oreja (flecha, B) y se suma 1 cm a la medida. C) Medida del tabique nasal al trago.

Los estudios han demostrado que la edad gestacional también puede utilizarse para estimar la profundidad de inserción correcta (tabla 5-3) y tiene la ventaja de conocerse antes del nacimiento. Esta tabla se puede colocar cerca del calentador radiante o junto a los suministros para la intubación.

Tabla 5-3. Profundidad de inserción del tubo endotraqueal ("punta a encía") para intubación orotraqueal

Gestación	Profundidad de inserción en la encía	Peso del recién nacido
<23 semanas	5,0-5,5 cm	<500 gramos
Entre 23 y 24 semanas	5,5 cm	500-600 g
Entre 25 y 26 semanas	6,0 cm	700-800 g
Entre 27 y 29 semanas	6,5 cm	900-1000 g
Entre 30 y 32 semanas	7,0 cm	1100-1400 g
Entre 33 y 34 semanas	7,5 cm	1500-1800 g
Entre 35 y 37 semanas	8,0 cm	1900-2400 g
Entre 38 y 40 semanas	8,5 cm	2500-3100 g
Entre 41 y 43 semanas	9,0 cm	3200-4200 g

Adaptado de Kempley ST, Moreiras JW, Petrone FL. Endotracheal tube length for neonatal intubation. *Resuscitation*. 2008;77(3):369-373 y Naseh N, Wallström L, Sindelar R, Ågren J. Standardized endotracheal tube and intravascular access placement in infants born at 22-23 weeks gestation. *Pediatr Res*. Publicado en línea el 18 de junio de 2025.

Recuerde que ambos métodos son cálculos de la profundidad correcta del tubo endotraqueal

Después de introducir un tubo, utilice un estetoscopio para escuchar los ruidos respiratorios en ambas axilas y sobre el estómago (figura 5.24).

- Si el tubo está bien colocado, los ruidos respiratorios deberían ser iguales en ambos lados.
- Si el tubo se introduce demasiado, los ruidos respiratorios pueden disminuir en un lado.
  - La mayoría de las veces, si el tubo se introduce demasiado, entrará en el bronquio principal derecho provocando que los ruidos respiratorios del lado derecho sean más fuertes y más suaves en el lado izquierdo. Suavemente, retire el tubo mientras escucha los ruidos respiratorios en el lado más silencioso.
  - Cuando el tubo esté bien colocado, los ruidos respiratorios deben mejorar y ser iguales en ambos lados.

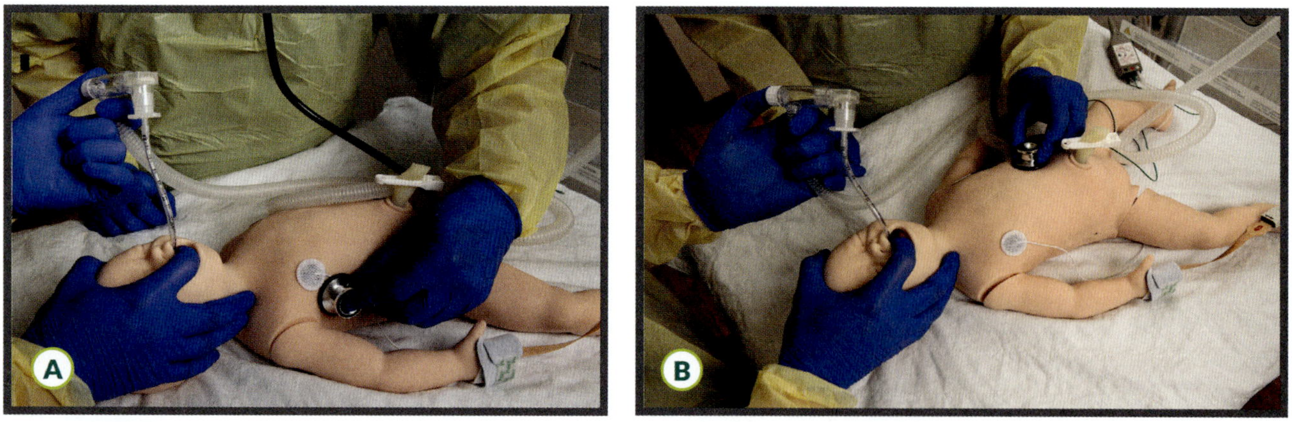

Figura 5.24. Escuchar si hay ruidos respiratorios iguales en ambas axilas (A). Los sonidos respiratorios no deben escucharse en el estómago (B).

Asegure el tubo endotraqueal

Se han descrito varios métodos para sujetar el tubo. Se puede usar una cinta adhesiva impermeable o un dispositivo diseñado específicamente para sujetar un tubo endotraqueal.

Uno de los métodos se describe de la siguiente manera:

1. Una vez que haya posicionado correctamente el tubo, fíjese en la marca en centímetros a un lado del tubo junto al labio (maxilar) superior del recién nacido en la línea media (figura 5.25).

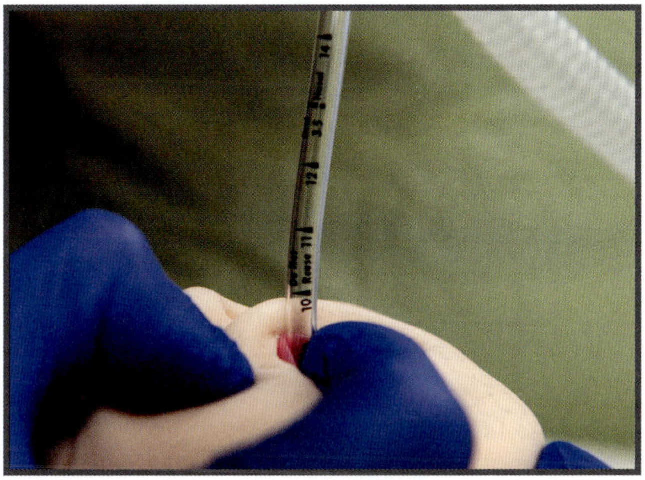

Figura 5.25. Obsérvese la marca adyacente a la encía superior (maxilar) del recién nacido en la línea media.

2. Corte un trozo de cinta adhesiva de ¾ o ½ pulgada de aproximadamente 5 a 6 cm de longitud, de modo que sea lo bastante largo para cruzar el labio superior del recién nacido y se extienda unos 2-3 cm por ambas mejillas.
3. Con unas tijeras, divida la cinta por ambos lados dejando una pequeña sección de cinta intacta en el centro (figura 5.26A).
4. Coloque los 2 segmentos superiores de cinta a través del labio superior y ambas mejillas del recién nacido (figura 5.26B).
5. Gire los extremos de los 2 segmentos inferiores de la cinta sobre sí mismos dejando pequeñas "pestañas" que podrá sujetar para desenrollar la cinta cuando desee ajustar la profundidad de inserción o retirar el tubo (figura 5.26C).
6. Enrolle con cuidado los 2 segmentos inferiores de la cinta alrededor del tubo (figuras 5.26D y 5.26E). Asegúrese de que la marca centimétrica deseada permanece junto a la encía superior del recién nacido en la línea media. Es fácil empujar el tubo de manera inadvertida durante el procedimiento de colocación de la cinta.
7. Escuche con un estetoscopio sobre ambos lados del tórax para asegurarse de que el tubo no se ha desplazado. Controle el cambio de color del detector de CO_2 y las elevaciones y descensos del tórax con cada ventilación asistida.

Aprendizaje mejorado

https://bcove.video/4wmeCNM

QR 5.4 Escanee el código para ver un vídeo de 45 segundos sobre la sujeción del tubo endotraqueal con cinta.

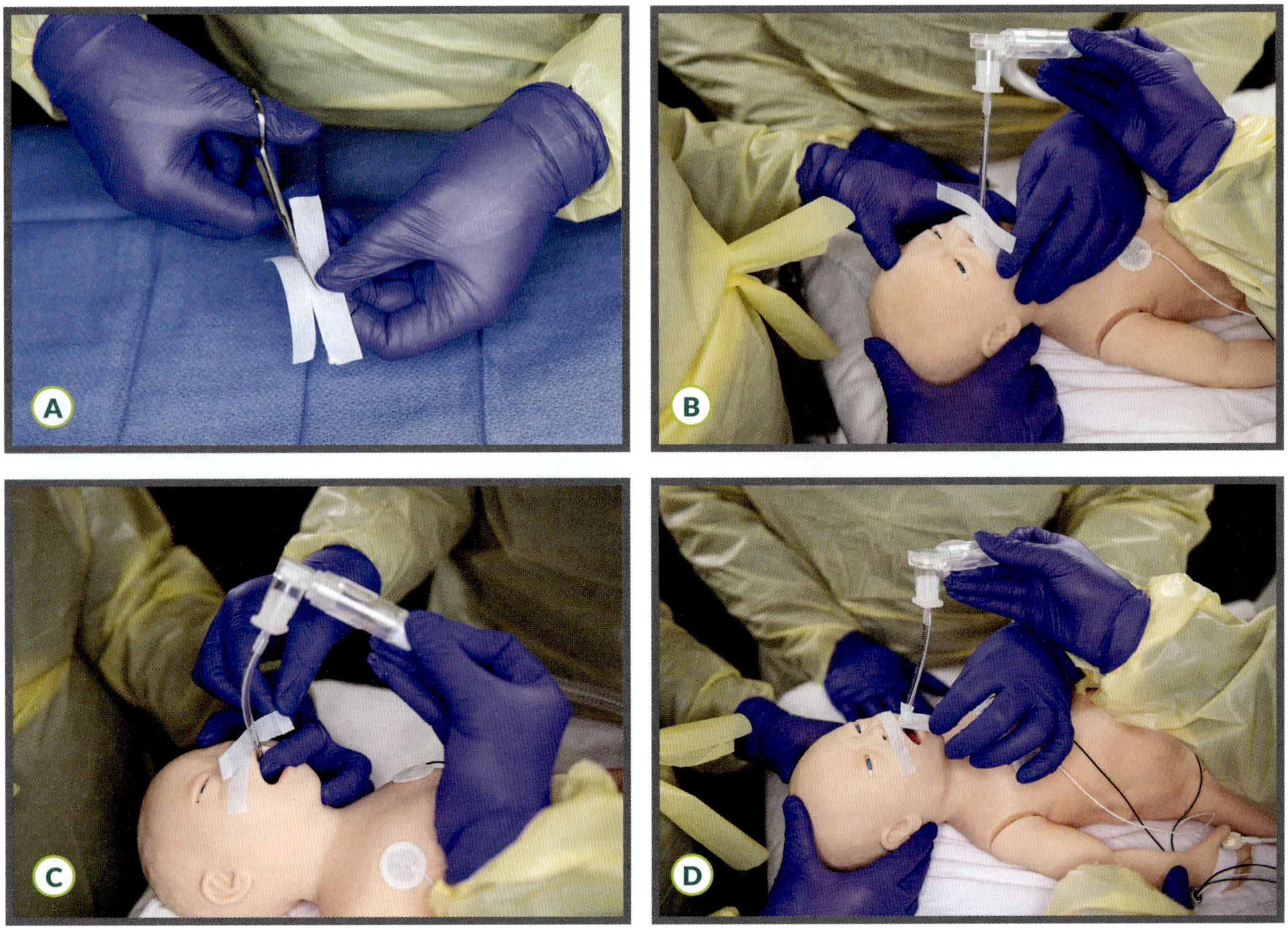

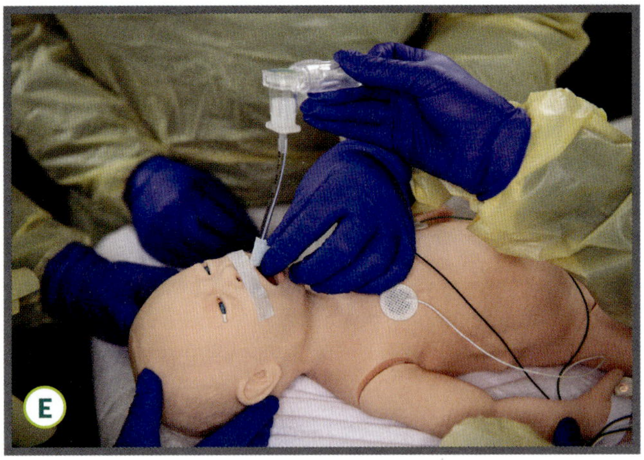

Figura 5.26. Se corta un trozo de cinta adhesiva de ¾ o ½ pulgada de unos 5 a 6 cm de longitud. La cinta se divide por ambos lados (A). Los 2 segmentos superiores de cinta se colocan sobre el labio superior y ambas mejillas del recién nacido (B). Los extremos de los 2 segmentos inferiores se giran sobre sí mismos dejando pequeñas "pestañas" (C). Los 2 segmentos inferiores de cinta se enrollan con cuidado alrededor del tubo (D y E).

Si se va a dejar el tubo colocado después de la reanimación inicial, saque una radiografía de tórax para una confirmación final de la ubicación.

- **La punta del tubo debería aparecer en tráquea media junto a la primera o la segunda vértebra torácica** (figura 5.27). La punta debe estar encima de la carina, que generalmente se encuentra junto a la tercera o cuarta vértebra torácica.

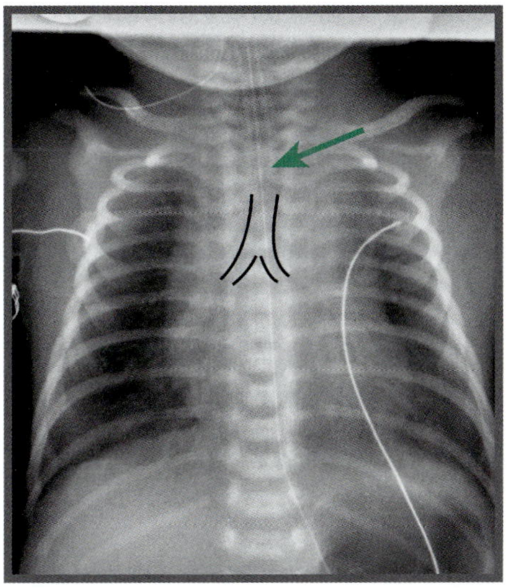

Figura 5.27. Colocación correcta. La punta del tubo endotraqueal (flecha) está junto a la segunda vértebra torácica.

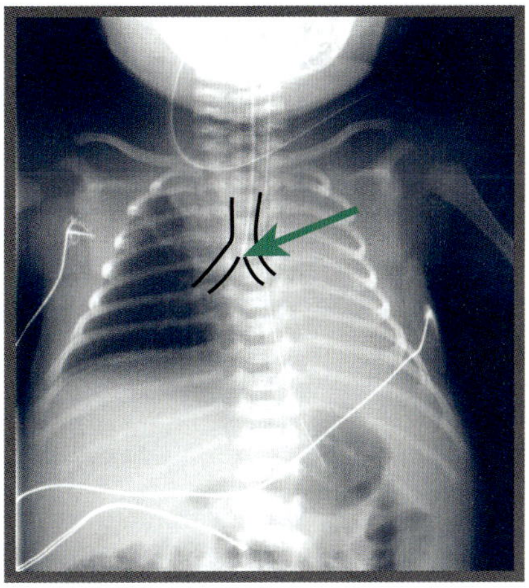

Figura 5.28. Colocación incorrecta. La punta del tubo endotraqueal se introdujo demasiado. Está tocando la carina, acercándose al bronquio principal y el pulmón izquierdo está colapsado.

- Evite utilizar las clavículas como marca porque su ubicación varía en función de la posición del recién nacido y del ángulo en el que se toma la radiografía. Si el tubo se introduce demasiado, puede tocar la carina o ingresar en el bronquio principal derecho y provocar que el lóbulo superior derecho o el pulmón izquierdo colapsen (figura 5.28).

Un asistente cualificado puede mejorar la eficacia y el éxito del procedimiento

Para completar el procedimiento de intubación de manera rápida y eficiente se requiere un trabajo de equipo eficaz. Un asistente capacitado puede realizar múltiples tareas que mejoren el trabajo en equipo, acorten el procedimiento de intubación y mejoren la posibilidad de tener éxito en el primer intento.

- Comprobar que el laringoscopio funciona.
- Comprobar que la aspiración esté establecida entre 80 y 100 mm Hg.
- Preparar a cinta o el dispositivo para asegurar el tubo.
- Colocar las derivaciones en el tórax y encender el monitor cardiaco si aún no se ha hecho.
- Asegurarse de que se seleccionen la hoja del laringoscopio y el tubo endotraqueal del tamaño correcto según la edad gestacional o el peso previstos para el recién nacido.
- Comunicarse con el operador para determinar qué método se usará para estimar la profundidad de inserción: la DNT o la tabla de profundidad de inserción estimada.
- Verificar que el estilete, si se usa uno, no sobresale del orificio lateral del tubo ni de extremo.

Aprendizaje mejorado

https://bcove.video/4cVSKB5

QR 5.5 Escanee el código para ver un vídeo de 2 minutos sobre el rol del asistente durante la intubación.

- Asegurarse de que el recién nacido y la camilla estén colocados de manera correcta antes de comenzar el procedimiento y que se mantenga la posición correcta durante todo el procedimiento.
- Sostener el equipo y entregarlo cuando se indique de modo que el operador no tenga que quitar la vista de las marcas anatómicas para aspirar las secreciones y sujetar el tubo antes de la inserción.
- Controlar la frecuencia cardiaca del recién nacido y alertar al operador si el intento de intubación supera los 30 segundos.
- Aplicar presión tiroidea y cricoidea cuando se solicite.
- Levantar la comisura de la boca del recién nacido para facilitar la inserción de la sonda.
- Después de la inserción del tubo endotraqueal, quitar el estilete con cuidado y conectar el detector de CO_2.
- Evaluar el cambio de color del detector de CO_2 y escuchar si aumenta la frecuencia cardiaca.
- Verificar la profundidad de inserción desde la punta a la encía.
- Escuchar los ruidos respiratorios en ambas axilas y evaluar el movimiento torácico con la ventilación.
- Ayudar a sujetar el tubo.

Aprendizaje mejorado

https://bcove.video/4to2zwB

QR 5.6 Escanee el código para ver un vídeo de 1 minuto sobre la aspiración traqueal con un catéter de aspiración y un aspirador traqueal.

Uso de un tubo endotraqueal para aspirar las secreciones espesas de la tráquea

Si el estado del recién nacido no ha mejorado y no se pudo obtener movimiento torácico a pesar de haber realizado todas las medidas correctivas de la ventilación e insertado correctamente el tubo endotraqueal, es posible que haya secreciones espesas que obstruyan la vía aérea. Las secreciones espesas pueden provenir de sangre, residuos celulares, vérnix o meconio. Inicialmente, puede intentar despejar la vía aérea mediante el uso de un catéter de aspiración introducido en el tubo endotraqueal.

Si no puede despejar la vía aérea de manera rápida con el catéter de aspiración, puede intentar la aspiración directa en el tubo endotraqueal con un aspirador traqueal. Aunque este dispositivo generalmente se llama aspirador de meconio, también se lo puede usar para cualquier secreción espesa que obstruya la vía aérea.

Una vez que se haya introducido el tubo endotraqueal:

- Coloque un aspirador traqueal, que esté conectado a una fuente de aspiración (aspiración entre 80 y 100 mm Hg), directamente en el conector del tubo endotraqueal. Existen muchos tipos de aspiradores traqueales disponibles en el mercado. Algunos tubos endotraqueales tienen un puerto de aspiración incorporado.
- Ocluya el puerto de control de aspiración del aspirador con el dedo y retire lentamente el tubo durante 3 a 5 segundos a medida que continúa aspirando las secreciones en la tráquea (figura 5.29).
- Esté listo/a para reanudar la ventilación con la mascarilla facial, colocar una mascarilla laríngea, o volver a intubar con un tubo nuevo.

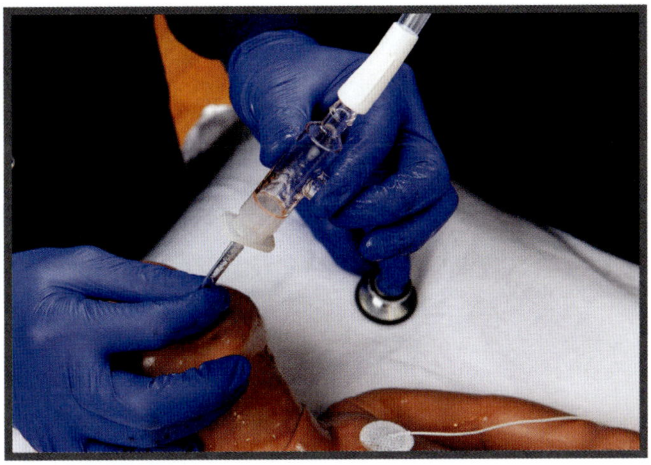

Figura 5.29. Aspiración de las secreciones espesas que obstruyen la ventilación mediante un tubo endotraqueal y un aspirador traqueal.

Si la vía aérea está obstruida con secreciones que impiden lograr una ventilación eficaz, debe repetir el procedimiento de aspiración hasta que se haya despejado la vía aérea lo suficiente como para inflar los pulmones y lograr una ventilación eficaz.

Consideraciones cuando el estado de un recién nacido empeora tras la intubación

Si el estado del recién nacido empeora repentinamente tras la intubación, es posible que el tubo endotraqueal se haya desplazado de manera inadvertida. Es posible que el tubo haya avanzado demasiado dentro la vía aérea o que se haya retraido hacia la faringe y fuera de la tráquea. El tubo podría estar obstruido con sangre, meconio u otras secreciones espesas. El recién nacido puede haber desarrollado un neumotórax a tensión que colapse los pulmones e impida el intercambio gaseoso. En la lección 10 (Consideraciones especiales) se proporciona más información sobre estas complicaciones. Finalmente, el dispositivo que se utiliza para proporcionar ventilación pudo haberse desconectado del tubo endotraqueal o de la fuente de gas comprimido o puede tener una pérdida.

La regla nemotécnica "**DONE**" puede utilizarse para ayudar a recordar estos problemas potenciales (tabla 5-4).

Tabla 5-4. Deterioro súbito después de la intubación (DONE)

D	**D**esplazamiento del tubo endotraqueal
O	**O**bstrucción del tubo endotraqueal
N	**N**eumotórax
E	Fallo del **E**quipo

Adaptado de Kleinman ME, Chameides L, Schexnayder SM, et al. Parte 14: Pediatric advanced life support: 2010 American Heart Association Guidelines for Cardiopulmonary Resuscitation and Emergency Cardiovascular Care. *Circulation.* 2010;122(18 Suppl):S876–S908.

Enfoque centrado en el trabajo de equipo

La inserción de un tubo endotraqueal ofrece diversas oportunidades para que los equipos eficaces utilicen las competencias fundamentales del comportamiento del Neonatal Resuscitation Program® (NRP®).

Comportamiento	Ejemplo
Pedir ayuda cuando sea necesario.	Si hay una intubación imprevista, necesitará 3 o más profesionales de la salud para realizar rápidamente todas las tareas sin demora.
Comunicar eficazmente.	Cuando se prepare para intubar, solicite claramente y con calma los suministros deseados. Confirme la profundidad de la inserción con los miembros de su equipo antes de asegurar el tubo.
Delegar trabajo de manera óptima.	Determine qué miembro(s) del equipo realizarán las tareas importantes como la inserción del tubo endotraqueal, la aplicación de la presión tiroidea y cricoidea, el control de la frecuencia cardiaca del recién nacido, la colocación del detector de CO_2, la auscultación de los ruidos respiratorios, la asistencia para asegurar el tubo y la documentación de los eventos.
Distribuir la atención con inteligencia.	Mantenga la alerta situacional. En todo momento, un miembro del equipo debe estar controlando el estado del recién nacido, la cantidad de intentos de inserción, la duración de los intentos, y alertar a los operadores sobre cualquier cambio importante (por ej., la frecuencia cardiaca, la saturación de oxígeno).
Usar los recursos disponibles.	Si se necesita una vía aérea alternativa, pero los intentos iniciales no tienen éxito, no realice intentos reiterados de intubación. Utilice sus recursos, como por ejemplo otra persona con experiencia en intubación, una mascarilla laríngea o un videolaringoscopio. Permita que todos los miembros del equipo usen sus habilidades únicas durante el proceso de reanimación. Por ejemplo, los fisioterapeutas respiratorios cuentan con habilidades útiles específicas para la intubación. El uso de las destrezas de un fisioterapeuta respiratorio durante la intubación puede permitir que otro profesional enfoque su atención en la preparación del equipo para un acceso vascular y los medicamentos.

Oportunidades para mejorar la calidad

Hágase las siguientes preguntas y abra un debate con su equipo si encuentra alguna diferencia entre las recomendaciones del NRP y lo que sucede actualmente en su entorno hospitalario. Analice la posibilidad de utilizar las evaluaciones de procesos y resultados sugeridas para guiar la recopilación de datos, identificar las áreas que se pueden mejorar y supervisar sus esfuerzos de mejora para determinar si están funcionando.

Preguntas para lograr una mejora de la calidad

1. ¿Quién es el responsable de comprobar y preparar los suministros y equipos de la intubación antes de cada parto?
2. ¿Quiénes son los profesionales con conocimientos de intubación en su entorno de parto?
3. ¿Hay alguien con competencias de intubación accesible de inmediato si es necesario?
4. ¿Con qué frecuencia los profesionales practican sus competencias de intubación?
5. ¿Los asistentes saben cómo medir y asegurar un tubo endotraqueal?

Medidas de procesos y resultados

1. ¿Con qué frecuencia se intuba a los recién nacidos en su entorno de parto?
2. Cuando se necesita una intubación, ¿con qué frecuencia un profesional cualificado está presente al momento del parto?
3. ¿Con qué frecuencia la intubación tiene éxito en el primer intento?
4. ¿Con qué frecuencia ocurren eventos adversos durante la intubación?

Preguntas más frecuentes

¿Por qué se debe insertar un tubo endotraqueal antes de iniciar las compresiones torácicas? ¿Eso no demora el inicio de las compresiones torácicas?

En la mayoría de las situaciones, este programa recomienda introducir un tubo endotraqueal antes de iniciar las compresiones torácicas para garantizar la máxima eficacia de la ventilación tanto antes como después de iniciar las compresiones torácicas. En muchos casos, la frecuencia cardiaca del recién nacido aumentará durante los 30 segundos de ventilación posteriores a la intubación y no se necesitarán las compresiones.

¿El profesional con competencias en intubación puede estar de guardia fuera del contexto hospitalario o en un lugar alejado?

No. Debe haber una persona capacitada para intubar presente en el hospital y disponible para proporcionar asistencia inmediata en caso de ser necesario. Si se prevé la necesidad de intubación, esta persona debe estar presente en el momento del nacimiento. No es suficiente tener a alguien de guardia en su casa o en un área remota del hospital.

¿Se puede usar un videolaringoscopio para una intubación neonatal?

Sí, un videolaringoscopio puede ser un dispositivo útil para formar a operadores noveles, intubar a un recién nacido con una vía aérea difícil y obtener una "segunda mirada" para asegurarse de que el tubo endotraqueal está colocado en la tráquea. Un videolaringoscopio es un laringoscopio que tiene una cámara integrada y muestra una vista amplificada de las estructuras de la vía aérea en una pantalla de vídeo (figura 5.30). Hay varios tipos disponibles, incluidos los dispositivos que tienen un gran monitor de vídeo en un soporte y los dispositivos con un pequeño monitor de vídeo unido al mango del laringoscopio. Cuando se usa un videolaringoscopio, un instructor puede ver el vídeo en la pantalla y ver lo que el alumno está viendo directamente a través del laringoscopio. Esto permite al instructor ofrecer consejos e información y confirmar que el operador haya introducido el tubo en la glotis. Se ha demostrado en estudios que los alumnos y operadores noveles han mejorado sus primeros intentos de intubación cuando un instructor los guía mediante el uso de un videolaringoscopio. Otros estudios han demostrado una menor probabilidad de acontecimientos adversos cuando se utiliza un videolaringoscopio. Algunos videolaringoscopios tienen una función de grabado que se puede utilizar para hacer un debriefing después de que se completa el procedimiento. En el caso de un recién nacido con una vía aérea dificultosa, un videolaringoscopio puede permitir al operador visualizar las estructuras de la vía aérea con mayor facilidad y menor manipulación.

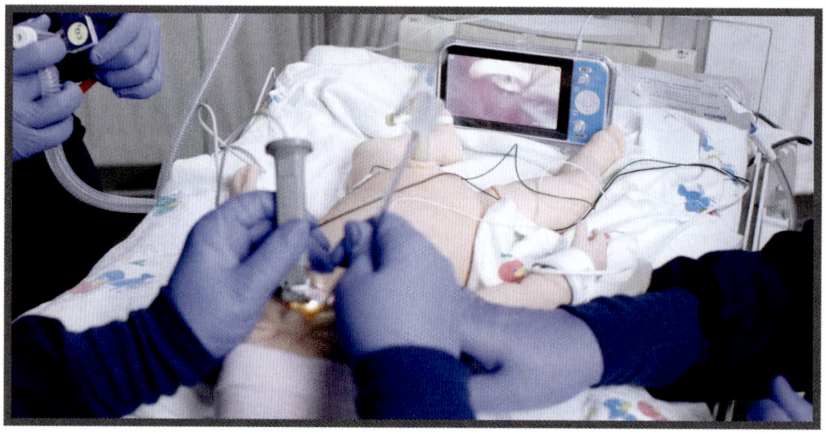

Figura 5.30. Uso de un videolaringoscopio para guiar la intubación.

El uso de un videolaringoscopio requiere de capacitación y práctica, y las hojas más pequeñas en algunos videolaringoscopios son demasiado grandes para los recién nacidos prematuros.

¿Se puede evitar la desaturación de oxígeno durante la intubación administrando oxígeno suplementario a través de una cánula nasal?

Las intubaciones neonatales, tanto urgentes como electivas, se complican con frecuencia por la desaturación de oxígeno. La administración de oxígeno suplementario a través de una cánula nasal de alto flujo antes de la intubación y durante la fase apneica de la intubación previene o retrasa la desaturación de oxígeno en adultos y niños mayores. Las nuevas pruebas sugieren que la administración de oxígeno suplementario a través de una cánula nasal de alto flujo durante la intubación no urgente puede aumentar la probabilidad de éxito de la intubación en el primer intento sin inestabilidad fisiológica y puede disminuir la probabilidad de desaturación de oxígeno, en particular entre los que reciben premedicación. El uso de una cánula nasal de alto flujo requiere equipo adicional y puede no ser factible o eficaz durante las intubaciones urgentes realizadas como parte de la reanimación neonatal. Los estudios en curso que evalúan estas cuestiones pueden servir de base para futuras recomendaciones.

¿Se debe administrar medicación previa de sedación antes de la intubación?

Cuando se realiza una intubación de emergencia como parte de la reanimación, en general no hay suficiente tiempo o acceso vascular como para administrar medicación previa de sedación. Este programa se enfoca en la reanimación de un recién nacido y, por lo tanto, no se incluyen los detalles de la medicación previa. La medicación previa se recomienda para una intubación no de emergencia en la unidad de cuidados intensivos neonatales.

REPASO DE LA LECCIÓN 5

1. Un recién nacido ha estado recibiendo ventilación con mascarilla facial, pero no mejora. A pesar de que se realizaron las primeras 5 medidas correctivas de la ventilación, la frecuencia cardiaca no aumenta y hay poco movimiento torácico. (Se debe)/(No se debe) colocar de inmediato una vía aérea alternativa, como un tubo endotraqueal o una mascarilla laríngea.
2. Para los recién nacidos que pesan menos de 1200 g, se recomienda un tubo endotraqueal de (2,5 mm)/(3,5 mm).
3. Si se utiliza un estilete, la punta (debe)/(no debe) salirse del extremo ni del orificio lateral del tubo endotraqueal.
4. El tamaño preferido de la hoja del laringoscopio para un recién nacido a término es el (n.° 1)/(n.° 0).
5. En la fotografía, ¿qué flecha apunta a la epiglotis?

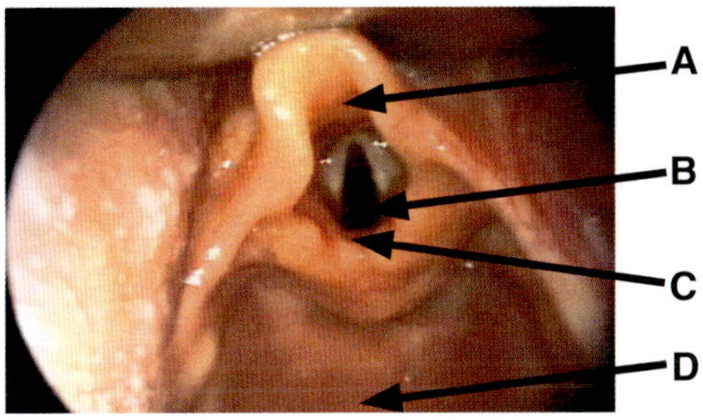

6. Una vez iniciado, debe intentar no tardar más de (30)/(60) segundos en completar el procedimiento de intubación endotraqueal.
7. Si el estado de un recién nacido empeora tras la intubación endotraqueal, enumere 4 posibles causas.

   1. ________, 2. ________, 3. ________, 4. ________
8. ¿Qué imagen muestra la forma correcta de elevar la lengua para exponer la laringe?

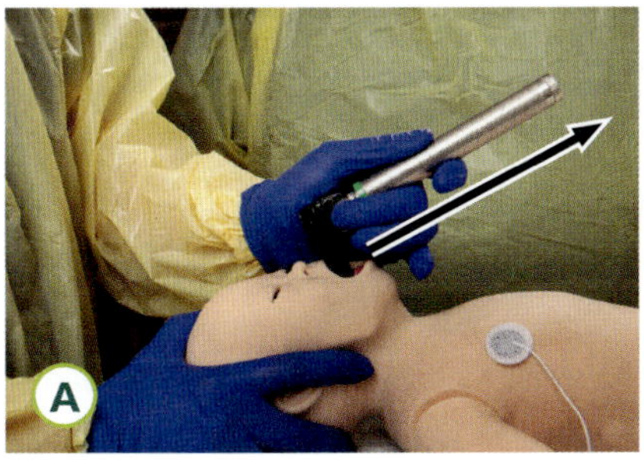

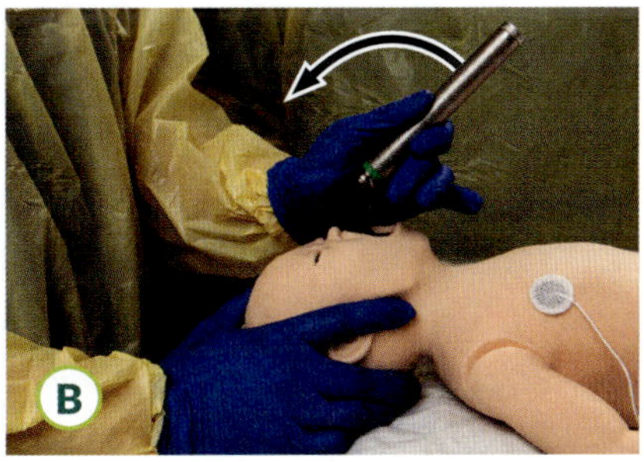

9. Ha insertado un tubo endotraqueal y está ventilando a través de él. El detector de CO_2 no cambia de color y la frecuencia cardiaca del recién nacido disminuye. Es probable que el tubo se encuentre colocado en (el esófago)/(la tráquea).

10. Los 2 indicadores más importantes de que el tubo endotraqueal se ha introducido en la tráquea son la demostración del ___________ exhalado y la observación del rápido aumento de ___________.

11. Ha introducido el laringoscopio e intenta una intubación. Puede ver la imagen de la siguiente ilustración. La acción correcta es (avanzar aún más el laringoscopio)/(retirar el laringoscopio).

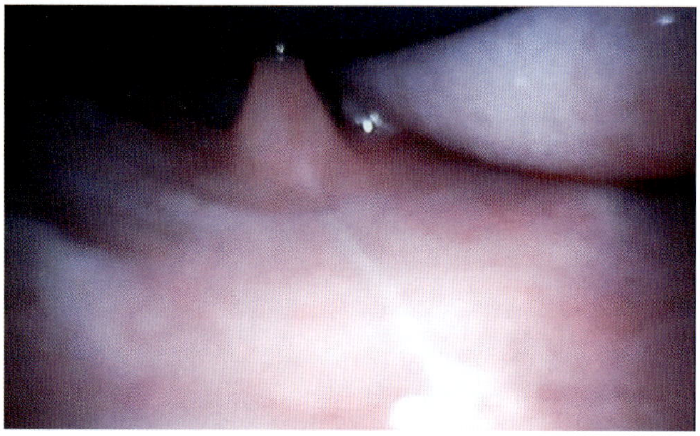

Respuestas

1. Se debe colocar de inmediato una vía aérea alternativa, como un tubo endotraqueal o una mascarilla laríngea.
2. Para los recién nacidos que pesan menos de 1200 g, el tamaño de tubo endotraqueal recomendado es de 2,5 mm. Puede considerarse un tubo de 2,0 mm *(opcional)* para los recién nacidos extremadamente prematuros que pesen menos de 750 g aproximadamente.
3. Si se utiliza un estilete, la punta no debe salirse del extremo ni del orificio lateral del tubo endotraqueal.
4. El tamaño preferido de la hoja recta de laringoscopio Miller para un recién nacido a término es el n.° 1.
5. La flecha A apunta a la epiglotis.
6. Una vez iniciado, debe intentar no tardar más de 30 segundos en completar el procedimiento de intubación endotraqueal.
7. Las posibles causas incluyen (1) el desplazamiento del tubo endotraqueal, (2) la obstrucción del tubo endotraqueal, (3) un neumotórax y (4) el fallo del equipo.
8. La imagen A muestra la forma correcta de elevar la lengua para exponer la laringe.
9. Es probable que el tubo se encuentre colocado en el esófago.

10. Los 2 indicadores más importantes de que el tubo endotraqueal se ha introducido en la tráquea son la demostración del CO_2 exhalado (el detector de CO_2 se pone amarillo) y la observación del rápido aumento de la frecuencia cardiaca.

11. La acción correcta es avanzar aún más el laringoscopio.

Compresiones torácicas

Lección 6

Puntos de aprendizaje

- Cuándo iniciar las compresiones torácicas
- Cómo administrar compresiones torácicas
- Cómo coordinar las compresiones torácicas con la ventilación
- Cuándo detener las compresiones torácicas

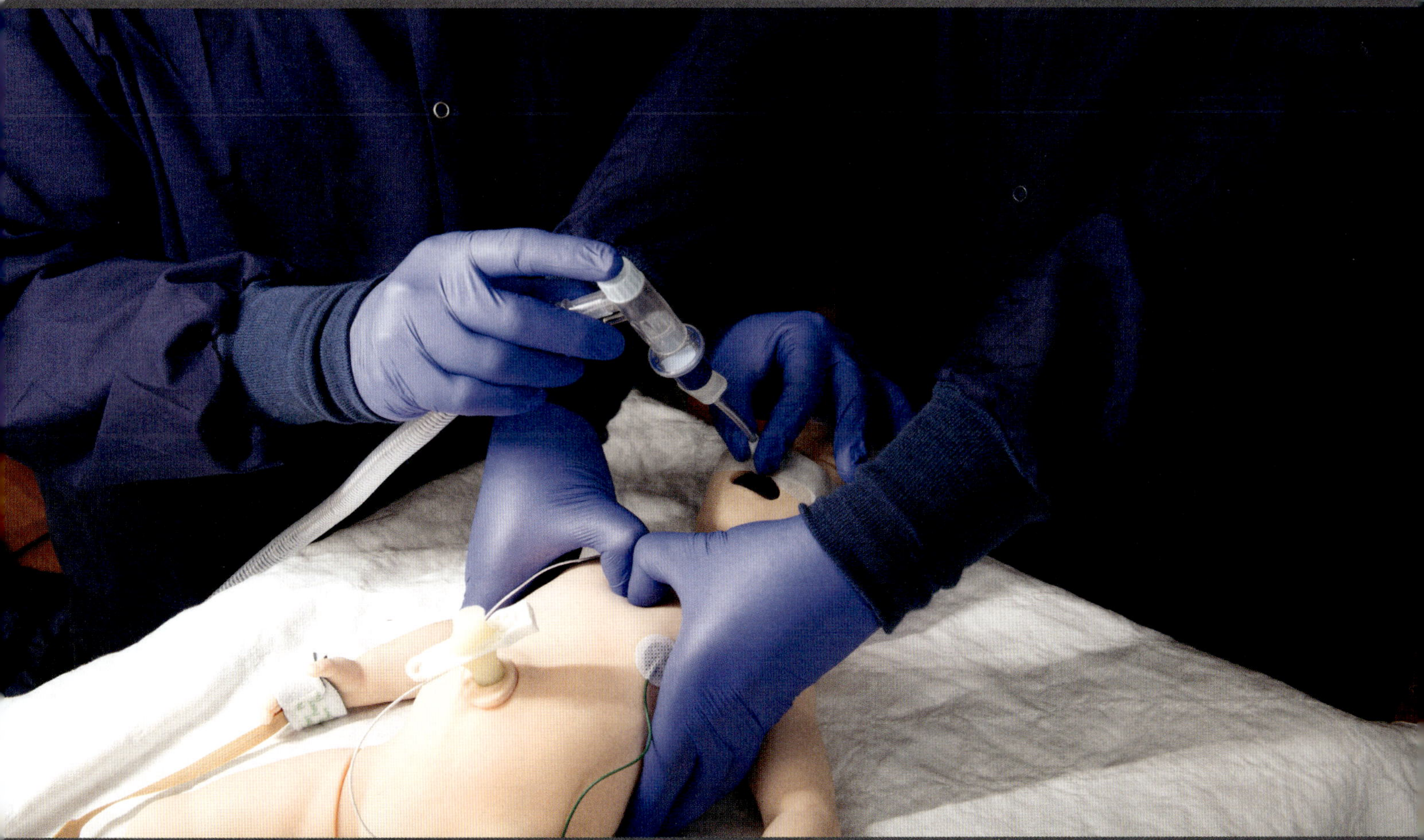

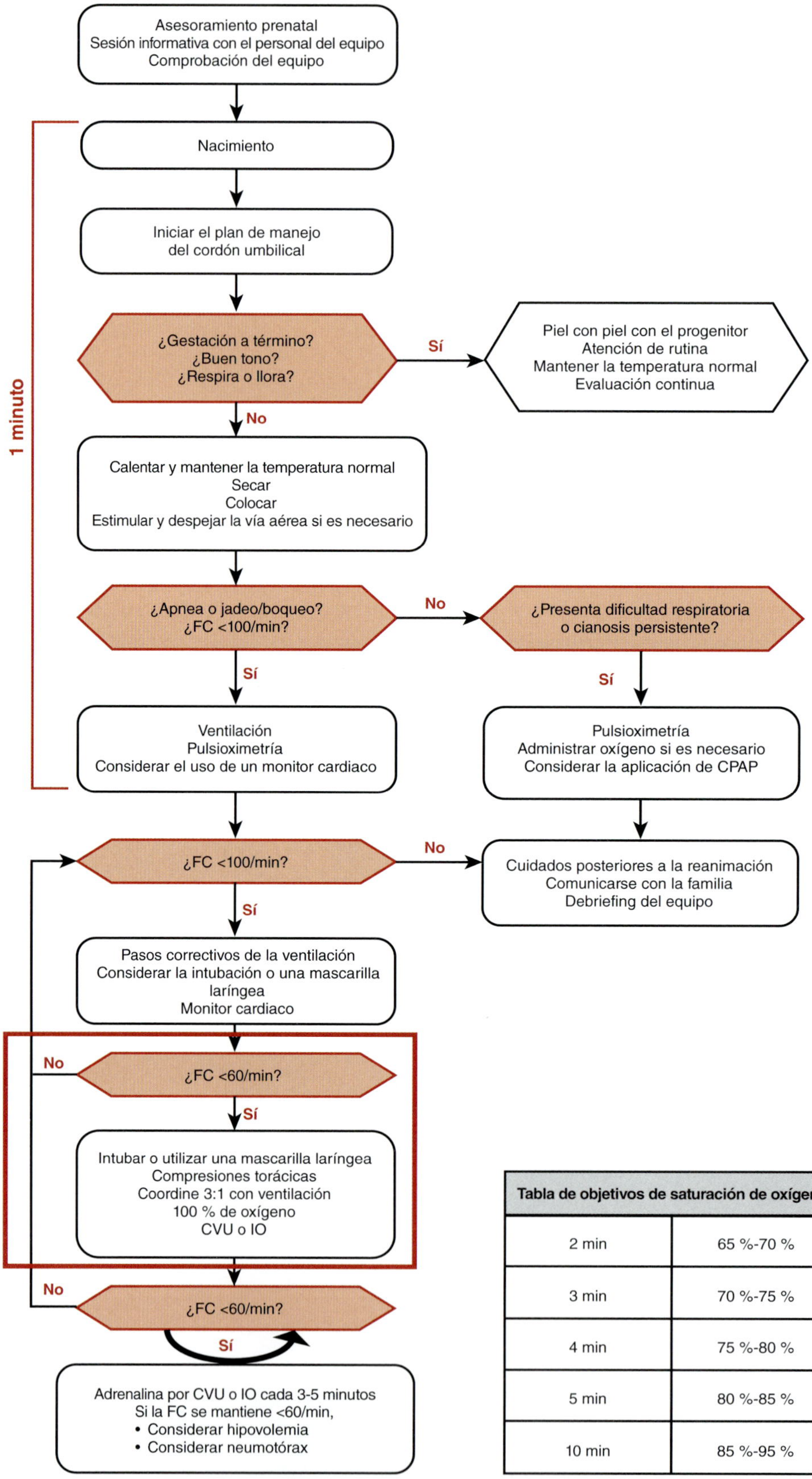

Tabla de objetivos de saturación de oxígeno	
2 min	65 %-70 %
3 min	70 %-75 %
4 min	75 %-80 %
5 min	80 %-85 %
10 min	85 %-95 %

Puntos clave

1. Las compresiones torácicas están indicadas cuando la frecuencia cardiaca se mantiene por debajo de 60 latidos por minuto (lpm) a pesar de al menos 30 segundos de ventilación que infle los pulmones (movimiento torácico).
2. Las compresiones torácicas no están indicadas antes de que haya logrado una ventilación que infle los pulmones efectivamente. Siga enfocándose en lograr una ventilación efectiva.
3. En la mayoría de los casos, la ventilación debe haberse administrado por medio de un tubo endotraqueal bien aplicado.
4. Si la intubación endotraqueal no tiene éxito o no es factible, es razonable administrar ventilación durante las compresiones torácicas con una mascarilla laríngea correctamente aplicada.
5. Si inició las compresiones, pida ayuda de ser necesario, ya que es posible que se requiera personal adicional para preparar el acceso vascular y la administración de adrenalina.
6. Una evaluación inexacta de la frecuencia cardiaca puede provocar compresiones cardiacas innecesarias. Si los factores de riesgo perinatal sugieren la probabilidad de una reanimación compleja, considere la posibilidad de colocar derivaciones de monitorización cardiaca una vez que comienza la ventilación asistida.
7. Una vez asegurada la vía aérea alternativa, desplácese a la cabecera de la cama para administrar compresiones torácicas. Esto proporciona espacio para la inserción segura de un catéter venoso umbilical y tiene ventajas mecánicas que reducen la fatiga de la persona a cargo de las compresiones.
8. Si la frecuencia cardiaca es inferior a 60 lpm, el gasto cardiaco puede ser muy bajo y el pulsioxímetro puede no tener una señal fiable. Cuando se inicia con las compresiones torácicas, ventile utilizando oxígeno al 100 % hasta que la frecuencia cardiaca sea de al menos 60 lpm y la pulsioximetría tenga una señal confiable.
9. Para administrar compresiones torácicas, coloque la punta de los pulgares sobre el esternón, justo debajo de una línea imaginaria que una los pezones del recién nacido. Las puntas de sus pulgares deben colocarse en la línea media, no a cada lado. Rodee el torso con ambas manos. Use los dedos para dar soporte a la espalda. No es necesario que sus dedos se toquen.
10. Ejerza suficiente presión hacia abajo para deprimir el esternón aproximadamente un tercio del diámetro anteroposterior del tórax.

⑪ La frecuencia de compresión es de 90 compresiones por minuto, y la frecuencia de ventilación es de 30 ventilaciones por minuto. Para lograr la frecuencia adecuada, utilice el siguiente ritmo: "**Uno**-y-**dos**-y-**Tres**-y-***Respira***."

⑫ Después de 60 segundos de compresiones torácicas y ventilaciones, detenga brevemente las compresiones y controle la frecuencia cardiaca. El método preferido para evaluar la frecuencia cardiaca durante las compresiones torácicas es el monitor cardiaco. También se puede evaluar la frecuencia cardiaca del recién nacido con un estetoscopio. Si es necesario, detenga las ventilaciones brevemente para auscultar la frecuencia cardiaca.

⑬ Si la frecuencia cardiaca es de al menos 60 lpm, interrumpa las compresiones y reanude la ventilación a 30-60 respiraciones por minuto.

⑭ Cuando se consiga una señal fiable del pulsioxímetro, ajuste la concentración de oxígeno para ajustarse a las guías de saturación de oxígeno.

⑮ Si la frecuencia cardiaca del recién nacido continúa siendo inferior a 60 lpm a pesar de 60 segundos de ventilación efectiva y compresiones torácicas coordinadas de calidad alta, se indica la administración de adrenalina y se necesita realizar un acceso vascular de emergencia.

Caso: Recién nacido prematuro tardío que no responde a una ventilación efectiva

Llaman a su equipo para atender un parto por cesárea de urgencia a las 36 semanas de gestación debido a un sufrimiento fetal. El líquido amniótico es transparente. Usted realiza una sesión informativa previa a la reanimación, asigna funciones y responsabilidades y prepara sus suministros y equipos. Después del parto, el obstetra seca y estimula al recién nacido para que respire, pero este permanece flácido y apneico. Se ordeña el cordón umbilical intacto hacia el recién nacido, se pinza y corta el cordón y se traslada al recién nacido a un calentador radiante. Usted coloca la cabeza y el cuello del recién nacido y le proporciona una breve estimulación adicional, pero el recién nacido permanece apneico. Comienza la ventilación con presión positiva con oxígeno al 21 % mientras otros miembros del equipo evalúan la frecuencia cardiaca del recién nacido con un estetoscopio, colocan un sensor de pulsioximetría en la mano derecha y documentan los eventos a medida que ocurren. El pulsioxímetro no tiene señal confiable y se colocan derivaciones del monitor cardiaco en el tórax del recién nacido. La frecuencia cardiaca es de 40 latidos por minuto (lpm) y no mejora; y el tórax del recién nacido no se mueve con la ventilación. Usted comienza a realizar las medidas correctivas de la ventilación, que incluyen el aumento de la presión de inflado, pero sigue sin observar movimiento torácico y la frecuencia cardiaca del recién nacido no aumenta.

Un miembro del equipo inserta y asegura el tubo endotraqueal y se reanuda la ventilación. El detector de dióxido de carbono (CO_2) no cambia de color.

No obstante, hay buen movimiento torácico con la ventilación a través del tubo, y los ruidos respiratorios son iguales en las axilas. Se continúa la ventilación a través del tubo endotraqueal por 30 segundos, pero la frecuencia cardiaca continúa en 40 lpm. Su equipo aumenta la concentración de oxígeno (FIO_2) Fraccion inspirada de O_2 a 100 %, inicia las compresiones torácicas coordinadas con ventilación y pide ayuda adicional. Durante las compresiones y la ventilación coordinada, el detector de CO_2 empieza a cambiar de color a amarillo. Tras 60 segundos de compresiones y ventilación coordinada, pausa las compresiones para comprobar la frecuencia cardiaca del recién nacido y si está por encima de 60 lpm. Usted detiene las compresiones y continúa con la ventilación a medida que la frecuencia cardiaca sigue aumentando. Los miembros del equipo reevalúan con frecuencia la condición del recién nacido y comparten sus evaluaciones. La pulsioximetría muestra señal confiable y se ajusta la FIO_2 para cumplir con el objetivo de saturación de oxígeno. A medida que el tono del recién nacido mejora, observa esfuerzo respiratorio intermitente espontáneo y la frecuencia cardiaca del recién nacido aumenta a 160 lpm. Un miembro del equipo pone al día a ambos progenitores y les explica el plan de tratamiento. El recién nacido es trasladado a la sala de cuidados especiales para recibir cuidados posteriores a la reanimación. Poco tiempo después, los miembros del equipo realizan un debriefing para hablar de la preparación, el trabajo en equipo y la comunicación.

Las compresiones torácicas mejoran el flujo sanguíneo de las arterias coronarias

Es probable que los recién nacidos que no responden a la ventilación que infla sus pulmones tengan niveles muy bajos de oxígeno en sangre, una acidosis significativa y un flujo sanguíneo insuficiente en sus arterias coronarias. Como resultado, la función del músculo cardiaco se debilita gravemente. Mejorar el flujo sanguíneo de la arteria coronaria es crucial para restaurar la función cardiaca.

El corazón se encuentra en el tórax, entre el tercio inferior del esternón y la columna vertebral. La depresión rítmica del esternón comprime el corazón contra la columna vertebral, empuja la sangre y aumenta la presión arterial en la aorta. Cuando se libera la presión del esternón, el corazón se vuelve a llenar de sangre y la sangre fluye en las arterias coronarias. Al comprimir el tórax y ventilar los pulmones, ayuda a restaurar el flujo de sangre oxigenada al músculo cardiaco.

Indicaciones para las compresiones torácicas

- Se indican compresiones torácicas si la **frecuencia cardiaca del recién nacido continúa siendo inferior a 60 lpm después de al menos 30 segundos de ventilación que insufla los pulmones**, según muestra el movimiento torácico con ventilación.
- Las compresiones torácicas **no están indicadas** antes de que haya logrado una ventilación que infle los pulmones efectivamente. Siga enfocándose en lograr una ventilación efectiva.
  - En la mayoría de los casos, la ventilación debe haberse administrado por medio de un tubo endotraqueal bien aplicado.

- Si la intubación endotraqueal no tiene éxito o no es factible, es razonable administrar ventilación durante las compresiones torácicas con una mascarilla laríngea correctamente insertada.

Si inició las compresiones, pida ayuda de ser necesario, ya que es posible que se requiera personal adicional para preparar el acceso vascular y la administración de adrenalina.

La ventilación de los pulmones del recién nacido es el paso más importante y efectivo en la reanimación neonatal. Si los pulmones recibieron ventilación adecuada, es poco común que un recién nacido requiera compresiones torácicas. Se espera que solo aproximadamente 1 o 3 de cada 1000 recién nacidos requieran compresiones torácicas. Para mejorar la eficacia y eficiencia de la ventilación, este programa recomienda ventilar a través de una vía aérea alternativa correctamente insertada durante 30 segundos antes de iniciar las compresiones torácicas. En la mayoría de los casos, no debe comenzar las compresiones torácicas a menos que haya logrado el movimiento del tórax con sus intentos de ventilación. Si el tórax no se está moviendo, es muy probable que no esté brindando ventilación efectiva. Centre su atención en las medidas correctivas de la ventilación, incluyendo la inserción de una vía aérea alternativa y asegurándose de que la vía aérea no está obstruida.

A veces el recién nacido recibe compresiones torácicas innecesarias porque la frecuencia cardiaca no fue evaluada con precisión. Si los factores de riesgo perinatal sugieren la probabilidad de una reanimación compleja, considere la posibilidad de colocar derivaciones de monitorización cardiaca una vez que comienza la ventilación asistida. Se puede utilizar el monitor cardiaco para evaluar la frecuencia cardiaca y respaldar la toma de decisiones críticas, como iniciar las compresiones torácicas y administrar medicamentos.

Administrar compresiones desde la cabecera de la cama

Cuando se inician las compresiones torácicas, puede estar parado al lado del calentador. Uno de los miembros del equipo, parado al lado de la cabecera de la cama, brindará ventilaciones coordinadas a través de un tubo endotraqueal.

Si se requieren compresiones torácicas, hay probabilidades altas de que también necesite insertar un catéter venoso umbilical de emergencia para tener acceso intravascular. Es difícil insertar un catéter venoso umbilical si la persona que administra las compresiones está de pi el lado del calentador con los brazos rodeando el tórax del recién nacido. **Una vez realizada la intubación y asegurado el tubo, la persona que se ocupa de las compresiones debe moverse hacia la cabecera de la cama, mientras que la persona que maneja el dispositivo de ventilación debe trasladarse a un costado (figura 6.1).** Además de proporcionar espacio para la inserción del catéter venoso umbilical, esta posición tiene ventajas mecánicas que causan menos fatiga para la persona que se ocupa de las compresiones.

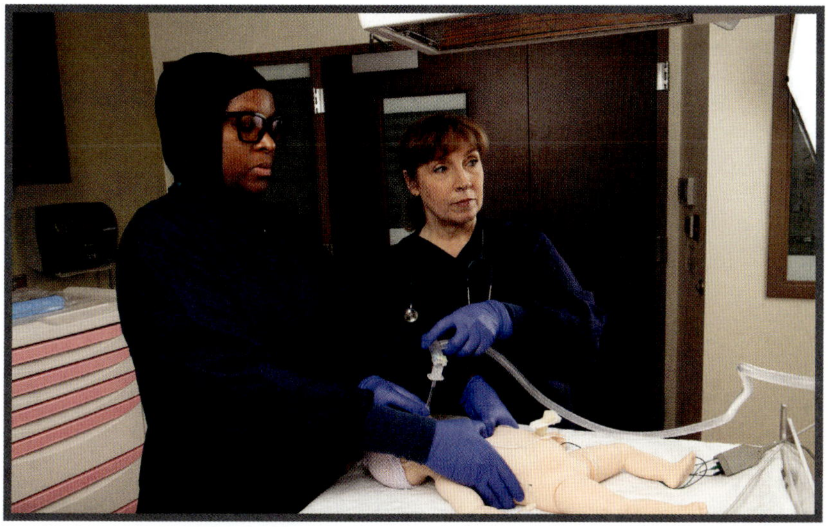

Figura 6.1. Persona a cargo de las compresiones, parada junto a la cabecera de la cama.

Lugar de compresión

Durante las compresiones torácicas, aplique presión en el tercio inferior del esternón figura 6.2). Coloque los pulgares en el esternón, uno al lado del otro o uno encima del otro, **justo por debajo de la línea imaginaria que conecta los pezones del recién nacido** (figura 6.3). Los pulgares deben estar flexionados en la primera articulación. Las puntas de sus pulgares deben colocarse en la línea media, no a cada lado. No coloque los pulgares sobre las costillas o la xifoides. La xifoides es la protuberancia pequeña y puntiaguda que se encuentra en la parte inferior del esternón, donde las costillas se encuentran en la línea media.

Aprendizaje mejorado

https://bcove.video/4ngeNWF

QR 6.1 Escanee el código para ver un vídeo de 2:30 minutos sobre cómo administrar compresiones torácicas.

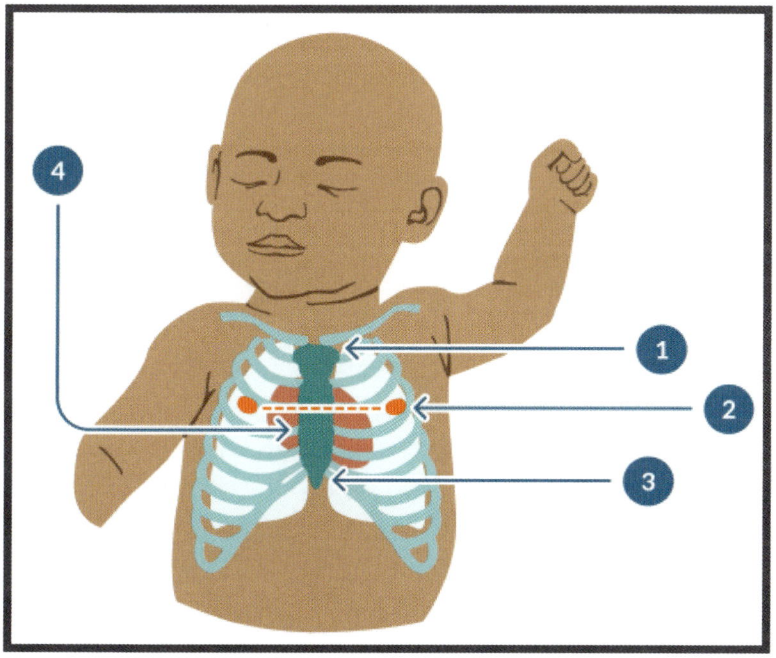

Figura 6.2. Marcas de las compresiones torácicas. 1. Esternón, 2. Línea de los pezones, 3. Xifoides, 4. Área de compresión.

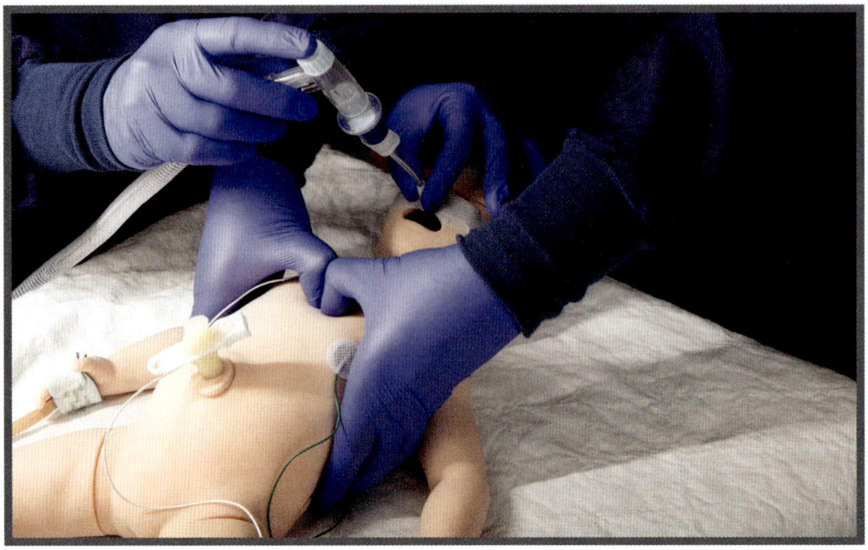

Figura 6.3. Compresiones torácicas con 2 pulgares desde la cabecera de la cama Los pulgares se colocan en el tercio inferior del esternón, en la línea media, con las manos rodeando el tórax. Los pulgares no se colocan en las costillas ni en el xifoides.

Rodee el tórax del recién nacido con las manos. Coloque los dedos debajo de la espalda del recién nacido para darle apoyo. No es necesario que sus dedos se toquen.

Profundidad de compresión

Utilizando los pulgares, presione el esternón hacia abajo para comprimir el corazón entre el esternón y la columna vertebral. No apriete el tórax con las manos. **Con los pulgares ubicados correctamente, utilice suficiente presión para deprimir el esternón aproximadamente un tercio del diámetro anteroposterior del tórax** (figura 6.4), **y libere la presión para permitir que el corazón se vuelva a llenar.**

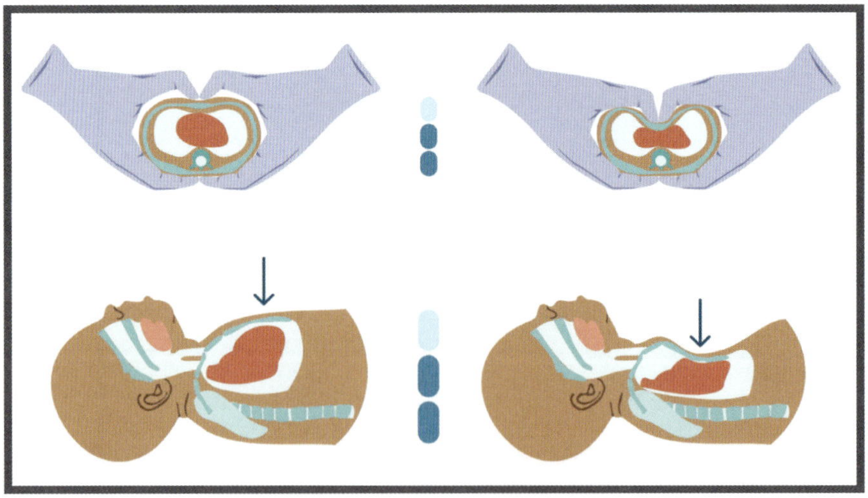

Figura 6.4. La profundidad de compresión es de aproximadamente un tercio del diámetro anteroposterior del tórax.

Una compresión consiste en presionar hacia abajo y liberar la presión. La distancia comprimida real depende del tamaño del recién nacido.

Los pulgares deben permanecer en contacto con el tórax durante la compresión y la liberación. Levante los pulgares lo suficiente durante cada fase de liberación para que el tórax se expanda totalmente, pero sin quitar por completo los pulgares del tórax entre una compresión y otra. Si los pulgares se levantan completamente del tórax durante la fase de liberación, pueden colocarse accidentalmente en una posición incorrecta durante la siguiente fase de compresiones.

Frecuencia de compresión

La frecuencia de compresión es de 90 compresiones por minuto, y la frecuencia de ventilación es de 30 ventilaciones por minuto. Para mantener esta frecuencia, se deben administrar 3 compresiones rápidas y 1 ventilación durante cada ciclo de 2 segundos.

Coordinar compresiones torácicas y ventilación

Durante la reanimación cardiopulmonar neonatal, las compresiones torácicas siempre se realizan con ventilación coordinada. **Administre 3 compresiones rápidas, seguidas de 1 ventilación.**

Compresiones y ventilaciones coordinadas
3 compresiones + 1 ventilación cada 2 segundos

Para facilitar la coordinación, la persona que administra las compresiones debe contar el ritmo en voz alta. Hable lo suficientemente alto para que la persona que ventila pueda seguir el ritmo, pero no tanto como para impedir que el resto del equipo pueda escucharse al proporcionar información. El objetivo es administrar 90 compresiones por minuto y 30 ventilaciones por minuto (90 + 30 = 120 eventos por minuto). El ritmo es rápido. Para lograr una buena coordinación se necesita práctica.

Cuente en voz alta para aprender el ritmo: "**Uno**-y-**dos**-y-**tres**-y-***ventilar***; **Uno**-y-**dos**-y-**tres**-y-***ventilar***; **Uno**-y-**dos**-y-**tres**-y-***ventilar***."

- Comprima el tórax cada vez que cuente ("**uno, dos, tres**").
- Libere la presión del tórax entre un número y otro ("-y-").
- Pause las compresiones y administre una ventilación con presión positiva cuando la persona que realiza las compresiones diga "***ventilar***."

La inhalación se produce en la parte del ritmo en la que se dice "ventilar", y la exhalación se produce mientras se presiona hacia abajo en la siguiente compresión.

Concentración de oxígeno durante las compresiones torácicas

Al iniciar las compresiones torácicas, aumente la F_IO_2 al 100 %. Una vez que la frecuencia cardiaca supere los 60 lpm y se obtenga una señal confiable en el pulsioxímetro, ajuste la F_IO_2 para cumplir con las pautas establecidas en relación con el objetivo de saturación de oxígeno.

La F_IO_2 ideal durante las compresiones torácicas sigue siendo objeto de investigación; esta recomendación se basa en la opinión de los expertos. El oxígeno es esencial para el funcionamiento de los órganos. Durante las compresiones torácicas, es posible que disminuya el flujo de sangre a los órganos vitales, y el uso de una concentración mayor de F_IO_2 podría mejorar la absorción y el suministro de oxígeno. Además, si la circulación es muy deficiente, es probable que el pulsioxímetro no arroje una señal confiable y que esto impida alcanzar el objetivo de saturación de oxígeno. No obstante, una vez recuperada la función cardiaca, si se sigue utilizando oxígeno al 100 %, es posible que aumente el riesgo de daño tisular por la exposición a un excesivo nivel de oxígeno.

Evaluar la respuesta del recién nacido a las compresiones torácicas

Espere 60 segundos después de empezar las compresiones torácicas y ventilación coordinadas antes de pausar brevemente las compresiones para reevaluar la frecuencia cardiaca. Si es necesario, detenga brevemente la ventilación.

El método preferido para evaluar la frecuencia cardiaca durante las compresiones torácicas es el monitor cardiaco. Puede evaluar la frecuencia cardiaca del recién nacido con un estetoscopio o pulsioximetría.

Cada uno de estos métodos tiene limitaciones.

- Durante la reanimación, puede ser difícil auscultar, y esto prolonga la interrupción de las compresiones y podría generar resultados poco precisos.
- Si la perfusión del recién nacido es muy deficiente, es posible que la pulsioximetría no detecte el pulso del recién nacido de manera confiable.
- El monitor cardiaco muestra la actividad eléctrica del corazón y puede acortar las interrupciones durante las compresiones, pero puede haber actividad eléctrica presente sin que el corazón bombee sangre. Esta situación inusual se denomina *actividad eléctrica sin pulso* (AESP), y se sospecha cuando el monitor cardiaco muestra actividad eléctrica pero el estado del recién nacido sigue deteriorándose sin pulsaciones palpables, sonidos cardiacos audibles o una señal en la pulsioximetría. En el recién nacido, la AESP se trata de la misma forma que la actividad eléctrica ausente (frecuencia cardiaca = 0 o asistolia).

Los estudios han demostrado que el aumento de la frecuencia cardiaca puede tardar un minuto o más después de iniciadas las compresiones torácicas. Cuando se detienen las compresiones, disminuye la perfusión coronaria y requiere más tiempo para recuperarse una vez que se reanudan las compresiones. **Por lo tanto, es importante evitar las interrupciones innecesarias y demoras en reanudar las compresiones torácicas ya que cada vez que detiene las compresiones, puede retrasar la recuperación del corazón.**

Después de administrar compresiones torácicas durante 2 a 5 minutos, la persona encargada de las compresiones puede experimentar fatiga y la calidad de las compresiones torácicas puede deteriorarse. Si persona encargada de las compresiones experimenta fatiga, la calidad de las compresiones se deteriora o las compresiones se prolongan durante más de 5 minutos, considere la posibilidad de cambiar de función para permitir que persona encargada de las compresiones se recupere y garantizar la administración de compresiones torácicas eficaces.

Detener las compresiones torácicas

Detenga las compresiones torácicas cuando la frecuencia cardiaca sea de 60 lpm o superior.

Una vez detenidas las compresiones, vuelva a ventilar de 30 a 60 respiraciones por minuto. Cuando se logre una señal confiable de pulsioximetría, ajuste la $F_{I}O_2$ para cumplir con las pautas para el objetivo de saturación de oxígeno.

Resumen de la compresión torácica

En la tabla 6-1 se resume el método recomendado para administrar compresiones torácicas durante la reanimación neonatal.

Tabla 6-1. Compresiones torácicas neonatales

Posición de la persona que realiza las compresiones	Cabecera de la cama
Posición del pulgar en el esternón	Dos pulgares colocados en la línea media justo debajo de los pezones. Evite las costillas y el xifoides.
Profundidad	Un tercio del diámetro anteroposterior del tórax
Frecuencia	90 compresiones por minuto coordinadas con 30 respiraciones por minuto
Ritmo	**Uno**-y-**dos**-y-**Tres**-y-***Respira***
Concentración de oxígeno ($F_{I}O_2$)	100 % hasta que la frecuencia cardiaca sea ≥60 lpm y haya una señal confiable en el pulsioxímetro
Verificación de respuesta	60 segundos después de iniciar las compresiones y ventilaciones coordinadas
Detener compresiones	Frecuencia cardiaca ≥ 60 lpm

¿Qué hacer si la frecuencia cardiaca *no* mejora después de 60 segundos de compresiones?

Mientras sigue administrando compresiones torácicas y ventilación coordinadas, su equipo necesita evaluar con rapidez la calidad de sus ventilaciones y compresiones. En la mayoría de las circunstancias, se debería haber realizado una intubación endotraqueal o la inserción de una mascarilla laríngea. Si no se hizo, ahora se debe realizar uno de esos procedimientos.

Rápidamente haga cada una de las 5 preguntas de la tabla 6-2 en voz alta y confirme su evaluación como equipo.

Tabla 6-2. Preguntas que se deben realizar cuando la frecuencia cardiaca no mejora con compresiones y ventilación:

1. ¿La vía aérea está asegurada con un tubo endotraqueal correctamente insertado o una mascarilla laríngea?
2. ¿Hay movimiento torácico con cada ventilación?
3. ¿Se está administrando oxígeno al 100 % a través del dispositivo de ventilación?
4. ¿Se coordinan 3 compresiones con 1 ventilación cada 2 segundos?
5. ¿La profundidad de las compresiones es de aproximadamente un tercio del diámetro anteroposterior del tórax?

Si la frecuencia cardiaca del recién nacido continúa siendo inferior a 60 lpm a pesar de 60 segundos de ventilación efectiva y compresiones torácicas coordinadas de calidad alta, se indica la administración de adrenalina y se necesita realizar un acceso vascular de emergencia.

Enfoque centrado en el trabajo de equipo

La administración de compresiones torácicas ofrece diversas oportunidades para que los equipos eficaces utilicen las competencias fundamentales del comportamiento del Neonatal Resuscitation Program® (NRP®).

Comportamiento	Ejemplo
Prever y planificar.	Asegúrese de que haya suficientes miembros del personal presentes en el parto en función de los factores de riesgo identificados. Si hay evidencia de sufrimiento fetal grave, esté preparado para realizar una reanimación compleja, con compresiones torácicas. Si se requieren compresiones torácicas, hay muchas probabilidades de que también se necesite acceso vascular y adrenalina. Prevea esta posibilidad durante la sesión informativa con el personal del equipo. Si se inician las compresiones, un miembro del equipo debe preparar inmediatamente el equipo necesario para obtener acceso vascular de emergencia (catéter venoso umbilical o aguja intraósea) y administrar adrenalina.
Pedir ayuda cuando sea necesario. Delegar trabajo de manera óptima.	Si se requieren compresiones torácicas, probablemente se necesiten 4 o más proveedores de la salud. Para realizar todas las tareas rápidamente (ventilación, auscultación, colocación del sensor del pulsioxímetro, intubación de la vía aérea, administración de compresiones, control de la calidad de las compresiones y ventilaciones, control de la respuesta del recién nacido, preparación para obtener acceso vascular de emergencia, preparación de adrenalina, documentación de los eventos a medida que ocurren y apoyo a la familia del recién nacido), se debe contar con un equipo de varios miembros.
Identificar claramente al líder del equipo. Distribuir la atención con inteligencia.	El líder del equipo debe mantener la alerta situacional, prestando atención a la escena general sin distraerse con una de las actividades o procedimientos. Por lo tanto, podría necesitarse que otra persona tome el rol de líder del equipo si este debe realizar un procedimiento que ocupa toda su atención. Es importante que alguien controle la calidad de la ventilación y las compresiones mientras se vigila la frecuencia cardiaca del recién nacido.
Usar los recursos disponibles.	Si la persona que realiza las compresiones se cansa, se debe designar a otro miembro del equipo para que se ocupe de esa tarea. Un fisioterapeuta respiratorio puede administrar ventilación mientras un miembro del personal de enfermería o médico se prepara para obtener acceso vascular de emergencia y administrar medicamentos.

Continuación

Comportamiento	Ejemplo
Comunicar eficazmente. Mantener un comportamiento profesional.	Durante las compresiones, las personas encargadas de realizar las compresiones y las ventilaciones deben coordinar su actividad y mantener una técnica correcta. Estas personas no pueden realizar otros roles ni conversar con nadie mientras se realizan las compresiones. Si es necesario realizar correcciones, dígalo de forma clara, tranquila y concreta. Hable con claridad, de manera directa y en voz alta para que los miembros del equipo lo escuchen, pero procure no tener conversaciones superfluas ni utilizar un volumen innecesariamente alto para evitar distracciones. Comparta la información con la persona que documenta los eventos para que pueda hacer un registro preciso.

Oportunidades para mejorar la calidad

Hágase las siguientes preguntas y abra un debate con su equipo si encuentra alguna diferencia entre las recomendaciones del NRP y lo que sucede actualmente en su entorno hospitalario. Analice la posibilidad de utilizar las evaluaciones de procesos y resultados sugeridas para guiar la recopilación de datos, identificar las áreas que se pueden mejorar y supervisar sus esfuerzos de mejora para determinar si están funcionando.

Preguntas para lograr una mejora de la calidad

1. ¿Quiénes son los proveedores con habilidades de compresión torácica en su entorno de parto?
2. ¿Hay disponible una persona con competencias para administrar compresiones torácicas si se la necesita?
3. ¿Con qué frecuencia los profesionales practican sus competencias de administración de compresiones torácicas y ventilación coordinadas?
4. ¿Hay un monitor cardiaco que se pueda utilizar en el entorno de parto cuando un recién nacido requiere intubación y compresiones torácicas?

Medidas de procesos y resultados

1. ¿Con qué frecuencia los recién nacidos reciben compresiones torácicas en su entorno de parto?
2. Cuando se requieren compresiones, ¿con qué frecuencia hay un proveedor capacitado presente en el momento del nacimiento?
3. ¿Con qué frecuencia se aplica un tubo endotraqueal o una mascarilla laríngea antes de iniciar las compresiones torácicas?
4. ¿Con qué frecuencia se aumenta la F_{IO_2} a 100 % cuando se inician las compresiones?

Preguntas más frecuentes

¿Cuáles son las complicaciones potenciales de las compresiones torácicas?

Las compresiones torácicas pueden causar traumatismos al recién nacido. Hay dos órganos vitales dentro de la caja torácica: el corazón y los pulmones. Cuando administra compresiones torácicas, debe aplicar presión suficiente para comprimir el corazón entre el esternón y la columna vertebral sin dañar los órganos subyacentes. El hígado se encuentra en la cavidad abdominal, parcialmente debajo de las costillas. La presión aplicada directamente sobre la xifoides podría causar laceraciones en el hígado.

Las compresiones torácicas deben administrarse con la fuerza dirigida directamente hacia abajo en la línea media sobre el tercio inferior del esternón. No se distraiga y permita que los pulgares empujen en las costillas conectadas con el esternón. Si sigue el procedimiento descrito en esta lección, puede minimizar el riesgo de lesiones.

¿Por qué el algoritmo del Neonatal Resuscitation Program sigue el A-B-C (vía Aérea-Buena respiración-Compresiones) cuando otros programas siguen el C-A-B (Compresiones-vía Aérea-Buena respiración)?

El NRP se enfoca en establecer ventilación efectiva en lugar de empezar compresiones torácicas porque la gran mayoría de los recién nacidos que requieren reanimación tienen un corazón sano. El problema subyacente es la insuficiencia respiratoria con un intercambio de gases deteriorado. Por lo tanto, la ventilación de los pulmones del recién nacido es el paso más importante y efectivo durante la reanimación neonatal. Muy pocos recién nacidos requieren compresiones torácicas una vez establecida la ventilación efectiva. Otros programas se centran en las compresiones torácicas porque es más probable que los adultos tengan un problema cardiaco primario que provoque un colapso cardiorrespiratorio, y enseñar un único enfoque para niños mayores y adultos simplifica el proceso educativo.

¿Por qué el Neonatal Resuscitation Program usa la relación compresión-ventilación de 3:1 en lugar de la relación 15:2 utilizada en otros programas?

Los estudios neonatales en animales han demostrado que la relación 3:1 reduce el tiempo de retorno de la circulación espontánea. Las relaciones alternativas, al igual que las ventilaciones asincrónicas (no coordinadas) después de la intubación, se utilizan comúnmente fuera del periodo de recién nacido, pero no demostraron mejorar la recuperación en recién nacidos. Actualmente se están estudiando técnicas y relaciones de compresión torácica adicionales, pero no hay evidencia suficiente para recomendarlas en este momento.

En el caso presentado al inicio de la lección, el detector de CO_2 no cambió de color a pesar de que se insertó correctamente el tubo endotraqueal. ¿Por qué?

Si el recién nacido tiene una frecuencia cardiaca muy baja o función cardiaca muy deficiente, es posible que no se transporte suficiente CO_2 a los pulmones para cambiar el color del detector. En este caso, necesitará utilizar otros indicadores (movimiento torácico y ruidos respiratorios) para determinar si el tubo endotraqueal fue insertado correctamente. Si el detector de CO_2 comienza a cambiar de color durante las compresiones, puede ser una indicación de la mejora en la función cardiaca.

REPASO DE LA LECCIÓN 6

1. Un recién nacido está apneico al nacer. El estado del recién nacido no mejora con los pasos iniciales y se inicia la ventilación. Después de 30 segundos, la frecuencia cardiaca aumenta de 40 latidos por minuto (lpm) a 80 lpm. Las compresiones torácicas (deberían)/(no deberían) iniciarse. La ventilación (debe)/(no debe) continuar.

2. Un recién nacido está apneico al nacer. El estado del recién nacido no mejora con los pasos iniciales y se inicia la ventilación. Se inserta adecuadamente un tubo endotraqueal, el tórax se mueve con la ventilación, hay ruidos respiratorios bilaterales presentes y se continúa la ventilación por otros 30 segundos. La frecuencia cardiaca se mantiene en 40 lpm. Las compresiones torácicas (deben)/(no deben) iniciarse. La ventilación (debe)/(no debe) continuar.

3. ¿En qué zona de este recién nacido aplicaría compresiones torácicas?

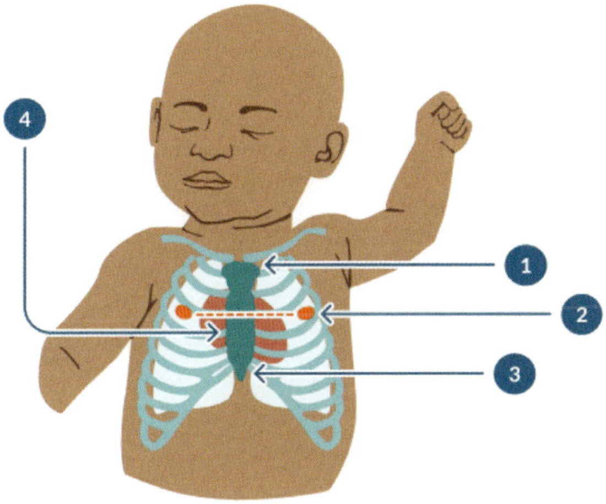

4. La profundidad correcta de las compresiones torácicas es aproximadamente

   a. Un cuarto del diámetro anteroposterior del tórax.

   b. Un tercio del diámetro anteroposterior del tórax.

   c. La mitad del diámetro anteroposterior del tórax.

   d. Cinco centímetros

5. La relación de compresiones torácicas a ventilaciones es (3 compresiones a 1 ventilación)/(1 compresión a 3 ventilaciones).

6. ¿Qué frase se utiliza para lograr el ritmo correcto para coordinar las compresiones torácicas y la ventilación? ______________________.

7. Debe interrumpir brevemente las compresiones para comprobar la respuesta de la frecuencia cardiaca del recién nacido después de (30 segundos)/(60 segundos) de compresiones torácicas con ventilaciones coordinadas.

8. El umbral para interrumpir las compresiones torácicas es cuando la frecuencia cardiaca es de al menos (100 lpm)/(60 lpm).

Respuestas

1. Las compresiones torácicas no deberían iniciarse. La ventilación debe continuar.

2. Las compresiones torácicas deberían iniciarse. La ventilación debe continuar.

3. Área de compresión (4), en la línea media justo debajo de los pezones.

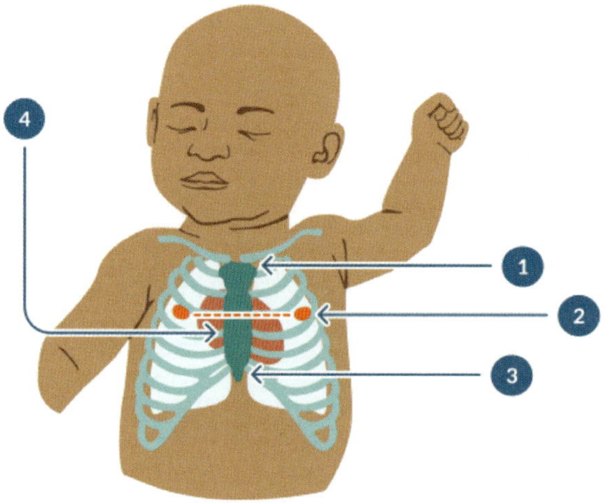

4. La profundidad correcta para las compresiones torácicas es de aproximadamente un tercio del diámetro anteroposterior del tórax.

5. La relación entre las compresiones torácicas y las ventilaciones es de 3 compresiones por 1 ventilación.

6. "**Uno**-y-**dos**-y-**Tres**-y-***Respira***. ..."

7. Debe interrumpir brevemente las compresiones para comprobar la respuesta de la frecuencia cardiaca del recién nacido después de 60 segundos de compresiones torácicas con ventilaciones coordinadas.

8. El umbral para interrumpir las compresiones torácicas es cuando la frecuencia cardiaca es de al menos 60 lpm.

Lección 7

Medicación

Puntos de aprendizaje

- Cuándo administrar adrenalina durante la reanimación
- Cómo administrar adrenalina
- Cuándo administrar un expansor de volumen durante la reanimación
- Cómo administrar un expansor de volumen
- Qué hacer si el recién nacido no mejora tras la aplicación de adrenalina intravenosa y del expansor de volumen
- Cómo insertar un catéter venoso umbilical de emergencia
- Cómo insertar una aguja intraósea

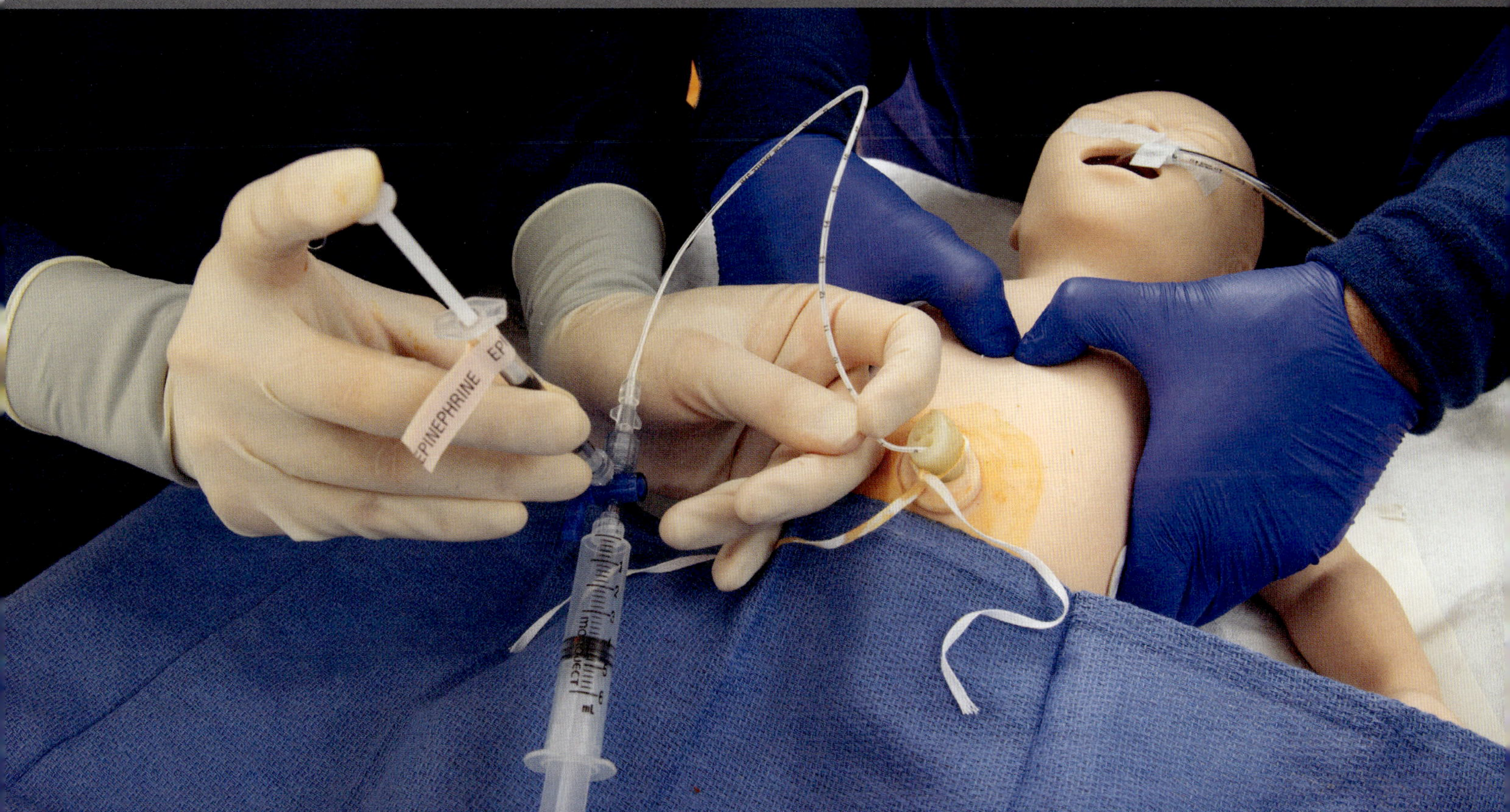

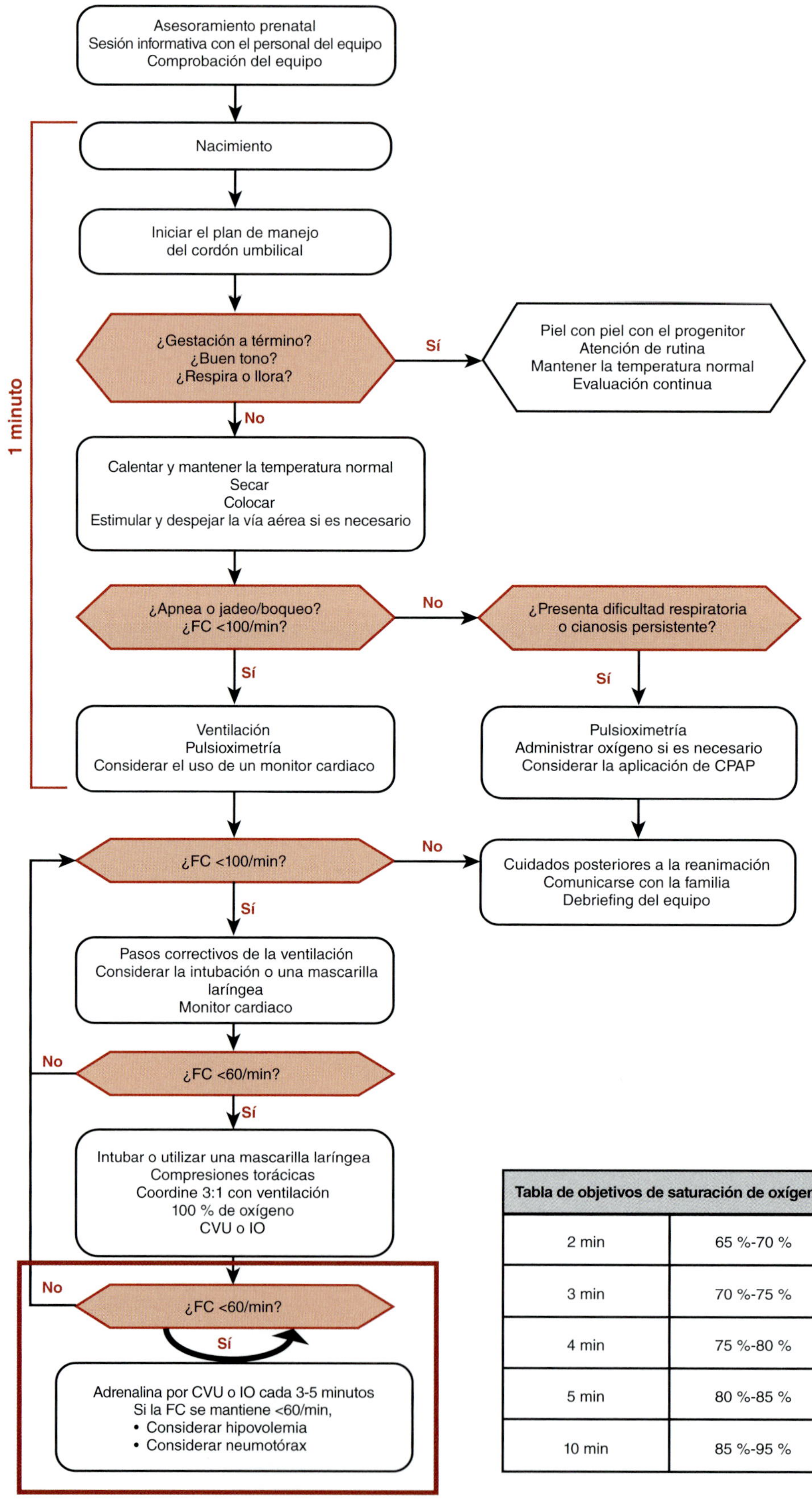

Tabla de objetivos de saturación de oxígeno	
2 min	65 %-70 %
3 min	70 %-75 %
4 min	75 %-80 %
5 min	80 %-85 %
10 min	85 %-95 %

Puntos clave

1. Se indica adrenalina si la frecuencia cardiaca del recién nacido no supera los 60 latidos por minuto (lpm) después de:
   a. Al menos 30 segundos de ventilación que infle los pulmones, tal como lo evidencia el movimiento torácico, y
   b. Otros 60 segundos de compresiones torácicas coordinadas con ventilación usando oxígeno al 100 %.
2. La adrenalina no está indicada antes de que haya logrado una ventilación que infle los pulmones efectivamente. Siga enfocándose en lograr una ventilación efectiva.
   a. En la mayoría de los casos, la ventilación debe haberse administrado por medio de un tubo endotraqueal bien insertado.
   b. Si la intubación endotraqueal no tiene éxito o no es factible, es razonable administrar ventilación durante la administración de la medicación con una mascarilla laríngea correctamente insertada.
3. Recomendaciones sobre la adrenalina
   a. Concentración: 0,1 mg/ml = 1 mg/10 ml
   b. Vía: intravenosa *(preferida)* o intraósea
      i. Se puede acceder rápidamente a la circulación venosa central con un catéter venoso umbilical o una aguja intraósea. Para los recién nacidos que requieren acceso vascular inmediatamente después del nacimiento, se recomienda la vena umbilical.
      ii. Se puede considerar la posibilidad de administrar adrenalina endotraqueal mientras se establece el acceso vascular. La obtención del acceso vascular no debe retrasarse.
   c. Preparación:
      i. Intravenosa o intraósea: jeringa de 1 ml (etiquetada *Adrenalina-IV*)
      ii. Endotraqueal: jeringa de 3 a 5 ml (etiquetada *Adrenalina-ET SOLAMENTE*)
   d. Dosis:
      i. Intravenosa o intraósea = 0,02 mg/kg (igual a 0,2 ml/kg)
         a. Se puede repetir cada 3 a 5 minutos
         b. Rango aceptable = 0,01 a 0,03 mg/kg (igual a 0,1 a 0,3 ml/kg)
         c. Frecuencia: *Rápido*: lo más rápido posible
         d. Bolo: después de la dosis intravenosa o intraósea, aplicar un bolo con 3 ml de solución salina

ii. Endotraqueal = 0,1 mg/kg (igual a 1 ml/kg)
   a. Rango aceptable = 0,05 a 0,1 mg/kg (0,5 a 1 ml/kg)
   b. Si no hay respuesta, se recomienda administrar otras dosis intravenosas o intraóseas

4 La administración de un expansor de volumen está indicada si el recién nacido no responde a los pasos de reanimación y hay signos de shock o antecedentes de pérdida aguda de sangre.

5 Recomendaciones sobre el expansor de volumen
   a. Solución: Solución salina normal (SN) o sangre tipo O Rh negativo
   b. Vía: intravenosa o intraósea
   c. Preparación: Jeringa de 30 a 60 ml (etiquetada SSN o sangre O)
   d. Dosis: 10 ml/kg
   e. Frecuencia: De 5 a 10 minutos

6 Si se confirma la ausencia de frecuencia cardiaca después de haber realizado todos los pasos apropiados de reanimación, debe analizarse el cese de los esfuerzos de reanimación con el equipo y la familia. Un plazo razonable para evaluar la posibilidad de interrumpir los esfuerzos de reanimación es de alrededor de 20 minutos después del nacimiento; sin embargo, la decisión de continuar o no dependerá del paciente y de los factores contextuales.

Caso: Reanimación con ventilación, compresiones torácicas y medicación

Su equipo es llamado para atender un parto a las 36 semanas de gestación complicado por una historia de disminución de los movimientos fetales y hemorragia vaginal. En el monitor se observa bradicardia fetal. Su equipo de reanimación se reúne rápidamente en el entorno de parto, realiza la sesión informativa con el personal del equipo antes de la reanimación, y prepara los suministros y equipos. Se preparan un tubo endotraqueal, un catéter venoso umbilical, adrenalina y una reposición de volumen porque se prevé que se necesitará reanimación. Se realiza una cesárea de emergencia bajo anestesia general y el obstetra informa de la presencia de líquido amniótico con sangre. Se pinza y se corta inmediatamente el cordón umbilical y se le entrega un recién nacido flácido y pálido al equipo de reanimación. Un miembro del equipo empieza a documentar los eventos de reanimación a medida que se presentan.

Usted realiza los pasos iniciales bajo el calentador radiante; sin embargo, el recién nacido permanece flácido y sin respiración espontánea. Comienza la ventilación asistida con oxígeno al 21 % y se le coloca al recién nacido un pulsioxímetro en la mano derecha y un monitor cardiaco con derivaciones en el tórax. La frecuencia cardiaca del recién nacido es de 40 latidos por minuto (lpm) según el monitor cardiaco y la auscultación, pero el pulsioxímetro no arroja una señal confiable. Aunque la ventilación hace que el tórax del recién nacido se mueva, la frecuencia cardiaca no mejora. Se intuba al recién nacido con éxito y se continúa con la ventilación durante 30 segundos por medio del tubo endotraqueal, pero la frecuencia cardiaca sigue siendo 40 lpm. Se realizan compresiones torácicas con ventilación coordinada usando oxígeno al 100 %. Un miembro del equipo confirma la calidad de las compresiones y de la ventilación, pero, después de 60 segundos, la frecuencia cardiaca del recién nacido no aumentó.

Un miembro del equipo le inserta rápidamente un catéter venoso umbilical y otro le administra adrenalina y un bolo de solución salina a través del catéter. La ventilación y las compresiones continúan y, 1 minuto después, la frecuencia cardiaca del recién nacido aumenta a 60 lpm. Se discontinúan las compresiones torácicas. A medida que la frecuencia cardiaca aumenta, el pulsioxímetro empieza a detectar una señal confiable y muestra que la saturación de oxígeno es de 70 % y va en aumento. La ventilación asistida continúa y se ajusta la concentración de oxígeno para mantener la saturación de oxígeno del recién nacido dentro del rango objetivo. Después de 10 minutos del nacimiento, el recién nacido emite un primer jadeo. El progenitor que no ha dado a luz se acerca a la cama y toca y consuela al recién nacido. Un miembro de su equipo pone al día a los progenitores y les explica el plan de tratamiento. El recién nacido es trasladado a la sala de cuidados especiales para recibir cuidados posteriores a la reanimación. Poco tiempo después, los miembros del equipo realizan un debriefing para hablar de la preparación, el trabajo en equipo y la comunicación.

Un número muy bajo de recién nacidos requiere medicamentos de emergencia

La mayoría de los recién nacidos que requieren reanimación mejoran sin medicamentos de emergencia. Antes de administrar los medicamentos, debe confirmar la precisión de su evaluación de la frecuencia cardiaca y comprobar la efectividad de la ventilación y las compresiones. En la mayoría de los casos, debería haber introducido un tubo endotraqueal o una mascarilla laríngea para mejorar la eficacia de la ventilación.

A pesar de inflar los pulmones y aumentar el gasto cardiaco con compresiones torácicas, un número muy pequeño de recién nacidos (aproximadamente 1 de cada 1000 recién nacidos) seguirá teniendo una frecuencia cardiaca inferior a 60 lpm. Esto ocurre cuando el flujo sanguíneo que se dirige a las arterias coronarias disminuye drásticamente, lo que hace que llegue tan poco oxígeno al corazón que este no se puede contraer efectivamente. Estos recién nacidos deben recibir adrenalina para mejorar la perfusión arterial coronaria y la administración de oxígeno. Es posible que los recién nacidos en shock por una pérdida de sangre importante (por ejemplo, hemorragia de la vasa previa, traumatismo fetal, alteración del cordón, compresión grave del cordón) también requieran una expansión de volumen de emergencia.

Adrenalina

La adrenalina es un estimulante vascular y cardiaco que hace que los vasos sanguíneos fuera del corazón se contraigan, lo cual aumenta el flujo sanguíneo hacia las arterias coronarias. El flujo sanguíneo hacia las arterias coronarias lleva el oxígeno necesario para restaurar la función cardiaca. Además, la adrenalina aumenta la frecuencia y la fuerza de las contracciones cardiacas.

Administración de adrenalina

Indicación

La adrenalina se indica si la **frecuencia cardiaca del recién nacido permanece por debajo de 60 lpm después de**

- Al menos 30 segundos de ventilación que infle los pulmones, tal como lo evidencia el movimiento torácico, **y**
- Otros 60 segundos de compresiones torácicas coordinadas con ventilación usando oxígeno al 100 %

La adrenalina **no** está indicada antes de que haya logrado una ventilación que infle los pulmones efectivamente. Siga enfocándose en lograr una ventilación efectiva.

- En la mayoría de los casos, la ventilación debe haberse administrado por medio de un tubo endotraqueal bien aplicado.
- Si la intubación endotraqueal no tiene éxito o no es factible, es razonable administrar ventilación durante la administración de la medicación con una mascarilla laríngea correctamente insertada.

Concentración

Precaución: La adrenalina está disponible en 2 concentraciones.

La única concentración que se debería usar en la reanimación neonatal es **la que indica 0,1 mg/ml en la etiqueta, o la que indica 1 mg/10 ml.** Suele suministrarse en un vial de vidrio de 10 ml dentro de una caja que trae un dispositivo para inyectarla.

No use la concentración más alta de adrenalina que puede estar guardada junto con los suministros de emergencia para reanimación pediátrica y adulta. Esta suele suministrarse en un vial de vidrio con una punta que debe romperse, sin un dispositivo para inyectarla.

Vía

Intravenosa (*preferida*) o intraósea: La adrenalina debe alcanzar la circulación venosa central rápido. Los medicamentos suelen alcanzar la circulación venosa central rápido cuando se administran en un catéter venoso umbilical o con una aguja intraósea. Para los recién nacidos que requieren acceso vascular después del nacimiento, se recomienda la vena umbilical. Cuando no se puede realizar un acceso venoso umbilical o este no es exitoso, la vía intraósea es una alternativa razonable.

No se recomienda intentar insertar un catéter intravenoso periférico cuando se administran medicamentos de emergencia en el caso de un colapso cardiovascular. Es posible que no sea exitoso, que se produzca la extravasación de la adrenalina dentro del tejido y que se atrase la administración de una terapia que podría salvarle la vida al recién nacido.

Endotraqueal (*menos efectiva*): Algunos médicos pueden optar por administrar adrenalina a través del tubo endotraqueal mientras se establece el acceso vascular. Si bien es posible que administrar adrenalina endotraqueal sea más rápido que administrarla por vía intravenosa, los estudios demuestran que la absorción no es fiable y que la vía endotraqueal es menos efectiva. Por este motivo, la vía intravenosa y la vía intraósea son las recomendadas.

Preparación

Use un conector estéril o una llave para transferir la adrenalina desde el inyector del vial de vidrio hasta la jeringa (figura 7.1).

Intravenosa o intraósea: Prepare la adrenalina intravenosa o intraósea en una **jeringa de 1 ml**. Etiquete la jeringa claramente de la siguiente manera: ***Adrenalina por vía IV***.

Endotraqueal: Prepare la adrenalina endotraqueal en una **jeringa de 3 a 5 ml**. Etiquete la jeringa claramente de la siguiente manera: ***Adrenalina SOLO por vía ET***. Asegúrese de no usar esta jeringa más grande en la administración intravenosa o intraósea.

Aprendizaje mejorado

https://bcove.video/4wlerCg

QR 7.1 Escanee el código para ver un vídeo de 1:30 minutos sobre cómo aspirar adrenalina.

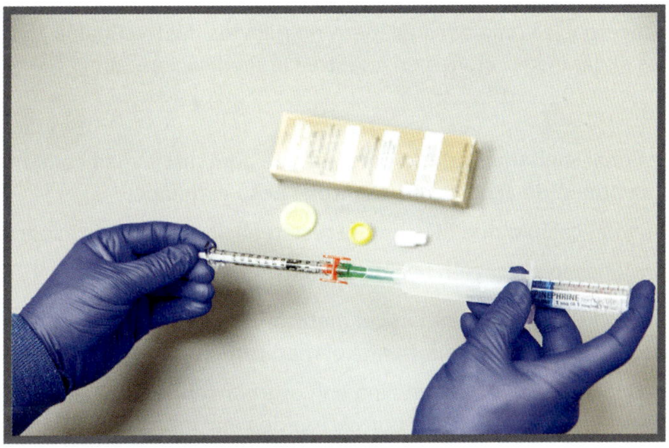

Figura 7.1. Usar un conector o llave para administrar la adrenalina.

Dosis

Intravenosa o intraósea:

La dosis intravenosa o intraósea inicial recomendada es 0,02 mg/kg (igual a 0,2 ml/kg).

Debe calcular el peso del recién nacido después del parto.

- El rango aceptable de dosis recomendada para la administración intravenosa o intraósea es de 0,01 a 0,03 mg/kg (igual a 0,1 a 0,3 ml/kg).

Endotraqueal:

Si decide administrar una dosis endotraqueal mientras se establece el acceso vascular, **la dosis endotraqueal recomendada es 0,1 mg/kg (igual a 1 ml/kg).**

- *Solo* se recomienda la dosis más alta para la administración endotraqueal. ***No* administre una dosis más alta por vía intraósea o intraósea.**
- El rango de dosis aceptable para la administración endotraqueal es de 0,05 a 0,1 mg/kg (igual a 0,5 a 1 ml/kg).

Administración

Intravenosa o intraósea:

- Frecuencia: Infusión rápida: administrar adrenalina lo antes posible.
- Bolo: siga las dosis intravenosas o intraóseas con un **lavado de 3 ml** de solución salina normal.

Endotraqueal:

al administrar adrenalina endotraqueal, asegúrese de aplicar el fármaco directamente en el tubo y tenga cuidado de no dejarlo depositado en el conector del tubo. Como administrará una gran cantidad fluida de adrenalina dentro del tubo endotraqueal, después de administrar el fármaco, debería realizar ventilación para distribuirlo por los pulmones. No se recomienda un bolo.

Use un circuito cerrado de comunicación

Use un circuito cerrado de comunicación cuando dé una orden para un medicamento. Mencione números individuales al hacer referencia a números. Mencione el cero y la coma decimal, pero no diga los dígitos finales. Evite usar abreviaturas al dar instrucciones en cuanto a la medicación.

Por ejemplo:

- La profesional sanitaria (Liz) y la persona que administra medicamentos (Taylor) se ponen de acuerdo en cuanto al peso estimado.
  - *Liz*: "Taylor, calculo que el peso del recién nacido es de tres kilogramos."
  - *Taylor:* "El peso del recién nacido es de tres kilogramos."
- La profesional sanitaria menciona el medicamento, la concentración, la dosis y la vía. La persona que administrará el medicamento repite la instrucción.
  - *Liz:* "Taylor, administra adrenalina con una concentración de un miligramo por cada diez mililitros, cero coma cero dos miligramos por kilogramo, rápidamente por medio del catéter venoso umbilical. Luego, administra un bolo de tres mililitros de solución salina."
  - *Taylor:* —Tengo adrenalina, un miligramo por cada diez mililitros —muestra la caja—. Le administraré cero coma cero dos miligramos por kilogramo, lo que equivale a cero coma dos mililitros por kilogramo. El recién nacido pesa tres kilogramos, por lo que le administraré cero coma seis mililitros (muestra la jeringa). Se lo administraré rápidamente por medio del catéter venoso umbilical. Luego, le administraré un bolo de tres mililitros de solución salina —muestra la jeringa—.

Aprendizaje mejorado

https://bcove.video/4d9RHw1

QR 7.2 Escanee el código para ver un vídeo de 1 minuto sobre el circuito cerrado de comunicación para solicitar y administrar adrenalina.

- Una vez completado el procedimiento:
  - *Taylor:* —Liz, se administró adrenalina y se completó el bolo.

Evaluar la respuesta del recién nacido a la adrenalina

Evalúe la frecuencia cardiaca del recién nacido **1 minuto después de administrarle la adrenalina**.

A medida que continúa con la ventilación con oxígeno al 100 % y compresiones torácicas, la frecuencia cardiaca debería aumentar a 60 lpm o dentro de aproximadamente 1 minuto después de la administración de adrenalina intravenosa o intraósea.

Si la frecuencia cardiaca es inferior a 60 lpm después de la primera dosis de adrenalina intravenosa o intraósea, continúe con la ventilación y las compresiones coordinadas. **Puede volver a administrar una dosis de adrenalina cada 3 a 5 minutos.** Si comenzó con la dosis inicial recomendada de 0,02 mg/kg o menos, debería considerar aumentar las dosis siguientes. No exceda la dosis máxima recomendada. Si no hay una respuesta satisfactoria después de administrar la adrenalina intravenosa o intraósea, considere otros problemas como hipovolemia o neumotórax a tensión.

Es posible que la respuesta requiera más tiempo o no haya respuesta si administra adrenalina endotraqueal. **Si la primera dosis se administra por vía endotraqueal y no hay una respuesta satisfactoria, la próxima dosis debe administrarse en cuanto se inserte el catéter venoso umbilical o la aguja intraósea.** No se retrase. Si la frecuencia cardiaca es inferior a 60 lpm, no debe esperar que pasen 3 minutos después de una dosis endotraqueal para administrar la primera dosis intravenosa o intraósea. Una vez insertado el catéter venoso umbilical o la aguja intraósea, todas las dosis posteriores deben administrarse por vía intravenosa o intraósea.

Además, asegúrese de lo siguiente:

- Que se esté usando un monitor cardiaco para la evaluación más precisa de la frecuencia cardiaca.
- Que los pulmones se estén ventilando adecuadamente, como lo indica el movimiento torácico. Realmente debe considerar insertar un tubo endotraqueal o una mascarilla laríngea si todavía no lo hizo. Si se está suministrando ventilación por medio de un tubo endotraqueal o una mascarilla laríngea, debe haber ruidos respiratorios homogéneos.
- El tubo endotraqueal no está fuera de lugar, doblado o tapado por secreciones.
- La concentración de oxígeno se ha aumentado al 100 %.
- las compresiones torácicas se estén realizando a la profundidad correcta (un tercio del diámetro antero anteroposterior del tórax) y a la frecuencia correcta (90/min).
- Que se minimicen las interrupciones de las compresiones torácicas, ya que cada interrupción disminuye la perfusión arterial coronaria.

Resumen de la adrenalina

Concentración
0,1 mg/ml de adrenalina = 1 mg/10 ml
Vía
intravenosa *(preferida)* **o intraósea**
Opción: endotraqueal solo mientras se establece el acceso intraóseo o intravenoso
Preparación
Intravenosa o intraósea: jeringa de 1 ml etiquetada *Adrenalina por vía IV*
• Preparar un bolo de solución salina de 3 ml
Endotraqueal: jeringa de 3 a 5 ml etiquetada *Adrenalina SOLO por vía ET*
Dosis
Intravenosa o intraósea = 0,02 mg/kg (igual a 0,2 ml/kg)
• *Rango aceptable = 0,01 a 0,03 mg/kg (igual a 0,1 a 0,3 ml/kg)*
Endotraqueal = 0,1 mg/kg (igual a 1 ml/kg)
• *Rango aceptable = 0,05 a 0,1 mg/kg (igual a 0,5 a 1 ml/kg)*
Administración
intravenosa o intraósea • **Rápido: lo más rápido posible.** • **Irrigar con 3 ml de solución salina normal.** • **Repetir cada 3 a 5 minutos si el corazón no supera los 60 lpm.**
Endotraqueal: administrar ventilación para distribuirla en los pulmones. No hay bolo.

Indicaciones para el expansor de volumen

Si se ha producido una hemorragia feto-materna aguda, una hemorragia por vasa previa, una hemorragia vaginal extensa, una laceración placentaria, un traumatismo fetal, un prolapso del cordón umbilical, un cordón nucal tenso o una pérdida de sangre del cordón umbilical, el recién nacido puede sufrir un shock hipovolémico. Es posible que la frecuencia cardiaca del recién nacido sea persistentemente baja y que no responda a la ventilación efectiva, las compresiones torácicas y la adrenalina.

Los recién nacidos con shock hipovolémico pueden verse pálidos, tener un retraso del llenado capilar y/o tener pulsos débiles. En algunos casos, hay signos de shock sin evidencias obvias de pérdida de sangre.

- **La administración de un expansor de volumen está indicada si el recién nacido no responde a los pasos de reanimación y hay signos de shock o antecedentes de pérdida aguda de sangre.**
- **Los expansores de volumen no deben administrarse sistemáticamente durante la reanimación en ausencia de shock o antecedentes de pérdida aguda de sangre.** Administrar una carga de gran volumen a un corazón que ya está dañado podría empeorar el gasto cardiaco y comprometer más al recién nacido.

Administración del volumen

Solución cristaloide

La solución cristaloide recomendada para el tratamiento agudo de la hipovolemia es la solución salina normal (NaCl al 0,9 %). La solución Ringer lactato es una alternativa aceptable, pero no suele estar disponible. Esta contiene sodio, potasio, calcio y lactato. Al contener calcio, no se puede administrar por la misma línea intravenosa que los glóbulos rojos.

Glóbulos rojos concentrados

Se deben considerar los glóbulos rojos concentrados para el reemplazo de volumen cuando se sospeche una anemia fetal. Si se diagnosticó anemia fetal antes del parto, la unidad de donantes se puede someter a pruebas cruzadas con el progenitor que da a luz para asegurar la compatibilidad con cualquier anticuerpo maternal que se le transfiera al recién nacido. **Si la sangre sometida a pruebas cruzadas no está disponible inmediatamente, utilice glóbulos rojos concentrados de emergencia, que no se hayan sometido a pruebas cruzadas, de tipo O Rh negativo.**

Dosis

La dosis inicial del expansor de volumen seleccionado es de 10 ml/kg. Si el recién nacido no mejora después de la primera dosis, es posible que deba administrar una adicional de 10 ml/kg. Es casos poco frecuentes de grandes pérdidas de sangre, se puede considerar la administración de un volumen adicional.

Vía

Las opciones de acceso de emergencia al sistema vascular durante un shock hipovolémico incluyen un catéter venoso umbilical y una aguja intraósea. No se recomienda intentar insertar un catéter intravenoso periférico cuando se administra un volumen de emergencia en el caso de un colapso cardiovascular.

Preparación

Llene una jeringa del tamaño adecuado con el expansor de volumen seleccionado.

Si utiliza líquido cristaloide para la expansión de volumen, etiquete la jeringa para identificar su contenido, ya que puede confundirse fácilmente con otros líquidos transparentes e incoloros.

Administración

En la mayoría de los casos, la hipovolemia aguda que da como resultado la necesidad de reanimación debe corregirse rápidamente. Ningún ensayo clínico ha establecido una frecuencia de infusión preferida, pero, en la mayoría de los casos, es razonable una infusión estable de 5 a 10 minutos.

En recién nacidos prematuros de menos de 32 semanas de gestación, los bolos de volumen administrados durante el primer día de vida, los bolos de volumen administrados rápidamente y los bolos de volumen de más de 10 ml/kg se asocian con un riesgo aumentado de hemorragia intracraneal.

Aprendizaje mejorado

https://bcove.video/4u3VQJs

QR 7.3 Escanee el código para ver un vídeo de 1 minuto sobre cómo administrar un expansor de volumen.

Resumen del expansor de volumen

Solución
Solución salina normal (NaCl al 0,9 %)
Se sospecha anemia grave: Glóbulos rojos concentrados de tipo O Rh negativo
Vía
intravenosa o intraósea
Preparación
Jeringa de 10 a 60 ml (etiquetada SSN o sangre O)
Dosis
10 ml/kg
Administración
De 5 a 10 minutos
(Tenga precaución con los recién nacidos prematuros cuya edad gestacional sea inferior a 32 semanas)

¿Qué se debe hacer si el recién nacido no mejora tras la administración de adrenalina intravenosa y del expansor de volumen?

Mientras continúa administrando compresiones torácicas y ventilación, su equipo debe reevaluar rápidamente la calidad de la ventilación y de las compresiones. La administración de adrenalina intravenosa se puede repetir cada 3 a 5 minutos.

Si no insertó una vía aérea alternativa, debe realizarlo ahora. Si se ha insertado una vía aérea alternativa, asegúrese de que está colocada correctamente y de que infla eficazmente los pulmones. Una radiografía de tórax *inmediata* puede aportar información valiosa. De ser necesario, llame para obtener ayuda profesional. Si se dispone de los recursos y la experiencia necesarios, la ecografía en el punto de atención (POCUS) puede proporcionar información adicional.

Haga rápidamente cada una de las preguntas de la tabla 7-1 y compruebe su evaluación como equipo.

Tabla 7-1. Preguntas que se deben realizar cuando la frecuencia cardiaca no mejora con las compresiones, la ventilación, la adrenalina ni el expansor de volumen

1. ¿hay movimiento torácico con cada ventilación?
2. ¿La vía aérea está asegurada con un tubo endotraqueal o una mascarilla laríngea?
3. ¿Se están administrando 3 compresiones coordinadas con 1 ventilación cada 2 segundos?
4. ¿La profundidad de las compresiones es de aproximadamente un tercio del diámetro anteroposterior del tórax?
5. ¿Se está administrando oxígeno al 100 % a través del dispositivo de ventilación?
6. ¿Se ha administrado la dosis correcta de adrenalina por vía intravenosa o intraósea?
7. ¿El catéter venoso umbilical de emergencia o la aguja intraósea están en su sitio o se han desplazado?
8. ¿Hay neumotórax o derrame pericárdico?

Interrupción de los esfuerzos de reanimación

Los recién nacidos sin frecuencia cardiaca detectable tras 10 o 20 minutos de reanimación no suelen sobrevivir, y aquellos que sobreviven suelen presentar graves discapacidades neurológicas, pero es posible la supervivencia sin alteraciones del neurodesarrollo. Ha habido informes de un pequeño número de recién nacidos que experimentaron el retorno de la circulación y sobrevivieron sin discapacidades graves a pesar de una frecuencia cardiaca ausente durante 20 o más minutos después del nacimiento. La decisión de interrumpir las maniobras de reanimación debe sopesar la posibilidad de interrumpirlas demasiado pronto, cuando el restablecimiento de la circulación y la supervivencia a largo plazo todavía pueden ser posibles, y de continuar demasiado tiempo, cuando el restablecimiento de la circulación no es posible y las intervenciones continuadas no ofrecen ningún beneficio o el recién nacido puede sobrevivir pero con una carga significativa de lesiones neurológicas.

Al tomar la decisión de interrumpir la reanimación, se deben considerar variables como las siguientes:

- Incertidumbre en cuanto a la duración de la asistolia
- Una evaluación de si se han realizado todas las intervenciones apropiadas
- La edad gestacional del recién nacido
- La presencia de anomalías congénitas graves
- Circunstancias específicas previas al parto como la etiología y el tiempo de los eventos perinatales que llevan a un paro cardiorrespiratorio
- Las preferencias y los valores especificados por la familia
- La disponibilidad de recursos posreanimación como el cuidado neonatal intensivo y la hipotermia terapéutica

Dadas estas consideraciones, es poco probable que haya una sola intervención después del parto o una sola duración uniforme de reanimación cardiopulmonar que sea apropiada para todos los recién nacidos.

- Si se **confirma la ausencia de frecuencia cardiaca** después de haber realizado todos los pasos apropiados de reanimación, debe analizarse el cese de los esfuerzos de reanimación con el equipo y la familia.
- **Un plazo razonable para considerar el cese de los esfuerzos de reanimación es unos 20 minutos después del nacimiento**; sin embargo, la decisión de continuar o interrumpir los esfuerzos debe ser individualizada en función del paciente y de los factores contextuales.

Hay otras situaciones, como la bradicardia prolongada sin mejoras, donde, después de esfuerzos de reanimación adecuados, quizá sea apropiado interrumpir la reanimación. Sin embargo, no hay información suficiente sobre los resultados de estas situaciones para hacer recomendaciones específicas. Las decisiones sobre cómo proceder en estas circunstancias se deben analizar según cada caso. Si es posible, puede ser útil consultar de urgencia a un colega o a una persona con experiencia adicional.

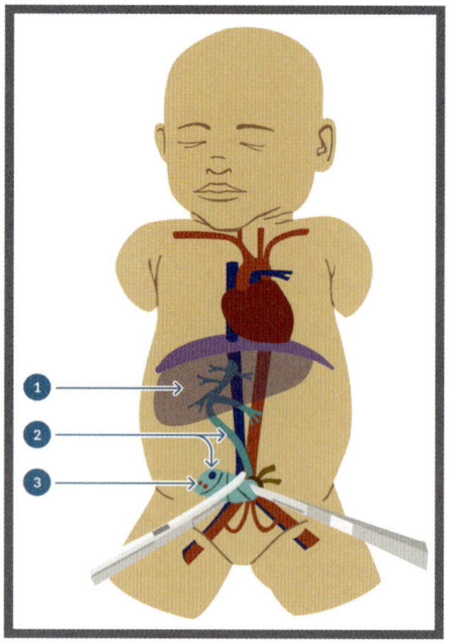

Figura 7.2. La vena umbilical viaja a través del hígado para unirse a la circulación venosa central. 1. Hígado, 2. Vena umbilical, 3. Arterias umbilicales.

Aprendizaje mejorado

https://bcove.video/49zLPLz

QR 7.4 Escanee el código para ver un repaso de 45 segundos sobre la inserción del catéter venoso umbilical de emergencia.

Aprendizaje mejorado

https://bcove.video/4nczsuA

QR 7.5 Escanee el código para ver un vídeo de 3 minutos sobre cómo insertar un catéter venoso umbilical de emergencia.

Establecimiento del acceso intravascular

La vena umbilical

La vena umbilical es una vía intravenosa de acceso rápida y directa al recién nacido (figura 7.2). Si se puede anticipar el uso de adrenalina porque el recién nacido no responde a la ventilación, un miembro del equipo de reanimación debe prepararse para insertar un catéter en la vena umbilical mientras los demás siguen proporcionando ventilación y compresiones torácicas.

Inserción urgente de un catéter en la vena umbilical

1. Póngase los guantes y prepare rápidamente un área para su equipo (figura 7.3). Si bien debería intentar usar una técnica estéril, debe equilibrar la necesidad de asegurar el acceso venoso de emergencia con el riesgo de la posibilidad de introducir una infección. Si va a ser necesario un acceso venoso central tras la estabilización, se retirará el catéter de la vena umbilical de urgencia y se insertará un nuevo catéter utilizando una técnica totalmente estéril.

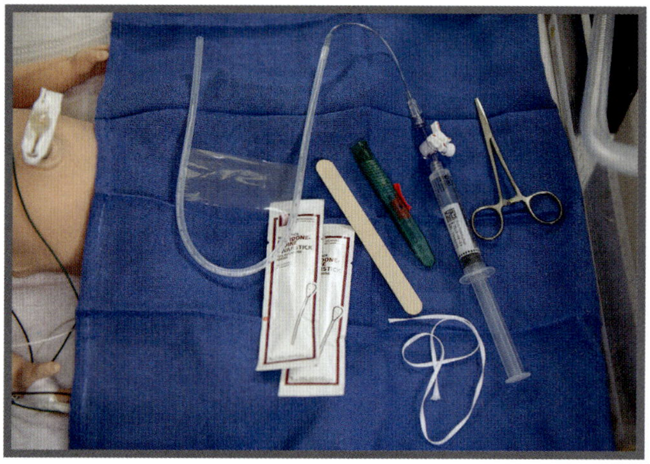

Figura 7.3. Catéter umbilical (dentro del estuche de plástico) preparado para la inserción de emergencia.

2. Rellene un catéter umbilical de una sola luz de 3,5 F o 5 F con solución salina normal con una jeringa (de 3 a 10 ml) conectada a una llave. Una vez llenos el catéter y la llave de paso, cierra la llave de paso al catéter para evitar la pérdida de líquido y la entrada de aire (figura 7.4). Asegúrese de saber en qué dirección se "cierra" la llave utilizada en su escenario de práctica.

3. Un ayudante mantiene el cordón tenso con una pinza mientras usted limpia rápidamente la parte inferior del cordón umbilical con una solución antiséptica. Coloca un lazo suelto por encima de la base del cordón umbilical alrededor de la gelatina de Wharton, cerca del margen cutáneo. Puede ajustar este lazo si hay una hemorragia excesiva después de que corta el cordón. Si se coloca el lazo alrededor de la piel, asegúrese de que no comprometa la perfusión de la piel.

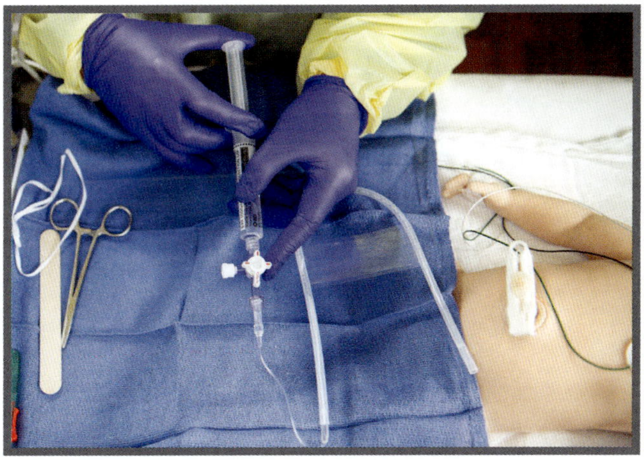

Figura 7.4. Una vez llena, cierre la llave que va hacia el catéter para evitar la pérdida de líquido y la entrada de aire.

4. Interrumpa las compresiones torácicas brevemente y avise al equipo que hay un bisturí entrando en el campo. Corte el cordón con un bisturí por debajo de la pinza umbilical y unos 2 cm por encima de la línea de la piel (figura 7.5) Si se ha proporcionado uno con sus suministros, utilice un depresor lingual de madera estéril como base para evitar que el bisturí se desplace por el campo de forma incontrolada. Intente cortarlo de forma derecha y no formando un ángulo.

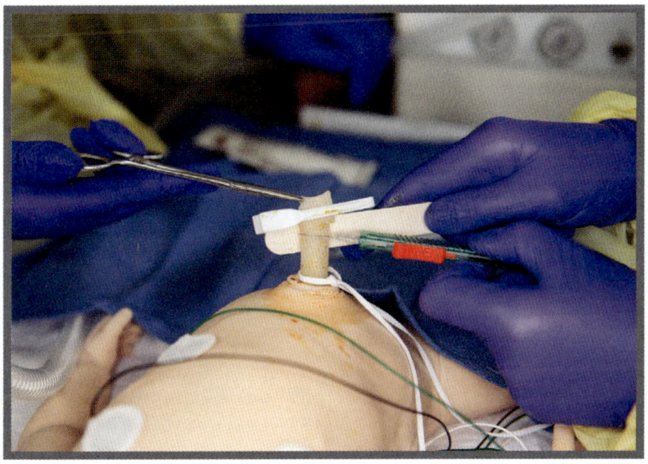

Figura 7.5. Corte el cordón con un bisturí por debajo del pinzamiento umbilical y a unos 2 cm por encima de la línea de la piel.

5. La vena umbilical se verá como una estructura más grande y de paredes delgadas, por lo general, cerca de la posición de las 12 en punto. Las 2 arterias umbilicales son más pequeñas, sus paredes son más gruesas y suelen estar juntas (figura 7.6). Las arterias se enroscan alrededor del cordón y su posición varía según el punto donde corte el cordón.

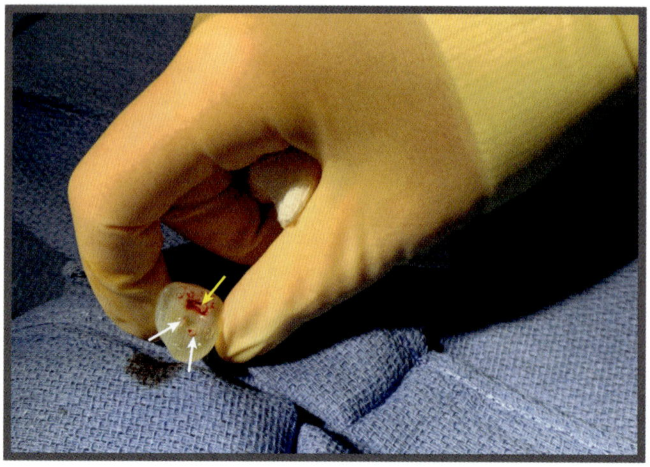

Figura 7.6 El cordón umbilical está listo para la inserción del catéter. La flecha amarilla indica dónde está la vena umbilical. Las flechas blancas indican dónde están las 2 arterias umbilicales.

6 Inserte el catéter en la vena umbilical (figura 7.7).

a. Siga introduciendo el catéter de 3 a 4 cm más allá de la pared abdominal hasta que haya flujo libre de sangre que entre en el catéter cuando se abra la llave de paso entre el recién nacido y la jeringa y se aspire suavemente la jeringa (figura 7.8). La profundidad de inserción puede ser menor para los recién nacidos extremadamente prematuros.

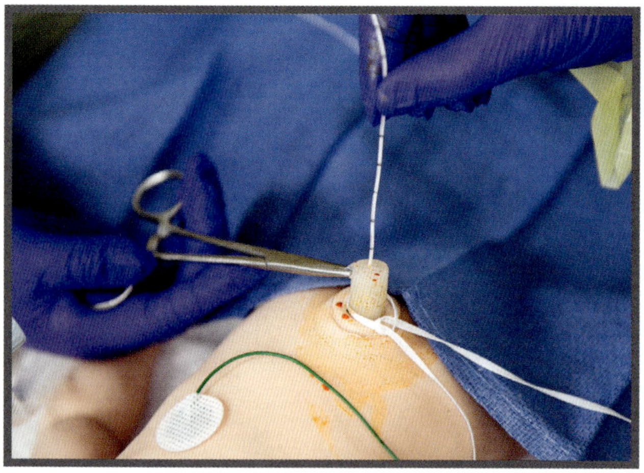

Figura 7.7. Catéter lleno de solución salina insertado en la vena umbilical. Observar las marcas negras que indican los centímetros en el catéter.

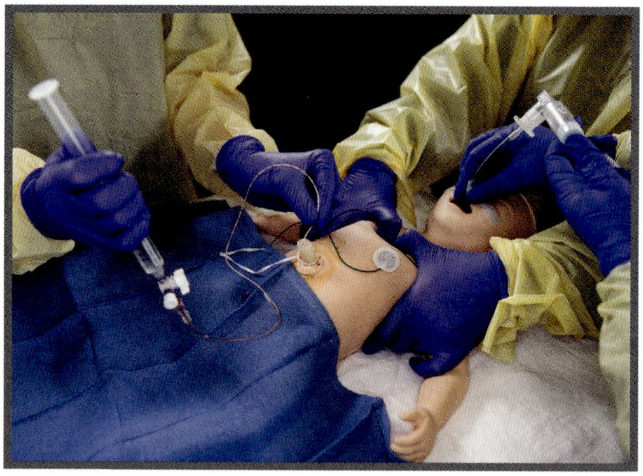

Figura 7.8. Introducir el catéter hasta que se pueda aspirar la sangre y el catéter se irrigue fácilmente.

b. Para uso de emergencia, la punta del catéter se debe ubicar a una corta distancia dentro de la vena, solo hasta el punto en el que se pueda aspirar la sangre. Si el catéter se inserta más lejos, existe el riesgo de infundir medicamentos directamente en el hígado, lo que puede causar lesiones hepáticas (figura 7.9).

c. Continúe sosteniendo el catéter seguro en un lugar con 1 mano hasta que se asegure o se elimine.

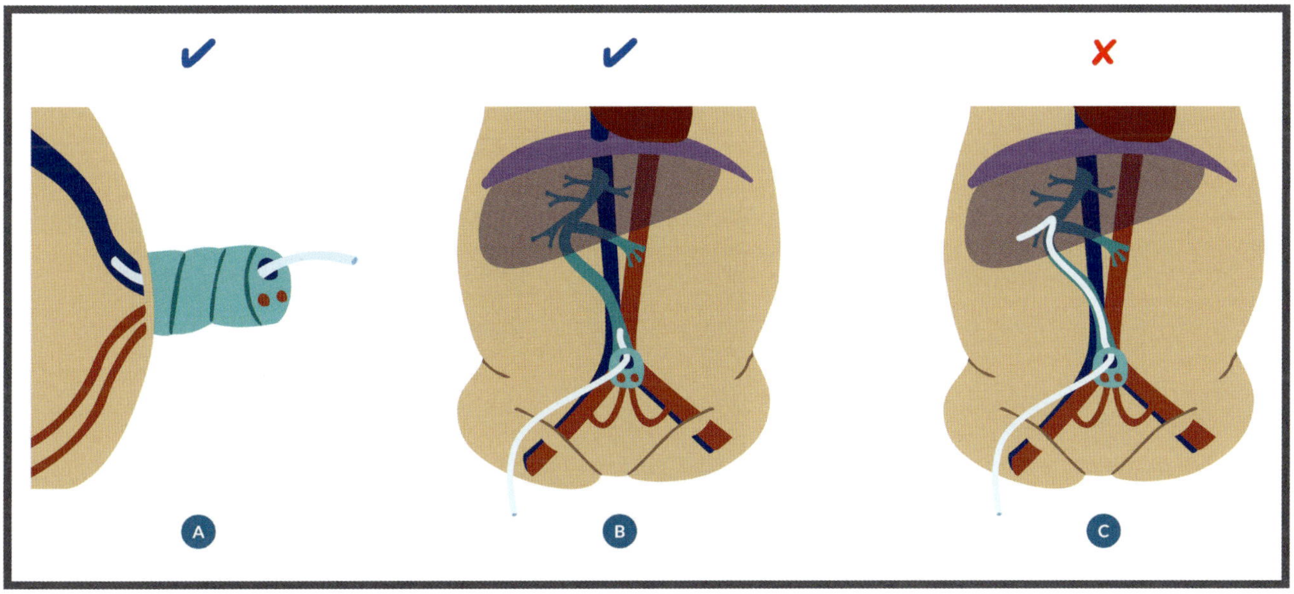

Figura 7.9. Inserción correcta (A y B) e incorrecta (C) del catéter venoso umbilical.

7. Conecte la jeringa que contiene adrenalina o expansor de volumen al puerto de la llave de paso disponible, gire la llave de paso para que quede abierta entre la jeringa de medicación o expansor de volumen y el catéter, asegúrese de que no haya burbujas de aire en la jeringa o el catéter y administre la dosis adecuada (figura 7.10). Lave el catéter con la jeringa de lavado con solución salina tras la administración de adrenalina o sangre.

   a. Evite desalojar el catéter pidiéndole a un asistente que infunda el medicamento mientras el operador sujeta el catéter en donde corresponde.

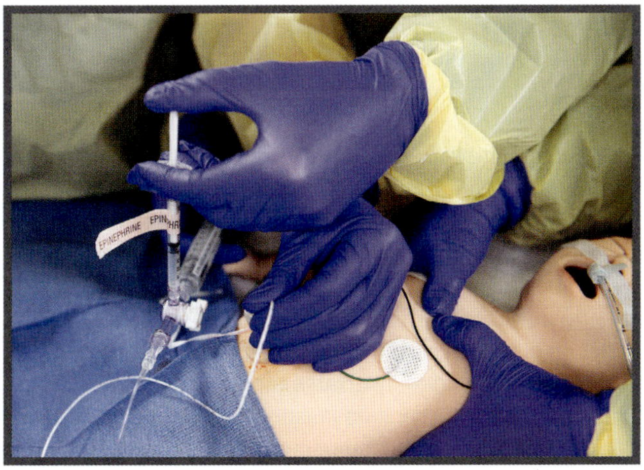

Figura 7.10. Abra la llave hacia el recién nacido e infunda el medicamento.

b. Una vez administrada la medicación, fije temporalmente la vía para mantener el acceso vascular hasta que se estabilice el estado del recién nacido. Puede utilizarse un apósito adhesivo transparente o un soporte adhesivo de catéter umbilical para fijar rápidamente la vía al abdomen del recién nacido (figura 7.11).

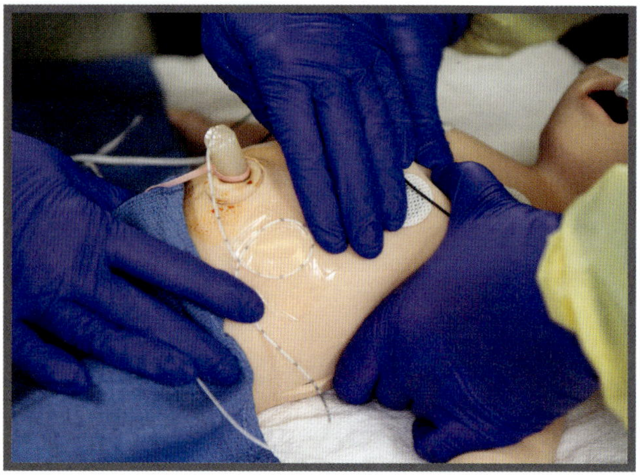

Figura 7.11. Asegure temporalmente el catéter umbilical con un apósito adhesivo limpio o un soporte de catéter.

8 Una vez estabilizado el estado del recién nacido, retire el catéter o asegúrese de que se ha fijado antes de trasladar al recién nacido a la sala de neonatos. Si retira el catéter, hágalo lentamente y prepárese para controlar la hemorragia apretando el cordón umbilical, pinzando el muñón umbilical o aplicando presión por encima del ombligo. Si no se retira el catéter de la vena umbilical, el lugar de inserción debe permanecer visible para vigilar la hemorragia.

La aguja intraósea

Aunque el método preferido para obtener acceso vascular de emergencia en el paritorio es el catéter venoso umbilical, la aguja intraósea es una alternativa razonable si el acceso venoso umbilical no tiene éxito o no es posible. Las agujas intraóseas se suelen utilizar para acceso de emergencia en escenarios prehospitalarios y en el servicio de emergencias. La aguja intraósea (figura 7.12) se inserta a través de la piel dentro de la parte plana de un hueso grande, y se hace avanzar hasta la cavidad de la médula ósea (figura 7.13). Cuando se administran los medicamentos y los líquidos, estos alcanzan la circulación venosa central rápidamente y tienen el mismo efecto hemodinámico que la administración intravenosa. Todos los medicamentos y líquidos que se pueden administrar con un catéter venoso umbilical se pueden administrar mediante una aguja intraósea. Una pequeña serie de casos ha demostrado que las agujas intraóseas se pueden insertar en recién nacidos a término y prematuros, tienen una eficacia similar a la de las vías intravenosas y pueden insertarse rápidamente. Sin embargo, existe el riesgo de complicaciones graves, como la extravasación de líquido a los tejidos blandos, infección, fractura ósea e isquemia de las extremidades. No se conocen los índices de inserción exitosa en recién nacidos muy prematuros.

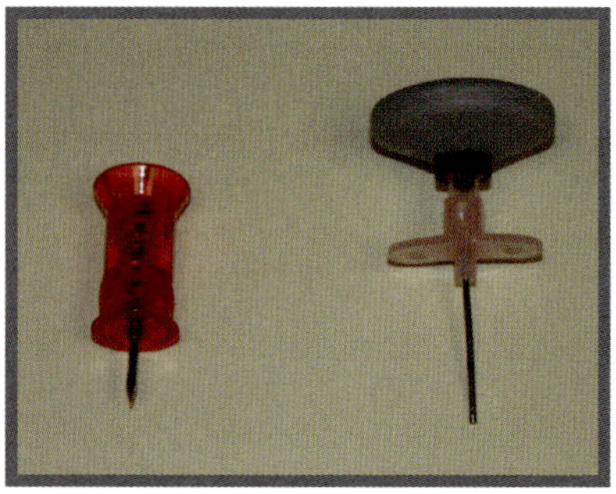

Figura 7.12. Ejemplos de agujas intraóseas.

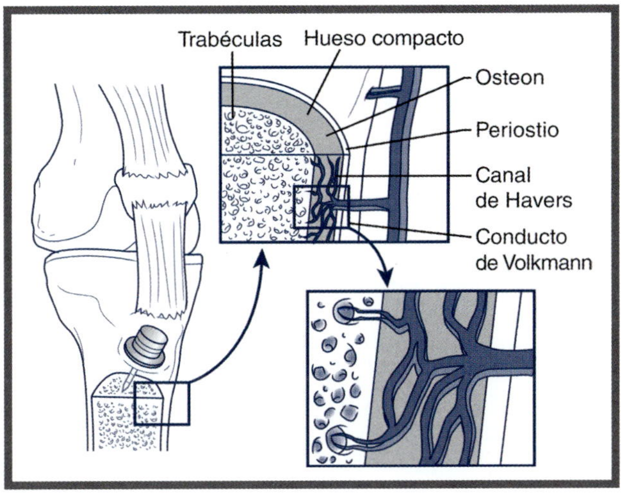

Figura 7.13. Aguja intraósea en la cavidad medular del hueso. Los medicamentos y líquidos infundidos alcanzan la circulación venosa central rápidamente. (Adaptado de Teleflex Incorporated. ©2016 Teleflex Incorporated. Reservados todos los derechos).

Hay varios tipos de agujas intraóseas disponibles en el mercado. Algunas se deben insertar manualmente con un movimiento de torsión para penetrar la piel y el hueso. Otras agujas se insertan usando un taladro a batería. Consulte la información del fabricante para identificar la aguja de tamaño correcto para su paciente. La aguja intraósea tiene un estilete que se utiliza durante la inserción y se debe quitar antes de la infusión.

Inserción de la aguja intraósea

1. Identifique el sitio de inserción. Para los recién nacidos a término, el lugar preferido es la superficie plana de la parte inferior de la pierna, aproximadamente 2 cm por debajo y 1 a 2 cm medial a la tuberosidad tibial (la protuberancia ósea situada debajo de la rótula) (figura 7.14).

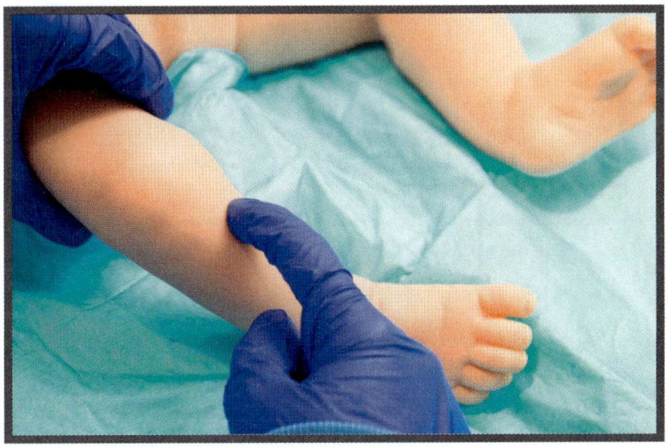

Figura 7.14. Sitio de inserción de la aguja junto a la superficie anteromedial plana de la tibia.

Aprendizaje mejorado

https://bcove.video/4wleuOw

QR 7.6 Escanee el código para ver un vídeo de 1 minuto sobre cómo insertar una aguja intraósea.

❷ Limpie el sitio de inserción con solución antiséptica (figura 7.15).

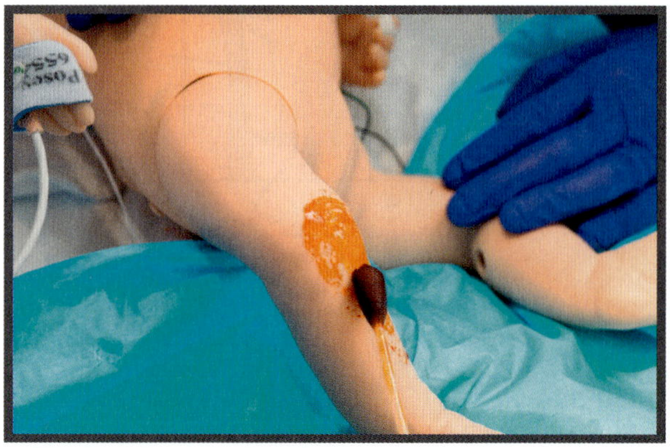

Figura 7.15. Limpiar rápidamente el sitio de inserción.

❸ Sostenga la aguja intraósea de manera perpendicular a la piel y hágala avanzar a través de la piel y hacia la superficie del hueso (periostio) (figura 7.16).

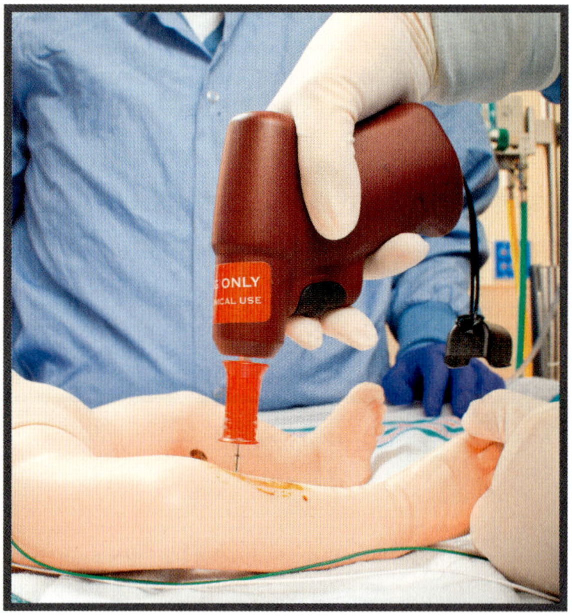

Figura 7.16. Inserción con un taladro intraóseo.

❹ Dirija la aguja de forma perpendicular al hueso y hágala avanzar a través de la corteza del hueso hasta la médula. Si lo hace manualmente, haga presión fuerte hacia abajo con un movimiento de torsión. Si lo hace con un taladro eléctrico, presione el disparador mientras aplica una presión hacia abajo como se describe en las instrucciones del fabricante. Cuando la aguja penetra en el espacio de la médula, se percibe un claro cambio de resistencia ("pop").

5 Siga las instrucciones del fabricante para retirar el estilete y asegurar la aguja (figura 7.17).

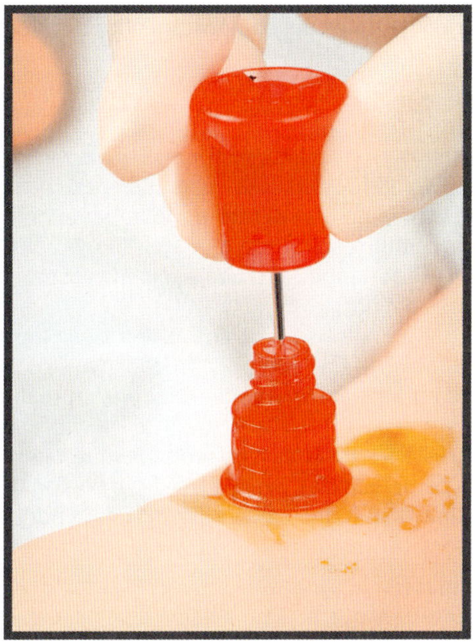

Figura 7.17. Retirar el estilete de la aguja intraósea.

6 Conecte un equipo de infusión (prellenado con solución salina normal) a la salida de la aguja, abra la llave hacia la aguja, irrigue de 3 a 5 ml de solución salina normal para abrir el espacio de la médula ósea, y administre el medicamento y el bolo de solución salina (figura 7.18).

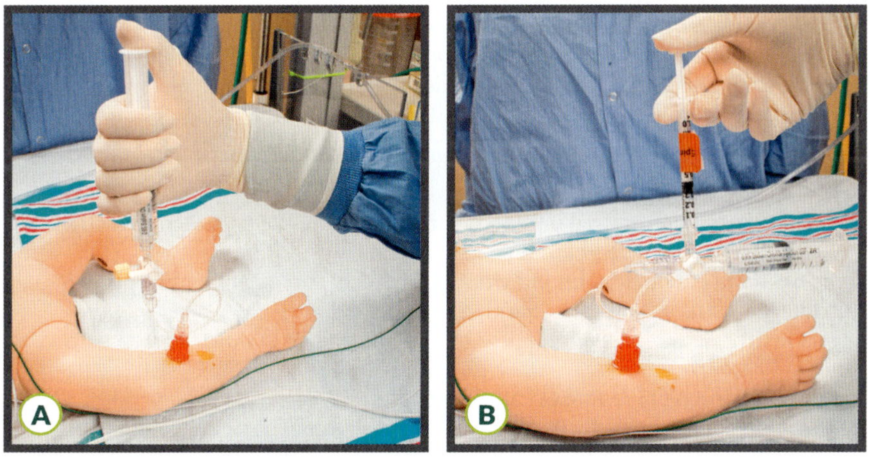

Figura 7.18. Conecte un equipo de infusión lleno de líquido a la aguja intraósea, abra la llave hacia la aguja, irrigue la aguja (A) e infunda el medicamento o líquido (B).

7 Controlar el lugar de la inserción para ver si hay indicios de inflamación o extravasación de líquido.

Enfoque centrado en el trabajo de equipo

La administración de adrenalina y de un expansor de volumen durante la reanimación ofrece diversas oportunidades para que los equipos eficaces utilicen las competencias fundamentales del comportamiento del Neonatal Resuscitation Program® (NRP®).

Comportamiento	Ejemplo
Prever y planificar. Usar la información disponible.	Si los factores de riesgo perinatales sugieren que el feto pudo haber experimentado una hemorragia aguda o insuficiencia cardiorrespiratoria (por ejemplo, bradicardia fetal prolongada), prepare un catéter venoso umbilical o una aguja intraósea, adrenalina y líquido para el expansor de volumen antes del parto. La inserción de emergencia de un catéter venoso umbilical o una aguja intraósea y la administración de sangre son técnicas usadas con poca frecuencia y los equipos deben practicarlas de manera frecuente para estar seguros de que pueden realizarlas correcta y eficazmente en una emergencia. Si un recién nacido requiere compresiones torácicas, es probable que también requiera adrenalina. Una vez iniciadas las compresiones, un miembro del equipo debe preparar adrenalina y un catéter venoso umbilical o una aguja intraósea para poder administrar adrenalina intravascular sin demora.
Conocer el entorno.	Su equipo debe saber dónde se almacena la sangre de emergencia de tipo O Rh negativo, cómo se obtendrá cuando se necesite y qué equipo adicional se necesitará para prepararla e infundirla sin demora. Su equipo debe saber dónde se almacenan los equipos de acceso vascular de emergencia.
Pedir ayuda cuando sea necesario.	Si necesita adrenalina o un expansor de volumen, necesitará ayuda adicional. Es probable que se necesiten más de 4 miembros del equipo para continuar con una ventilación y compresiones eficaces, insertar y asegurar rápidamente un acceso vascular de emergencia, preparar y administrar adrenalina o fluidos, controlar el paso del tiempo, supervisar la calidad de las compresiones y ventilaciones, documentar los acontecimientos a medida que se producen y proporcionar apoyo a la familia del recién nacido.
Distribuir la atención con inteligencia. Identificar claramente al líder del equipo.	Si el líder del equipo se involucra en la inserción del catéter, su atención está enfocada principalmente en esa tarea y es posible que no pueda prestar atención al estado del recién nacido, el paso del tiempo o la calidad de la ventilación y las compresiones. Cualquier miembro del equipo que domine el algoritmo del NRP y cuente con fuertes capacidades de liderazgo puede convertirse en el líder del equipo. Anuncie claramente el cambio de liderazgo cuando sucede.
Usar los recursos disponibles.	Si tiene dificultades para insertar un catéter venoso umbilical de emergencia, utilice una aguja intraósea.
Comunicar eficazmente. Mantener un comportamiento profesional.	Use un circuito cerrado de comunicación y un tipo de comunicación eficiente y directa cuando necesite adrenalina o expansores de volumen. Al dar una instrucción, dirija el pedido a un individuo específico, llame al miembro por su nombre, haga contacto visual y hable con claridad. Después de dar una instrucción, pídale al receptor que le informe en cuanto la tarea esté terminada. Después de recibir una instrucción, repítasela al emisor. Durante una reanimación compleja, es fácil que la calidad de la comunicación se deteriore. Es realmente importante que el líder establezca y mantenga un comportamiento tranquilo y profesional.

Oportunidades para mejorar la calidad

Hágase las siguientes preguntas y abra un debate con su equipo si encuentra alguna diferencia entre las recomendaciones del NRP y lo que sucede actualmente en su entorno hospitalario. Analice la posibilidad de utilizar las evaluaciones de procesos y resultados sugeridas para guiar la recopilación de datos, identificar las áreas que se pueden mejorar y supervisar sus esfuerzos de mejora para determinar si están funcionando.

Preguntas para lograr una mejora de la calidad

1. ¿Qué profesionales pueden insertar un catéter en la vena umbilical y una aguja intraósea en su entorno de parto?
2. ¿Hay alguien con competencias de intubación disponible de inmediato si es necesario?
3. ¿Hay un kit con todos los suministros necesarios para el acceso vascular de emergencia disponible inmediatamente de ser necesario?
4. ¿Los profesionales saben dónde obtener una aguja intraósea?
5. ¿Su caja de medicamentos de urgencia solo incluye la solución diluida (0,1 mg/ml) de adrenalina para la reanimación del recién nacido, o también tiene la solución concentrada (1 mg/ml)?
6. ¿Con qué frecuencia practican los proveedores del NRP cómo calcular y prepara una dosis de adrenalina para reanimación neonatal?
7. ¿Tiene un cuadro/tabla de medicamentos de emergencia basado en el peso cerca del calentador radiante?
8. ¿Los proveedores del NRP saben cómo acceder a la sangre de emergencia de tipo O Rh negativo en todos los entornos de parto? ¿Conocen el procedimiento para la administración de sangre?

Medidas de procesos y resultados

1. ¿Con qué frecuencia los recién nacidos reciben adrenalina en su entorno de parto?
2. ¿Con qué frecuencia reciben los recién nacidos expansores de volumen en su entorno de parto?
3. Cuando se necesitan medicamentos de emergencia, ¿con qué frecuencia está presente un profesional capacitado al momento del parto?
4. ¿Con qué frecuencia se administra la primera dosis de adrenalina por vía intramuscular?
5. ¿Cuál es el porcentaje de miembros del equipo de reanimación que ha demostrado que pueden calcular y preparar adecuadamente la adrenalina de emergencia en un simulacro cada año?

Preguntas más frecuentes

Al pedir adrenalina de emergencia, ¿es más seguro expresar la dosis en masa (mg/kg) o en volumen (ml/kg)?

Como esta pregunta no se respondió por completo, este programa describe la dosis usando tanto la expresión en masa (mg/kg) como en volumen (ml/kg). Cada método tiene sus riesgos y sus beneficios. Si la dosis se expresa en masa, el miembro del equipo que prepare la dosis deberá convertir miligramos a mililitros, y existe un riesgo de cometer un error en un punto decimal. Si la dosis se expresa en volumen, el profesional que prepare la dosis no tendrá que convertir las unidades, pero existe un riesgo de dar una sobredosis multiplicada por 10 si el profesional usa accidentalmente la solución de adrenalina concentrada (1 mg/ml). Este error en el medicamento es evitable si se asegura de que la solución de adrenalina diluida (0,1 mg/ml) es la *única* concentración incluida en los suministros de emergencia neonatal.

Sea cual sea el método de dosis utilizado, los proveedores deben usar un circuito cerrado de comunicación, repetir nuevamente la dosis deseada, incluir las unidades deseadas y el peso estimado del recién nacido al pedir y preparar la dosis, confirmar la concentración de la solución de adrenalina utilizada mostrando la caja a otros miembros del equipo y comparar la dosis preparada con un cuadro o tabla basada en el peso para garantizar precisión.

¿Por qué la vía intravenosa se prefiere para la administración de adrenalina antes que la vía endotraqueal? ¿No es esta última más fácil y más rápida?

La adrenalina administrada por el tubo endotraqueal puede ser absorbida por los pulmones y entrar a la sangre que drena directamente al corazón. Si bien puede ser más rápido administrar adrenalina en un recién nacido intubado por medio del tubo endotraqueal, el proceso de absorción de los pulmones hace que el tiempo de respuesta sea más lento y menos predecible que si la adrenalina se administra directamente a la sangre. Los datos procedentes tanto de modelos animales como de estudios clínicos sugieren que la dosis intravenosa estándar es ineficaz si se administra a través del tubo endotraqueal. Existen algunas pruebas en modelos animales de que la administración de una dosis más alta puede compensar el retraso en la absorción pulmonar; sin embargo, ningún estudio ha confirmado la eficacia o seguridad de esta práctica en recién nacidos. Si se prevé la necesidad de medicación, la preparación de un catéter en la vena umbilical antes del parto permite la administración rápida de adrenalina intravenosa sin demora.

Después de la inserción de la aguja intraósea, ¿es necesario aspirar la jeringa antes de administrar el líquido?

No. En el recién nacido, la aspiración de la aguja intraósea no es un indicador fiable de una inserción correcta de la aguja y no es necesaria. Si la aguja se inserta correctamente, debe sentirse bien ajustada al hueso y no "contonearse." Cuando se administra el líquido, el tejido blando alrededor del hueso no se debería inflamar.

REPASO DE LA LECCIÓN 7

1. Se administró una ventilación que hace que el tórax se mueva por medio de un tubo endotraqueal durante 30 segundos; luego, se coordinaron compresiones torácicas y oxígeno al 100 % durante otros 60 segundos. La adrenalina está indicada si la frecuencia cardiaca del recién nacido sigue siendo inferior a (60 latidos por minuto [lpm])/80 lpm).
2. La vía preferida para la adrenalina es la (intravenosa)/(endotraqueal).
3. Su equipo está reanimando a un recién nacido a término. La frecuencia cardiaca del recién nacido es de 40 lpm tras 30 segundos de ventilación a través de un tubo endotraqueal y 60 segundos adicionales de compresiones torácicas coordinadas y ventilación con oxígeno al 100 %. Usted determina que debe indicarse la administración de adrenalina. Su equipo debe (intentar insertar rápidamente un catéter intravenoso periférico en la mano derecha del recién nacido)/(insertar un catéter en la vena umbilical).
4. La concentración de adrenalina recomendada para los recién nacidos es de (0,1 mg/ml)/(1 mg/ml).
5. La dosis intravenosa inicial de adrenalina recomendada es de (0,02 mg/kg)/(0,1 mg/kg).
6. La adrenalina intravenosa debería administrarse (lentamente)/(lo más rápido posible), y luego debe administrarse un bolo de solución salina normal de (3 ml)/(1 ml).
7. Si la frecuencia cardiaca del recién nacido no supera los 60 latidos por minuto, puede repetir la dosis de adrenalina cada (3 a 5 minutos)/(8 a 10 minutos).
8. Si se indica un expansor de volumen de emergencia, la dosis inicial es de (1 ml/kg)/(10 ml/kg).

Respuestas

1. La adrenalina está indicada si la frecuencia cardiaca del recién nacido no supera los 60 lpm.
2. La vía preferida para la adrenalina es la intravenosa.
3. Su equipo debe insertar un catéter venoso umbilical o una aguja intraósea. Durante un colapso cardiopulmonar, es poco probable que el catéter intravenoso periférico sea efectivo, y los intentos de inserción podrían retrasar la terapia apropiada.
4. La concentración de adrenalina recomendada para los recién nacidos es de 0,1 mg/ml.
5. La dosis intravenosa inicial de adrenalina recomendada es de 0,02 %mg/kg.

6. La adrenalina intravenosa debería administrarse lo más rápido posible, y luego debe administrarse un bolo de solución salina normal de 3 ml.
7. Si la frecuencia cardiaca del recién nacido no supera los 60 latidos por minuto, puede repetir la dosis de adrenalina cada 3 a 5 minutos.
8. La dosis inicial es de 10 ml/kg.

Lección

8

Reanimación y estabilización de recién nacidos prematuros

Puntos de aprendizaje

- Por qué los recién nacidos prematuros corren un mayor riesgo de sufrir complicaciones médicas
- Recursos adicionales necesarios para la preparación de un parto prematuro
- Estrategias adicionales para mantener la temperatura corporal de un recién nacido prematuro
- Cómo proporcionar ventilación asistida cuando un recién nacido prematuro tiene dificultad respiratoria

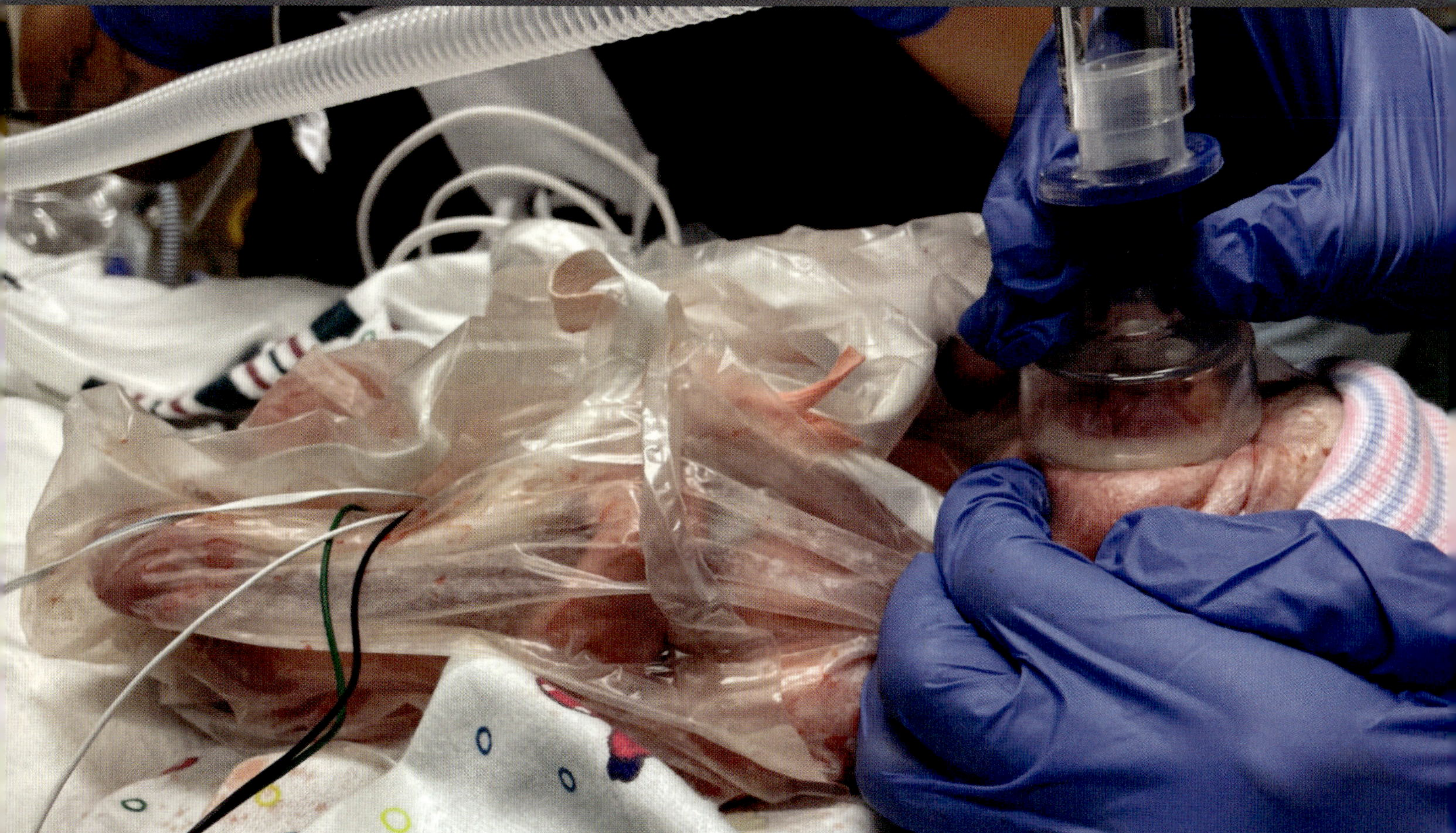

- Consideraciones adicionales para el manejo del oxígeno en un recién nacido prematuro
- Formas de disminuir las posibilidades de lesión pulmonar y cerebral en los recién nacidos prematuros
- Precauciones especiales a tener en cuenta después del período de estabilización inicial
- Cómo presentar la información a los progenitores antes del nacimiento de un recién nacido extremadamente prematuro

Puntos clave

1. Los recién nacidos prematuros corren un mayor riesgo de necesitar reanimación y asistencia en la transición después del parto.
2. Los recién nacidos prematuros corren un mayor riesgo de sufrir complicaciones debido a la rápida pérdida de calor, la inmadurez de los órganos, el pequeño volumen de sangre y la vulnerabilidad a la hipoglucemia.
3. Se deben disponer de recursos adicionales (incluido personal capacitado, un dispositivo de ventilación que pueda proporcionar presión positiva al final de la espiración [PEEP] y presión positiva continua en la vía aérea [CPAP], y surfactante).
4. La temperatura en la habitación donde se lleva a cabo la reanimación debe estar entre 23° C a 25° C (74° F y 77° F).
5. Si la edad gestacional del recién nacido es menor de 32 semanas, se debe preparar una bolsa o envoltura de polietileno y un colchón térmico.
6. Si se requiere ventilación asistida, se debe utilizar la menor presión de inflado necesaria para lograr y mantener una respuesta adecuada de la frecuencia cardiaca. Es preferible utilizar un dispositivo que pueda proporcionar PEEP.
7. Considere el uso de la CPAP si el recién nacido respira de manera espontánea con una frecuencia cardiaca de al menos 100 latidos por minuto (lpm), pero tiene dificultad respiratoria o baja saturación de oxígeno.
8. Inicie la reanimación de los recién nacidos cuya edad gestacional sea de 32 a 34 semanas con oxígeno al 21 % al 30 %, y utilice un pulsioxímetro y un mezclador de oxígeno para guiar la administración de oxígeno y mantener la saturación de oxígeno dentro del mismo rango objetivo descrito para los recién nacidos sanos a término. Para los recién nacidos cuya edad gestacional es de $<$ 32 semanas, se puede considerar una concentración inicial de oxígeno del 30 % o más según las pautas institucionales.

9 Para disminuir el riesgo de una lesión neurológica, manipular al recién nacido con suavidad, evitar colocar las piernas del recién nacido más altas que la cabeza, evitar presiones altas en la ventilación o CPAP, se debe usar un pulsioxímetro y los gases en sangre para ajustar la ventilación y la concentración de oxígeno y evitar las infusiones rápidas de líquidos por vía intravenosa.

Los 2 casos siguientes describen el nacimiento y la reanimación de recién nacidos prematuros. A medida que lea los casos, imagínese como parte del equipo desde la anticipación del parto hasta la reanimación, estabilización y traslado a la sala de cuidados intensivos de recién nacidos.

Caso 1: Estabilización de un recién nacido muy prematuro

Una mujer embarazada llega con parto prematuro a las 29 semanas de gestación con rotura de membranas y líquido amniótico limpio. Se prevé un parto vaginal. El líder del equipo de reanimación se reúne con el obstetra y los progenitores para discutir el plan de atención. Previendo la posibilidad de una reanimación complicada, su equipo de reanimación se reúne y revisa el rol de cada miembro. Mediante el uso de una lista de comprobación por escrito, su equipo garantiza que todos los suministros y equipos necesarios para la reanimación y estabilización de un recién nacido prematuro estén listos para usar. Un miembro del equipo conecta una mascarilla del tamaño para un prematuro al resucitador con pieza en T. Se ajusta la presión máxima de inflado (PIP) en 25 cm H_2O y la presión positiva al final de la espiración (PEEP) en 5 cm H_2O. Luego, se prepara un laringoscopio con una hoja de tamaño 0 y dos tubos endotraqueales de 3,0 mm y 2,5 mm. El mezclador de oxígeno se ajusta para proporcionar la concentración inicial de oxígeno (F_IO_2) sugerida por las directrices institucionales. Otro miembro del equipo aumenta la temperatura de la sala de partos, enciende el calentador radiante, obtiene una envoltura de plástico de polietileno y un gorro, activa el colchón térmico y lo cubre con una manta de algodón.

En el momento del parto, el recién nacido tiene las extremidades flexionadas, pero no llora. El obstetra y un asistente envuelven al recién nacido en una sábana de plástico, le colocan un gorro en la cabeza y le proporcionan una estimulación táctil suave. Tras 15 segundos, el recién nacido comienza a presentar respiración espontánea. A los 30 segundos, el recién nacido presenta una respiración mantenida y se mueve activamente. Un asistente pinza el cordón umbilical a los 60 segundos del nacimiento y se entrega al recién nacido al equipo de reanimación. Se lleva al recién nacido al calentador radiante y colocado sobre el colchón térmico cubierto con una manta. El recién nacido respira y la auscultación muestra una frecuencia cardiaca superior a 100 latidos por minuto (lpm), pero la respiración es dificultosa y los sonidos respiratorios son reducidos. Un miembro del equipo coloca el sensor del pulsioxímetro en la mano derecha del recién nacido y las derivaciones del monitor cardiaco en el tórax. Se administra presión positiva continua en la vía aérea (CPAP) usando una mascarilla facial y un resucitador con pieza en T. Los ruidos respiratorios y el trabajo respiratorio del recién nacido mejoran, pero la saturación de oxígeno

(SpO_2) está por debajo del rango objetivo. El FiO_2 se ajusta y la SpO_2 comienza a aumentar. Se colocan las cánulas nasales de CPAP mientras su equipo continúa monitorizando el esfuerzo respiratorio del recién nacido y la SpO_2.

El líder del equipo informa a los progenitores, que tienen la oportunidad de ver y tocar a su recién nacido y se lo lleva a la sala de cuidados intensivos para recién nacidos en una incubadora de traslado previamente calentada con oxígeno mezclado y monitorización continua. Poco después, un miembro del equipo realiza un debriefing para revisar su preparación, el trabajo en equipo y la comunicación.

Caso 2: Reanimación y estabilización de un recién nacido extremadamente prematuro

Una mujer embarazada llega a las 23 semanas de gestación con rotura de membranas y líquido amniótico limpio. El líder de su equipo de reanimación se reúne con el obstetra y los progenitores para discutir los datos de los resultados actuales y los procedimientos que pueden ser necesarios para la reanimación y estabilización de un recién nacido extremadamente prematuro. Después de la discusión, desarrollan un plan basado en la opinión de los progenitores respecto a lo que consideran mejor para el recién nacido. Los progenitores y los profesionales de la salud acuerdan proporcionarle cuidados médicos intensivos, incluso la intubación endotraqueal, las compresiones torácicas y los medicamentos de emergencia, si es necesario. Pese a la tocólisis, el trabajo de parto progresa y se prevé un parto vaginal. Se reúne al equipo de reanimación para una sesión informativa previa a la reanimación para revisar el rol y la responsabilidad de cada miembro. Mediante el uso de una lista de comprobación por escrito, su equipo prepara todos los suministros y equipos necesarios. El mezclador de oxígeno se ajusta para proporcionar la FiO_2 inicial sugerida por las directrices institucionales. Otro miembro del equipo aumenta la temperatura de la sala de partos, enciende el calentador radiante, obtiene una envoltura de plástico de polietileno y un gorro, activa el colchón térmico y lo cubre con una manta de algodón.

En el momento del parto, el recién nacido está flácido y no llora. El obstetra y un asistente envuelven al recién nacido en una sábana de plástico, le colocan un gorro en la cabeza y le proporcionan una estimulación táctil suave, pero el tono del recién nacido sigue siendo deficiente y no está respirando. Se pinza y corta el cordón umbilical y se entrega al recién nacido al equipo de reanimación. Se lleva al recién nacido al calentador radiante y colocado sobre el colchón térmico cubierto con una manta. El recién nacido sigue flácido sin esfuerzo respiratorio. Usted proporciona ventilación asistida utilizando el resucitador en T. Un miembro del equipo coloca el sensor del pulsioxímetro en la muñeca derecha del recién nacido y las derivaciones del monitor cardiaco en el tórax. La frecuencia cardiaca del recién nacido es de 70 lpm y el tórax no se mueve. Se realizan los pasos correctivos de la ventilación, con un aumento de la presión de inflado de 25 cm H_2O a 30 cm H_2O, pero la frecuencia cardiaca no mejora. Se introduce un tubo endotraqueal de 2,5 mm y se confirma su colocación con el detector de dióxido de carbono (CO_2). Se continúa la ventilación con el resucitador con pieza en T, los ruidos respiratorios son parejos en ambos lados y la frecuencia cardiaca aumenta rápidamente. La distancia desde el tabique al trago es 4,5 cm y se asegura el tubo endotraqueal en la marca de 5,5 cm junto al labio de recién nacido. La FiO_2 se ajusta para lograr el objetivo de SpO_2 y se ajusta la PIP del resucitador con pieza en T para mantener un suave movimiento torácico con cada ventilación. Poco después se administra surfactante a través del tubo endotraqueal. A los 20 minutos, la FiO_2 disminuyó al 25 %.

El líder del equipo informa a los progenitores, que tienen la oportunidad de ver y tocar a su recién nacido y se lo lleva a la sala de cuidados intensivos para recién nacidos en una incubadora de traslado previamente calentada con oxígeno mezclado y monitorización continua. Poco después, un miembro del equipo realiza un debriefing para revisar su preparación, el trabajo en equipo y la comunicación.

Parto prematuro

En las lecciones anteriores usted aprendió un enfoque sistemático para la reanimación neonatal. Cuando el parto ocurre antes de término (menos de 37 semanas de gestación), hay desafíos adicionales que hacen más difícil la transición a la vida extrauterina. La probabilidad de que un recién nacido prematuro necesite ayuda en esta transición está relacionada con su edad gestacional. Los recién nacidos que nacen con una baja edad gestacional tienen más probabilidades de necesitar intervenciones adicionales. Dado que los recién nacidos prematuros también son vulnerables a las lesiones por los procedimientos de reanimación, es importante encontrar el balance correcto entre iniciar la reanimación sin demora o evitar procedimientos invasivos innecesarios. Su manejo durante estos primeros minutos puede disminuir el riesgo de complicaciones a corto y largo plazo. Esta lección se enfoca en los problemas adicionales asociados con los nacimientos prematuros y las acciones que se pueden realizar para prevenirlos o manejarlos.

Los recién nacidos prematuros corren un mayor riesgo de complicaciones

Algunas complicaciones resultan del problema subyacente que ha causado el nacimiento prematuro, mientras que otras reflejan la inmadurez anatómica y fisiológica del recién nacido.

- La piel fina, la disminución de la grasa subcutánea, la gran área de superficie en relación con la masa corporal y la respuesta metabólica limitada conducen a una pérdida rápida de calor.
- Los músculos torácicos débiles y mala distensibilidad pulmonar y las costillas flexibles disminuyen la eficacia de los esfuerzos respiratorios espontáneos.
- Los pulmones inmaduros que carecen de surfactante son más difíciles de inflar, tienden a colapsar durante la exhalación (perdiendo la capacidad residual funcional) y tienen un mayor riesgo de lesión por ventilación.
- Los tejidos inmaduros se dañan con mayor facilidad con el oxígeno.

- La infección del líquido amniótico y la placenta (corioamnionitis) puede iniciar un trabajo de parto prematuro y el sistema inmunitario inmaduro del recién nacido aumenta el riesgo del recién nacido de desarrollar infecciones graves como neumonía, sepsis y meningitis.
- El pequeño volumen sanguíneo aumenta el riesgo de la hipovolemia debido a la pérdida de sangre.
- Los vasos sanguíneos inmaduros en el cerebro no puede ajustarse a los rápidos cambios en el flujo sanguíneo, lo que puede ocasionar hemorragias o daños por una falta de suministro de sangre.
- Las reservas metabólicas limitadas y los mecanismos compensatorios inmaduros aumentan el riesgo de hipoglucemia después del nacimiento.

Se necesitan recursos adicionales para la reanimación de un recién nacido prematuro

La probabilidad de que un recién nacido prematuro necesite reanimación es significativamente superior a la de un recién nacido que nace a término. Esto es válido incluso para los recién nacidos prematuros tardíos nacidos entre las 34 y las 36 semanas de gestación.

- Si se prevé que el bebé nazca antes de las 32 semanas de gestación, se debe preparar una bolsa o envoltorio de plástico de polietileno y un colchón térmico, como se describe en la próxima sección.
- Es preferible un dispositivo de reanimación capaz de proporcionar PEEP y CPAP, como un resucitador con pieza en T o una bolsa no autoinflable.
- Considere tener surfactante disponibles si se espera que el bebé nazca antes de las 30 semanas de gestación.
- Si el recién nacido se va a trasladar después de la estabilización inicial, es importante contar con una incubadora de transporte precalentada con oxígeno mezclado y un pulsioxímetro para mantener la temperatura y la oxigenación del recién nacido dentro del rango objetivo.

Medidas adicionales para mantener caliente al recién nacido prematuro

Los recién nacidos prematuros corren un alto riesgo de desarrollar hipotermia (temperatura corporal inferior a 36,5 °C [97,7 °F]) y complicaciones del estrés por frío. Aunque secar al recién nacido con toallas calientes, el contacto piel con piel y la lactancia materna temprana pueden ser suficientes para mantener la temperatura normal en los recién nacidos a término y en algunos recién nacidos prematuros tardíos vigorosos, se requieren medidas adicionales para los recién nacidos muy prematuros y aquellos que necesitan asistencia después del nacimiento Cuando se espera un parto prematuro, prevea que la regulación de la temperatura será un desafío y prepárese para ello.

- **Ajuste la temperatura de la habitación donde se reanimará al recién nacido y se le prestará la atención inicial a aproximadamente 23° C a 25° C (74° F a 77° F).**

- Precaliente bien el calentador radiante antes del momento del parto.
- Tras el parto, coloque rápidamente un gorro en la cabeza del recién nacido.
- Use una incubadora para traslado previamente calentada si el recién nacido será trasladado después de recibir los cuidados iniciales.
- **Mantenga la temperatura axilar del recién nacido entre 36,5 °C y 37,5 °C.**

Medidas adicionales para la termorregulación de los recién nacidos antes de las 32 semanas de gestación*

- Use un colchón térmico como fuente adicional de calor.

  Los colchones térmicos portátiles liberan calor cuando el gel químico que tienen dentro se activa para formar cristales.

  - **El colchón térmico debe almacenarse y activarse a temperatura ambiente (19° C a 28° C [66° F a 82° F]).** Si el colchón se almacena o activa a una temperatura mayor, puede superar la temperatura objetivo de la superficie.
  - Siguiendo las recomendaciones del fabricante, apriete la almohadilla para activar el gel aproximadamente 5 minutos antes de que nazca el recién nacido. Una vez activado, alcanzará la temperatura objetivo de la superficie en el plazo de 5 minutos y la mantendrá durante 1 hora después de la activación.
  - Una vez que se active el colchón térmico, colóquelo en el calentador radiante y cúbralo con una manta (figura 8.1) para que el colchón no quede expuesto directamente al calor radiante y la superficie caliente no esté en contacto directo con la piel del recién nacido.

- Envuelva al recién nacido en una bolsa o envoltorio de plástico de polietileno.
  - No es necesario secar el cuerpo. En lugar de secarles el cuerpo con toallas, los recién nacidos extremadamente prematuros deben envolverse hasta el cuello en un plástico de polietileno inmediatamente después del nacimiento. Esto puede ser realizado por el proveedor obstétrico, con asistencia según sea necesario, antes de que se pince el cordón umbilical como parte de la evaluación rápida y los pasos iniciales de atención.
  - Puede usar una bolsa de plástico para alimentos de 1 galón con cierre, una bolsa de plástico quirúrgico grande, un envoltorio para alimentos, un poncho de plástico o láminas de plástico de polietileno disponibles en el mercado (figura 8.2).

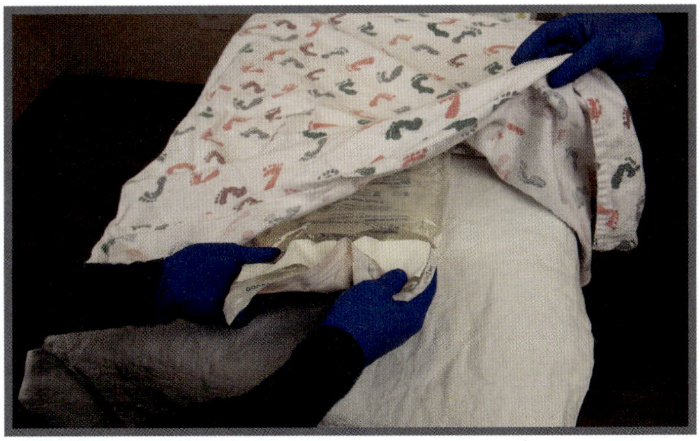

Figura 8.1. Colchón térmico colocado bajo una manta sobre la mesa de reanimación.

---

*Nota: Dependiendo del tamaño del peso del bebé al nacer y las condiciones ambientales, algunos recién nacidos de hasta 35 semanas de gestación se pueden beneficiar del uso de un colchón térmico y bolsa/envoltorio de plástico.

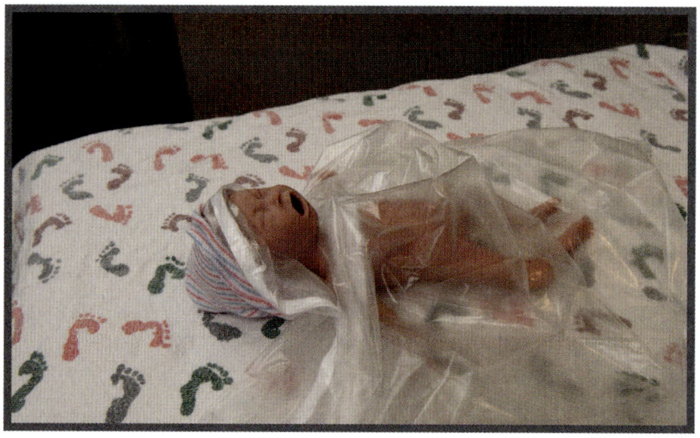

Figura 8.2. Bolsa de plástico de polietileno para reducir la pérdida de calor.

- Si utiliza una bolsa con cierre, puede cortar el fondo, deslizar al recién nacido dentro de la bolsa a través del corte y cerrarla debajo de los pies del recién nacido.
- Si utiliza una lámina de plástico o un envoltorio para alimentos, puede envolver al recién nacido en una sola lámina o usar 2 láminas y colocar al recién nacido entre ellas.
- Es importante mantener al recién nacido totalmente cubierto durante la reanimación y estabilización. Si se va a insertar un catéter umbilical, haga un pequeño orificio en el plástico y pase el cordón umbilical a través del orificio en lugar de descubrir al recién nacido.

• Controle la temperatura del recién nacido con frecuencia porque se han descrito casos de sobrecalentamiento cuando se utiliza una combinación de métodos de calentamiento.

Asistencia ventilatoria para recién nacidos prematuros

La mayoría de los recién nacidos prematuros iniciarán el esfuerzo respiratorio espontáneamente sin intervención. La estimulación suave y repetitiva, como acariciar la espalda del recién nacido, puede ayudar a establecer una respiración regular y mejorar la SpO_2 durante los primeros minutos después del nacimiento. Sin embargo, la estimulación táctil no debe retrasar el inicio de la ventilación en recién nacidos que permanezcan apneicos o tengan un esfuerzo respiratorio insuficiente. Para iniciar la ventilación utilice el mismo criterio que aprendió para un recién nacido a término (apnea, jadeos/bloqueos o frecuencia cardiaca inferior a 100 lpm dentro de los 60 segundos después del parto pese a los pasos iniciales).

Los recién nacidos prematuros tienen pulmones inmaduros que pueden ser difíciles de ventilar y son más susceptibles a sufrir lesiones por la ventilación. A continuación se incluyen las consideraciones especiales para la ventilación asistida en los recién nacidos prematuros:

- **Si el recién nacido respira de manera espontánea, considere el uso de CPAP antes que intubar.**

  Iniciar CPAP (5-6 cm H_2O) puede ser útil si el recién nacido respira espontáneamente y tiene una frecuencia cardiaca de al menos 100 lpm, pero presenta respiraciones laboriosas o una SpO_2 por debajo del rango objetivo. Al utilizar la CPAP de manera temprana, se podría evitar una intubación y ventilación mecánica. **La CPAP sola *no* es una terapia apropiada para un recién nacido que no respira o cuya frecuencia cardiaca es menor de 100 lpm.** Después de iniciar la CPAP, controle el esfuerzo respiratorio del recién nacido, la frecuencia cardiaca y la SpO_2. La aplicación de una mascarilla facial para CPAP puede inducir el reflejo trigémino-cardiaco, un reflejo desencadenado por los nervios de la cara del recién nacido, que resulta en apnea y bradicardia.

- **Si es necesaria la ventilación, utilice la presión de inflado más baja requerida para alcanzar y mantener una frecuencia cardiaca superior a 100 lpm.**

  La respuesta de la frecuencia cardiaca del recién nacido es el mejor indicador de una ventilación eficaz. Una presión inicial de inflado de 20 a 25 cm H_2O es adecuada para la mayoría de los recién nacidos prematuros. El volumen de aire que se necesita para ventilar los pulmones de un recién nacido prematuro es muy pequeño y puede que no cause un movimiento torácico perceptible.

  Utilice la menor presión de inflado posible para mantener una frecuencia cardiaca de al menos 100 lpm y mejorar de manera gradual la SpO_2. La presión máxima de inflado para un recién nacido a término puede ser demasiado alta para un recién nacido prematuro. **Use su criterio cuando aumente la presión de ventilación; sin embargo, es razonable limitar la ventilación con mascarilla facial a una presión máxima de inflado de 30 cm H_2O.** Si la ventilación con mascarilla facial a esta presión no causa una mejora clínica, la administración de ventilación a través de un tubo endotraqueal o una máscara laríngea puede mejorar la eficacia de la ventilación y permitirle disminuir la presión de ventilación.

  La obstrucción de la vía aérea y las fugas en la mascarilla facial son los problemas habituales durante la ventilación con mascarilla facial para recién nacidos prematuros, y los pequeños cambios en la posición de la cabeza y el cuello pueden ocasionar cambios significativos en la ventilación. La colocación de un detector de CO_2 entre la mascarilla y el dispositivo de ventilación puede proporcionar una pista visual para ayudar a identificar cuándo se ha logrado la posición correcta de la mascarilla y del cuello. El detector de CO_2 cambiará de color cuando la ventilación logre un intercambio gaseoso con los pulmones del recién nacido y se exhale CO_2 a través de la mascarilla de manera exitosa.

- **Si se requiere la ventilación, es preferible utilizar un dispositivo que pueda proporcionar PEEP.**

  Iniciar la ventilación con PEEP (5 cm H_2O) ayuda a que los pulmones del recién nacido permanezcan inflados entre respiraciones. Esto es particularmente importante si está utilizando un tubo endotraqueal para la ventilación. Tanto el resucitador con pieza en T y la bolsa no autoinflable pueden proporcionar PEEP durante la ventilación ya sea a través de una mascarilla facial o un tubo endotraqueal. Si se conecta una válvula de PEEP, una bolsa autoinflable puede proporcionar PEEP durante la ventilación con tubo endotraqueal. Es difícil mantener la PEEP durante la ventilación con mascarilla facial con una bolsa autoinflable.

- **Considere la administración de surfactantes si el recién nacido requiere intubación por dificultad respiratoria o es extremadamente prematuro.**

  Los recién nacidos prematuros que necesitan intubación y ventilación mecánica debido al síndrome de dificultad respiratoria deben recibir un surfactante después de la estabilización inicial.

  En los estudios completados antes del uso habitual de esteroides prenatales y CPAP temprana se concluyó que los recién nacidos que nacen con menos de 30 semanas de gestación se beneficiarían de la intubación y del tratamiento profiláctico con surfactante antes de desarrollar dificultad respiratoria. En los estudios siguientes se indica que la CPAP iniciada inmediatamente después del nacimiento se debe considerar como una alternativa a la intubación y la administración profiláctica de surfactante de rutina. Se puede estabilizar a muchos recién nacidos prematuros con CPAP temprana y evitar los riesgos de la intubación y ventilación mecánica.

  Se pueden administrar surfactantes de manera selectiva a los recién nacidos que no responden en el intento de CPAP. En algunos casos, es posible administrar el surfactante a través de un tubo delgado o un dispositivo supraglótico mientras el recién nacido permanece conectado a la CPAP (administración de surfactante menos invasiva [LISA], tratamiento con surfactante mínimamente invasivo [MIST] o administración de surfactante a través de una vía aérea laríngea o supraglótica [SALSA]), o retirar el tubo endotraqueal inmediatamente después de la administración del surfactante y volver a la CPAP para continuar con el soporte respiratorio (INtubate-SURfactant-Extubate [INSURE]). Algunos expertos aún recomiendan el surfactante profiláctico para un subconjunto de recién nacidos extremadamente prematuros porque la probabilidad de fallo en la CPAP en este subgrupo es muy alta. Se deben desarrollar criterios para el fallo en la CPAP y la administración de surfactantes en coordinación con los expertos locales.

  Si el equipo de reanimación no tiene experiencia con la administración de surfactantes, tal vez puede ser preferible aguardar la llegada de profesionales con más experiencia.

Suplementación de oxígeno para recién nacidos prematuros

En las lecciones anteriores aprendió que se pueden ocasionar lesiones durante la transición debido a una administración de oxígeno y flujo sanguíneo inadecuados, y que restablecer estos factores es un objetivo importante durante la reanimación de recién nacidos. Sin embargo, en las investigaciones se indica que la administración excesiva de oxígeno después de que se haya restablecido la perfusión puede ocasionar lesiones adicionales. Los recién nacidos prematuros pueden estar expuestos a un mayor riesgo de lesión por reperfusión porque los tejidos fetales suelen desarrollarse en un entorno con poco oxígeno y los mecanismos que protegen al cuerpo de las lesiones asociadas al oxígeno aún no están desarrollados por completo.

Sin embargo, muchos recién nacidos prematuros necesitarán oxígeno suplementario para lograr el aumento gradual anticipado en SpO_2. Entre los recién nacidos prematuros nacidos con menos de 32 semanas de gestación, tanto la bradicardia prolongada como las bajas saturaciones de oxígeno se han asociado con peores resultados. La evidencia sugiere que los recién nacidos prematuros que alcanzan una SpO_2 del 80 % al 85 % dentro de los primeros 5 minutos experimentan una mayor supervivencia y mejores resultados neurológicos. Para alcanzar este objetivo, pueden requerir una FiO_2 inicial más alta o una titulación más rápida.

Para los recién nacidos cuya edad gestacional es de 32 a 34 semanas, la recomendación actual es iniciar la reanimación con oxígeno al 21 % a 30 % y utilizar un pulsioxímetro y un mezclador de oxígeno para guiar la administración de oxígeno con el fin de mantener la SpO_2 dentro del mismo rango objetivo descrito para los recién nacidos sanos a término. Para los recién nacidos cuya edad gestacional es de $<$ 32 semanas, se puede considerar una FiO_2 inicial del 30 % o superior según las pautas institucionales. Siempre que la pulsioximetría se utilice para guiar la terapia y evitar los extremos de oxigenación, puede ser razonable iniciar la ventilación con una amplia variedad de concentraciones de oxígeno.

Un asistente debe colocar un pulsioxímetro en la mano o muñeca derecha apenas inicia la ventilación. Una vez que el pulsioxímetro esté leyendo de manera confiable, compare la SpO_2 preductal del recién nacido con el rango de valores objetivo resumido en la tabla 8-1 y utilice el mezclador para aumentar o disminuir la FiO_2 según sea necesario. No hay pruebas suficientes para recomendar un enfoque específico para ajustar la FiO_2. Un enfoque razonable es ajustar la FiO_2 en incrementos del 20 % al 30 % cada 30 segundos hasta alcanzar el objetivo de SpO_2.

Tabla 8-1. Objetivo de saturación de oxígeno preductal

Tabla de objetivos de saturación de oxígeno	
2 min	65 %-70 %
3 min	70 %-75 %
4 min	75 %- 80 %
5 min	80 %- 85 %
10 min	85 %-95 %

Disminución del riesgo de lesión neurológica en recién nacidos prematuros

Antes de las 32 semanas de gestación, un recién nacido prematuro tienen una frágil red de capilares del cerebro que tienden a romperse y sangrar. Una obstrucción del drenaje venoso de la cabeza o un cambio brusco en los niveles de CO_2 en sangre, la presión arterial o el volumen de sangre podrían aumentar el riesgo de ruptura de estos capilares. El sangrado en el cerebro puede causar daños en los tejidos y provocar una discapacidad para toda la vida. El flujo sanguíneo y la administración de oxígeno inadecuados pueden causar daños en otras áreas del cerebro, aun cuando no haya hemorragia, mientras que una administración de oxígeno excesiva puede causar daños en la retina en desarrollo, provocando la pérdida de la visión.

Un plan de cuidados organizado que se practique durante la simulación puede ayudarle a agrupar las intervenciones y completarlas de manera eficiente, minimizando las molestias al recién nacido prematuro.

Tenga en cuenta las siguientes precauciones en la reanimación de un recién nacido prematuro:

- **Manipule al recién nacido con delicadeza.**

  Aunque pueda parecer obvio, este aspecto de la atención tal vez se olvide cuando los miembros del equipo de reanimación tratan de realizar los pasos con rapidez. Si es posible, evite múltiples intentos de intubación, aspiración frecuente y otros estímulos dolorosos, ruidosos o irritantes.

- **No coloque las piernas del recién nacido a mayor altura que la cabeza (posición Trendelenburg).**

  El hecho de colocar las piernas más alto que la cabeza puede aumentar la presión venosa cerebral y el riesgo de sangrado. Puede ser muy útil colocar al recién nacido en una línea media, en posición supina (boca arriba), con la cabeza apenas elevada para evitar la obstrucción del drenaje venoso.
- **Evite utilizar una presión alta durante la ventilación o la CPAP.**

  Una presión excesiva puede provocar un neumotórax o interferir con el retorno venoso de la cabeza. Ambas complicaciones se han asociado con un mayor riesgo de hemorragia cerebral.
- **Use una pulsioximetría y una gasometría para controlar y ajustar la ventilación y la FiO_2.**

  Siga controlando la SpO_2 hasta tener la certeza de que el recién nacido puede mantener una oxigenación normal mientras respira aire ambiente. Si el recién nacido necesita asistencia continua con ventilación, se debe obtener una gasometría para guiar la terapia. Los cambios rápidos en los niveles de CO_2 pueden aumentar el riesgo de sangrado. Si su hospital no tiene los recursos para manejar a los recién nacidos prematuros que necesitan ventilación asistida continua, organice el traslado a una instalación adecuada.
- **No administre líquidos mediante infusiones intravenosas rápidas.**

  Si se necesita una expansión de volumen emergente durante la reanimación, realice infusiones intravenosas durante al menos 5 a 10 minutos. Las soluciones hipertónicas intravenosas, como el bicarbonato de sodio, deben evitarse.

Precauciones que deben tomarse tras el periodo inicial de estabilización.

Durante el último trimestre del embarazo, el feto experimenta cambios fisiológicos para prepararse para sobrevivir fuera del útero. Después del parto prematuro, muchas de estas adaptaciones no se han producido. Tenga en cuenta lo siguiente:

- **Controle la temperatura del recién nacido.**

  Siga controlando con atención la temperatura corporal del recién nacido después del período de reanimación y estabilización. Los recién nacidos muy prematuros deben permanecer envueltos en plástico de polietileno hasta que se les traslade a una incubadora templada y humidificada. Incluso los recién nacidos prematuros moderados o tardíos corren riesgo de hipotermia y deben ser controlados con cuidado.
- **Controle los niveles de glucosa en sangre.**

  Los recién nacidos muy prematuros tienen menos cantidad de glucosa almacenada que los bebés nacidos a término. Si se requiere una reanimación, es más probable que estas reservas se agoten por completo y que el recién nacido se vuelva hipoglucémico. Rápidamente asegure el acceso intravenoso, comience la infusión de dextrosa y controle la concentración de glucosa en sangre.

- **Controle al recién nacido para detectar apnea y bradicardia.**

  Los recién nacidos prematuros suelen tener un control respiratorio inestable. La apnea y la bradicardia significativa durante el período de estabilización pueden ser los primeros signos clínicos de una anomalía en la temperatura corporal, la oxigenación, el CO_2, los electrolitos, la glucemia y los niveles de ácido en sangre.

Enfoque centrado en el trabajo de equipo

La reanimación y estabilización de recién nacidos prematuros destacan varias oportunidades para que los equipos eficaces utilicen las competencias fundamentales del comportamiento del Neonatal Resuscitation Program® (NRP®).

Comportamiento	Ejemplo
Prever y planificar. Delegar trabajo de manera óptima.	Tal vez se deban realizar varios procedimientos en un breve lapso de tiempo. Trabaje con un equipo multidisciplinario para desarrollar y aplicar un enfoque sistemático de las primeras horas de la atención definiendo roles y responsabilidades.
Usar la información disponible. Identificar claramente al líder del equipo.	Realice una sesión informativa con el personal del equipo antes a la reanimación para revisar los antecedentes prenatales y durante el parto, identifique al líder del equipo, revise los roles y responsabilidades de cada miembro del equipo, y planifique el enfoque planeado para el soporte respiratorio.
Conocer el entorno.	Sepa dónde se almacenan las bolsas/envoltorios de plástico de polietileno y los colchones térmicos. Sepa cómo usar el sensor de temperatura del calentador radiante. Sepa cómo preparar un dispositivo para administrar CPAP.
Distribuir la atención con inteligencia.	Si el líder del equipo interviene en la intubación endotraqueal, su atención estará enfocada principalmente en esa tarea y es probable que no pueda prestar toda su atención al estado del recién nacido o al paso del tiempo. Posiblemente sea necesario identificar a otro líder del equipo que pueda mantener la alerta situacional.
Comunicar eficazmente. Mantener un comportamiento profesional.	Comparta sus evaluaciones en voz alta para que todos los miembros del equipo estén al tanto del estado del recién nacido y la respuesta al tratamiento. La comunicación eficaz seguirá siendo igual de importante una vez que haya finalizado la reanimación. El debriefing del equipo después de la reanimación es una oportunidad importante para revisar la actuación del equipo, identificar las áreas de mejora, practicar las habilidades de comunicación eficaces y mejorar el trabajo en equipo. Si el recién nacido se va a trasladar a otro hospital después del parto, desarrolle un plan para comunicar de forma eficiente los antecedentes del progenitor biológico y del recién nacido. Designe a un miembro del equipo para que les comunique a los progenitores las novedades sobre el progreso y los planes.

Oportunidades para mejorar la calidad

Hágase las siguientes preguntas y abra un debate con su equipo si encuentra alguna diferencia entre las recomendaciones del NRP y lo que sucede actualmente en su entorno de parto. Analice la posibilidad de utilizar las evaluaciones de procesos y resultados sugeridas para guiar la recopilación de datos, identificar las áreas que se pueden mejorar y supervisar sus esfuerzos de mejora para determinar si están funcionando.

Preguntas para lograr una mejora de la calidad

1. ¿Dónde se almacenan las bolsas/envoltorios de plástico de polietileno en su entorno del parto?
2. ¿Se puede aumentar la temperatura ambiente en su entorno del parto?
3. ¿Tiene un protocolo o una lista de verificación para organizar la primera hora de cuidados posteriores a la reanimación en recién nacidos prematuros?
4. ¿Su equipo ha practicado simulaciones de reanimación y estabilización de un recién nacido extremadamente prematuro para evaluar su preparación?

Medidas de procesos y resultados

1. ¿Con qué frecuencia estan hipotérmicos los recién nacidos prematuros (temperatura < 36,5° C) a 1 hora de edad?
2. ¿Con qué frecuencia estan hipoglucémicos los recién nacidos prematuros a 1 hora de vida?
3. ¿Con qué frecuencia los progenitores reciben una actualización sobre el estado de su recién nacido y tienen la oportunidad de verlo y tocarlo dentro de los primeros 30 a 60 minutos tras el nacimiento?
4. ¿Con qué frecuencia su equipo realiza un debriefing completo después de la reanimación y el período inicial de estabilización?
5. ¿Cuánto tiempo después de que nazca el recién nacido se instruye a los progenitores sobre cómo extraer o sacar leche materna?

Preguntas más frecuentes

¿Debe considerarse el retraso del pinzamiento del cordón umbilical en recién nacidos prematuros

El pinzamiento temprano del cordón umbilical (< 60 segundos después del parto) puede interferir con una transición saludable de la circulación fetal a la neonatal, ya que deja la sangre del feto en la placenta en lugar de aumentar el volumen de sangre circulante del recién nacido. Los recién nacidos prematuros a quienes se les ha postergado el pinzamiento del cordón umbilical tienen más probabilidades de sobrevivir durante su estancia hospitalaria, menos probabilidades de recibir medicamentos para la hipotensión y menos probabilidades de recibir una transfusión de sangre.

Antes del nacimiento, establezca un plan para el momento del pinzamiento del cordón umbilical con los profesionales obstétricos. Para la mayoría de los recién nacidos vigorosos, el pinzamiento del cordón umbilical debe retrasarse al menos 60 segundos. Al coordinar cuidadosamente la atención con los profesionales obstétricos, la evaluación rápida y los pasos iniciales del cuidado del recién nacido, incluida la gestión térmica, pueden realizarse con el cordón umbilical intacto.

Para los recién nacidos prematuros nacidos entre las 28 y 34 semanas de gestación que no requieren reanimación y en quienes no se puede realizar el pinzamiento tardío del cordón, puede ser razonable ordeñar el cordón umbilical intacto hacia el recién nacido antes de pinzar el cordón umbilical. **En el caso de recién nacidos prematuros con menos de 28 semanas de gestación, no se recomienda la técnica del ordeño del cordón umbilical porque se ha asociado a un aumento del riesgo de hemorragia intraventricular.**

Si el estado del progenitor es hemodinámicamente inestable o la circulación de la placenta no está intacta, como en el caso de un desprendimiento prematuro de la placenta, el sangrado de la placenta previa, el sangrado de la vasa previa o una avulsión del cordón umbilical, se debe pinzar el cordón inmediatamente después del nacimiento.

No hay suficiente evidencia para realizar una recomendación definitiva sobre si se debe retrasar el pinzamiento del cordón umbilical en los recién nacidos prematuros que no son vigorosos tras el nacimiento. Si la circulación de la placenta está intacta, puede ser razonable retrasar brevemente el pinzamiento del cordón umbilical mientras el profesional obstétrico estimula suavemente al recién nacido para que respire. Si el recién nacido no comienza a respirar durante este tiempo, se requiere un tratamiento adicional. Se debe pinzar el cordón y se debe llevar al recién nacido al calentador radiante. Se está estudiando en estudios de investigación si en esta situación es factible y beneficioso iniciar la reanimación junto al progenitor con el cordón umbilical intacto.

¿Cómo asesorar a los progenitores antes del nacimiento de un recién nacido extremadamente prematuro?

Reunirse con los progenitores antes del parto de un recién nacido extremadamente prematuro es tan importante para los progenitores como para los profesionales de atención neonatal. Las discusiones prenatales son una oportunidad para proporcionar información importante a los progenitores, discutir los objetivos de atención y establecer una relación de confianza que ayudará a la toma de decisiones en conjunto para su recién nacido.

Estas discusiones pueden ser difíciles debido a los desafíos inherentes a la comunicación de una gran cantidad de información compleja durante un momento tenso. Debe prepararse con la información precisa sobre las opciones de tratamiento disponible y los resultados previstos a corto y largo plazo para la situación específica. Debe familiarizarse con los datos nacionales y locales sobre los resultados y comprender las limitaciones de cada uno. Si es necesario, consulte con especialistas de su centro de referencia regional para obtener información actualizada. Lo ideal es que tanto el profesional obstétrico y el neonatal estén presentes para hablar con los progenitores. Las perspectivas de ambos pueden ser diferentes. Estas diferencias se deben discutir antes de reunirse con los progenitores para que la información que se presente sea coherente.

Si es posible, reúnase con ambos progenitores (o el progenitor biológico y la persona que lo acompaña) al mismo tiempo y permítales el tiempo suficiente para que consideren el contenido de la conversación y hagan preguntas. Trate de reunirse con los progenitores antes de que el progenitor biológico haya recibido medicamentos que pudieran hacerle difícil comprender o recordar la conversación y antes de las etapas finales del trabajo de parto. Si le llaman para que vaya a la consulta durante el parto activo, puede que no tenga tiempo para una discusión extendida, pero aún es útil presentarse y describir brevemente los posibles problemas y su plan de tratamiento preliminar. Utilice lenguaje claro, sin abreviaciones o jerga médica. Tenga cuidado con la descripción de los resultados en términos de cantidades, proporciones o porcentajes porque los progenitores pueden tener una comprensión limitada de estos conceptos matemáticos. Además, al citar estos datos puede dar la impresión de que sus estimaciones son más precisas de lo que son en realidad. Es importante presentar un panorama equilibrado, preciso y objetivo del rango de posibles resultados mientras se evitan las descripciones muy negativas o extremadamente positivas. Utilice un intérprete médico capacitado de manera apropiada, y no un amigo o miembro de la familia, si la familia no domina el idioma que utiliza el equipo de profesionales de la salud o si hay alguien con una discapacidad auditiva. El material visual y los materiales escritos, incluso las fotografías y gráficos, pueden complementar su discusión y ayudar a los progenitores a recordar los temas que se trataron. Ofrezca a los progenitores un tiempo a solas para discutir lo que les ha dicho. Algunos progenitores quizá quieran consultar con otro familiar o un integrante del clero. Si el tiempo lo permite, ofrezca realizar una nueva visita para confirmar que entendieron lo que podría ocurrir y que usted comprende sus deseos.

Después de reunirse con los progenitores, documente un resumen de la conversación en la historia clínica. Revise lo que ha discutido con los profesionales obstétricos y los demás miembros de su equipo de reanimación de la sala de partos. Para los recién nacidos prematuros nacidos en el límite de viabilidad, si se decidió que no se iniciará la reanimación, asegúrese de que todos los miembros de su equipo, incluido el personal de guardia y los profesionales obstétricos, estén informados y de acuerdo sobre esta decisión. Si hubiera desacuerdos, discútalos con anticipación y consulte a otros profesionales, incluso los asesores legales y éticos, si fuera necesario.

REPASO DE LA LECCIÓN 8

1. Ha encendido el calentador radiante antes del nacimiento de un recién nacido prematuro de 27 semanas de gestación. Enumere 4 pasos adicionales que ayudarán a mantener la temperatura del recién nacido.

   a. ______________________________

   b. ______________________________

   c. ______________________________

   d. ______________________________

2. Un bebé nace a las 26 semanas de gestación. Los pasos iniciales de cuidado, incluida la estimulación suave, han sido completados y el recién nacido tiene casi 1 minuto de vida. El recién nacido no respira y la frecuencia cardiaca es de 80 latidos por minuto. Debe (iniciar presión positiva continua en la vía aérea [CPAP] con una mascarilla facial)/(iniciar ventilación).
3. Un bebé nace a las 30 semanas de gestación. A los 5 minutos de edad, el recién nacido respira, tiene una frecuencia cardiaca de 140 latidos por minuto y recibe CPAP con oxígeno al 30 %. El pulsioxímetro en la mano derecha del recién nacido señala 95 % y va en aumento. Debe (disminuir la concentración de oxígeno)/(iniciar la ventilación).
4. (Una bolsa autoinflable)/(un resucitador con pieza en T) pueden proporcionar CPAP a un recién nacido que respira de manera espontánea.
5. Se está preparando para atender el parto de un recién nacido de 34 semanas de gestación. Prepare el dispositivo de ventilación con para que la presión máxima de inflación sea (25 cm H_2O)/(35 cm H_2O) y la presión positiva al final de la espiración (PEEP) sea de (5 cm H_2O)/(10 cm H_2O).
6. Inicie la reanimación de un recién nacido prematuro nacido a las 34 semanas de gestación con (oxígeno entre el 21 % y el 30 %)/(oxígeno entre el 60 % y el 100 %).
7. Puede *disminuir* el riesgo de lesiones neurológicas en un recién nacido prematuro durante y después de una reanimación si (inclina la cama para que las piernas del recién nacido queden más altas que la cabeza)/(ajusta la cama para que las piernas del recién nacido estén a la misma altura o más abajo que la cabeza).
8. En comparación con los recién nacidos a término, los recién nacidos prematuros corren (mayor)/(menor) riesgo de desarrollar hipoglucemia poco después de la reanimación.

Respuestas

1. Puede aumentar la temperatura de la sala entre 23° C y 25° C (74° F y 77° F), preparar un colchón térmico, preparar una bolsa o envoltorio de plástico de polietileno y precalentar una incubadora para traslado si el recién nacido se va a trasladar después del parto.
2. Debe iniciar la ventilación.
3. Debería disminuir la FiO_2.
4. Un resucitador con pieza en T puede proporcionar CPAP a un recién nacido que respira de manera espontánea. Una bolsa autoinflable *no puede* utilizarse para proporcionar CPAP.
5. Ajuste la presión máxima de inflado a 25 cm H_2O y la PEEP a 5 cm H_2O.
6. Inicie la reanimación de este recién nacido prematuro con oxígeno al 21 %-30 %.

7. Puede *disminuir* el riesgo de lesiones neurológicas en un recién nacido prematuro durante y después de una reanimación si ajusta la cama para que las piernas del recién nacido estén a la misma altura o más abajo que la cabeza.

8. Los recién nacidos prematuros corren un mayor riesgo de desarrollar hipoglucemia momentos después de la reanimación.

Lección

9

Cuidados posteriores a la reanimación

Puntos de aprendizaje

- Qué hacer después de la reanimación neonatal
- Situaciones clínicas que podrían presentarse después de la reanimación neonatal
- Consideraciones sobre el manejo de la reanimación neonatal
- El rol de la hipotermia en los cuidados posteriores a la reanimación

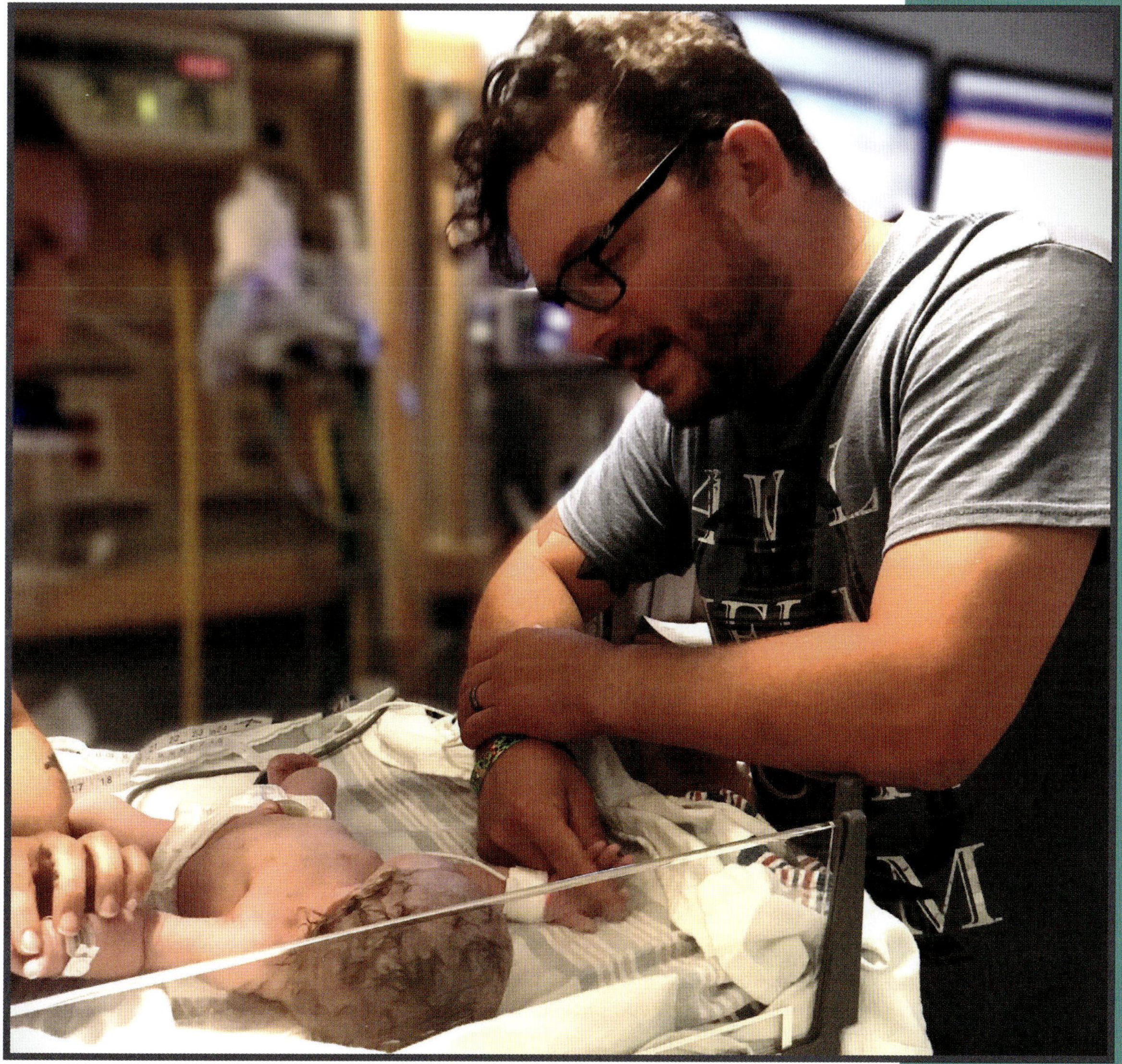

Puntos clave

1. Un recién nacido que requiera reanimación debe ser observado cuidadosamente y evaluado con frecuencia durante el período neonatal inmediato para garantizar una transición normal. Algunos requerirán evaluaciones de laboratorio, como una gasometría y la medición de glucosa y electrolitos en sangre.
2. Tenga cuidado de no sobrecalentar al recién nacido antes o después de la reanimación.
3. Si se indica la hipotermia terapéutica, se debe iniciar de inmediato; por lo tanto, cada unidad de parto debe tener un sistema para identificar los posibles candidatos y ponerse en contacto con los recursos apropiados.

Caso: Un embarazo a término temprano con sufrimiento fetal

Un bebé nació a las 37 semanas de gestación mediante cesárea de emergencia debido a fiebre intraparto con signos de sufrimiento fetal durante el parto. Después del parto, el recién nacido estaba flácido y apneico, y no respondía a los pasos iniciales del cuidado de un recién nacido. Se le administró ventilación asistida durante 3 minutos hasta que se estableció un esfuerzo respiratorio espontáneo eficaz. Durante varios minutos después, el recién nacido desarrolló una dificultad respiratoria y necesitó oxígeno adicional para mantener la saturación de oxígeno dentro del rango objetivo. El líder del equipo actualizó a los progenitores, les explicó el estado del recién nacido y les describió el plan de cuidados posteriores a la reanimación.

El bebé llega a la sala de recién nacidos, en donde se registran las constantes vitales, incluida la temperatura, la saturación de oxígeno y la presión arterial. Se realiza un examen físico completo, que incluye una evaluación neurológica estandarizada. El recién nacido sigue necesitando oxígeno suplementario y continúa presentando dificultad respiratoria; se solicita una radiografía de tórax. Un miembro del equipo obtiene una muestra de sangre para la concentración de glucosa, realizar un cultivo bacteriano y una gasometría. Se le coloca un catéter intravenoso y el recién nacido recibe líquidos y antibióticos parenterales. Los profesionales de la salud analizan su plan para realizar una monitorización precisa y una evaluación continua. Un progenitor llega a la cabecera de la cama, recibe información actualizada del personal de la sala de recién nacidos y toca y consuela a su recién nacido. Poco después, los miembros del equipo realizan un debriefing para revisar su preparación, el trabajo en equipo y la comunicación.

Cuidado posnatal

La transición psicológica a la vida extrauterina continúa por varias horas después del parto. Los recién nacidos que requieren reanimación pueden tener problemas para realizar esta transición, aunque sus constantes vitales parezcan normalizarse. Las complicaciones médicas después de la reanimación pueden involucrar a múltiples sistemas de órganos. Muchas de estas complicaciones se pueden prever y tratar de inmediato mediante una monitorización adecuada.

Este programa se refiere a 2 grandes categorías del cuidado posnatal. La intensidad de la monitorización y las intervenciones requeridas para cada recién nacido en particular podrán variar dentro de estas categorías.

Cuidado posnatal de rutina

Casi el 90% de los recién nacidos son bebés vigorosos nacidos a término sin factores de riesgo y deben permanecer con sus progenitores para promover la formación del vínculo, iniciar la lactancia y recibir los cuidados de rutina de un recién nacido (figura 9.1). De mismo modo, un bebé con ciertos factores de riesgo prenatales o durante el parto, que haya respondido bien a los pasos iniciales del cuidado de un recién nacido, tal vez solo necesite una observación de cerca y no es necesario separarlo de sus progenitores. La observación continua de su respiración, termorregulación, alimentación y actividad son importantes para determinar si se necesitan intervenciones adicionales. La ubicación y frecuencia de estas evaluaciones será determinada en función de los factores de riesgo perinatales específicos y el estado del recién nacido.

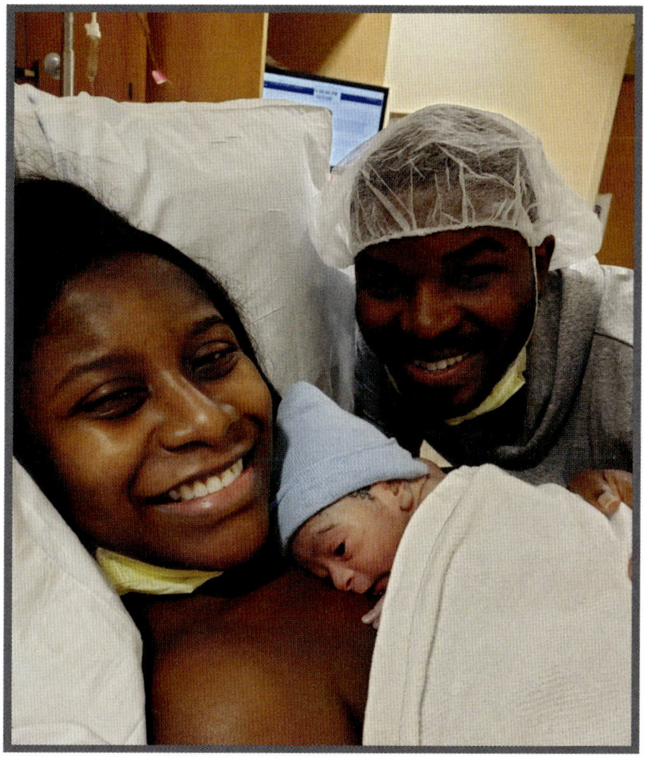

Figura 9.1. Atención posnatal de rutina.

Cuidados posteriores a la reanimación

Los recién nacidos que requieren oxígeno adicional, ventilación o presión positiva continua en la vía aérea (CPAP) después del parto necesitarán una evaluación más rigurosa. Estos recién nacidos pueden presentar problemas vinculados con una transición anómala, y se les debe evaluar con cierta frecuencia durante el período neonatal inmediato. Además de los cuidados de rutina de un recién nacido, en general necesitan un apoyo respiratorio continuo, como oxígeno adicional, CPAP nasal y ventilación mecánica. Muchos deberán ingresar a una sala de recién nacidos donde haya monitorización cardiorrespiratoria continua y se puedan medir las constantes vitales con frecuencia (figura 9.2). Algunos necesitarán el traslado a una unidad de cuidados intensivos neonatales. Si un recién nacido necesita cuidados posteriores a la reanimación en un lugar fuera de la habitación de la madre, se debe alentar a los progenitores a que vean y toquen a su bebé tan pronto como sea posible. La ubicación y período de tiempo necesario para la observación cercana depende del estado del recién nacido, el progreso hacia una transición normal y la presencia de factores de riesgo identificables.

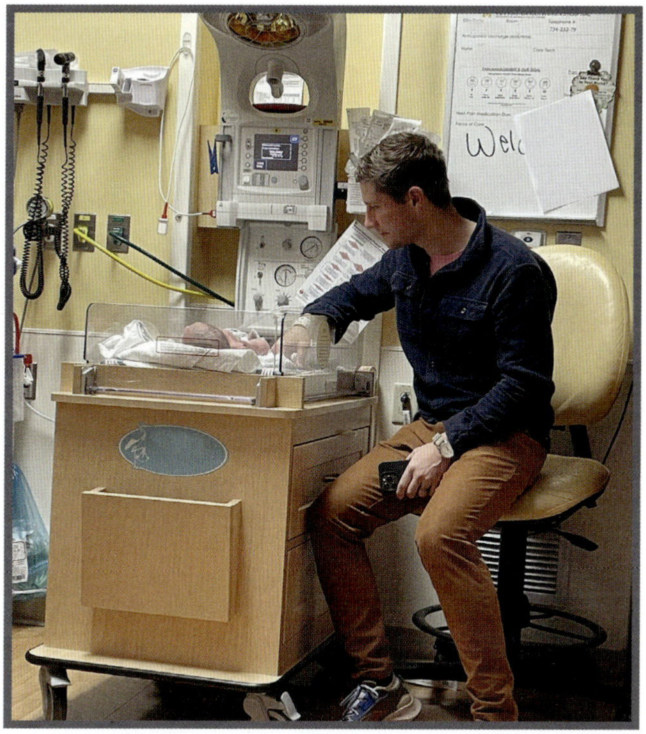

Figura 9.2. Cuidados posteriores a la reanimación en un entorno en donde hay disponible una monitorización cardiorrespiratoria continua y donde las constantes vitales se pueden medir con frecuencia.

Afecciones médicas que pueden presentarse en recién nacidos que requirieron reanimación

Se pueden presentar anomalías en varios sistemas de órganos después de la reanimación. En la tabla 9-1 se resumen los signos clínicos previstos, los hallazgos de laboratorio y las consideraciones sobre el manejo. Las circunstancias individuales determinarán cuáles de estas consideraciones sobre el manejo son apropiadas.

Tabla 9-1. Signos clínicos, hallazgos de laboratorio y consideraciones del manejo

Sistema de órganos	Signos clínicos y hallazgos de laboratorio	Consideraciones de manejo
Constitucional	Hipotermia, hipertermia	Retrase el baño. Monitorice la temperatura.
Respiratorio	Taquipnea, quejidos, retracciones, aleteo nasal, baja saturación de oxígeno, neumotórax	Mantenga la oxigenación y ventilación adecuadas. Controle los signos de hipertensión pulmonar. Evite la aspiración innecesaria. Agrupe la atención para permitir períodos de descanso. Considere una radiografía y una prueba de gases en sangre. Considere una terapia con surfactantes. Considere un retraso en el inicio de la alimentación con el uso de líquidos por vía intravenosa.
Cardiovascular	Hipotensión, taquicardia, acidosis metabólica, mala perfusión	Monitorice la presión arterial, la perfusión, la diuresis y la frecuencia cardiaca. Considere la reposición de volumen o la administración de inotrópicos si el recién nacido está hipotenso o presenta signos de bajo gasto cardiaco.
Inmunológico	Taquipnea, taquicardia, hipotensión, hipotermia, hipertermia	Considere hemocultivo. Considere la administración de antibióticos.
Endocrino-metabólico	Acidosis metabólica, hipoglucemia (glucosa baja), hiperglucemia (glucosa alta), hipocalcemia (calcio bajo), hiponatremia (sodio bajo), hiperpotasemia (potasio alto)	Considere medir la glucosa en sangre y los electrolitos séricos. Considere los líquidos por vía intravenosa. Reemplace los electrolitos según se indique.
Gastrointestinal	Intolerancia a la alimentación, vómitos, distensión abdominal, anomalías en las pruebas de funcionamiento hepático, sangrado gastrointestinal	Considere una radiografía abdominal. Considere las pruebas de función hepática. Considere el retraso en el inicio de la alimentación. Considere el uso de líquidos por vía intravenosa. Considere la nutrición parenteral. Considere la descompresión gástrica.
Renal	Disminución de la diuresis, edema y anomalías electrolíticas	Controle la diuresis. Considere medir los electrolitos séricos. Controle el peso. Considere restringir los líquidos si hay signos de insuficiencia renal y el volumen intravascular es adecuado.

Tabla 9-1. Signos clínicos, hallazgos de laboratorio y consideraciones del manejo (cont.)

Sistema de órganos	Signos clínicos y hallazgos de laboratorio	Consideraciones de manejo
Neurológico	Apnea, convulsiones, irritabilidad, tono deficiente, evaluación neurológica alterada, mala coordinación de la alimentación	Controle la apnea. Aplique ventilación asistida según sea necesario. Considere medir la glucosa y los electrolitos. Evite la hipertermia. Considere una terapia con anticonvulsivos. Considere la hipotermia terapéutica. Considere el retraso en el inicio de la alimentación. Considere el uso de líquidos por vía intravenosa.
Hematológico	Amenia, trombocitopenia, coagulación retrasada, palidez, hematomas, petequias	Considere medir el hemograma completo y la bilirrubina, y realizar estudios de coagulación.

A continuación se presenta una breve descripción de algunas afecciones comunes seleccionadas.

Inestabilidad de la temperatura

Después de la reanimación, los recién nacidos pueden enfriarse demasiado (hipotermia) o calentarse demasiado (hipertermia). Los recién nacidos prematuros corren un alto riesgo de sufrir hipotermia y esto se ha asociado con el aumento de mortalidad. En la lección 8 se tratan las técnicas especiales para mantener la temperatura corporal de los recién nacidos prematuros. Los recién nacidos pueden sufrir hipertermia si la madre tiene fiebre o corioamnionitis, si el recién nacido tiene una infección o si el calentador radiante no se usa de manera correcta. La hipertermia se ha asociado con el agravamiento de los resultados y debe evitarse.

Neumotórax y neumonía

Si se presenta un deterioro respiratorio agudo durante o después de la reanimación, considere la posibilidad de que el recién nacido tenga un neumotórax (figura 9.3). La lección 10 incluye detalles del manejo de un neumotórax. Si el recién nacido está intubado y desarrolla un deterioro agudo respiratorio, asegúrese de que el tubo endotraqueal no se haya salido o esté obstruido con secreciones.

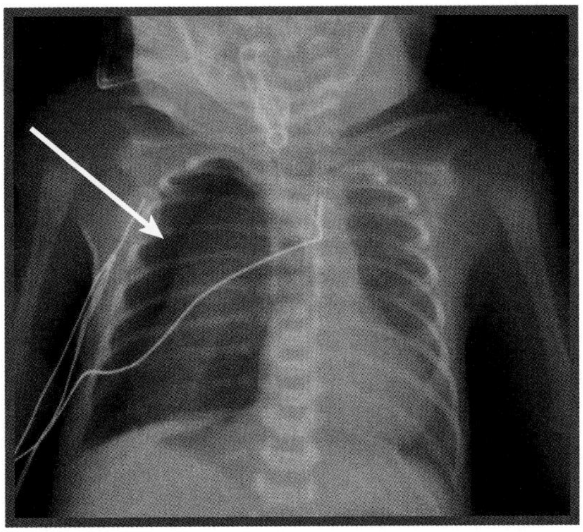

Figura 9.3. Neumotórax derecho (flecha).

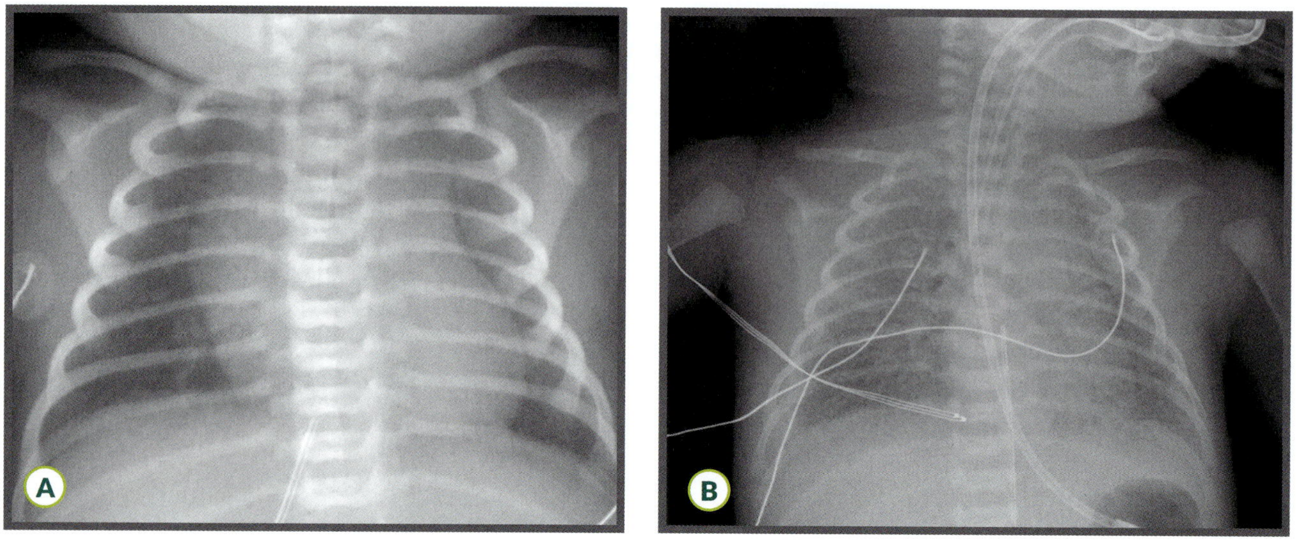

Figura 9.4. Radiografías de tórax neonatal: (A) normal, (B) neumonía.

La necesidad de reanimación puede ser un signo temprano de que un recién nacido tiene neumonía, infección perinatal o un evento de aspiración. La neumonía perinatal (figura 9.4) se puede presentar con taquipnea y otros signos de dificultad respiratoria como quejidos, aleteo nasal y retracciones. Puede ser difícil diferenciar entre el síndrome de dificultad respiratoria, la retención de líquido en los pulmones del feto y la neumonía neonatal mediante una radiografía de tórax. Si un recién nacido que requirió reanimación continúa mostrando signos de dificultad respiratoria o necesita oxígeno suplementario, considere evaluar la posibilidad de neumonía e infección perinatal, realizar las pruebas de laboratorio adecuadas e iniciar tratamiento antibiótico parenteral.

Hipertensión pulmonar

Tal como se describe en la lección 1, los vasos sanguíneos en los pulmones del feto están muy contraídos. Después del parto, los vasos sanguíneos se relajan y la sangre fluye hacia los pulmones donde la hemoglobina se puede saturar de oxígeno para el suministro a los tejidos y órganos.

Los vasos sanguíneos pulmonares pueden permanecer contraídos después del parto. Esta afección se denomina *hipertensión pulmonar persistente del recién nacido* y se observa con mayor frecuencia en recién nacidos con una edad gestacional de 34 semanas o más. La HPPRN se maneja con oxígeno adicional y, en algunos casos, con ventilación mecánica. La HPPRN grave puede requerir terapias especiales como la ventilación mecánica de alta frecuencia, el óxido nítrico inhalado y la oxigenación por membrana extracorpórea ECMO por sus siglas en Ingles.

Después de la reanimación, el tono vascular pulmonar del recién nacido puede ser lábil y puede aumentar en respuesta a disminuciones de la saturación de oxígeno repentinas o una hipotermia involuntaria; por lo tanto, evite una aspiración innecesaria, una estimulación excesiva y un baño inmediato. Mientras que evitar las disminuciones repentinas de la saturación de oxígeno puede ser beneficioso, el hecho de mantener niveles altos de oxígeno en sangre de forma intencional puede que no sea útil y que cause otras complicaciones. Se debe usar un pulsioxímetro para guiar el tratamiento con oxígeno. En el caso de sospecha de HPPRN, una gasometría arterial proporciona información útil que no se puede determinar solo con la pulsioximetría. Pruebas diagnósticas adicionales, incluyendo la medición de la saturación de oxígeno con pulsioximetría en la extremidad superior derecha y en una extremidad inferior (pre y postductal) y un ecocardiograma, pueden ser útiles y deben realizarse bajo la orientación de expertos locales. Según los recursos locales, puede estar indicado el traslado temprano a un centro de referencia.

Hipotensión

La hipotensión durante la fase de posterior a la reanimación puede ocurrir por múltiples razones. Los niveles bajos de oxígeno cerca del momento del parto pueden disminuir la función cardiaca y el tono vascular. Si el recién nacido ha sufrido una pérdida de sangre importante, el volumen de sangre circulante puede ser bajo y contribuir a la hipotensión. Los recién nacidos con sepsis pueden tener un gasto cardiaco normal o alto, pero pueden volverse hipotensos debido a la dilatación de los vasos sanguíneos periféricos.

Los recién nacidos que requieran una reanimación significativa deben someterse a una monitorización de la presión arterial hasta que esta sea estable y se encuentre dentro de un rango aceptable. Si hay evidencia de hipovolemia, se puede indicar una expansión del volumen con una solución cristaloide o transfusión de sangre. No se recomienda la expansión de volumen de rutina sin evidencia de hipovolemia. Algunos recién nacidos pueden requerir medicación para mejorar el gasto cardiaco, aumentar el flujo sanguíneo sistémico o incrementar el tono vasomotor. Si se requieren estos medicamentos, se debe considerar la consulta con expertos locales.

Hipoglucemia

El consumo de glucosa se incrementa cuando el metabolismo ocurre sin el oxígeno adecuado (metabolismo anaeróbico). Los niveles bajos de glucosa en sangre (hipoglucemia) pueden presentarse en los recién nacidos porque las reservas de glucosa se agotan rápidamente durante el estrés perinatal. Un nivel alto de glucosa transitorio (hiperglucemia) puede presentarse antes de que el nivel de glucosa en sangre comience a descender.

En los recién nacidos, la glucosa es un combustible esencial para el funcionamiento cerebral y una hipoglucemia prolongada puede contribuir a lesiones cerebrales. Algunos recién nacidos que requieren reanimación, incluidos aquellos que se considera que tienen riesgo de desarrollar encefalopatía hipóxico-isquémica (EHI), necesitan que se les controle el nivel de glucosa en sangre poco después del nacimiento y luego a intervalos regulares hasta que se mantenga estable y dentro de los límites normales. Puede ser necesaria dextrosa intravenosa para mantener los niveles normales de glucemia hasta que se establezca la alimentación por boca.

Problemas de alimentación

El tracto gastrointestinal del recién nacido es muy sensible a la disminución de oxígeno y al flujo sanguíneo. Después de la reanimación puede ocurrir una intolerancia a la alimentación, una mala motilidad, una inflamación, un sangrado o una perforación de la pared intestinal. Además, los patrones de aspiración y alimentación oral se pueden ver afectados durante varios días debido a una disfunción neurológica. Tal vez se requieran métodos alternativos para proporcionar nutrición durante este período.

Lo ideal es que la alimentación se inicie con la leche materna. Si el recién nacido nace extremadamente prematuro o no puede comenzar la lactancia, trabaje con los profesionales de salud obstétrica para desarrollar un plan que fomente el ordeño y almacenamiento de leche materna poco después del parto.

Insuficiencia renal

La hipotensión, la hipoxia y la acidosis pueden disminuir el flujo sanguíneo hacia los riñones y causar una insuficiencia renal temporal o permanente. La necrosis tubular aguda suele ser una forma de insuficiencia renal temporal que puede ocurrir después de la reanimación. Puede causar retención de líquido y anomalías electrolíticas significativas. Al principio, los recién nacidos pueden tener una diuresis baja y necesitar restricción de líquidos durante varios días. Durante la fase de recuperación, pueden desarrollar una diuresis muy alta y requerir líquidos adicionales.

La diuresis, el peso corporal y los niveles séricos de electrolitos deben controlarse con frecuencia en los recién nacidos que requieren una reanimación significativa. Ajuste la ingesta de fluidos y electrolitos de acuerdo a la diuresis, los cambios del peso corporal y los resultados de los análisis de laboratorio del recién nacido.

Acidosis metabólica

La acidosis metabólica es común después de la reanimación porque los ácidos se producen cuando los tejidos no reciben suficiente oxígeno ni flujo sanguíneo. La acidosis grave puede interferir con la función cardiaca y empeorar la hipertensión pulmonar. En la mayoría de los casos, la acidosis se resolverá de manera gradual a medida que los sistemas respiratorio y circulatorio del recién nacido se recuperan. La intervención más importante es identificar y corregir la causa subyacente de la acidosis metabólica.

Hallazgos alterados en el examen neurológico

Los recién nacidos pueden presentar alteraciones agudas de la función neurológica en las primeras horas después del nacimiento. Los hallazgos pueden incluir un nivel de conciencia disminuido, letargia, irritabilidad, apnea, tono muscular anormal, reflejos deprimidos o asimétricos, o convulsiones. *Encefalopatía neonatal* es el término general utilizado para describir una alteración aguda de la función neurológica después del nacimiento. El uso de este término no indica una causa específica de la alteración de la función neurológica. La encefalopatía neonatal puede ser causada por la exposición a narcóticos o anestésicos administrados al progenitor biológico, infecciones, anomalías estructurales del cerebro, hemorragia intracraneal, accidente cerebrovascular neonatal, afecciones genéticas, alteraciones electrolíticas o anomalías metabólicas.

Una causa de encefalopatía neonatal que es importante reconocer, debido a que tiene un margen limitado para el tratamiento, está relacionada con la asfixia perinatal.

Encefalopatía hipóxica isquémica (EHI)

Los recién nacidos que experimentan un período de oxígeno y flujo sanguíneo insuficientes hacia su cerebro y otros órganos antes, durante o inmediatamente después del nacimiento (asfixia perinatal) corren el riesgo de presentar EHI. Inicialmente, el recién nacido puede presentar letargo, disminución del tono muscular, escaso esfuerzo respiratorio o apnea. Las convulsiones pueden aparecer después de varias horas. Se debe examinar a los recién nacidos que han necesitado una reanimación extensa en busca de signos de EHI. La evaluación neurológica estandarizada es una herramienta útil. Debe considerarse la consulta con un especialista.

Entre los recién nacidos prematuros tardíos y a término ($\geq$ 36 semanas de gestación) con EHI moderada a grave, los estudios han demostrado que el enfriamiento controlado de la cabeza o el cuerpo del recién nacido (hipotermia terapéutica) durante 3 días reduce el riesgo de muerte y mejora los resultados neurológicos. El enfriamiento ralentiza el metabolismo celular y permite que las células cerebrales del recién nacido eviten lesiones adicionales. Por lo general, los recién nacidos elegibles han experimentado un evento perinatal agudo, como un desprendimiento de placenta o prolapso del cordón, con sufrimiento fetal. Existe evidencia clínica y de laboratorio de hipoxia e isquemia perinatal, incluida depresión al nacer, que requiere reanimación y gasometrías que demuestran acidosis metabólica. Un examen neurológico estandarizado mostrará convulsiones o múltiples anomalías moderadas a graves, como letargo, hipotonía, postura anormal, constantes vitales anormales y reflejos de succión y de Moro ausentes o anormales. Para los recién nacidos elegibles, el enfriamiento debe iniciarse dentro de las 6 horas posteriores al nacimiento. Los detalles adicionales sobre la selección de recién nacidos elegibles y el manejo clínico durante la hipotermia están disponibles en el informe clínico publicado por el American Academy of Pediatrics Committee on Fetus y en la declaración de posición publicada por la Canadian Paediatric Society.

Si su hospital no tiene un programa de hipotermia terapéutica, comuníquese con el centro de derivación más cercano que ofrezca este tratamiento tan pronto como sospeche que un recién nacido puede ser candidato para la terapia. Trabaje con el centro de referencia para desarrollar un plan organizado para identificar a los candidatos para la terapia y organizar el rápido traslado. Un retraso en el reconocimiento o derivación de un recién nacido apto para el enfriamiento podría significar que no se pueda iniciar el tratamiento porque el recién nacido queda fuera de la ventana terapéutica de 6 horas tras el nacimiento. Si se toma la decisión de trasladar al recién nacido a otro centro, siga las instrucciones del centro de referencia para evitar una hipertermia o hipotemia excesiva involuntaria mientras se espera el traslado.

Enfoque centrado en el trabajo de equipo

Los cuidados posteriores a la reanimación destacan varias oportunidades para que los equipos eficaces utilicen las competencias fundamentales del comportamiento del Neonatal Resuscitation Program® (NRP®).

Comportamiento	Ejemplo
Prever y planificar.	Planifique dónde se llevarán a cabo los cuidados posteriores a la reanimación en su institución. Discuta que tipos de cuidados posteriores a la reanimación se proporcionarán en la habitación del progenitor y cuándo los cuidados deben trasladarse a un área de transición o a una sala de cuidados intensivos de recién nacidos. Planifique quién será el responsable del control continuo y con quién comunicarse si el estado del recién nacido cambia. Desarrolle un plan para reconocer rápidamente a los recién nacidos que podrían ser aptos para la hipotermia terapéutica y con quién comunicarse si se debe indicar esta terapia. Practique cómo iniciar la hipotermia terapéutica o el proceso para el traslado inmediato del recién nacido a un centro de referencia con la experiencia necesaria.
Conocer el entorno.	Conozca qué equipos hay disponibles en su institución para medir los niveles de gases, electrolitos y glucosa en sangre. Sepa cómo monitorear y ajustar la temperatura con su calentador radiante.
Delegar trabajo de manera óptima.	Muchos procedimientos se deben realizar dentro de la primera hora después de una reanimación exitosa. Planifique quién realizará cada tarea para evitar demoras innecesarias.
Comunicar eficazmente.	Reúna al equipo de atención para un debriefing posterior a la reanimación para reforzar los hábitos del buen trabajo en equipo e identificar las áreas a mejorar. Identifique los pequeños cambios que podrían resultar en mejoras importantes en la actuación de su equipo y en la seguridad del paciente.

Oportunidades para mejorar la calidad

Hágase las siguientes preguntas y abra un debate con su equipo si encuentra alguna diferencia entre las recomendaciones del NRP y lo que sucede actualmente en su entorno hospitalario. Analice la posibilidad de utilizar las evaluaciones de procesos y resultados sugeridas para guiar la recopilación de datos, identificar las áreas que se pueden mejorar y supervisar sus esfuerzos de mejora para determinar si están funcionando.

Preguntas para lograr una mejora de la calidad

1. Si un recién nacido ha recibido oxígeno, ventilación asistida o presión positiva continua en la vía aérea (CPAP) durante la estabilización inicial, ¿quién será responsable de los cuidados posteriores a la reanimación y de las evaluaciones continuas?
2. ¿Qué recursos hay disponibles para el cuidado de un recién nacido que requiere un cuidado neonatal avanzado?
3. ¿A qué desafíos se enfrenta su equipo cuando se traslada un recién nacido desde el entorno del parto hacia un entorno en donde hay disponible una monitorización cardiorrespiratoria continua y donde se pueden medir las constantes vitales con frecuencia?
4. ¿Los profesionales de la salud neonatal han sido capacitados para identificar a los recién nacidos que pueden ser candidatos a la hipotermia terapéutica?

5. ¿Sabe a quién contactar si cree que un recién nacido es candidato a la hipotermia terapéutica?
6. ¿Dispone de algún proceso para apoyar el plan de lactancia materna cuando el recién nacido necesita una monitorización continua?

Medidas de procesos y resultados

1. ¿Con qué frecuencia el equipo de reanimación realiza un debriefing después de la reanimación?
2. ¿Con qué frecuencia los recién nacidos presentan hipoglucemia después de la reanimación?
3. ¿Con qué frecuencia se traslada a los recién nacidos desde el entorno del parto a una unidad o sala de cuidados intensivos?
4. ¿Con qué frecuencia el centro de referencia realiza una revisión en colaboración con el centro médico que traslada a los recién nacidos a sus instalaciones?

Preguntas más frecuentes

¿Se pueden realizar los cuidados y la monitorización posteriores a la reanimación en la habitación del progenitor?

El lugar donde se lleven a cabo los cuidados posteriores a la reanimación es menos importante que el hecho de garantizar una monitorización adecuada, reconocer de inmediato las situaciones clínicas que requieran intervención e iniciar el tratamiento necesario. La ubicación más adecuada para los cuidados posteriores a la reanimación dependerá del estado del recién nacido, el progreso hacia una transición normal y los recursos disponibles. En algunos casos, la monitorización adecuada puede ser posible en la habitación de los progenitores, mientras que en otros casos será necesario el traslado a una sala de transición o a una unidad de cuidados intensivos.

¿Debería administrarse bicarbonato de sodio de manera rutinaria a los recién nacidos con acidosis metabólica?

No. El hecho de infundir una solución amortiguadora, como el bicarbonato de sodio, puede parecer una intervención útil; sin embargo, no hay evidencia en la actualidad que apoye esta práctica de rutina. La infusión de bicarbonato de sodio tiene muchos posibles efectos secundarios. Cuando se mezcla el bicarbonato de sodio con ácido, se forma dióxido de carbono (CO_2). Si los pulmones del recién nacido no pueden exhalar rápidamente el CO_2 adicional, la acidosis empeorará. Si bien puede parecer que las mediciones de ácido en sangre (pH) mejoran, el bicarbonato de sodio puede interferir con otros sistemas amortiguadores de ácidos y en realidad empeorar la acidosis dentro de las células. Además, una rápida administración de bicarbonato de sodio puede aumentar el riesgo de una hemorragia intraventricular en los recién nacidos prematuros.

REPASO DE LA LECCIÓN 9

1. Un bebé nacido a las 36 semanas de gestación recibió ventilación asistida y suplementación de oxígeno. Este recién nacido (necesita)/(no necesita) una evaluación frecuente del esfuerzo respiratorio y la oxigenación durante el período neonatal inmediato.
2. Si un recién nacido debe ingresar en una unidad de cuidados intensivos, (se debe)/(no se debe) alentar a los progenitores a que vean y toquen a su recién nacido.
3. Un recién nacido a término tuvo una importante depresión al nacer y requirió una reanimación compleja. El recién nacido sufrió una insuficiencia respiratoria con retención de dióxido de carbono y acidosis metabólica. (Se debe)/(No se debe) infundir bicarbonato de sodio de inmediato después de la reanimación.
4. Entre los recién nacidos que requirieron una reanimación compleja y tienen signos de lesión neurológica, un calentamiento agresivo y la hipertermia (mejoran)/(empeoran) los resultados y se deben (evitar)/(alentar).

Respuestas

1. Este recién nacido requiere que se evalúe con frecuencia el esfuerzo respiratorio y la oxigenación durante el periodo neonatal inmediato.
2. Se debe alentar a los progenitores a que vean y toquen a su recién nacido.
3. No se debe infundir bicarbonato de sodio de inmediato después de la reanimación.
4. Un calentamiento agresivo y la hipertermia empeoran los resultados y se deben evitar.

Bibliografía

1. Committee on Fetus and Newborn. Hypothermia and neonatal encephalopathy. *Pediatrics*. 2014;133(6):1146–1150. Reafirmado en septiembre de 2021
2. Lemyre B, Chau V. Hypothermia for newborns with hypoxic-ischemic encephalopathy. *Paediatr Child Health*. 2018;23(4):285–291. Reafirmado en enero de 2024

Lección

10

Consideraciones especiales

Puntos de aprendizaje

- Cuándo sospechar de un neumotórax o un derrame pleural
- Cómo manejar un neumotórax
- Cómo manejar las colecciones de líquido en el tórax y el abdomen
- Cómo manejar una sospecha de obstrucción de vía aérea
- Cómo manejar las anomalías pulmonares congénitas que podrían complicar la reanimación
- Cómo manejar las complicaciones resultantes de la exposición materna a opiáceos o anestesia
- Cómo cuidar a un recién nacido con mielomeningocele
- Cómo cuidar a un recién nacido con defecto de la pared abdominal

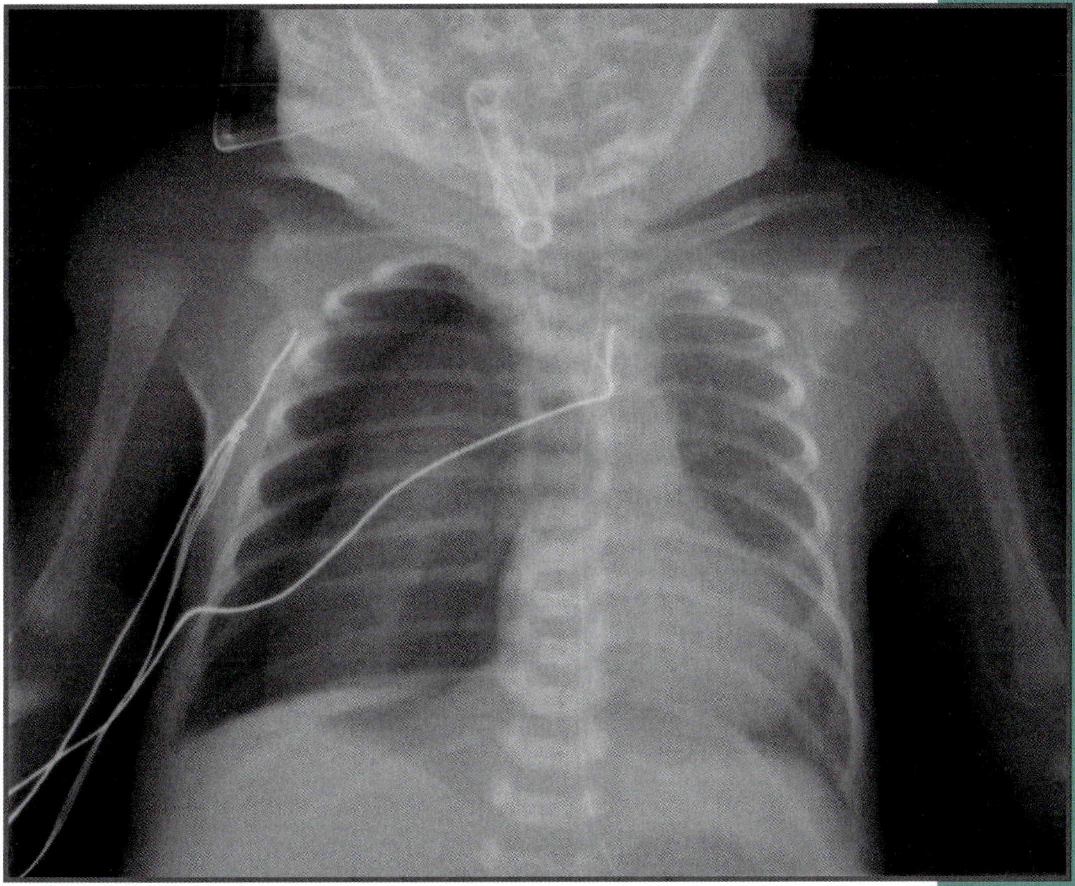

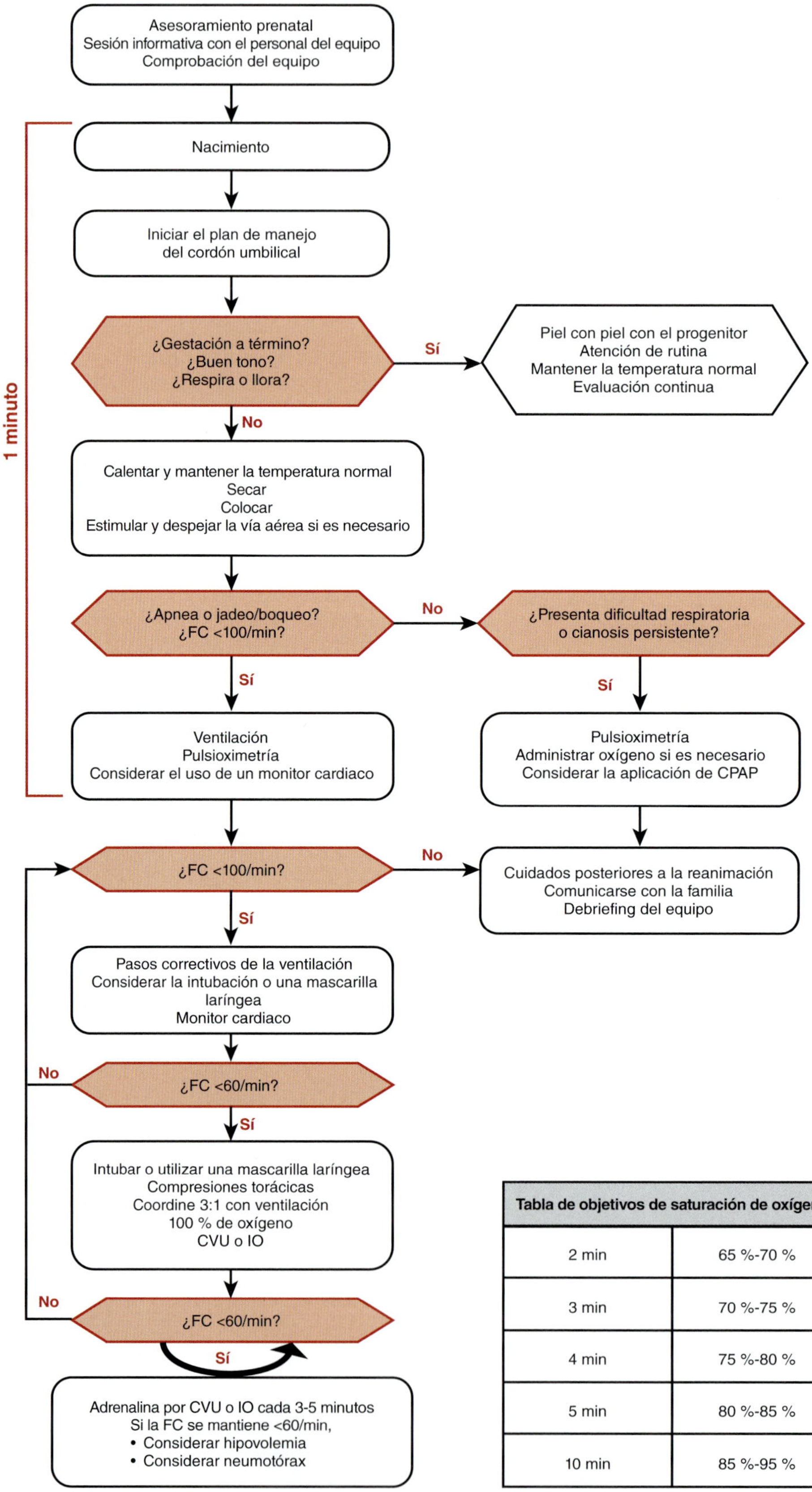

Tabla de objetivos de saturación de oxígeno	
2 min	65 %-70 %
3 min	70 %-75 %
4 min	75 %-80 %
5 min	80 %-85 %
10 min	85 %-95 %

Puntos clave

1. Sospeche de un neumotórax si el recién nacido no mejora a pesar de las medidas de reanimación o si súbitamente presenta dificultad respiratoria grave. En una emergencia, se puede detectar el neumotórax por la disminución de los ruidos respiratorios y el aumento de transiluminación en el lado afectado.
2. Sospeche de un derrame pleural si el recién nacido tiene dificultad respiratoria y edema generalizado (hidropesia fetal).
3. Sospeche de ascitis si un recién nacido presenta dificultad respiratoria y distensión abdominal.
4. Un neumotórax, un derrame pleural o ascitis que cause insuficiencia cardiorrespiratoria se trata mediante la aspiración del aire o líquido con un conjunto de aguja, catéter, alargador y llave de paso conectado a una jeringa e insertado en el tórax o el abdomen.
5. Si hay secreciones espesas que obstruyen la vía aérea a pesar del posicionamiento correcto del tubo endotraqueal, intente eliminar las secreciones con un catéter de aspiración (5 F a 8 F) insertado a través del tubo endotraqueal. Si la obstrucción persiste, aspire directamente la tráquea con un aspirador traqueal conectado al tubo endotraqueal.
6. La dificultad respiratoria asociada con la secuencia de Robin puede mejorar si se coloca al recién nacido en decúbito prono y se inserta un tubo endotraqueal pequeño (2,5 mm) en la nariz para que la punta ingrese en la faringe. Si esto no causa un movimiento de aire adecuado, la mascarilla laríngea puede brindar una vía aérea que salve la vida. En esta situación, la intubación endotraqueal suele ser difícil.
7. La dificultad respiratoria asociada con la atresia coanal bilateral puede mejorar insertando un tubo endotraqueal en la boca con la punta en la faringe posterior.
8. Si se sospecha de una hernia diafragmática congénita, evite proporcionar ventilación asistida con una mascarilla facial. Intube rápidamente la tráquea e inserte un tubo orogástrico con aspiración continua o intermitente para descomprimir el estómago y los intestinos.
9. Si la paciente embarazada recibió opiáceos durante el trabajo de parto y el recién nacido no respira, proporcione soporte de la vía aérea y ventilación asistida hasta que el recién nacido tenga un esfuerzo respiratorio espontáneo adecuado.

10. Evite colocar recién nacidos con mielomeningocele (espina bífida) boca arriba. Posicione al recién nacido de lado, boca abajo o en una "dona" hecha de toallas o espuma sin látex.

11. Coloque la parte inferior del cuerpo y el abdomen del recién nacido con gastrosquisis u onfalocele en una bolsa intestinal estéril de plástico transparente y asegure la bolsa en el tórax del recién nacido. Coloque al recién nacido sobre el lado derecho para mejorar la perfusión del intestino.

Esta lección hace un repaso de las circunstancias menos comunes a las que puede enfrentarse durante la reanimación neonatal. Incluye descripciones de varios procedimientos avanzados. Este programa educativo presenta los conceptos y habilidades necesarios para estos procedimientos, pero completar esta lección no implica que una persona tenga la competencia para realizar estos procedimientos en el entorno clínico. Cada hospital es responsable de determinar el nivel de competencia y calificaciones requeridas para que una persona pueda asumir la responsabilidad clínica de estos procedimientos avanzados.

Como estos escenarios no ocurren con frecuencia, es importante poder reconocerlos y estar preparados para responder de forma rápida y eficiente. A medida que lee el siguiente caso, imagínese como parte del equipo de reanimación.

Caso: Recién nacido con neumotórax a tensión

Una persona embarazada ingresa para dar a luz a las 40 semanas de gestación con líquido limpio y patrón de frecuencia cardiaca fetal de categoría III. Se planifica una cesárea de emergencia. Su equipo de reanimación se reúne en el quirófano, completa una sesión informativa con el personal del equipo antes de la reanimación y prepara el equipo y suministros para una reanimación compleja. Después del nacimiento, se realizan los pasos iniciales con el cordón intacto, pero el recién nacido permanece flácido y apneico. Se pinza y corta el cordón umbilical y se entrega al recién nacido al equipo de reanimación. Un miembro del equipo comienza a documentar los eventos de la reanimación a medida que ocurren.

Comienza la ventilación asistida con una mascarilla facial mientras un miembro del equipo coloca un pulsioxímetro en la mano derecha del recién nacido, pero la frecuencia cardiaca es de 40 latidos por minuto y no está aumentando. Realiza los pasos correctivos de ventilación, incluido el aumento de la presión de ventilación, y logra movimiento torácico; sin embargo, la frecuencia cardiaca del recién nacido no aumenta. Un miembro del equipo coloca los electrodos del monitor cardiaco en el tórax del recién nacido. Rápidamente se inserta un tubo endotraqueal para la ventilación continuada, pero la frecuencia cardiaca del recién nacido no mejora. Su equipo aumenta la concentración de oxígeno (FiO_2) al 100 % e inicia las compresiones torácicas coordinadas mientras se prepara e inserta un catéter venoso umbilical. La frecuencia cardiaca del recién nacido no mejora después de 60 segundos de compresiones y ventilación coordinadas. Se administra una dosis de adrenalina intravenosa a través del catéter umbilical, seguido de un bolo de solución salina normal, pero la condición del recién nacido sigue sin mejorar. El equipo reevalúa la inserción del tubo endotraqueal y la eficacia de la ventilación y las compresiones, a la vez que considera circunstancias especiales que puedan complicar la reanimación. Al escuchar el tórax, reconoce que no hay ruidos respiratorios en el lado derecho. Su equipo sospecha de un neumotórax a tensión. La transiluminación rápida del tórax confirma la sospecha y un miembro del equipo rápidamente prepara un dispositivo de aspiración de catéter sobre aguja. Se interrumpen las compresiones torácicas mientras se inserta el catéter y se aspira el aire del tórax. Una vez descomprimido el neumotórax, la frecuencia cardiaca del recién nacido mejora rápidamente. El equipo continúa la ventilación, y el F_IO_2 se ajusta a los resultados de la pulsioximetría. Sigue fluyendo una pequeña cantidad de aire a través del sistema de aspiración por catéter y se traslada al recién nacido a la sala de recién nacidos para una radiografía de tórax y tratamiento adicional. Poco después, habla con los progenitores y realiza un debriefing con su equipo para evaluar su preparación, trabajo en equipo y comunicación.

Colecciones anormales de aire y líquido

Una acumulación irregular de aire o líquido que impida que los pulmones del recién nacido se expandan completamente en el tórax puede provocar una dificultad respiratoria grave y bradicardia persistente.

Neumotórax

Es frecuente que haya pequeñas fugas de aire cuando los pulmones del recién nacido se llenan de aire. Se denomina neumotórax cuando el aire se acumula en el espacio pleural que rodea al pulmón (figura 10.1). Si bien el neumotórax puede producirse espontáneamente, el riesgo es mayor con la ventilación asistida, especialmente en recién nacidos prematuros, recién nacidos con aspiración de meconio y recién nacidos con otras anomalías pulmonares.

Un neumotórax pequeño puede ser asintomático o causar dificultad respiratoria leve. Si el neumotórax se agrava, la presión del aire atrapado puede causar el colapso del pulmón. Si el neumotórax es lo suficientemente grande, puede interferir con el flujo sanguíneo dentro del tórax, causando dificultad respiratoria grave, desaturación de oxígeno y bradicardia. Esto se denomina neumotórax a tensión. Es una emergencia potencialmente mortal y requiere un tratamiento urgente para evacuar el aire.

Debe considerar la posibilidad de un neumotórax si el recién nacido no mejora a pesar de las medidas de reanimación o si súbitamente presenta dificultad respiratoria grave. Si bien es posible percibir ruidos respiratorios reducidos del lado del neumotórax, los ruidos respiratorios pueden ser engañosos, ya que se transmiten con facilidad a través del tórax del recién nacido y pueden parecer normales, incluso en presencia de un neumotórax. Por otro lado, la reducción de los ruidos respiratorios en el lado izquierdo puede deberse a la inserción de un tubo endotraqueal en el bronquio principal derecho (tabla 10-1).

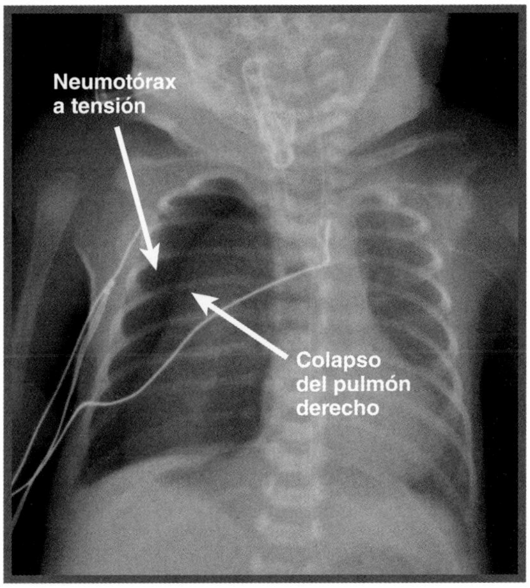

Figura 10.1. Colapso del pulmón derecho por acción del neumotórax.

Tabla 10-1. Causas de la disminución de ruidos respiratorios

- Técnica de ventilación inadecuada
- Fuga en el dispositivo de ventilación o fallo del equipo
- Tubo endotraqueal mal colocado
- Neumotórax
- Derrame pleural
- Obstrucción traqueal
- Hernia diafragmática congénita
- Hipoplasia pulmonar o agenesia
- Corazón agrandado

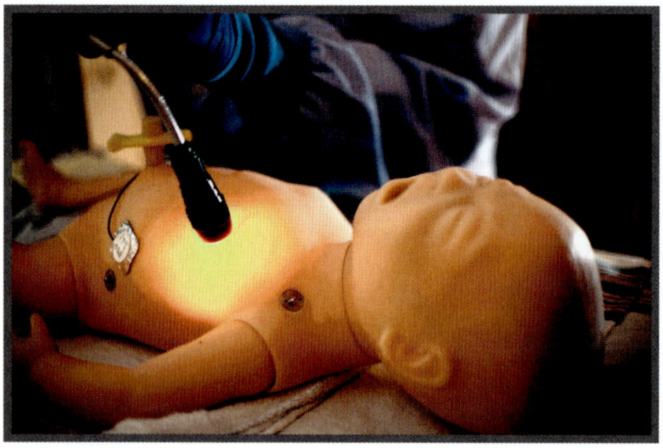

Figura 10.2. Transiluminación positiva de un neumotórax del lado izquierdo. La luz se esparce y brilla a lo largo de una superficie amplia

La transiluminación del tórax es un examen de diagnóstico rápido que puede ser útil. En una habitación oscura, sostenga una luz de fibra óptica de intensidad alta contra la pared torácica y compare la transmisión de la luz en cada lado del tórax (figura 10.2). Durante la transiluminación, parecerá que la luz en el lado del neumotórax se esparce más y brilla con más fuerza que en lado opuesto. En una situación potencialmente mortal, el resultado de un examen de transiluminación positivo puede ayudar a dirigir el tratamiento inmediato. Tenga cuidado al interpretar los resultados de la transiluminación en recién nacidos muy prematuros, ya que su piel fina puede causar que el tórax parezca brillante incluso cuando no hay un neumotórax. Con el entrenamiento y los recursos adecuados, la ecografía a pie de cama en el punto de atención (POCUS) puede utilizarse para ayudar a descartar un neumotórax. Si el transiluminador, o POCUS, no está disponible inmediatamente y el recién nacido tiene dificultad grave, puede proceder con el tratamiento de emergencia basándose en sus sospechas clínicas. Si el recién nacido está estable, una radiografía de tórax brindará el diagnóstico definitivo de neumotórax.

El neumotórax pequeño normalmente se resuelve espontáneamente y a menudo no requiere tratamiento. Se debe monitorizar al recién nacido en caso de que la dificultad se agrave. Si la saturación de oxígeno del recién nacido se mantiene normal, no se indica la administración de oxígeno adicional, ya que no genera una resolución más rápida del neumotórax. Si el neumotórax causa dificultad respiratoria significativa, bradicardia o hipotensión, debe resolverse con urgencia insertando un catéter en el espacio pleural y evacuando el aire. Si el recién nacido tiene dificultad respiratoria continua, es posible que se necesite insertar un tubo de toracostomía conectado a aspiración continua.

Derrame pleural

Un derrame pleural es la acumulación de líquido en el espacio pleural (figura 10.3). Al igual que el neumotórax, un derrame pleural importante puede evitar que el pulmón se expanda. La causa del líquido puede ser un edema, una infección o una fuga del sistema linfático del recién nacido. A menudo, los derrames pleurales importantes se diagnostican mediante ecografía. Puede haber antecedentes de anemia fetal grave, transfusión de gemelo a gemelo, arritmia cardiaca, cardiopatía congénita, infección congénita o un trastorno genético. Debe sospechar de un derrame pleural si el recién nacido tiene dificultad respiratoria y edema corporal generalizado (hidropesia fetal). Como la acumulación de líquidos interfiere con la expansión pulmonar, es posible que haya una disminución de los ruidos respiratorios en el lado afectado. El diagnóstico definitivo de un derrame pleural se obtiene mediante radiografía o ecografía de tórax.

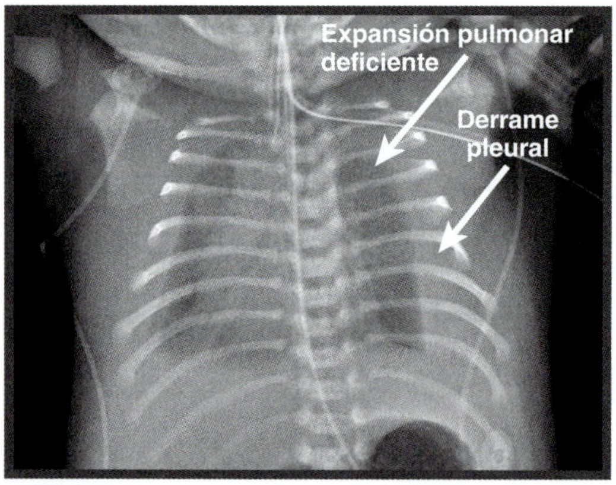

Figura 10.3. Derrames pleurales bilaterales de gran tamaño.

Es posible que los derrames pleurales menores no requieran tratamiento. Si la dificultad respiratoria es significativa, es posible que necesite insertar un catéter en el espacio pleural para drenar el líquido. Si se identifica un derrame pleural importante, el obstetra puede eliminar líquido antes del parto. Además, es posible que se necesite un drenaje de emergencia después del parto. Si hay suficiente tiempo, un recién nacido con un derrame pleural importante, identificado mediante exámenes prenatales, debería nacer en un centro que disponga de un equipo con experiencia en manejo de la vía aérea y drenaje de líquidos en el entorno del parto.

Ascitis

El líquido que se acumula fuera de los intestinos dentro del espacio abdominal se llama ascitis. Al igual que un derrame pleural, un gran volumen de ascitis puede evitar que el pulmón se expanda. La ascitis puede estar presente en el momento del nacimiento como un componente del hidrops fetal o como un hallazgo aislado que complica una perforación o una obstrucción intestinal fetal, una anomalía linfática, una obstrucción del tracto urinario, un síndrome genético o una infección congénita. Con frecuencia, la ascitis se diagnostica antes del nacimiento mediante ecografía fetal. Se debe sospechar de ascitis si un recién nacido presenta dificultad respiratoria y distensión abdominal. También puede estar presente el edema generalizado (hidropesía fetal).

En el período neonatal inmediato, la ascitis puede no requerir tratamiento. Si la dificultad respiratoria es significativa, puede ser necesario insertar un catéter en el abdomen para drenar el líquido. Si se identifica un volumen de ascitis importante, el obstetra puede eliminar líquido antes del parto. Además, es posible que se necesite un drenaje de emergencia después del parto. Si hay suficiente tiempo, un recién nacido con un volumen de ascitis importante, identificado mediante exámenes prenatales, debería nacer en un centro que disponga de un equipo con experiencia en manejo de la vía aérea y drenaje de líquidos en el entorno del parto.

Evacuación de un neumotórax o un derrame pleural

Se inserta un catéter en el espacio pleural del lado afectado para aspirar el aire o líquido. Este procedimiento se denomina toracentesis. Idealmente, la toracentesis se debería realizar utilizando una técnica estéril con anestesia adecuada para el manejo del dolor. No obstante, es posible que se requieran modificaciones durante la aspiración de emergencia de un neumotórax a tensión.

1. Haga una breve pausa y confirme el lado que planea aspirar.
2. Sitio de aspiración y posicionamiento.
   a. **Para un neumotórax, el sitio de aspiración es el cuarto espacio intercostal en la línea axilar anterior o el segundo espacio intercostal en la línea clavícular media (figura 10.4).** Utilizando un rollo de mantas pequeño, posicione al recién nacido boca arriba (posición supina) con el lado afectado dirigido levemente hacia arriba para permitir que el aire se eleve a la porción superior del tórax.

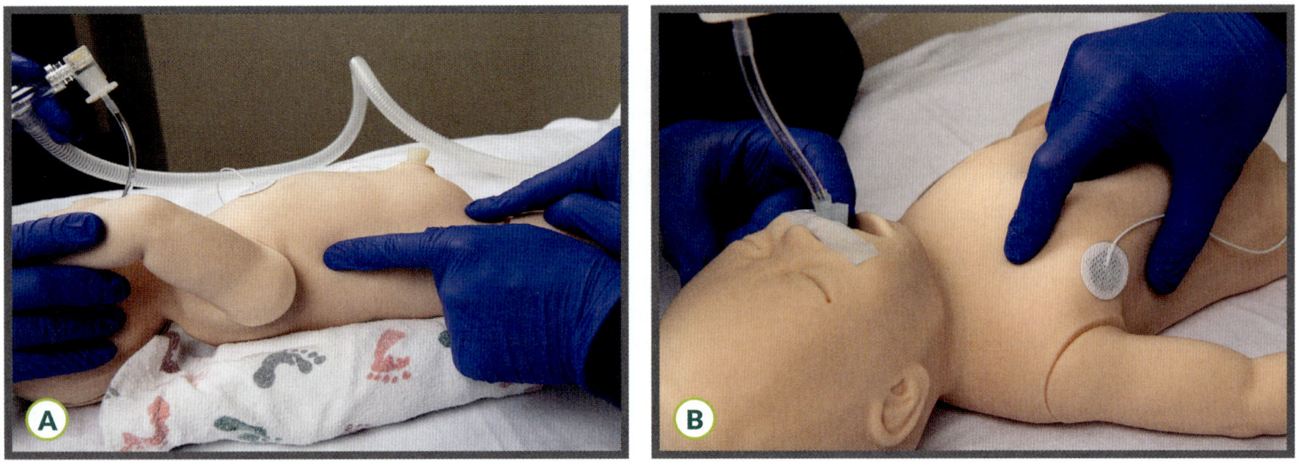

Figura 10.4. Lugares para la aspiración percutánea de un neumotórax: cuarto espacio intercostal en la línea axilar anterior (A), segundo espacio intercostal en la línea clavicular media (B).

b. **Para un derrame pleural, el sitio de aspiración es el quinto o sexto espacio intercostal a lo largo de la línea axilar posterior.** Coloque al recién nacido boca arriba (posición supina) para que el líquido se acumule en la porción inferior (posterior) del tórax (figura 10.5).

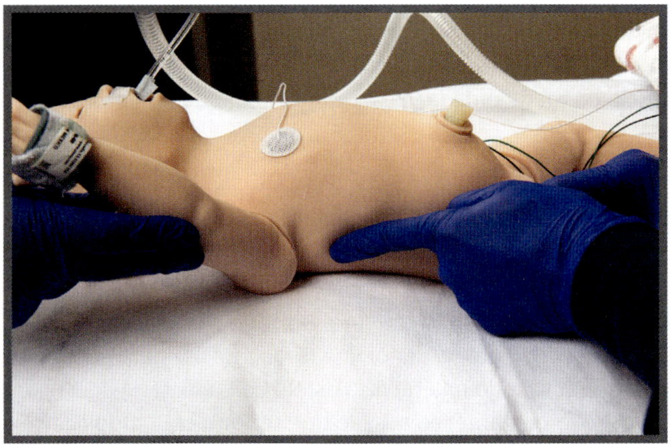

Figura 10.5. Ubicación para la aspiración de un derrame pleural.

3. Prepare el sitio de inserción con antiséptico tópico y toallas estériles.

4. Inserte un dispositivo percutáneo de catéter sobre aguja* de calibre 20 o 24 perpendicular a la pared torácica y justo por encima de la parte superior de la costilla. Se inserta la aguja por encima de la parte superior de la costilla en lugar de por debajo de la costilla para evitar la punción de los vasos sanguíneos ubicados debajo de cada costilla.

   a. Para un neumotórax, dirija el catéter levemente hacia arriba, en dirección al frente del tórax (figura 10.6).

---

*Nota: Si no hay disponible un dispositivo de catéter sobre aguja adecuado, se puede utilizar una pequeña aguja "mariposa". En este caso, la jeringa y la llave estarán conectadas al tubo conectado a la aguja.

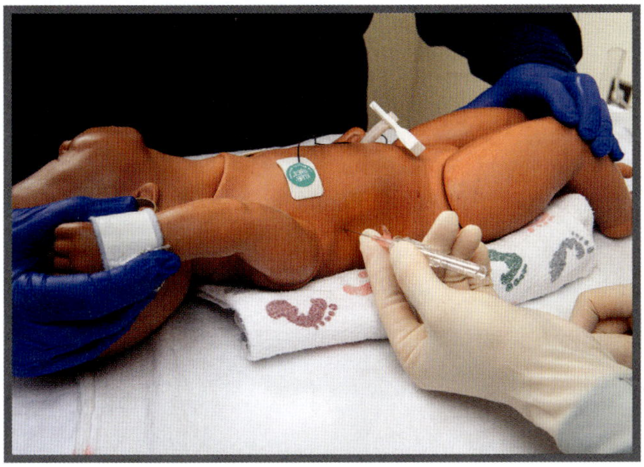

Figura 10.6. Aspiración de un neumotórax. La aguja se inserta por encima de la costilla y se dirige ligeramente hacia arriba, en dirección a la parte anterior del tórax. Nota: El sitio de aspiración no está cubierto de toallas estériles por motivos fotográficos. No obstante, la técnica estéril modificada es aceptable para la aspiración de emergencia.

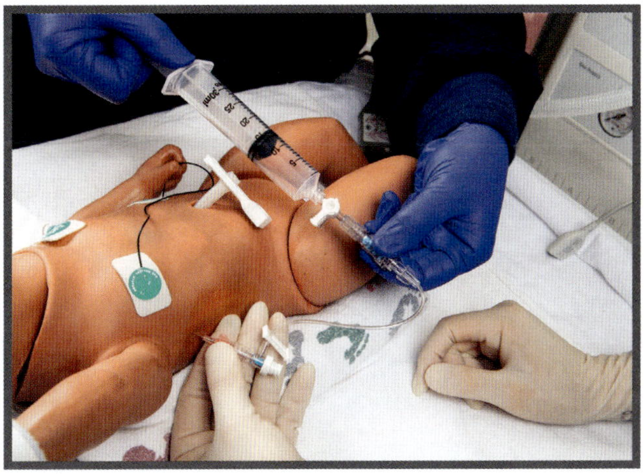

Figura 10.7. Conjunto de jeringa, llave de paso, alargador y catéter utilizado para aspirar un neumotórax. Se abre la llave entre la jeringa y el alargador/catéter durante la aspiración. Se cierra la llave si la jeringa se llena y es necesario vaciarla. Se utiliza el mismo conjunto de elementos para drenar un derrame pleural.

  b. Para un derrame pleural, dirija el catéter levemente hacia abajo, en dirección a la espalda.

5. Una vez que ingresó al espacio pleural, se retira la aguja y se conecta una jeringa grande (de 20 a 60 ml) a una llave de 3 vías y alargador al catéter (figura 10.7).
   a. Cuando se abre la llave entre la jeringa y el alargador/catéter, se puede evacuar el aire o el líquido.
   b. Cuando la jeringa está llena, se puede cerrar la llave al tórax del recién nacido mientras se vacía la jeringa.
   c. Una vez que se vació la jeringa, se puede volver a abrir la llave al tórax y se puede aspirar más líquido o aire hasta que la condición del recién nacido mejore.
   d. Se deben tomar precauciones al manipular la llave para evitar la reinyección accidental de aire o líquido en la cavidad torácica.
   e. Al evacuar un derrame pleural, conserve una muestra de líquido para realizar una evaluación diagnóstica.

6. Se debe realizar una radiografía de tórax para documentar la presencia o ausencia de neumotórax o derrame residuales.

Evacuación de ascitis abdominal

El líquido se aspira insertando un catéter en el espacio abdominal (peritoneal). Este procedimiento se denomina *paracentesis*. Idealmente, la paracentesis se debería realizar utilizando una técnica estéril con anestesia adecuada para el manejo del dolor; no obstante, es posible que se requieran modificaciones durante la aspiración de emergencia de ascitis abdominal.

1. Haga una breve pausa y confirme el lado que planea aspirar.
2. Identifique el sitio de inserción. Si se dispone de equipo de ultrasonido y el tiempo lo permite, la ecografía puede ayudar a identificar el sitio de entrada y la profundidad de inserción. Si el equipo de ultrasonido no está disponible de inmediato, el sitio habitual de inserción es en el cuadrante inferior derecho, a dos tercios de la distancia entre el ombligo del recién nacido y la prominencia ósea de la cadera derecha (espina ilíaca anterosuperior) (figura 10.8).

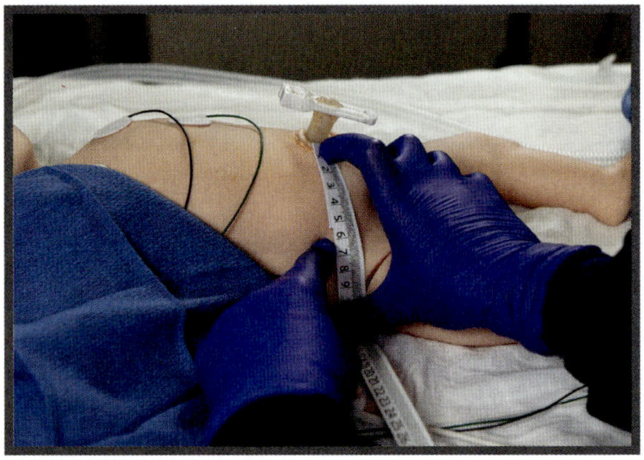

Figura 10.8. Ubicación para la aspiración de ascitis abdominal.

3. Prepare el sitio de inserción con antiséptico tópico y toallas estériles.
4. Prepare un dispositivo de catéter sobre aguja percutáneo de calibre 20 o 24,* un alargador, una llave de 3 vías y una jeringa grande (20-60 ml) (figura 10.9).

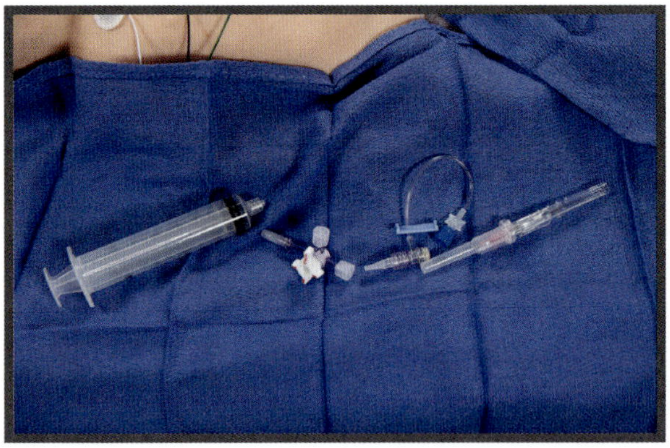

Figura 10.9. Suministros para paracentesis abdominal.

---

*Nota: Si no hay disponible un dispositivo de catéter sobre aguja adecuado, se puede utilizar una pequeña aguja "mariposa". En este caso, la jeringa y la llave estarán conectadas al tubo conectado a la aguja.

5. Inserte la cánula/aguja en un ángulo de 45 grados con respecto a la piel, con la punta de la aguja dirigida hacia la espalda del recién nacido (figura 10.10).

6. Avance la aguja hasta que el líquido llene el catéter. Retire la aguja, conecte el alargador, la llave de tres vías y la jeringa al catéter, abra la llave hacia el recién nacido y aspire el líquido (figura 10.11).

   a. Cuando la jeringa está llena, se puede cerrar la llave al recién nacido mientras se vacía la jeringa a través del puerto abierto (tercero) de la llave.

   b. Una vez que se vacíe la jeringa, se puede volver a abrir la llave al recién nacido y se puede aspirar más líquido o aire hasta que la condición del recién nacido mejore.

   c. Al evacuar la ascitis, conserve una muestra de líquido para realizar pruebas diagnósticas.

7. Una vez que la condición del recién nacido se haya estabilizado, se puede realizar una ecografía para documentar la presencia o ausencia de ascitis residual.

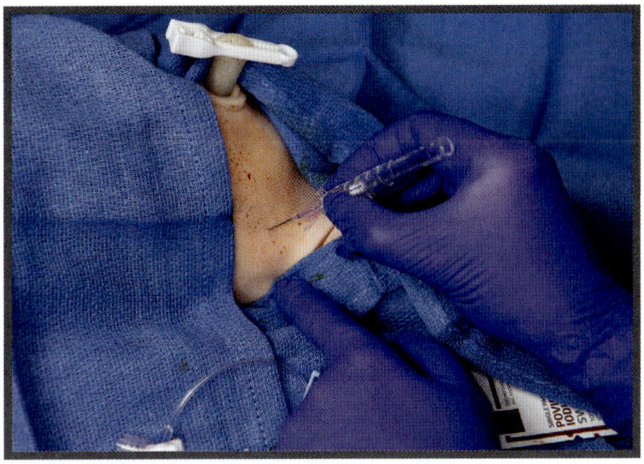

Figura 10.10. Aspiración de ascitis abdominal. La aguja se inserta en un ángulo de 45 grados con respecto a la piel, con la punta dirigida hacia la espalda del recién nacido.

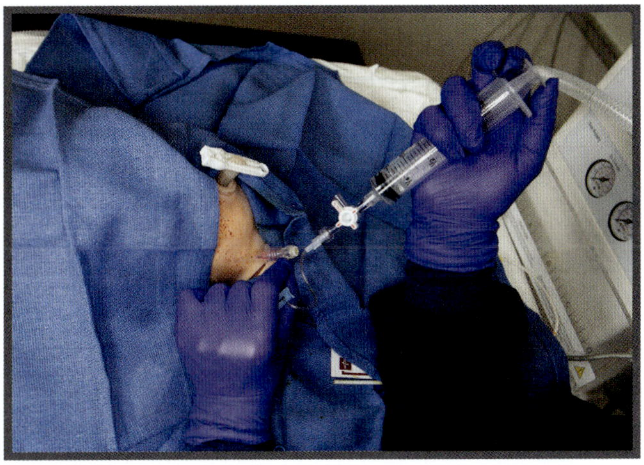

Figura 10.11. Jeringa, llave de paso, alargador y conjunto de catéter utilizados para aspirar ascitis abdominal. Se abre la llave entre la jeringa y el alargador/catéter durante la aspiración.

Manejo de la sospecha de obstrucción de la vía aérea

La obstrucción de la vía aérea es una emergencia potencialmente mortal. Las secreciones espesas o una anomalía congénita que causa una obstrucción anatómica pueden causar la obstrucción de la vía aérea del recién nacido.

Secreciones espesas

Las secreciones espesas, como el meconio, la sangre, la mucosa o la vérnix, pueden causar una obstrucción traqueal total. Si está intentando ventilar al recién nacido, pero este no mejora y el tórax no se mueve, realice cada uno de los pasos correctivos de la ventilación hasta que haya inflado los pulmones.

Si insertó correctamente el tubo endotraqueal para la ventilación pero todavía no puede lograr movimiento torácico, es posible que secreciones espesas estén obstruyendo la tráquea. Como se describió en la lección 5, puede intentar eliminar las secreciones de la tráquea con un catéter de aspiración (5 F a 8 F) insertado a través del tubo endotraqueal.

Si las secreciones son tan espesas que bloquean totalmente la vía aérea, es posible que no pueda eliminarlas con un catéter de aspiración delgado. En este caso, aspire la tráquea directamente con un aspirador traqueal conectado

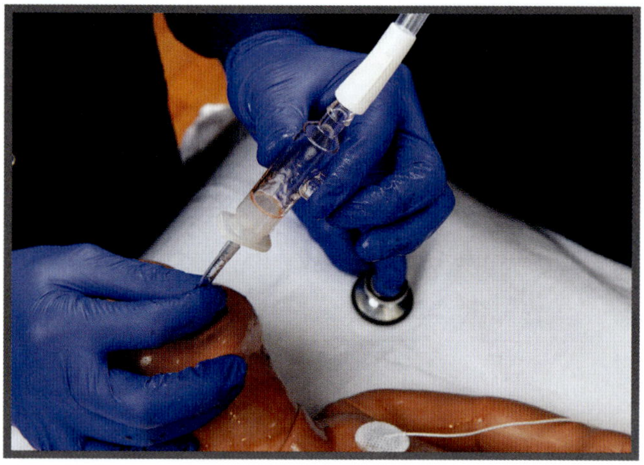

Figura 10.12. Aspiración de las secreciones espesas que obstruyen la ventilación mediante un tubo endotraqueal y un aspirador traqueal.

al tubo endotraqueal (figura 10.12). Configure la presión de aspiración en 80 a 100 mm Hg, conecte el tubo de aspiración al aspirador y conecte el aspirador directamente al conector del tubo endotraqueal. Algunos tubos endotraqueales tienen un dispositivo de aspiración integrado diseñado para aspirar la tráquea. Utilice el dedo para bloquear el puerto de control de aspiración del aspirador. Es posible que necesite retirar gradualmente el tubo para eliminar las secreciones de la tráquea y la faringe posterior antes de volver a insertar un tubo endotraqueal nuevo para la ventilación.

Obstrucciones anatómicas

Secuencia de Robin

La secuencia de Robin describe una combinación de anomalías faciales que ocurren debido a que la mandíbula inferior no se desarrolla con normalidad. La mandíbula inferior es pequeña y está retraída con respecto a la mandíbula superior (maxilar). La lengua del recién nacido está ubicada más atrás de lo normal en la faringe y obstruye la vía aérea (figura 10.13). Es normal que los recién nacidos con secuencia de Robin también presenten hendidura del paladar. Esta combinación puede ser aislada o parte de un trastorno genético.

Si un recién nacido con secuencia de Robin tiene dificultad respiratoria, colóquelo boca abajo (en decúbito prono). En esta posición, es posible que la lengua se mueva hacia delante y abra la vía aérea. Si la posición en decúbito prono no funciona, inserte un tubo endotraqueal pequeño (2,5 mm) a través de la nariz con la punta posicionada con profundidad en la faringe posterior, más allá de la base de la lengua y por encima de las cuerdas vocales. No se inserta en la tráquea (figura 10.14) y no se necesita un laringoscopio para insertarlo. Ayuda a liberar la obstrucción de la vía aérea y facilita la respiración espontánea.

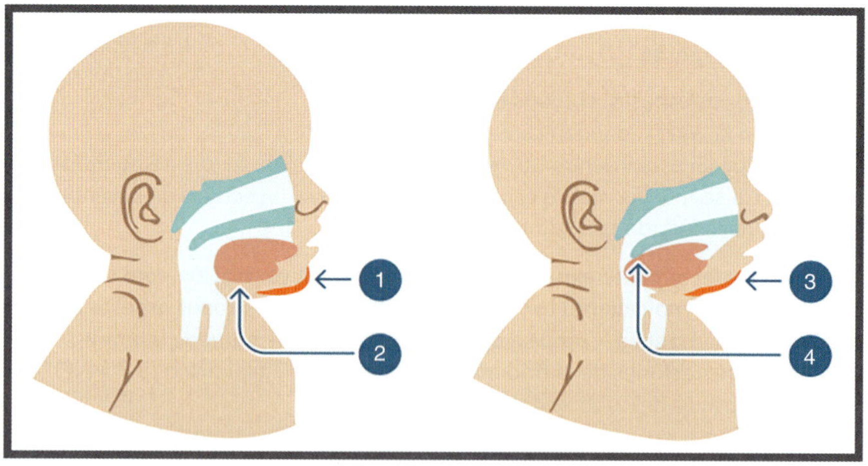

Figura 10.13. Recién nacido con anatomía normal (izquierda). 1. Mandíbula 2. Lengua. Recién nacido con secuencia de Robin (derecha). 3. Mandíbula anormalmente pequeña, 4. Lengua forzada contra la faringe posterior.

Si el recién nacido tiene dificultad respiratoria grave y necesita reanimación, es posible que sea muy difícil realizar la ventilación con mascarilla facial y la intubación endotraqueal. Si ninguno de los procedimientos anteriores logra un movimiento de aire adecuado y los intentos de ventilación con mascarilla facial e intubación endotraqueal no tienen éxito, la mascarilla laríngea puede brindar una vía aérea de rescate que salve la vida.

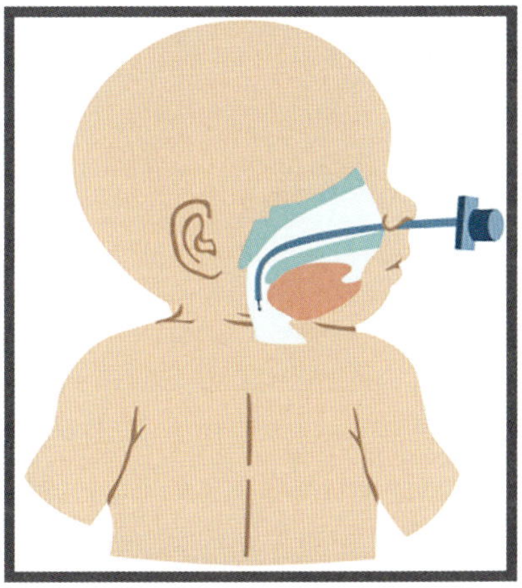

Figura 10.14. Tubo endotraqueal insertado con profundidad en la faringe posterior para el alivio de una obstrucción de vía aérea en un recién nacido con secuencia de Robin. La punta del tubo está en el área nasofaríngea, por encima de las cuerdas vocales, *no* en la tráquea.

Atresia coanal

La atresia coanal es un trastorno en el que el hueso o tejido blando obstruyen la vía aérea nasal (figura 10.15). Como los recién nacidos normalmente respiran por la nariz, los recién nacidos con atresia coanal pueden tener dificultad para respirar a menos que estén llorando y respirando por la boca. En la mayoría de los casos, la obstrucción tiene lugar en un lado únicamente y no causa síntomas significativos en el periodo de recién nacido.

Los recién nacidos con atresia coanal pueden experimentar episodios cíclicos de obstrucción, cianosis y desaturación de oxígeno que tienen lugar mientras duermen o se alimentan y se resuelven cuando lloran. Si la obstrucción es bilateral, el recién nacido puede tener dificultad para respirar inmediatamente después del parto. No obstante, la presencia de atresia coanal no debería impedirle realizar la ventilación efectiva con una mascarilla facial.

Puede detectar la atresia coanal si pasa un catéter de aspiración delgado en la faringe posterior a través de las fosas nasales. Si el catéter no puede pasar, es posible que haya atresia coanal.

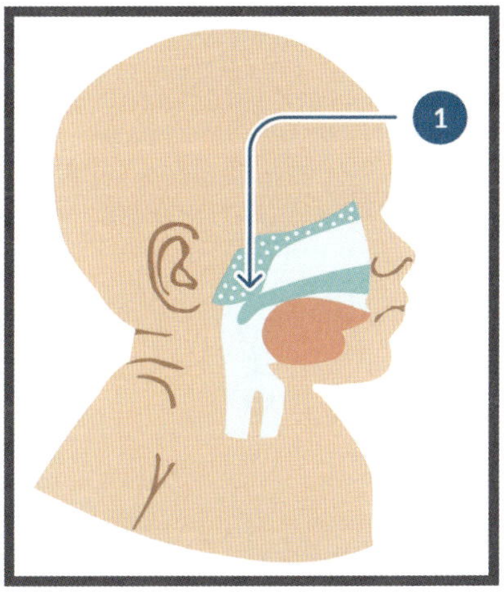

Figura 10.15. Atresia coanal que causa la obstrucción de la vía aérea nasal. 1. Obstrucción congénita de la nasofaringe posterior.

Si el recién nacido presenta atresia coanal bilateral y dificultad respiratoria, puede mantener la boca y la vía aérea abiertas insertando un tubo endotraqueal con la punta posicionada justo más allá de la lengua en la faringe posterior. Esto brinda estabilización temporal hasta que un especialista pueda evaluar al recién nacido.

Otros trastornos poco frecuentes

Se ha reportado que otras causas poco frecuentes de insuficiencia de la vía aérea en el recién nacido son condiciones tales como masas orales, nasales o cervicales (figura 10.16), anomalías de la laringe o la tráquea, y anillos vasculares que comprimen la tráquea en el tórax. Algunas de estas malformaciones pueden detectarse en los exámenes externos. Según la ubicación de la obstrucción, puede ser muy difícil o imposible lograr una ventilación con mascarilla facial exitosa o insertar un tubo endotraqueal. Es posible que se necesite pericia y equipos especiales para lograr una intubación exitosa. Si la obstrucción está por encima del nivel de las cuerdas vocales y no puede ventilar o intubar al recién nacido, la inserción de una mascarilla laríngea puede brindar una vía aérea alternativa que salva la vida. Si se identifican estos problemas antes del parto y hay suficiente tiempo, el recién nacido debería nacer en un centro que disponga de un equipo multidisciplinario capacitado en el manejo de la vía aérea para casos de emergencia en el entorno del parto.

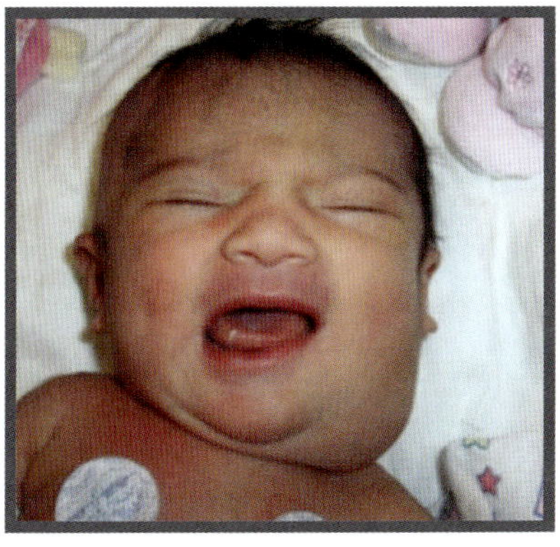

Figura 10.16. Recién nacido con una masa en el cuello (higroma quístico). (From Boyle KB, Anderson JM. A newborn who has a neck mass and scalp abrasion. *NeoReviews.* 2006;7[4]:e211–e216.)

¿Qué anomalías del desarrollo fetal del pulmón pueden complicar la reanimación?

Hernia diafragmática congénita

El diafragma normalmente separa los contenidos abdominales y torácicos. Cuando el diafragma no se forma correctamente, los intestinos, el estómago y el hígado pueden ingresar al tórax e impedir que los pulmones se desarrollen con normalidad (figura 10.17). Este defecto se denomina hernia diafragmática congénita (HDC). El tipo de HDC más común ocurre en el lado izquierdo del recién nacido. Con frecuencia, el defecto se identifica mediante ultrasonografía antenatal y el nacimiento del recién nacido puede planificarse para que ocurra en un centro de alto riesgo con experiencia en el manejo de la HDC.

El recién nacido puede presentar un abdomen de aspecto inusualmente plano (escafoide), dificultad respiratoria e hipoxemia. Si se administra ventilación con mascarilla facial, el aire ingresa al estómago y los intestinos. A medida que estas estructuras se expanden en el tórax, se inhibirá cada vez más la insuflación de los pulmones y habrá una disminución de ruidos respiratorios en el lado de la hernia. Si se aumenta la presión de ventilación para intentar mejorar la insuflación, el recién nacido puede sufrir un neumotórax. Comúnmente se asocia la hipertensión pulmonar con una HDC y puede causar hipoxemia grave.

> Evite la ventilación con mascarilla facial en recién nacidos con hernia diafragmática.

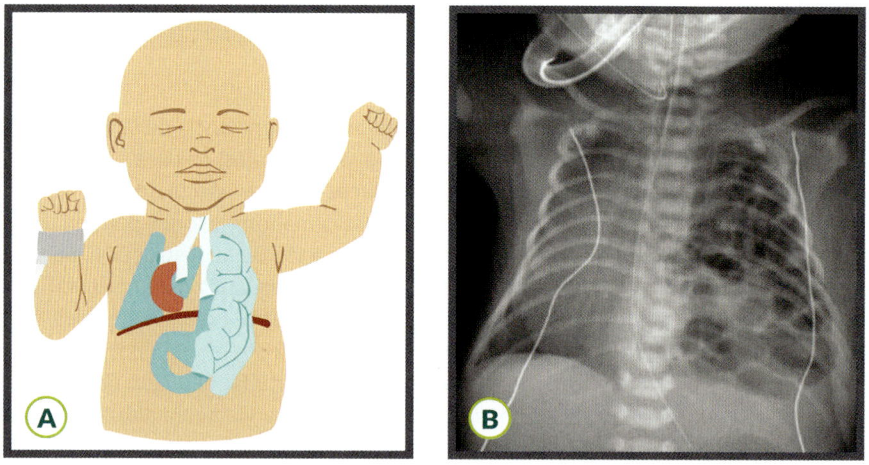

Figura 10.17. Hernia diafragmática congénita. El dibujo esquemático muestra el defecto en el diafragma que permite que el contenido abdominal hernie hacia el tórax izquierdo (A). Una radiografía de tórax muestra intestinos llenos de aire en el lado izquierdo del tórax (B).

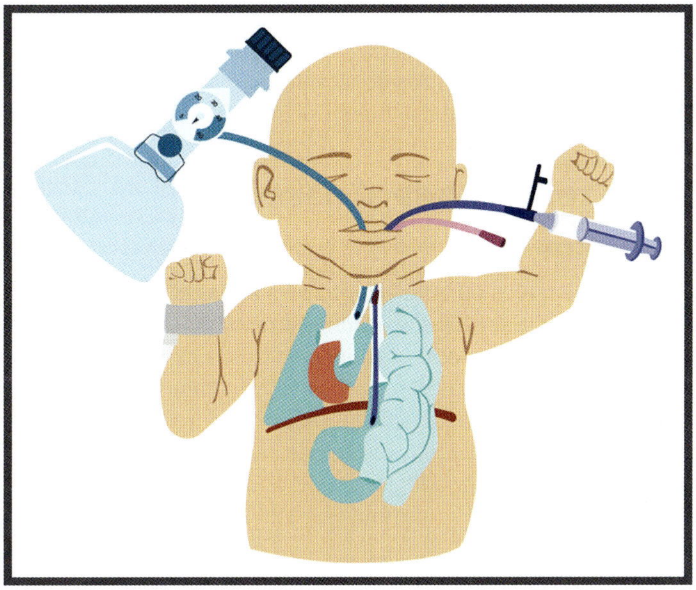

Figura 10.18. Tratamiento de estabilización para un recién nacido con hernia diafragmática congénita izquierda. Hay un tubo endotraqueal en la tráquea y un tubo de doble luz (sonda Replogle) en el estómago. Se aspira el tubo de forma intermitente o se conecta a la aspiración al vacío. Se adhieren ambos tubos (no se muestra la cinta adhesiva ni las guías del monitor cardiaco).

En la mayoría de los casos, intube rápidamente la tráquea, inserte un catéter orogástrico grande (10 F) y utilice succión intermitente o continua para evitar la distensión gaseosa (figura 10.18). La sonda de aspiración gástrica de doble vía (sonda Replogle) es la más efectiva. Anticipe que la saturación de oxígeno preductal del recién nacido aumentará gradualmente con la ventilación asistida suave, pero puede que no supere el 80 % al 85 % durante el período inicial de estabilización. Las directrices de consenso recomiendan limitar la presión máxima de inflado durante la ventilación a 25 cm H_2O.

Algunos recién nacidos con una HDC izquierda pequeña y estudios prenatales que predicen un buen desarrollo pulmonar pueden intentar la respiración espontánea y es posible que no requieran intubación inmediata. Sin embargo, si el recién nacido presenta dificultad respiratoria o se requiere ventilación, se recomienda la intubación traqueal inmediata. Se recomienda consultar con expertos locales.

Hipoplasia pulmonar

Para un desarrollo pulmonar normal se requiere suficiente espacio en el tórax. Cualquier afección que ocupe espacio en el tórax o cause una disminución grave y prolongada del líquido amniótico (oligohidramnios) puede dar lugar a un desarrollo incompleto de los pulmones. Esto se denomina hipoplasia pulmonar. Algunos ejemplos de trastornos que causan hipoplasia pulmonar son la HDC y la obstrucción o ausencia de los dos riñones fetales. En el momento del nacimiento, el tórax del recién nacido puede parecer pequeño y con forma de campana. Si el oligohidramnios causó la hipoplasia pulmonar, el recién nacido puede tener deformidades en las manos, los pies, la nariz y las orejas, causadas por la compresión dentro del útero. Se pueden necesitar presiones de inflado más altas para insuflar los pulmones del recién nacido y esto aumenta el riesgo de neumotórax. Es posible que se necesiten métodos alternativos de ventilación mecánica disponibles en los centros de alto riesgo inmediatamente después del parto. La hipoplasia pulmonar grave puede ser incompatible con la supervivencia.

Depresión respiratoria al nacer

Exposición a opiáceos

Los opiáceos administrados durante el parto para aliviar el dolor pueden atravesar la placenta y disminuir la actividad y el impulso respiratorio del recién nacido. Si un recién nacido tiene depresión respiratoria tras la exposición intraparto a opiáceos, maneje la vía aérea del recién nacido y administre apoyo respiratorio con ventilación de la forma descrita en las lecciones anteriores. Si el recién nacido tiene apnea prolongada, es posible que se necesite insertar un tubo endotraqueal o una mascarilla laríngea para el apoyo respiratorio continuo.

Aunque se ha utilizado el antagonista a los opiáceos naloxona en este entorno, no hay evidencias suficientes que evalúen la seguridad y la eficacia de esta práctica. Se conoce muy poco sobre la farmacología de la naloxona en el recién nacido. Los estudios en animales y los informes de casos han planteado preocupaciones sobre las complicaciones del uso de naloxona, las cuales incluyen edema pulmonar, paro cardiaco y convulsiones.

Otras causas de depresión respiratoria neonatal

La exposición a opiáceos intraparto no es la única razón por la que los recién nacidos pueden presentar una disminución de la actividad espontánea después del nacimiento. Si la ventilación produce una frecuencia cardiaca y una saturación de oxígeno normales pero el recién nacido no respira espontáneamente, es posible que tenga un impulso respiratorio o actividad muscular deprimidos por efecto de alguna automedicación por parte de la persona embarazada, hipoxia, acidosis grave, una anomalía estructural en el cerebro o un trastorno neuromuscular. Los medicamentos administrados durante el parto, como el sulfato de magnesio y los anestésicos en general, pueden deprimir las respiraciones en el recién nacido. No hay medicamentos para revertir el efecto de estos fármacos. Como ya se mencionó, la prioridad es brindar apoyo de la vía aérea y ventilación efectiva hasta que se hayan resuelto los efectos de la medicación. Traslade al recién nacido a la sala de recién nacidos para su evaluación y manejo mientras proporciona ventilación y monitorea la frecuencia cardiaca y la saturación de oxígeno del recién nacido.

Consideraciones especiales para un recién nacido con mielomeningocele (espina bífida)

El mielomeningocele es un tipo de defecto del tubo neural que afecta a la médula espinal y las vértebras (figura 10.19). Su aparición más común es en la parte inferior de la espalda (el área lumbar). El defecto ocurre durante las primeras semanas de desarrollo fetal, cuando el precursor de la médula espinal, el tubo neural, no se cierra completamente. Una bolsa de líquido que contiene parte de la médula espinal y nervios puede sobresalir a través de una abertura en la

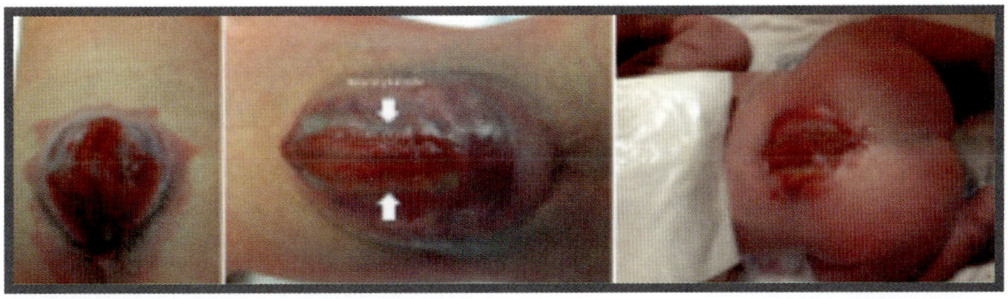

Figura 10.19. Recién nacidos con mielomeningocele abierto. (De Birgisson NE, Lober RM, Grant GA. Prenatal evaluation of myelomeningocele: a neurosurgical perspective. *NeoReviews.* 2016;17[1]:e28–e36.)

espalda del recién nacido. Es importante proteger la bolsa y el tejido neural para que no sufran traumatismos. Los recién nacidos con mielomeningocele también pueden tener hidrocefalia y un defecto en el tronco cerebral y el cerebelo (malformación de Arnold Chiari) que puede causar apnea o parálisis de las cuerdas vocales.

- Antes del parto, prepare un "rodete" con toallas o espuma sin látex cubierta de toallas en caso de que deba colocar al recién nacido boca arriba (posición supina). Esto permitirá que el defecto quede dentro del "agujero del rodete".
- Los recién nacidos con defectos del tubo neural tienen riesgo de desarrollar alergias al látex. Utilice únicamente equipo y suministros sin látex cuando atienda a recién nacidos con un defecto del tubo neural.
- Después del parto, coloque al recién nacido de lado o boca abajo (en decúbito prono) para evitar la presión en la bolsa de líquidos y su contenido. Si el recién nacido debe estar en posición supina para el manejo de la vía aérea, colóquelo sobre el "rodete" preparado con el defecto sobre el orificio abierto del "rodete".
- Evite secar o refregar el defecto durante los pasos iniciales del cuidado del recién nacido.
- Proceda con los pasos de reanimación según sea necesario.
- Una vez que el recién nacido está estable, siga las pautas locales para cubrir la lesión. Algunos expertos recomiendan colocar un envoltorio de plástico transparente sin látex a lo largo de la lesión y envolverlo alrededor del abdomen/la cintura del recién nacido (con o sin una gaza húmeda antiadherente entre la lesión y el envoltorio de plástico).
- Trabaje con precaución para no romper la bolsa.

Consideraciones especiales para un recién nacido con un defecto de la pared abdominal

Los defectos de la pared abdominal más comunes en recién nacidos son gastrosquisis y onfalocele. Ambos suelen identificarse mediante ultrasonografía prenatal, lo que permite programar el parto en un centro de alto riesgo.

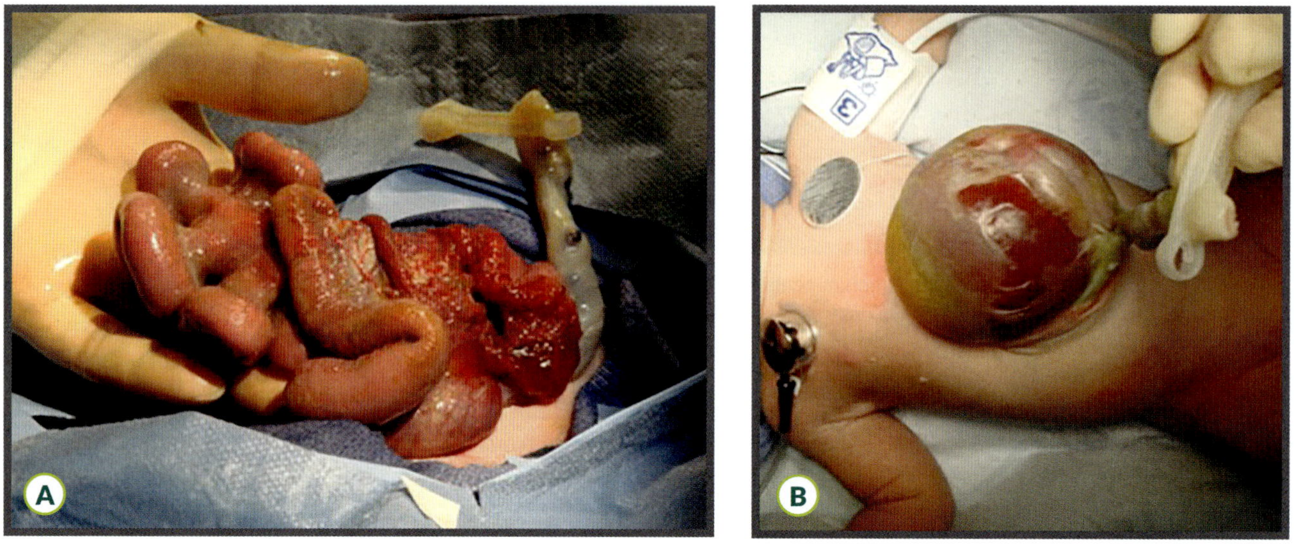

Figura 10.20. Defectos de la pared abdominal. Gastrosquisis (A) sin bolsa que cubra el intestino sobresaliente. El defecto se encuentra a la derecha del ombligo. Onfalocele (B) con contenidos abdominales dentro de una bolsa. El defecto incluye al cordón umbilical. (From Slater BJ, Pimpalwar A. Abdominal wall defects. *NeoReviews.* 2020;21[6]:e383–e391.)

La gastrosquisis (figura 10.20A) es un defecto en el que el intestino del recién nacido sobresale a través de una abertura en la pared abdominal. En general, el defecto ocurre en el lado derecho de un cordón umbilical de aspecto normal. Aunque los recién nacidos con gastrosquisis suelen nacer prematuros o pequeños para su edad gestacional, la mayoría no presenta otras anomalías.

El onfalocele es un defecto de la pared abdominal que involucra al cordón umbilical (figura 10.20B). El intestino del recién nacido a menudo se encuentra en una gran bolsa membranosa que puede contener otros órganos abdominales. La bolsa se puede romper antes o después del parto, exponiendo los contenidos abdominales. Los recién nacidos con onfalocele a menudo presentan otras anomalías congénitas o trastornos genéticos.

Para ambos defectos, es importante proteger el intestino y los órganos abdominales de posibles traumatismos.

A continuación, se presentan consideraciones especiales para la gastrosquisis:

- Pídale al proveedor de obstetricia que pince y corte el cordón umbilical al menos a 10 a 20 cm (4 a 8 pulgadas) de distancia del recién nacido, ya que es posible que se utilice el cordón como parte de la reparación quirúrgica.
- Coloque al recién nacido y el intestino expuesto en una bolsa intestinal estéril de plástico transparente y asegure la bolsa en el tórax del recién nacido.
- Posicione al recién nacido y el intestino expuesto sobre el lado derecho para optimizar la perfusión.
- Se pueden colocar guías del monitor cardiaco en la parte superior del tórax y los brazos del recién nacido.
- Evite la ventilación con mascarilla facial prolongada para que el aire no cause distensión intestinal. Si se requiere ventilación asistida, considere insertar un tubo endotraqueal o una mascarilla laríngea.

- Inserte un catéter orogástrico grande (8 F o 10 F) y utilice una aspiración baja intermitente o continua para evitar la distensión gaseosa del intestino. La sonda de aspiración gástrica de doble vía (sonda Replogle) es la más efectiva.
- Minimice la manipulación del intestino expuesto pero controle con frecuencia su color para identificar si la perfusión está empeorando.
- Se puede insertar un catéter venoso umbilical en una emergencia. No obstante, intente dejar la mayor cantidad posible de cordón umbilical intacto para asistir la reparación quirúrgica.
- El intestino expuesto causa un aumento en la pérdida de calor y líquido. Es necesario prestar atención a la temperatura y la administración de fluidos.

A continuación, se presentan consideraciones especiales para el onfalocele:

- Pince y corte cuidadosamente el cordón umbilical a una distancia considerable por encima del intestino o los órganos abdominales que se encuentran en el defecto.
- Coloque la parte inferior del cuerpo del recién nacido, incluido el onfalocele, en una bolsa intestinal estéril de plástico transparente y asegure la bolsa en el tórax del recién nacido.
- Coloque al recién nacido y el onfalocele sobre el lado derecho para optimizar la perfusión.
- Se pueden colocar guías del monitor cardiaco en la parte superior del tórax y los brazos del recién nacido.
- Inserte un catéter orogástrico grande (8 F o 10 F) y utilice una aspiración intermitente o continua para evitar la distensión gaseosa del intestino. La sonda de aspiración gástrica de doble vía (sonda Replogle) es la más efectiva.
- Manipule el onfalocele con cuidado para evitar la ruptura de la bolsa o la lesión de los contenidos abdominales.
- Evalúe el estado respiratorio del recién nacido. Los recién nacidos con onfaloceles grandes pueden necesitar apoyo respiratorio, lo que incluye la presión positiva continua en la vía aérea (CPAP) o la ventilación mecánica.
- No se puede utilizar el catéter venoso umbilical para el acceso vascular de emergencia. Si se requiere el acceso de emergencia durante la reanimación, se puede utilizar una aguja intraósea.

Enfoque centrado en el trabajo de equipo

Las consideraciones especiales que se describen en esta lección ofrecen varias oportunidades para que los equipos efectivos utilicen las competencias fundamentales del comportamiento del NRP®.

Comportamiento	Ejemplo
Prever y planificar. Usar la información disponible. Comunicar eficazmente.	Mediante una comunicación efectiva con el equipo de obstetricia, identifique los factores de riesgo prenatal más importantes, como la exposición a narcóticos antes o durante el parto, un volumen irregular de líquido amniótico y los resultados de las ecografías prenatales. Comparta la información con su equipo a fin de que puedan estar debidamente preparados para un parto de alto riesgo y para realizar una reanimación.
Usar los recursos disponibles.	Sepa con qué recursos cuenta para estabilizar a un recién nacido con complicaciones en la vía aérea. ¿Dónde se guarda el equipo?

Oportunidades para mejorar la calidad

Hágase las siguientes preguntas y abra un debate con su equipo si encuentra alguna diferencia entre las recomendaciones del NRP y lo que sucede actualmente en su entorno hospitalario. Analice la posibilidad de utilizar las evaluaciones de procesos y resultados sugeridas para guiar la recopilación de datos, identificar las áreas que se pueden mejorar y supervisar sus esfuerzos de mejora para determinar si están funcionando.

Preguntas para lograr una mejora de la calidad

1. ¿Qué profesionales sanitarios pueden realizar una toracocentesis o paracentesis de emergencia?
2. ¿Hay alguna persona que reúna estas competencias y esté disponible de inmediato cuando se le necesite?
3. ¿Hay un kit con los suministros necesarios para una toracentesis de emergencia inmediatamente disponible si se lo necesita?
4. ¿Dispone de equipos y suministros sin látex en el entorno del parto?
5. ¿Tiene bolsas intestinales estériles de plástico transparente en el entorno del parto?
6. ¿Cómo sabe su equipo que nacerá un recién nacido con una anomalía congénita grave?
7. ¿Su equipo de obstetricia tiene un mecanismo para comunicarse con su equipo de reanimación y planificar el parto y los cuidados inmediatos del recién nacido?

Medidas de procesos y resultados

1. ¿Con qué frecuencia los recién nacidos con anomalías congénitas graves reciben un diagnóstico únicamente después del parto?
2. ¿Con qué frecuencia los recién nacidos en su hospital reciben un diagnóstico de neumotórax?
3. ¿Cuánto tarda en reunir un equipo cualificado para manejar una emergencia del recién nacido imprevista?

REPASO DE LA LECCIÓN 10

1. La frecuencia cardiaca de un recién nacido es de 50 latidos por minuto y no ha mejorado con ventilación a través de una mascarilla facial o un tubo endotraqueal debidamente insertado. El tórax del recién nacido *no* se mueve con la ventilación asistida a través del tubo endotraqueal. Se deberá (aspirar la tráquea con un catéter de aspiración de 5 F a 8 F o un aspirador traqueal)/(pasar inmediatamente a las compresiones torácicas).
2. Un recién nacido tiene dificultad respiratoria después del parto. El recién nacido tiene una mandíbula inferior pequeña y el paladar hendido. La dificultad respiratoria del recién nacido puede mejorar si inserta un tubo

endotraqueal en la nariz, lo avanza al interior de la faringe y coloca al recién nacido en posición (supina [boca arriba])/(prona [boca abajo]).

3. Usted atendió el parto de un recién nacido que recibió ventilación asistida durante los primeros minutos después del nacimiento. La condición del recién nacido mejoró y se ha estado monitoreando al recién nacido en la sala de recién nacidos. Poco tiempo después, el recién nacido desarrolló dificultad respiratoria aguda. Debe sospechar de (un neumotórax)/(un defecto cardiaco congénito) y debe preparar rápidamente (un dispositivo de aspiración con aguja)/(adrenalina).
4. Usted asiste al nacimiento de un recién nacido con una gran hernia diafragmática congénita diagnosticada durante las pruebas prenatales. Rápidamente después del parto, debe (iniciar la ventilación con mascarilla facial e insertar un tubo orogástrico en el estómago)/(intubar la tráquea e insertar un tubo orogástrico en el estómago).
5. Una persona embarazada recibió un medicamento con opiáceos para el manejo del dolor 1 hora antes del parto. Después del parto, el recién nacido no presenta respiración espontánea y no mejora con estimulación. Su prioridad principal es (iniciar ventilación)/(administrar el antagonista a los opiáceos naloxona).
6. Después del nacimiento, coloque a los recién nacidos que tienen un mielomeningocele sobre su (espalda)/(estómago o costado).
7. Después del parto, coloque a un recién nacido con gastrosquisis en una bolsa intestinal estéril de plástico transparente y coloque al recién nacido (boca arriba)/(del lado derecho).

Respuestas

1. Se deberá aspirar la tráquea con un catéter de aspiración de 5 F a 8 F o un aspirador traqueal.
2. La dificultad respiratoria del recién nacido puede mejorar si inserta un tubo endotraqueal en la nariz, lo avanza al interior de la faringe y coloca al recién nacido en decúbito prono (boca abajo).
3. Debe sospechar de un neumotórax y debe preparar rápidamente un dispositivo de aspiración con aguja.
4. Rápidamente después del parto, debe intubar la tráquea e insertar un tubo orogástrico en el estómago.
5. Su primera prioridad es iniciar la ventilación.
6. Coloque a un recién nacido con mielomeningocele sobre el estómago o de lado.
7. Coloque a un recién nacido con gastrosquisis sobre el lado derecho.

Lección 11

La ética y el cuidado al final de la vida

Puntos de aprendizaje

- Los principios éticos asociados con la reanimación neonatal
- Cuándo podría ser apropiado detener la reanimación
- Qué hacer cuando el pronóstico es incierto
- Qué hacer cuando fallece un recién nacido
- Cómo ayudar a los progenitores y al personal con el proceso de duelo

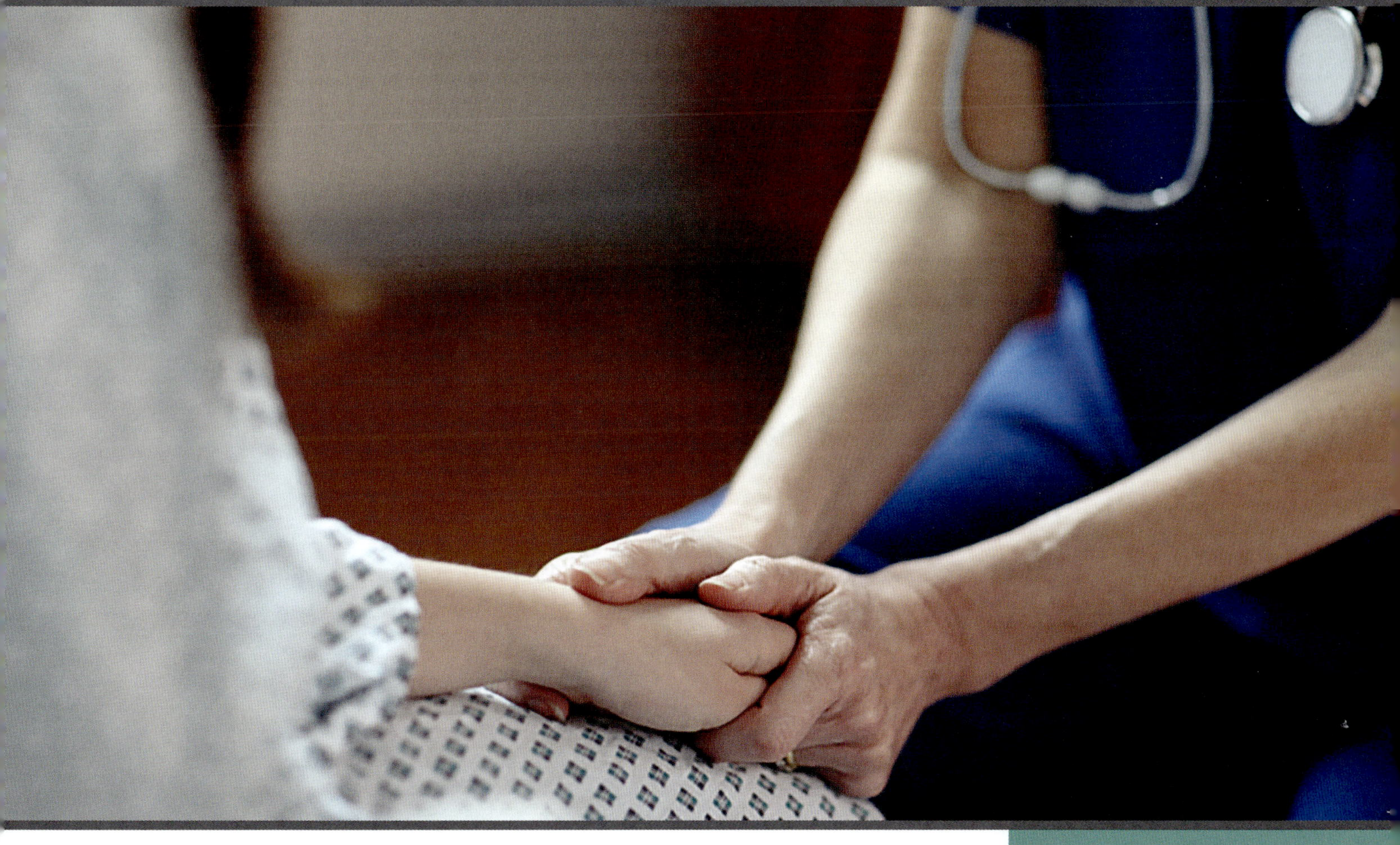

Puntos clave

1. Los principios éticos de reanimación neonatal son los mismos que aquellos seguidos para la reanimación de niños mayores o adultos.

2. La consideración principal para las decisiones sobre los tratamientos de soporte vital en recién nacidos gravemente enfermos debería ser qué es lo mejor para el recién nacido.

3. Por lo general, se considera que los progenitores son los mejores sustitutos para tomar decisiones sobre sus recién nacidos y se les debería involucrar en la toma de decisiones compartida siempre que sea posible.

4. Para que los progenitores cumplan esta responsabilidad, necesitan información completa, relevante y actualizada sobre los riesgos y beneficios de cada opción de tratamiento.

5. Los progenitores deben saber que a pesar de los mejores esfuerzos, la capacidad de dar un pronóstico preciso para un recién nacido extremadamente prematuro es limitada, tanto antes como inmediatamente después del parto.

6. Si los médicos responsables creen que no hay probabilidades de que el recién nacido sobreviva, iniciar la reanimación no es una opción de tratamiento ético y no se debería ofrecer.

7. En condiciones asociadas a un alto riesgo de mortalidad o una carga significativa de morbilidad para el recién nacido, los progenitores deberían participar en la decisión en cuanto a si el intento de reanimación es lo mejor para su recién nacido. Si se está de acuerdo en que el cuidado médico intensivo no mejorará las posibilidades de que el recién nacido sobreviva o le impondrá una carga inaceptable al recién nacido, se considera ético detener la reanimación.

8. Es posible que haya leyes en la zona donde trabaja que regulen el cuidado de los recién nacidos. Si tiene dudas con respecto a las leyes de la zona, consulte al comité de ética de su hospital o al abogado del hospital.

9. Deben brindarse cuidados paliativos humanos, compasivos y culturalmente sensibles a todos los recién nacidos a los que no se les realizó la reanimación o cuya reanimación no tuvo éxito.

Sobre esta lección

Si bien esta lección está dirigida al miembro del equipo que guía la toma de decisiones médicas, todos los miembros del equipo de reanimación deberían entender el razonamiento detrás de las decisiones. En la mayor medida posible, los progenitores deberían recibir un apoyo unificado durante su período de crisis tan personal. Esta lección hace referencia a los "progenitores", pero se reconoce que, a veces, las madres, los padres o los acompañantes pueden estar solos durante la crisis, y otras veces, el apoyo lo brindará la familia ampliada u otras personas significativas. Esta lección aplica a los profesionales de la salud que participen en todos los aspectos del cuidado de las personas embarazadas y los recién nacidos, incluidos los profesionales de cuidado prenatal, los proveedores de atención pediátrica y neonatológica que realizan consultas previas a la concepción y prenatales, los profesionales del cuidado perinatal de pacientes hospitalizados y los profesionales que cuiden a las familias que hayan experimentado una muerte neonatal.

Es importante reconocer que las recomendaciones dadas en esta lección están determinadas, hasta cierto punto, por el contexto cultural y los recursos disponibles en Estados Unidos y Canadá, y es posible que requieran adaptaciones antes de ser aplicadas a otras culturas y países. Dichas recomendaciones se basaron en la información de mortalidad y morbilidad disponible al momento de su publicación. Las decisiones relacionadas con iniciar o no iniciar reanimación debería basarse en la información y las terapias disponibles actuales.

El siguiente caso es un ejemplo de las consideraciones éticas involucradas en la reanimación neonatal y cómo se pueden brindar cuidados paliativos. A medida que lee el caso, imagine que usted es parte del equipo de profesionales de la salud.

Caso: Un bebé al que no se pudo reanimar

Una persona embarazada ingresa en el hospital con 23 semanas de gestación con contracciones, fiebre, desaceleraciones de la frecuencia cardiaca fetal, habiendo roto bolsa y perdiendo líquido amniótico purulento. Esta persona recibió atención prenatal constante y la edad gestacional se estimó mediante una ecografía realizada en el primer trimestre. Usted se reúne con el obstetra y hablan sobre el historial del embarazo. Juntos, repasan la información local y nacional actual que describe los resultados previstos a corto y largo plazo en esta edad gestacional extremadamente temprana. Después, ambos se reúnen con los progenitores para brindarles información, hablar sobre los objetivos, explicar el rango de opciones de tratamiento y desarrollar un plan de cuidados. Usted explica que algunos progenitores podrían decidir que el tratamiento médico para prolongar la vida no son lo mejor para su bebé de acuerdo con el alto riesgo de mortalidad y morbilidad y, por el contrario, pueden elegir cuidados paliativos que se enfocan en consolar al bebé después del parto. Después de considerar el contenido de su charla, los progenitores indican que quieren que se intente una prueba de terapia de soporte vital con asistencia respiratoria y ventilación asistida, incluida la intubación, pero que no quieren que se realicen compresiones torácicas ni que se administre adrenalina. Los progenitores solicitan la presencia del clero del hospital durante la reanimación, lo cual se organiza rápidamente. Usted documenta su charla en el cuadro médico y se reúne con su equipo de reanimación para repasar el plan de cuidados.

Su equipo realiza una sesión informativa previa a la reanimación y prepara los suministros y equipos para una reanimación compleja. En el momento del parto, el recién nacido es flácido y apneico, y tiene la piel fina y gelatinosa. Se traslada al recién nacido al calentador radiante, envuelto en plástico de polietileno, se le coloca en un colchón térmico y se le pone un gorro en la cabeza. Se realizan los pasos iniciales y se administra ventilación asistida. Un miembro del equipo coloca un pulsioxímetro y un monitor cardiaco con derivaciones. La frecuencia cardiaca del recién nacido es de 40 latidos por minuto y no mejora con una ventilación de la mascarilla facial que hace que haya movimiento torácico. Al recién nacido se le intuba con éxito y se continúa con la ventilación. Sin embargo, la frecuencia cardiaca no sube y la saturación de oxígeno permanece bastante por debajo del rango objetivo. A pesar de la ventilación apropiada, la frecuencia cardiaca del recién nacido baja gradualmente. Usted explica cuáles son las condiciones del recién nacido a los progenitores y que según su evaluación, la reanimación no funcionará. Se ponen de acuerdo y le remueven el tubo endotraqueal, envuelven al bebé en una manta limpia y se lo traen a los progenitores para que lo sostengan y lo consuelen. El clero del hospital realiza una ceremonia de bendición. Los miembros del personal y el resto de la familia brindan apoyo continuo. Se anuncia que el bebé murió cuando ya no hay constantes vitales.

Poco tiempo después, usted vuelve a la sala donde se encuentran los progenitores, le expresa sus condolencias, responde sus preguntas sobre el intento de reanimación y les pregunta si desean que se haga una autopsia. Usted se ofrece a programar una visita de seguimiento en varias semanas para conversar con la familia y prestar apoyo. Al día siguiente, se realiza un funeral en el hogar. Aproximadamente 1 mes después, se reúne con los progenitores para responder a cualquier pregunta que puedan tener, analizar los resultados de la autopsia, explorar cómo están afrontando su pérdida y sugerir recursos de apoyo para el duelo disponibles en la comunidad.

Principios éticos

Los principios éticos de la reanimación neonatal son los mismos que se aplican a la reanimación de niños mayores o adultos. Los principios éticos que suelen aplicarse en todo tipo de cuidado médico consisten en respetar los derechos de una persona a tomar decisiones que afecten a su propia vida (autonomía), actuar en beneficio de otros (beneficio), evitar daños (no maleficencia) y tratar a las personas de manera justa y honesta (justicia). Estos principios sustentan la razón por la cual le pedimos a los pacientes su consentimiento informado antes de proceder con un tratamiento. Las excepciones a esta regla incluyen las emergencias médicas que presentan una amenaza para la vida, donde no hay tiempo suficiente para obtener el consentimiento informado antes de proceder con un tratamiento, y situaciones en las que los pacientes no tienen la capacidad de tomar sus propias decisiones. Estas 2 excepciones son relevantes para la reanimación neonatal. A veces, las reanimaciones neonatales están asociadas a emergencias médicas que interfieren con el proceso de consentimiento informado, y los recién nacidos no pueden tomar sus propias decisiones.

Toma de decisiones compartida

A diferencia de los adultos, los recién nacidos no pueden expresar sus deseos o tomar decisiones por ellos mismos. Se debe identificar un sustituto para que tome decisiones y que asuma la responsabilidad de velar por el interés del recién nacido. En general, se considera que los progenitores son los mejores representantes para tomar decisiones sobre sus propios recién nacidos y deben participar en la toma de decisiones compartida cuando sea posible. Para que los progenitores cumplan esta responsabilidad, necesitan información relevante, precisa y sincera sobre los riesgos y beneficios de cada opción de tratamiento. Además, deben contar con el tiempo suficiente para considerar cada opción, hacer preguntas y buscar otras opciones. Al comienzo de su sesión de asesoramiento, es útil esclarecer los valores, creencias y preferencias parentales respecto a cómo se presenta la información. Esto puede permitirle personalizar su asesoramiento y ajustar el contenido informativo para adaptarlo mejor a las necesidades individuales de cada persona.

Desafortunadamente, en ocasiones, la necesidad de reanimación es una emergencia inesperada y hay pocas oportunidades para lograr obtener un consentimiento informado antes de proceder. Incluso cuando tiene la oportunidad de reunirse con los progenitores, la incertidumbre en cuanto al alcance de las anomalías congénitas, la edad gestacional real, las probabilidades de supervivencia y la posibilidad de discapacidades graves hacen que para los progenitores sea difícil decidir qué es lo mejor para su recién nacido antes de que nazca. Es posible que no haya información completa disponible hasta después del parto, o incluso varias horas o días después de él. Estas incertidumbres se deben abordar con los progenitores cuando se desarrolla el plan de tratamiento inicial y se debe hablar de las contingencias. Los progenitores y los profesionales de la salud deben estar preparados para reevaluar sus objetivos y planes según los hallazgos realizados después del parto y la respuesta del bebé a los tratamientos. Las discusiones sobre que es lo mejor para el bebe pueden continuar mucho más allá del período inmediatamente posterior al nacimiento.

Consideraciones involucradas en la decisión sobre si iniciar la reanimación de un recién nacido extremadamente prematuro

Se le debe proporcionar información completa, relevante y actualizada a los progenitores sobre el pronóstico. Por lo general, los cálculos prenatales de los resultados de supervivencia y discapacidad para los recién nacidos extremadamente prematuros se han basado en la edad gestacional y el peso estimado. A menos que el embarazo se haya concebido por medio de tecnología de reproducción asistida, donde se puede precisar la fecha de fertilización o implantación, la precisión de las técnicas utilizadas por los obstetras para obtener dicha fecha ronda los 3 a 5 días de margen de error si se aplican durante el primer trimestre, y hasta ±1 a 2 semanas si se aplican después de él. Las estimaciones del peso son solamente ±15 % a 20 % precisas y pueden ser confusas si hay restricción del crecimiento fetal. Hasta las discrepancias pequeñas de 1 o 2 semanas entre la edad gestacional estimada y la real, o una diferencia de entre 100 y 200 gramos en el peso del recién nacido pueden tener implicaciones en la supervivencia y morbilidad a largo plazo.

La salud de la persona embarazada, las complicaciones obstétricas y los factores genéticos también influyen en los resultados. Los sistemas de puntuación que incluyen variables como el género del feto, el uso de esteroides prenatales y la gestación multifetal se desarrollaron para mejorar la precisión de los pronósticos.

Tenga cuidado al interpretar los resultados de diferentes estudios. Algunos investigadores pueden describir la proporción de recién nacidos con cada resultado según el número total de recién nacidos con vida mientras que otros describen los mismos resultados según el número de recién nacidos reanimados, el número de recién nacidos que ingresan a la sala de recién nacidos o el número de recién nacidos que sobreviven hasta que se les da de alta. Simplemente cambiando los criterios de inclusión para el cálculo, las probabilidades de resultados adversos cambian.

Recuerde que la puntuación de los pronósticos proporciona un rango de resultados verosímiles basados en una muestra de recién nacidos. Sin embargo, no pueden predecir definitivamente el resultado para cualquier recién nacido. Los resultados informados en estudios publicados pueden no reflejar las prácticas de tratamiento actuales o los resultados de su institución. Además, la apariencia del recién nacido en el momento del parto no predice de manera precisa la supervivencia o la discapacidad. Los progenitores deben saber que, a pesar de su mayor esfuerzo, la capacidad de brindar un pronóstico preciso para un recién nacido tanto antes como inmediatamente después del parto es limitada.

Las pautas para el cuidado de recién nacidos a una edad gestacional extremadamente temprana son complejas y están en desarrollo. Para obtener la orientación más completa y actualizada, consulte la versión actual del American Academy of Pediatrics Committee on Fetus and Newborn Clinical Report, el Canadian Paediatric Society Position Statement, el American College of Obstetricians and Gynecologists Obstetric Care Consensus, y la Society of Obstetricians and Gynaecologists of Canada Clinical Practice Guideline.

Situaciones en las que es ético no iniciar la reanimación

El nacimiento de recién nacidos extremadamente prematuros y de aquellos con anomalías cromosómicas o malformaciones congénitas significativas suelen dar lugar a preguntas sobre el inicio de la reanimación. Si bien las recomendaciones generales pueden guiar la práctica, cada situación es única y la toma de decisiones debería ser individual.

Si el médico responsable cree que no hay posibilidad de supervivencia, iniciar la reanimación no le brindará ningún beneficio al recién nacido y no debería ofrecerse. El tratamiento apropiado a nivel ético y médico es aquel que asegure un cuidado paliativo humano, compasivo y culturalmente sensible.

En condiciones en las que hay un riesgo alto de mortalidad o de una carga significativa de morbilidad para el recién nacido, los cuidadores deberían hablar de los riesgos y beneficios de los tratamientos médicos de soporte vital con los progenitores e involucrarlos en la toma de decisiones en cuanto si el intento de reanimación es lo mejor para su bebé. Si los progenitores y los cuidadores están de acuerdo en que es probable que los intentos de tratamientos médicos de soporte vital no funcionen o le impongan una carga inaceptable al bebé, se considera ético brindar cuidados paliativos compasivos y no iniciar la reanimación. Si las preferencias de los progenitores en cuanto a la reanimación se desconocen o son inciertas, se debería iniciar la reanimación y dejar las discusiones para después.

La siguiente declaración, adaptada del código de ética médica de la American Medical Association (AMA) (AMA Opinion 2.2.4 [2025]) resume este abordaje del proceso de toma de decisiones y está respaldado por el Neonatal Resuscitation Program® (NRP®).

Ayude a los progenitores a formular objetivos de cuidado que promuevan el interés superior de su hijo
Estos son los factores que se deberían evaluar: 1. La probabilidad de que la intervención logre el beneficio clínico previsto 2. Los riesgos involucrados con el tratamiento y con el no tratamiento 3. El grado en el que la terapia, si funcionara, extenderá la vida del recién nacido 4. El dolor y la incomodidad asociados con la terapia 5. La calidad anticipada de vida del recién nacido con y sin tratamiento

Consideraciones cuando existe incertidumbre sobre las probabilidades de supervivencia o discapacidad grave

Si los progenitores no saben cómo proceder o su examen sugiere que la evaluación prenatal de discapacidad fue incorrecta, la reanimación inicial y la estabilización le dan tiempo adicional para reunir información clínica más completa, aclarar aún más los valores parentales y repasar la situación con los padres y los especialistas.

Tras una revisión adicional, usted y los progenitores pueden determinar que continuar con la terapia de soporte vital no es lo mejor para su bebé y decidir redirigir el plan de tratamiento. Detener la reanimación y los tratamientos de soporte vital durante o después de la reanimación son equivalentes desde el punto de vista ético. Si los profesionales de la salud responsables y los progenitores determinan que los tratamientos de soporte vital ya no serían lo mejor para el bebé, pueden elegir pasar de los tratamientos de soporte vital al cuidado paliativo y concentrarse en el confort del bebé.

Leyes relacionadas con la reanimación neonatal

La ética médica brinda pautas que describen cómo *deberían* actuar los profesionales de la salud dentro de la sociedad. De acuerdo con estos principios guía, los gobiernos crean y ejecutan leyes que describen cómo *deben* actuar las personas. Actualmente, no existe ninguna ley federal en Estados Unidos que obligue a realizar una reanimación en todas las circunstancias. Es posible que haya leyes en la zona donde trabaja que regulen el cuidado de los recién nacidos. Si tiene dudas con respecto a las leyes de la zona, debería consultarle al comité de ética de su hospital o al abogado del hospital. En la mayoría de los casos, es ética y legalmente aceptable no proceder con los esfuerzos de reanimación o detenerlos si tanto los progenitores como los profesionales sanitarios están de acuerdo en que una intervención médica adicional sería inútil, simplemente prolongaría la muerte o no brindaría un beneficio suficiente que justifique las cargas que se deben imponer al recién nacido.

Las responsabilidades y los derechos específicos de los menores, los progenitores no biológicos y los acompañantes no casados varían según el estado. Debería reunirse con el asesor legal del hospital si tiene preguntas sobre las normas de la ubicación en la que trabaja.

Cómo informar a los progenitores de que su bebé está muriendo

Si el recién nacido bajo su cuidado no responde al tratamiento o está muriendo, usted deberá ocuparse de prestar apoyo a los progenitores con honestidad, hablándoles de manera empática y cariñosa. Pregúnteles si eligieron un nombre para el bebé y, si lo hicieron, haga referencia al bebé con ese nombre. Explique a qué tratamiento le sometió y su evaluación de las condiciones actuales del bebé. Comunique claramente, sin eufemismos, que, a pesar del tratamiento, su bebé se está muriendo. Explique cómo planea prestar atención a su bebé en esta etapa y qué opciones hay disponibles.

Algunos progenitores pueden estar interesados en donar órganos o tejidos. Si bien muchas muertes neonatales no cumplen con los criterios de elegibilidad debido al pequeño tamaño o al intervalo de tiempo que pasa desde que se detiene la terapia de soporte vital hasta la muerte, se han perdido muchas posibles donaciones debido a que el equipo neonatal no logró hacer la derivación oportuna a la agencia de adquisición de órganos. Cuando se prevé una muerte neonatal, es importante consultar con su agencia de adquisición de órganos regional los criterios de elegibilidad para poder comunicarle a los progenitores las posibles opciones de donación.

Cuidar a un/a recién nacido que está muriendo

El objetivo más importante es minimizar el sufrimiento brindándole un cuidado humano y compasivo. Ofrezca llevarle el bebé a los progenitores. Silencie las alarmas o monitores y el equipo médico antes de quitarlos. Elimine todos los tubos, cintas, monitores o equipos médicos innecesarios y limpie suavemente la boca y el rostro del bebé. Si la causa de muerte del recién nacido es incierta o si el forense o examinador médico va a investigar su muerte, puede ser importante dejar todos los dispositivos médicos en su lugar. Envuelva al bebé en una manta limpia y caliente. Se pueden administrar opiáceos según se necesiten, por vía oral, nasal o intravenosa, para aliviar la incomodidad del recién nacido. Prepare a los progenitores para lo que pueden ver, sentir y oír cuando tomen al bebé agonizante, incluida la posibilidad de jadeos, respiraciones agónicas, cambios de color, latidos persistentes y movimientos continuos. Si el recién nacido tiene anomalías congénitas obvias, explique brevemente a los progenitores lo que verán. Ayúdelos a mirar más allá de cualquier deformidad resaltando las características buenas o memorables. Algunas unidades preparan una caja de memorias para los progenitores con la huella de las manos o los pies del recién nacido y otros elementos.

Se les debería dejar un tiempo a solas a los progenitores con su bebé en un entorno cómodo, pero un profesional sanitario debería controlar la situación de a intervalos para ver si se necesita algo. Se debe auscultar el tórax del recién nacido de manera intermitente durante al menos 60 segundos, ya que puede haber frecuencia cardiaca lenta durante horas. Se deben minimizar los ruidos molestos como llamadas de celulares, localizadores, alarmas de monitores y conversaciones del personal. Cuando los progenitores están listos para que se lleve al bebé, se debe trasladar al bebé a una ubicación designada privada hasta que esté listo para ser trasladado a la morgue.

Un miembro del equipo neonatal debería hablar sobre las opciones disponibles a nivel local para realizar una autopsia completa o limitada. La autopsia puede ayudar a determinar la causa precisa de la muerte, confirmar los diagnósticos prenatales y revelar diagnósticos nuevos importantes. Al describir de una manera más completa la causa de la muerte, una autopsia puede reducir las preocupaciones de los progenitores y brindar conocimientos adicionales sobre posibles implicaciones para embarazos futuros.

Es útil entender las expectativas culturales y religiosas sobre la muerte en la comunidad en la que trabaja. Algunas familias hacen el duelo en silencio, mientras que otras son más demostrativas. No obstante, todas las formas se deben aceptar y se debe poder acomodar a ellas. Algunos progenitores prefieren estar solos, mientras que otros pueden querer ver a sus hijos, a su familia extendida, a sus amigos, a diferentes miembros de la comunidad y/o pueden querer que el clero esté con ellos. Las familias pueden solicitar que se lleve a su bebé a la capilla del hospital o a un lugar más tranquilo fuera del hospital, o pueden pedir ayuda para organizar bendiciones o ritos para su bebé muerto o agonizante. Usted debe ser lo más flexible que pueda en cuanto a sus deseos.

Es útil anticipar esta situación difícil y desarrollar un protocolo con anticipación. Planifique qué miembros del personal serán los responsables de brindar el cuidado paliativo y cómo pueden ayudar los demás miembros del equipo. Los miembros del equipo neonatal pueden tener un rol importante incluso cuando un recién nacido nace tan prematuramente que no se indican las terapias de soporte vital. Pueden tranquilizar a los progenitores asegurándoles que la evaluación de la edad gestacional es correcta y usar su experiencia para ayudar a brindar cuidados paliativos al bebé. Muchas salas de recién nacidos desarrollan un paquete de información útil para los miembros del personal, donde incluyen números de teléfono del personal de apoyo clave, instrucciones para completar las tareas administrativas necesarias, recordatorios sobre cómo preparar el cuerpo del recién nacido e información sobre el duelo para la familia.

Planificación del seguimiento para los progenitores

Antes de que los progenitores abandonen el hospital, asegúrese de contar con su información de contacto y proporcióneles detalles sobre cómo contactar al médico encargado, a los profesionales en duelo y, de estar disponible, al grupo de apoyo para casos de pérdidas perinatales. Si su institución no presta estos servicios, puede ser útil contactar a su centro de derivación perinatal regional para obtener la información de contacto para los progenitores. Es importante involucrar al médico principal de la familia y/o al obstetra para que puedan brindar apoyo adicional. Es posible que el médico encargado organice una cita de seguimiento para responder a las preguntas que todavía tengan los progenitores, repasar los resultados de la autopsia o de otros estudios cuyos resultados no estaban listos en el momento de la muerte y evaluar las necesidades de la familia. Se debe dirigir a los progenitores al obstetra si tienen preguntas sobre los eventos y el cuidado antes del parto. Algunos hospitales patrocinan grupos de apoyo para progenitores y planifican un servicio conmemorativo anual donde reúnen a todas las familias que hayan experimentado una muerte perinatal. Reconozca que es posible que algunas familias no deseen tener más contacto con el personal del hospital, y se debe respetar este deseo. Es posible que las comunicaciones inesperadas, como las encuestas de control de calidad del hospital o los boletines sobre el cuidado de los recién nacidos, sean un recordatorio no deseado de la pérdida en la familia.

Apoyar al personal de la sala de recién nacidos después de una muerte perinatal

Los miembros del personal que participaron en el cuidado del recién nacido y la familia también necesitan apoyo, ya que se sentirán tristes, y puede que sientan enojo o culpa. Considere realizar una sesión de debriefing poco después de la muerte del recién nacido para que puedan hablar abiertamente sobre las preguntas y los sentimientos de manera profesional, comprensiva y no crítica. Es posible que algunos miembros del personal no estén de acuerdo con las decisiones de los progenitores. Se puede hablar de estos sentimientos durante el debriefing, pero no se le deben expresar a la familia. Las preguntas y los asuntos sobre las decisiones y acciones relacionadas con el cuidado se deben discutir solamente en una sesión de repaso entre pares, y las discusiones deben cumplir las políticas del hospital para llevar a cabo dichas sesiones.

Enfoque centrado en el trabajo de equipo

Las consideraciones éticas y los cuidados paliativos descritos en esta lección ofrecen una variedad de oportunidades para que los equipos efectivos pongan en práctica las competencias fundamentales del comportamiento del NRP.

Comportamiento	Ejemplo
Prever y planificar.	Planifique cómo brindará asesoramiento prenatal y cómo manejará las decisiones éticas importantes. Desarrolle un protocolo para usar con los bebés agonizantes y para brindar apoyo a la familia en duelo.
Comunicar eficazmente.	Al asesorar a los progenitores, use un lenguaje claro y una terminología que puedan comprender. Las ayudas visuales y el material escrito pueden ser de utilidad. Use un intérprete médico capacitado apropiadamente si un miembro de la familia no maneja el idioma en el que habla el equipo de profesionales o si tiene una discapacidad de escucha. Considere asesorar conjuntamente a los progenitores y al personal de obstetricia y medicina materno-fetal para garantizar que se proporcione información precisa y coherente.
Usar la información disponible.	Repase la información sobre los resultados nacionales y locales y entienda sus limitaciones. Use toda la información de pronósticos disponible.

Usar los recursos disponibles. Pedir ayuda cuando sea necesario.	Familiarícese con los recursos de su hospital y de su comunidad que puedan resolver conflictos, responder preguntas legales y brindar servicios de cuidado paliativo. De ser necesario, consulte con especialistas de su área en el centro de derivación regional para obtener información actualizada sobre resultados.
Mantener un comportamiento profesional.	Asegúrese de que todos los miembros del equipo de profesionales de la salud comprendan el plan de tratamiento. Si no se está de acuerdo con algo, se debe hablar del tema en un foro apropiado. Consulte al comité de ética del hospital o al asesor legal según sea necesario.
Conocer el entorno.	Conozca las expectativas culturales y religiosas con respecto a la muerte en su comunidad.

Oportunidades para mejorar la calidad

Hágase las siguientes preguntas y abra un debate con su equipo si encuentra alguna diferencia entre las recomendaciones del NRP y lo que sucede actualmente en su entorno hospitalario. Analice la posibilidad de utilizar las evaluaciones de procesos y resultados sugeridas para guiar la recopilación de datos, identificar las áreas que se pueden mejorar y supervisar sus esfuerzos de mejora para determinar si están funcionando.

Preguntas para lograr una mejora de la calidad

1. ¿El personal que hace asesoramiento prenatal tiene disponible información actualizada sobre recién nacidos extremadamente prematuros y recién nacidos con anomalías congénitas graves?
2. ¿Cuenta con un paquete de información para los miembros del personal con instrucciones para ayudar a la familia a recordar, completar tareas administrativas y preparar el cuerpo del recién nacido?
3. ¿Cuenta con un paquete de información sobre recursos locales para las familias en duelo?
4. ¿Sabe cómo contactar urgentemente al clero para las familias que deseen asesoramiento religioso o bendiciones para su recién nacido?
5. ¿Sabe cómo contactar al abogado de su hospital para responder a las preguntas relacionadas con la reanimación en su área?
6. ¿Su unidad ofrece educación y otros programas para prestar apoyo al personal que ofrece cuidados paliativos?
7. ¿Su equipo perinatal se reúne para hablar sobre cómo cuidará a los recién nacidos en el límite de la viabilidad para desarrollar un enfoque consistente?
8. ¿Cómo se comunican al personal que estará presente en el parto los planes de cuidado individual que se desarrollan antes de que nazca el bebé?

Medidas de procesos y resultados

1. ¿Qué porcentaje de progenitores se reúne con un profesional de cuidado neonatal para realizar una consulta prenatal antes de que nazca un bebé extremadamente prematuro?
2. ¿En qué porcentaje de partos de alto riesgo se documenta un plan de cuidados en la historia clínica?

3. ¿Con qué frecuencia los progenitores en duelo abandonan el hospital con un plan de seguimiento establecido?
4. ¿Con qué frecuencia se contacta a la agencia de adquisición de órganos de su área antes de la muerte de un bebé?
5. ¿En qué porcentaje de las muertes neonatales el registro documenta que se les preguntó a los progenitores sobre la realización de una autopsia?
6. ¿A qué porcentaje de muertes neonatales se les realiza una autopsia?

REPASO DE LA LECCIÓN 11

1. En condiciones asociadas a un alto riesgo de mortalidad o una carga significativa de morbilidad para el recién nacido, los progenitores (deben)/(no deben) participar en la decisión en cuanto a si el intento de reanimación es lo mejor para su bebé.
2. Los principios éticos de reanimación neonatal (son los mismos)/(no son los mismos) que aquellos seguidos para la reanimación de niños mayores o adultos.

Respuestas

1. En condiciones asociadas a un alto riesgo de mortalidad o una carga significativa de morbilidad para el bebé, los progenitores deberían participar en la decisión en cuanto a si el intento de reanimación es lo mejor para su bebé.
2. Los principios éticos de la reanimación neonatal son los mismos que se aplican a la reanimación de niños mayores o adultos.

Lección complementaria 12

Mejorar la actuación del equipo de reanimación

Puntos de aprendizaje

- Cómo pueden la ergonomía y los factores humanos mejorar la actuación del equipo de reanimación
- Los 3 elementos esenciales de la sesión informativa con el personal del equipo antes de la reanimación
- Cómo desarrollar esquemas de reanimación asignando funciones, tareas y posiciones a los miembros del equipo
- Cómo usar la estimulación y el debriefing para mejorar sus esquemas de reanimación

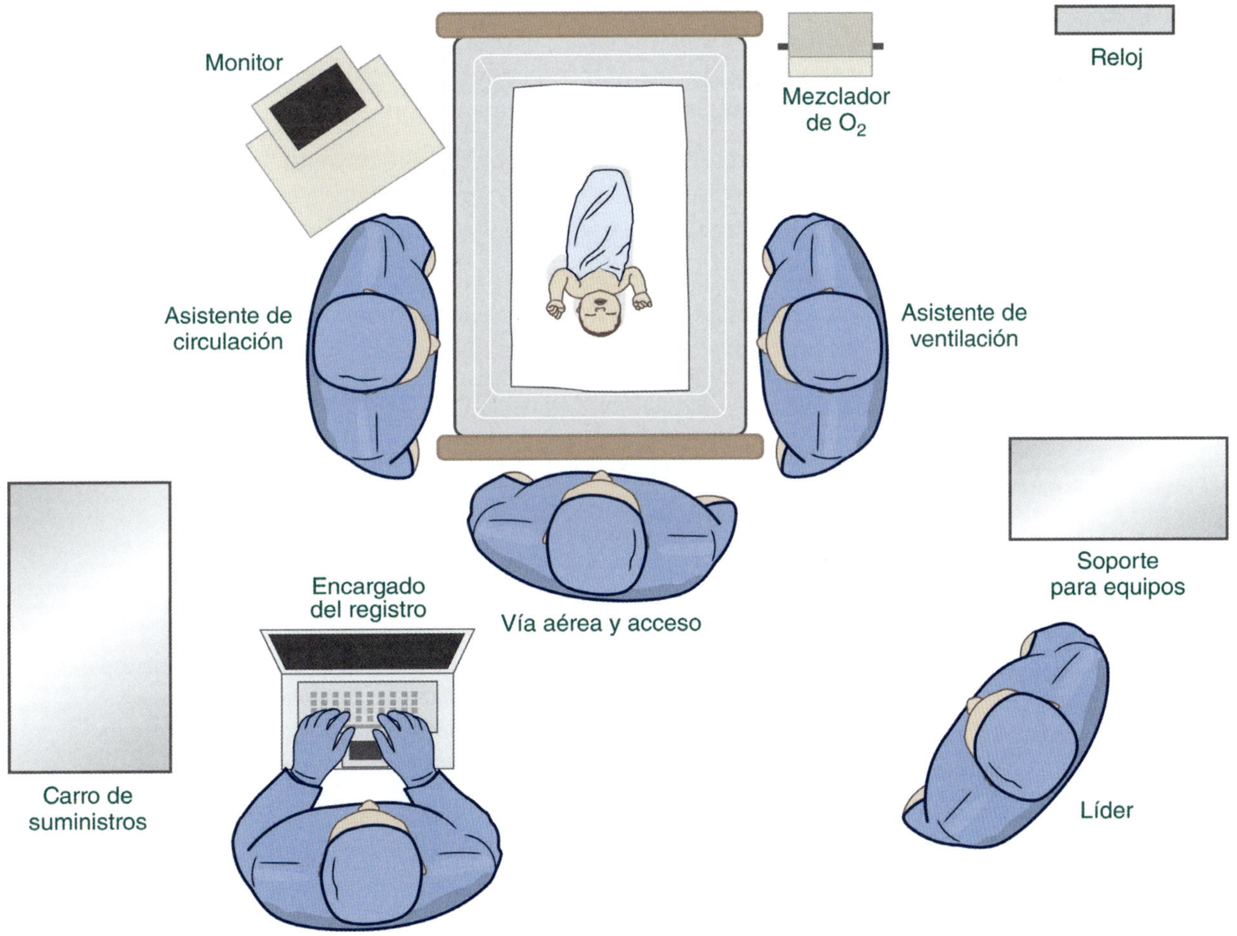

Puntos clave

1. Además de aprender las capacidades cognitivas y técnicas de la reanimación, tener en cuenta diferentes factores humanos y la ergonomía de la reanimación puede ayudar a los miembros del equipo a mejorar su actuación y sentirse más seguros.
2. Si se entiende cómo las personas realizan una serie de tareas en un entorno de trabajo real, los equipos pueden predecir dónde podría haber errores, diseñar sistemas que prevengan esos errores y optimizar la actuación del equipo.
3. Durante la sesión informativa con el personal del equipo antes de la reanimación, defina la situación, asigne roles con tareas estandarizadas y posicione a los miembros del equipo en el entorno.
4. La asignación de roles establece expectativas, permite que los estudiantes adultos practiquen las tareas repetidamente, aumenta en los estudiantes la confianza en su capacidad de trabajar y disminuye el ruido exógeno y la carga cognitiva.
5. Los esquemas (planes descriptivos o modelos conceptuales) para la reanimación en el entorno del parto deben individualizarse. La lista de roles y tareas de cada hospital varía según las disciplinas profesionales involucradas, el nivel de práctica de cada disciplina y el número de miembros del equipo de reanimación disponible para los diferentes escenarios de reanimación.
6. Durante una reanimación, es posible que haya que agregar o cambiar roles. Se debería predeterminar cómo se brinda información al personal que llega al escenario y qué roles deben asumir.
7. Después de haber creado sus esquemas, realice simulacros de reanimaciones frecuentemente para auditar la actuación del equipo, reconocer las debilidades de su plan e identificar oportunidades de mejora.

El rol de la ergonomía y los factores humanos en la reanimación neonatal

Esta lección se enfoca en mejorar la actuación del equipo de reanimación. Cuando se le asignan roles a los miembros del equipo de reanimación y se tienen en cuenta los factores humanos y la ergonomía al asignar tareas específicas a esos roles, los miembros del equipo pueden trabajar en sincronía. La reanimación ocurre de manera rápida y eficiente a través de una serie organizada de intervenciones y una comunicación efectiva. El trabajo en equipo está tan bien organizado que parece una coreografía.

La ciencia de la ergonomía analiza la anatomía humana, la fisiología y la biomecánica para entender mejor cómo se puede adaptar el entorno laboral para mejorar la seguridad y el desempeño. La ergonomía evalúa cómo se usan los equipos y cuáles son las demandas que imponen los equipos a los usuarios.

Con el tiempo, se han agregado tecnologías nuevas al algoritmo del Neonatal Resuscitation Program® (NRP®). Aunque las nuevas tecnologías pueden mejorar la atención que se ofrece, también aumentan cantidad de datos que hay que interpretar y pueden representar más trabajo intelectual para los miembros del equipo. Es posible que aumentar la cantidad de dispositivos, personas, complejidad de tareas y trabajo intelectual lleve a un aumento de los ruidos, una disminución de la comunicación efectiva y un aumento en las desviaciones del algoritmo del NRP.

A veces, unos simples ajustes en el entorno laboral pueden marcar una diferencia significativa en la actuación. Durante la reanimación neonatal, el posicionamiento adecuado de las personas y los equipos es fundamental. Por ejemplo:

- Si hay demasiado brillo en la pantalla del pulsioxímetro o el pulsioxímetro está obstruido y los miembros del equipo no pueden ver la pantalla, es posible que no puedan evaluar la saturación de oxígeno del recién nacido ni ajustar la concentración de oxígeno (F_IO_2).
- Si el mezclador de oxígeno está a la derecha del calentador radiante, les resultará difícil a los miembros del equipo que se encuentran junto a la cabecera de la cama o en el lado izquierdo ajustar el F_IO_2.
- Si un profesional alto intenta intubar a un recién nacido en un calentador radiante bajo y sin regulador de altura, es posible que la posición incómoda que deba adoptar disminuya las probabilidades de una intubación exitosa.
- Obtener una radiografía de tórax urgente resulta difícil si el calentador radiante está ubicado en un rincón de la habitación que no permite un fácil acceso al equipo de rayos X.

Los estudios de factores humanos investigan cómo interactúan los humanos con sus entornos, productos, otros humanos y la tecnología. Combinan estudios relacionados con la psicología, sociología, biomecánica, diseño industrial y otras disciplinas relacionadas. Los estudios de factores humanos demostraron que si bien es posible que los miembros del equipo conozcan los pasos de la reanimación y tengan las capacidades técnicas para realizarlos, todo podría ser una pérdida de tiempo si los roles son ambiguos y no se asignan tareas específicas, ya que los miembros del equipo duplican algunas tareas y omiten otras. Al entender cómo las personas realizan una serie de tareas en un entorno de trabajo real, los expertos en factores humanos buscan predecir dónde podría haber errores, diseñar sistemas que prevengan esos errores y optimizar la actuación del equipo. Por ejemplo:

- El uso de tablas con dosis de adrenalina calculadas previamente puede disminuir el riesgo de que haya errores matemáticos durante una situación estresante.
- Incorporar los factores humanos al simulacro de reanimación y a la sesión informativa con el personal del equipo antes de un parto de alto riesgo aumenta la confianza del profesional y disminuye las distracciones y los ruidos.

Tabla 12-1. Estrategias para abordar los obstáculos de la ergonomía y los factores humanos
Use ayudas cognitivas como el algoritmo del NRP, la tabla de objetivos de saturación de oxígeno y las tablas con la profundidad de inserción del tubo endotraqueal y las dosis de adrenalina previamente calculadas.
Use un guion estandarizado para la sesión informativa con el personal del equipo.
Use una lista de comprobación de suministros y equipos estandarizada.
Asigne roles de manera rutinaria en las sesiones informativas con el personal del equipo.
Cree una descripción estándar de las tareas que se espera que complete cada rol durante una reanimación.
Cree protocolos y guiones estandarizados para introducir miembros adicionales del equipo que lleguen a una reanimación compleja.
Asigne a un miembro del equipo el rol de control de personas durante una reanimación compleja.
Realice simulacros de entrenamiento de manera frecuente en el entorno de reanimación real.
Desarrolle esquemas organizados para posicionar al personal y los equipos de manera apropiada dentro del entorno de reanimación.
Evalúe la accesibilidad y la función ergonómica de los suministros y equipos de reanimación.
Evalúe el tono y el volumen de las alarmas de los monitores usados durante la reanimación para asegurarse de que se escuchen sin crear una carga auditiva.

La tabla 12-1 proporciona una lista de estrategias para mejorar la seguridad y la actuación del equipo abordando obstáculos comunes en la ergonomía y los factores humanos.

Cómo realizar una sesión informativa con el personal del equipo antes de la reanimación

En la lección 2 se analizó la importancia de realizar una sesión informativa con el personal del equipo antes de la reanimación. La sesión informativa con el personal del equipo se utiliza para repasar los factores de riesgo y los planes de atención desarrollados durante el asesoramiento prenatal. En esta sesión, se identifica al líder del equipo, se habla sobre los posibles escenarios con los que se puede encontrar su equipo y se asignan los roles y las responsabilidades.

Estos son los 3 elementos esenciales que se deben tener en cuenta al planificar la sesión informativa con el personal del equipo antes de la reanimación.

- *Definir* la situación
- *Asignar* roles y establecer expectativas detalladas y claras para cada uno de ellos
- *Posicionar* a cada miembro del equipo dentro del entorno de la reanimación

Estandarizar la sesión informativa con el personal del equipo antes de la reanimación e incluir estos elementos esenciales ayudará a disminuir la variabilidad y aumentar la confianza. Los sistemas confiables mejoran la actuación del equipo y sus resultados.

Siempre que sea posible, la sesión informativa del equipo antes de la reanimación debe realizarse mucho antes del nacimiento previsto. Una forma de asegurar que los equipos tengan la oportunidad de reunirse antes del evento es programar una reunión con el equipo obstétrico al principio de cada turno para identificar los posibles partos de riesgo alto. Esto permite a los equipos la oportunidad de reunirse cara a cara, asignar los roles, responder a preguntas y crear planes principales y de contingencia.

La importancia de asignar roles y establecer expectativas

Las competencias fundamentales del comportamiento del NRP promueven la preparación para la reanimación en el entorno del parto y su coordinación exitosa. Cada vez hay más evidencia de que la mejora del comportamiento y de la capacidad de liderazgo en el equipo mejora los resultados de la reanimación. El estrés aumenta cuando los miembros del equipo no saben qué esperar de los demás y cuando el líder del equipo no sabe, o asume incorrectamente, qué hará cada miembro del equipo. La asignación de roles establece expectativas y permite a los estudiantes adultos practicar estas tareas específicas repetidamente, lo que les da confianza al trabajar. Cuando los miembros del equipo saben cuáles son sus roles y se establecen las expectativas con antelación, disminuye el ruido exógeno durante la reanimación. A su vez, la disminución del ruido hace que haya menos distracciones en cuanto a las tareas requeridas y reduce la carga cognitiva.

Un método para estandarizar la asignación de roles es realizarla según la posición del miembro del equipo en relación con el calentador radiante. A cada miembro del equipo se le asigna un role especial con una lista de tareas previamente definidas y una ubicación designada en el calentador radiante que optimiza la ergonomía. La asignación de roles hace que no haya confusiones en cuanto a quién hace qué y ha demostrado que mejora los resultados de la reanimación.

Esquemas de reanimación

Los esquemas son planes de acción sistemáticos y detallados que se pueden ilustrar en forma de esquema o cuadro conceptual. El esquema de reanimación describe su plan de organización del personal, los equipos y las tareas durante una reanimación. El esquema de reanimación completo especifica qué miembros del personal estarán presentes, qué suministros y equipos estarán disponibles, qué rol tendrá cada persona, qué tarea se le asignará a cada rol y dónde se ubicará cada miembro del equipo durante la reanimación. El esquema debe tener en cuenta el número de tareas que puede hacer de manera eficiente cada miembro del equipo y si los equipos necesarios para realizar esas tareas son fácilmente accesibles dentro del entorno de la reanimación. Un esquema es una ilustración o tabla que describe el plan.

El diseño de esquemas para una variedad de escenarios de reanimación en su propio entorno vale mucho la pena. Los equipos de alto rendimiento con esquemas bien definidos experimentan menos trabajo intelectual, lo que les permite concentrar su atención en otras capacidades. Los esquemas de reanimación del entorno del parto deben individualizarse según su ubicación específica, equipo y personal.

La tabla 12.2 es un ejemplo de un esquema que describe la asignación de roles y tareas antes del parto para un equipo de 5 miembros que se prepara para un parto muy prematuro. El esquema describe dónde se ubicará cada miembro del personal y dónde se ubicarán los suministros en el calentador radiante para asegurar el acceso fácil durante la reanimación o durante la atención después de la reanimación. La figura 12.1 es un ejemplo de un esquema que describe la

Tabla 12-2. Muestra de asignaciones de tareas previa al nacimiento para aplicar en un nacimiento muy prematuro

Tiempo	Vía aérea y acceso (cabecera de la cama)	Respiración (derecha)	Circulación (izquierda)	Principal (atrás a la derecha)	Escriba (atrás a la izquierda)
Antes del parto	**Reunirse con el obstetra:** • Confirmar: 1. Antecedentes relevantes 2. Planificación del retraso del pinzamiento del cordón 3. O temperatura 4. Colocación en una bolsa de plástico • Hablar con la familia • Identificar las necesidades de equipos especiales o de personal **En el calentador** • Verificar dos veces: 1. Laringoscopio 2. Tubos ET 3. Pieza en T 4. Detector de CO_2 5. Mascarillas de tamaño prematuro • Ajustar la altura del calentador	**Preparar ventilación:** • Preparación del ventilador • Prueba de la pieza en T: 25/5 • Establecer FiO_2 • Preparar mascarillas de tamaño prematuro • Detector de CO_2 en la mascarilla • Pulsioxímetro y cubierta de sonda (abajo a la derecha) **Preparar el tubo ET:** • Videolaringoscopio • Cuchillas 0 y 00 (arriba a la derecha) • 2,5 TE con estilete (arriba a la derecha) • Dispositivo para asegurar el tubo ET (abajo a la derecha) • Cinta de medición **Preparación para la CPAP** • CPAP en la cabecera del paciente, establecida en 6 cm H_2O • Preparación de surfactantes por calentamiento	**Preparar la cama:** • 2 mantas, 1 almohadilla azul, 1 colchón térmico • Calentador al máximo • Activar la manta térmica • Gorra (arriba a la izquierda) • Catéter de aspiración a 80 mm Hg (a la derecha) • Perilla de succión (arriba a la derecha) • Derivaciones de ECG (a la izquierda) • Estetoscopio **Preparar el monitor:** ECG audible configurado en encendido	**Preparar la bandeja:** • CAU de 3,5 Fr • CVU de 3,5 Fr • Bandeja de suministro CVU/CAU • 2 llaves • Soporte para equipos • 2 × jeringas de 3 ml • 3 toallas estériles • Purgar las vías IV	**Preparar los suministros:** • Humedad: agregar H_2O estéril a la incubadora • 3 × enjuagues de 5 ml de solución salina con heparina • Glucómetro listo • 2 × bombas de infusión • Lote de pedido de preingreso completo • Líquidos intravenosos solicitados para VLBW • Alertar al personal de la UCIN • Calculadora • Computadora encendida, registro de reanimación neonatal listo

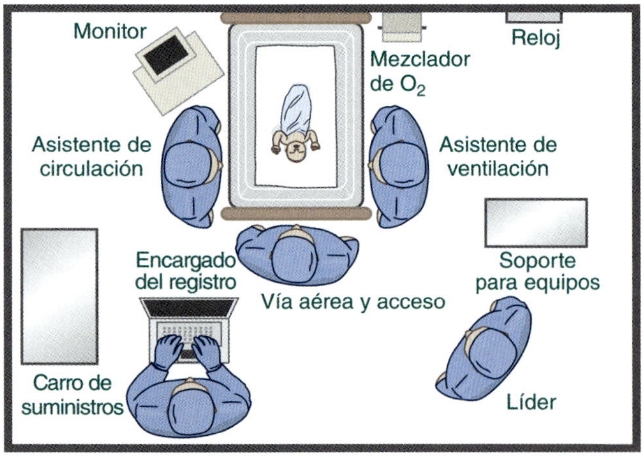

Figura 12.1. Ejemplo de esquema de posiciones de un equipo de 5 miembros durante una reanimación.

ubicación de cada miembro del equipo por roles según la configuración de este entorno de reanimación particular del hospital.

A continuación, después del esquema de 5 miembros que se mostró en la figura 12.1, se describen ejemplos de las tareas que se pueden asignar por roles después del parto.

- **Vía aérea y acceso:** la persona que se encuentra junto a la cabecera de la cama se encuentra bien posicionada para manejar la vía aérea. Las tareas asignadas a este rol pueden incluir: colocación de un gorro, colocación de la cabeza y el cuello del recién nacido, aspiración nasal, ventilación con mascarilla facial e intubación del recién nacido, de ser necesario. Si se necesitan compresiones torácicas, este miembro del equipo le pasará la ventilación al rol de Asistente de ventilación, permitirá que el Asistente de circulación pase a la cabecera de la cama para administrar compresiones torácicas y luego se ubicará en la posición adecuada para insertar un catéter venoso umbilical de emergencia.

- **Asistente de ventilación:** la persona que se encuentra a la derecha de la cama se encuentra bien ubicada para acceder a la mano o muñeca derecha, controlar la pulsioximetría y ajustar el mezclador de oxígeno. El miembro del equipo que ocupa este rol se concentrará en la evaluación y el apoyo de la ventilación. Las tareas asignadas a este rol pueden incluir: encender el cronómetro de Apgar, colocar el sensor del pulsioxímetro, colaborar en los pasos correctivos de la ventilación, monitorizando el movimiento torácico, colocar un detector de dióxido de carbono (CO_2) en la mascarilla facial si se lo indican, controlar los cambios de color del detector de CO_2, asistir con la intubación y asegurar el tubo endotraqueal si es necesario, evaluar los ruidos respiratorios, controlar la saturación de oxígeno y ajustar el F_IO_2. Si se necesitan compresiones torácicas, esta persona se hará cargo de la ventilación por el tubo endotraqueal.
- **Asistente de circulación:** la persona que se encuentra a la izquierda de la cama está bien posicionada para ver el tórax del recién nacido, pero no puede alcanzar fácilmente su mano derecha o el mezclador de oxígeno. Este miembro del equipo se concentrará en asistir con el control de la temperatura, la evaluación de la circulación y la administración de compresiones torácicas cuando sean necesarias. Las tareas asignadas a este rol incluyen: colocar un monitor cardiaco con derivaciones, evaluar la frecuencia cardiaca con un estetoscopio, asegurarse de que la bolsa plástica de polietileno permanezca sobre los hombros del recién nacido, ayudar a asegurar el tubo endotraqueal según corresponda y administrar compresiones torácicas desde la cabecera de la cama.
- **Líder:** esta persona está ubicada en una posición ideal para mantener la alerta situacional y liderar el equipo. En circunstancias ideales, el miembro del equipo que desempeña este rol no debería tener otras tareas. Según la disponibilidad de personal adicional y el nivel de práctica, es posible que se necesite que el Líder ayude con los procedimientos de emergencia. Si esto sucede, otro miembro del equipo deberá asumir el rol de Líder.
- **Encargado del registro:** esta persona se encuentra bien ubicada para ver los monitores, el reloj y a todos los miembros del equipo. Este miembro del equipo documentará los eventos que se vayan produciendo, informará al equipo los puntos temporales críticos, mantendrá una comunicación crítica con el Líder y se ocupará de llamar para pedir ayuda adicional cuando sea necesario. Si un equipo consta de 5 miembros, se necesitan compresiones torácicas y no hay apoyo adicional disponible, esta persona le pasará la responsabilidad de la documentación al Líder, y asumirá la tarea de preparar y administrar medicamentos de emergencia.

En un hospital con más personal disponible, se puede manejar el mismo escenario con equipos de 6 o 7 miembros. En estos esquemas, es posible que el equipo designe roles de Medicación y Acceso. A medida que se agranda el equipo, la gestión adecuada de la cantidad de personas que pueden trabajar con eficiencia en un espacio reducido resulta fundamental. Un equipo más grande podría incluir un role de Gerente cuyas tareas abarquen el control del personal, el suministro de información (por ejemplo, los resultados de laboratorio), la contención de los padres y la asignación de roles a medida que lleguen nuevos miembros del personal.

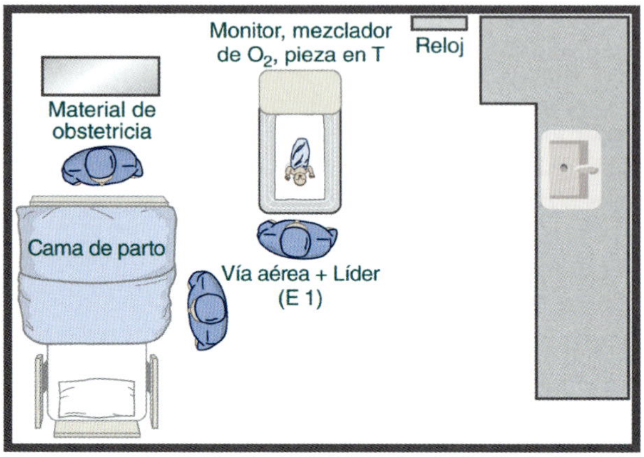

Figura 12.2. Evolución de roles y posiciones a medida que llega el personal para una reanimación imprevista. Un recién nacido a término requiere ventilación asistida no anticipada. Un miembro del personal de enfermería (E 1) está presente en el parto.

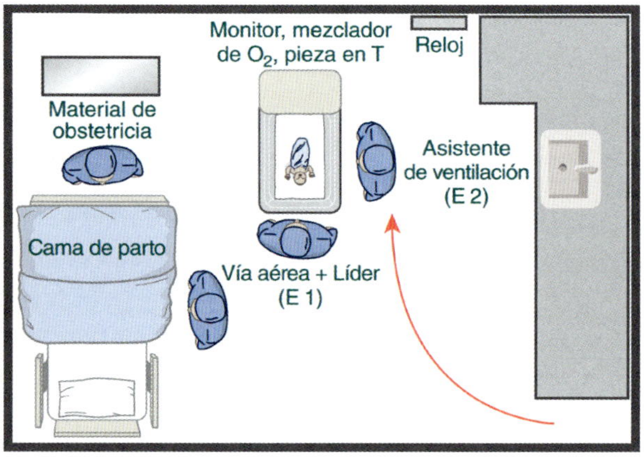

Figura 12.3. Llega un segundo miembro del personal de enfermería (E 2) y asume el rol de Asistente de ventilación.

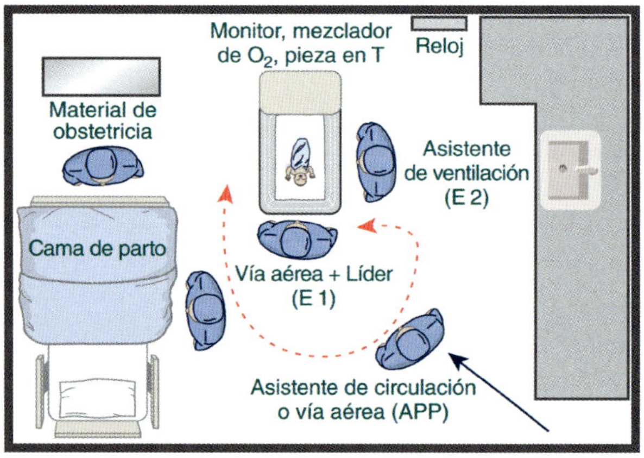

Figura 12.4. Llega un profesional de práctica avanzada (APP) y se le indica que asuma el rol de Asistente de circulación, si la ventilación con mascarilla facial es efectiva, o el rol de Vía aérea, si es necesario realizar una intubación. Si el APP asume el rol de Vía aérea para intubar, el E 1 permanecerá en el rol de Líder.

Los roles pueden cambiar si la reanimación es inesperada

Si una reanimación es inesperada, es posible que se deban agregar roles al esquema de reanimación o cambiarlos de manera planificada y coordinada según las necesidades del recién nacido y el nivel de práctica de los miembros del equipo. Se debería predeterminar cómo se brinda información al personal que llega al escenario y qué roles deben asumir.

Por ejemplo, si solo 1 miembro del personal de enfermería asiste en el parto de un recién nacido a término que requiere reanimación de manera imprevista, esta persona ocupará, inicialmente, el rol de Vía aérea y de Líder junto a la cabecera del paciente, iniciará la ventilación asistida y presionará el botón de llamada de emergencia para solicitar asistencia inmediata. La primera persona que llegue para ayudar (en este escenario, otro miembro del personal de enfermería) está predesignada para asumir el rol de Asistente de ventilación, a la derecha del recién nacido. Esta persona colocará el pulsioxímetro, evaluará la respuesta del recién nacido a la ventilación asistida, ajustará el FiO_2 según corresponda y colocará las derivaciones del monitor cardiaco si el recién nacido no mejora. El personal a cargo de la Vía aérea le indicará a la tercera persona en llegar, un proveedor de nivel medio, que desempeñe el rol de Asistente de circulación, si la ventilación con mascarilla facial es efectiva, o el rol de Vía aérea, si se necesita intubación. Si la tercera persona asume el rol de Vía aérea, la persona que ocupaba originalmente ese rol pasará a la izquierda de la cama y asumirá el rol de Asistente de circulación. Los miembros del personal que lleguen después podrán asumir los roles de Líder y Encargado del registro.

Los esquemas de las figuras 12.2 a 12.4 muestran cómo pueden evolucionar estos roles. En este hospital, el pulsioxímetro y el mezclador de oxígeno están integrados en el calentador radiante y los suministros de emergencia están guardados en un cajón debajo del calentador.

Crear su propio sistema para estandarizar roles y tareas

La lista de roles y tareas de cada hospital varía según las disciplinas profesionales involucradas, el nivel de práctica de cada disciplina, la ubicación de los equipos alrededor del calentador y el número de miembros del equipo de reanimación disponible para los diferentes escenarios de reanimación. Hasta los hospitales que brindan rutinaria y únicamente servicios obstétricos sin complicaciones deben planificar esquemas para reanimaciones complejas, ya que pueden aparecer complicaciones imprevistas, como un recién nacido deprimido después de una distocia de hombros o un desprendimiento prematuro de la placenta, partos complicados por aspiración de meconio, malformaciones congénitas no diagnosticadas, partos prematuros imprevistos u otras complicaciones que puedan llevar a una depresión respiratoria o neurológica neonatal.

- El primer paso es determinar la disponibilidad del personal para asistir a reanimaciones de complejidades variadas en su instalación.
- Después debe realizar una lista completa de todas las tareas que se deben llevar a cabo para prepararse para el parto y la reanimación de los recién nacidos en diferentes escenarios. Por ejemplo, es posible que la lista de tareas necesarias para reanimar a un recién nacido a término que necesita poca ventilación asistida al nacer y se recupera rápidamente sea mucho más corta que la lista de tareas necesarias para prepararse para reanimar a un bebé nacido a las 26 semanas de gestación.
- Una vez que determinó el personal disponible y las tareas a realizar, puede empezar el proceso de asignación de roles y tareas propuestas. Decida dónde debería ubicarse cada persona y dónde se pueden colocar los suministros y equipos para asegurar que sean fácilmente accesibles para la persona que deba usarlos.
- Finalmente, simule una serie de escenarios supervisados cuidadosamente, pruebe las asignaciones de roles y tareas que propuso, identifique posibles barreras o procesos ineficientes, realice ajustes para optimizar la actuación del equipo y pruebe su propuesta nueva hasta que desarrolle un plan final que describa su esquema para cada escenario.

Evaluación de la eficacia de su nuevo sistema estandarizado

Después de haber creado sus esquemas, realice simulacros de reanimaciones frecuentemente en diferentes escenarios para auditar su actuación, reconocer las debilidades de su plan e identificar oportunidades de mejora. Los simulacros pueden ayudar a su equipo a identificar problemas con la ergonomía y los factores humanos, evaluar la efectividad de la sesión informativa antes de la reanimación y reforzar los roles y las responsabilidades del equipo. Considere filmar sus escenarios para respaldar los debriefings detallados. Repase los videos con su equipo y observe cuidadosamente para encontrar prácticas ineficientes y posibles amenazas de seguridad.

- Comience con un escenario de ventilación asistida simple, ajuste las tareas asignadas según sea necesario y llegue hasta una reanimación compleja que involucre la inserción de un catéter venoso umbilical y medicamentos.
- Ajuste las tareas asignadas a cada rol hasta que los miembros del equipo puedan trabajar rápida y efectivamente, sin interponerse en las tareas de los demás. Es posible que el simulacro revele una serie de pequeños problemas que se podrían resolver con soluciones simples. Probablemente note que la colocación de monitores no es ideal para todos los miembros del equipo o descubra que los suministros para una tarea asignada no son fácilmente accesibles. Por ejemplo:
  - La persona que coloca el pulsioxímetro en la mano o muñeca derecha del recién nacido debería estar a la derecha del recién nacido; si no, el miembro del equipo deberá cruzarse por encima del recién nacido.

- La persona que ajuste el FiO_2 debería poder alcanzar el dial en el mezclador de oxígeno.
- La persona que llama para pedir ayuda adicional debería poder alcanzar el botón para llamar o el teléfono sin interferir con otras tareas.

- Asegúrese de incluir el rol del Encargado del registro durante el simulacro, ya que este debe estar en condiciones de ver al recién nacido, ver los monitores, ver y escuchar a los miembros del equipo y ver el dispositivo utilizado en la documentación de reanimación para medir el tiempo.

Lección complementaria

13

Reanimación fuera de la sala de partos

Puntos de aprendizaje

- Cómo aplicar los principios del Neonatal Resuscitation Program® (NRP®) en los recién nacidos que requieren reanimación fuera del contexto hospitalario
- Cómo aplicar los principios del NRP en los recién nacidos que requieren reanimación después del período de transición inmediato

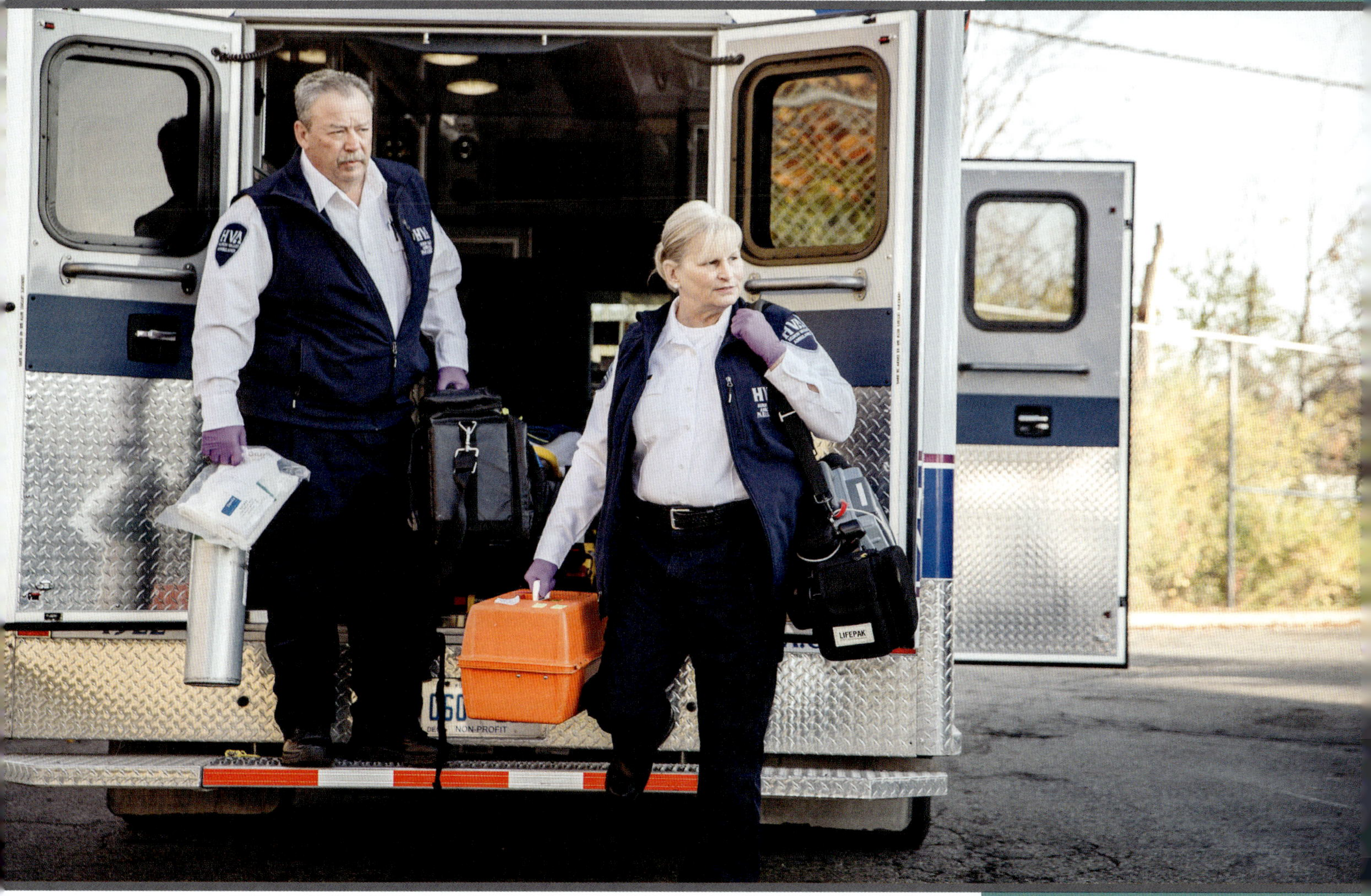

Puntos clave

1. Aunque la reanimación del recién nacido fuera de la sala de partos presenta diferentes retos, los principios fisiológicos y los pasos básicos del algoritmo del Programa de Reanimación Neonatal (NRP) siguen siendo los mismos.
2. Sin importar el lugar del parto, la ventilación de los pulmones es la prioridad inicial para la reanimación de un recién nacido inmediatamente después del nacimiento.
3. Todos los lugares donde los recién nacidos reciben atención, incluyendo cada habitación de posparto, deben tener acceso inmediato a una perilla de succión, una bolsa autoinflable y mascarillas faciales de reanimación del tamaño apropiado.
4. La ventilación de los pulmones es la prioridad para la reanimación de la mayoría de los recién nacidos después del período de transición inicial. Una vez que se asegura la ventilación adecuada, se debe obtener información adicional sobre los antecedentes del recién nacido para guiar las consiguientes intervenciones.
5. Dado que la mayoría de los episodios cardiorrespiratorios repentinos que se producen en los recién nacidos tras el periodo de transición inicial tienen una etiología respiratoria subyacente, este programa recomienda utilizar la relación compresión-ventilación de 3:1 con 120 eventos por minuto (90 compresiones + 30 ventilaciones) en los recién nacidos que requieren compresiones torácicas durante el inicio de la hospitalización neonatal. Esta recomendación puede ser modificada por los proveedores de atención médica que sospechen de una arritmia cardiaca primaria o una alteración electrolítica.
6. Actualmente no hay suficiente evidencia para hacer una recomendación universal que sea adecuada para todos los recién nacidos en cuanto al momento de pasar de utilizar el algoritmo del NRP a los algoritmos de Pediatric Advanced Life Support (PALS). En lugar de intentar identificar una edad en la que se deben utilizar los algoritmos del PALS, probablemente sea más útil tener en cuenta la etiología del episodio agudo que requiere reanimación.

El *Libro de texto para la reanimación neonatal*, 9.ª edición, se centra en la reanimación del recién nacido en un a sala de partos hospitalaria o en un centro de nacimiento acreditado. Sin embargo, no todas las reanimaciones neonatales se llevan a cabo en estos entornos. En esta lección, aprenderá estrategias para reanimar a recién nacidos fuera de la sala de partos y a recién nacidos que requieren reanimación en la habitación de posparto de los progenitores después del período de transición inicial. Se proporciona información adicional que describe la reanimación de recién nacidos en la unidad de cuidados intensivos neonatales (UCIN) después del período de transición en la lección complementaria 16 ("Reanimación en la unidad de cuidados intensivos neonatales").

Caso 1: Reanimación neonatal después de un parto domiciliario

Una persona embarazada multípara de 36 semanas de gestación se despierta tras la ruptura prematura de membranas y experimenta la aparición rápida de contracciones frecuentes e intensas. El hospital más cercano está a más de 30 minutos en coche y la pareja de la persona embarazada llama al 911. El operador de emergencias le indica a la pareja que aumente la temperatura de la habitación estableciendo el termostato en 74°F y que obtenga toallas para calentar y secar al recién nacido después del parto.

Se envía al servicio de emergencias médicas (EMS) y llega al domicilio justo cuando la cabeza del recién nacido está coronando. El equipo rápidamente prepara los suministros y equipos del kit de partos de emergencia, incluyendo el equipo de protección individual, toallas y sábanas calientes, un gorro de algodón, pinzas para el cordón umbilical y tijeras estériles, una perilla de succión, un estetoscopio, una ecografía Doppler de mano, una bolsa autoinflable pequeña y una mascarilla neonatal, una fuente de oxígeno portátil, un pulsioxímetro y una mascarilla laríngea.

El bebé nace con tono deficiente y no llora. Un miembro del equipo de EMS coloca al recién nacido piel con piel sobre el pecho del progenitor y utiliza una toalla tibia para secar y estimular al recién nacido frotando suavemente su espalda, pero la condición del recién nacido no mejora. Se pinza y corta el cordón umbilical y se coloca al recién nacido en una superficie plana y cubierta. El proveedor de EMS coloca un gorro en la cabeza del recién nacido y posiciona la cabeza del recién nacido en la posición de olfateo. El recién nacido sigue flácido y apneico. El paramédico comienza la ventilación asistida con una bolsa autoinflable y una mascarilla, utilizando oxígeno al 21 %, mientras llegan rescatadores de emergencia adicionales. Un asistente utiliza un estetoscopio para escuchar la frecuencia cardiaca del recién nacido y coloca un sensor de un pulsioxímetro en la mano derecha del recién nacido. Dos minutos después del parto, la frecuencia cardiaca del recién nacido es de 80 latidos por minuto (lpm) y está en aumento, pero no hay esfuerzo respiratorio y la saturación de oxígeno está debajo del rango objetivo. Un asistente conecta la bolsa autoinflable a la fuente de oxígeno portátil. Tres minutos después, la frecuencia cardiaca del recién nacido es superior a 100 lpm, pero el recién nacido aún presenta un tono muscular deficiente, una saturación de oxígeno baja y un esfuerzo respiratorio espontáneo irregular con gruñidos. El proveedor de EMS coloca una mascarilla laríngea y continúa con la ventilación mientras monitoriza la frecuencia cardiaca y la saturación de oxígeno del recién nacido. Se envuelve al recién nacido en una manta caliente y se le prepara para su traslado seguro al servicio de emergencias hospitalario más cercano para su evaluación y tratamiento.

¿Son diferentes las técnicas de reanimación para los recién nacidos fuera del entorno de la sala de partos?

Aunque los escenarios de reanimación neonatal fuera del entorno de la sala de partos presentan distintos desafíos, los principios fisiológicos de los pasos básicos siguen siendo los mismos. **Sin importar el lugar del parto, la ventilación de los pulmones es la prioridad inicial para la reanimación de un recién nacido.**

Estrategias para la reanimación de recién nacidos fuera de la sala de partos

Manejo de la temperatura

Cuando un recién nacido nace fuera del entorno de la sala de partos, sin un calentador radiante, puede resultar difícil mantener la temperatura axilar del recién nacido entre 36,5 °C y 37,5 °C (97,7 °F y 99,5 °F). A continuación se ofrecen algunas sugerencias para minimizar la pérdida de calor:

- Aumente la temperatura de la habitación o la ambulancia a entre 74 °F y 77 °F ajustando la fuente de calor de la sala.
- Seque bien al recién nacido con toallas de baño, una sábana o ropa seca. Si están disponibles en el hogar, las toallas pueden calentarse usando una secadora de ropa.
- Coloque un gorro de algodón en la cabeza del recién nacido.
- Use el cuerpo del progenitor como fuente de calor. Considere colocar al recién nacido piel con piel sobre el pecho del progenitor y cubrir a ambos con una manta caliente. Si el recién nacido es prematuro o el entorno es frío, considere cubrir al recién nacido con una sábana limpia de envoltura plástica de grado alimenticio o colocar la parte inferior del cuerpo y el tórax del recién nacido (hasta el cuello) en una bolsa de polietileno de las que se usan para alimentos, y luego cubrir al recién nacido con una manta tibia.
- Los equipos de emergencias deben considerar tener un envoltorio de plástico de polietileno y un colchón térmico portátil para ayudar a mantener la temperatura. Es importante que el colchón térmico se almacene y active a temperatura ambiente. Si el colchón ya está caliente (por haber estado almacenado en un vehículo caliente), puede que alcance una temperatura mayor de la esperada luego de la activación y aumente el riesgo de sobrecalentar al recién nacido o causar una lesión por calor.

Ventilación

La ventilación de los pulmones del recién nacido es el paso más importante y efectivo durante la reanimación neonatal. La mayoría de los recién nacidos respiran de manera espontánea después del parto, y muchos de los que no lo hacen comienzan con una respiración espontánea después de recibir estimulación. El hecho de secar al recién nacido y frotar la espalda y las extremidades son métodos aceptables de estimulación. Algunos recién nacidos que nacen fuera del entorno de la sala de partos pueden necesitar ventilación asistida para inflar sus pulmones. El NRP recomienda que todo el personal que pueda tener la necesidad de reanimar a un recién nacido fuera del entorno de la sala de partos lleve consigo un dispositivo con una bolsa autoinflable y una mascarilla del tamaño apropiado y una fuente de oxígeno portátil en caso de que se necesite la ventilación asistida. Tal como se describe en la lección 4, si la frecuencia cardiaca del recién nacido no aumenta rápidamente tras iniciar la ventilación asistida y el tórax no se mueve, use los pasos correctivos de la ventilación (MR SOPA).

Eliminación de las secreciones de la vía aérea

Si las secreciones obstruyen la vía aérea, utilice una perilla de succión o limpie la boca y la nariz con un pañuelo limpio u otro paño enroscado alrededor del dedo índice.

Evaluación de la frecuencia cardiaca

Inicialmente, la frecuencia cardiaca se debe controlar mediante la auscultación del tórax con un estetoscopio. Los rescatadores de emergencia que atienden los partos deben llevar consigo un pulsioxímetro. Se debe usar un sensor del oxímetro del tamaño correcto y un cobertor para el sensor. Si la frecuencia cardiaca no se puede auscultar y la pulsioximetría no funciona, se puede colocar una ecografía Doppler de mano (utilizada para auscultar la frecuencia cardiaca fetal antes del nacimiento) en el tórax del recién nacido para evaluar la frecuencia cardiaca o se puede usar un monitor cardiaco con las derivaciones apropiadas.

Manejo del oxígeno

Fuera del entorno de la sala de partos, es posible que no tenga acceso a un mezclador de oxígeno. Puede administrar oxígeno al 21 % ventilando con una bolsa autoinflable que no esté conectada a una fuente de oxígeno. Si la bolsa autoinflable está conectada directamente a una fuente de oxígeno portátil con un flujo de 5 a 10 l/min durante la ventilación a una frecuencia de 30 a 60 respiraciones por minuto y una presión máxima de inflado cercana a 25 cm H_2O, estará administrando aproximadamente entre un 85 % y un 90 % de oxígeno. Si la pulsioximetría está disponible e indica que la saturación de oxígeno del recién nacido está fuera del rango objetivo, es posible que pueda ajustar la concentración de oxígeno ($F_{I}O_2$) ajustando incrementalmente el medidor de flujo en el tanque de oxígeno portátil entre 0 l/min y 10 l/min.

Si el recién nacido respira y tiene una frecuencia cardiaca superior a 100 lpm, pero la saturación de oxígeno está por debajo del rango objetivo, se le puede administrar oxígeno suplementario a través de un tubo de oxígeno, una mascarilla de oxígeno o desde el depósito abierto (cola) de algunas bolsas autoinflables. Ajuste la distancia entre el flujo de oxígeno al 100 % y la boca y la nariz del recién nacido, o ajuste la velocidad del flujo de gas, para mantener la saturación de oxígeno dentro del rango objetivo específico por minuto. Tenga en cuenta que los recién nacidos pueden volverse hipotérmicos rápidamente si se dirige gas frío y seco de una fuente comprimida sobre su rostro o cuerpo.

Vías aéreas alternativas

Si se necesita una vía aérea alternativa, este programa sugiere el uso de una mascarilla laríngea según lo indicado por los protocolos locales y como se describe en la lección 4. La intubación endotraqueal es posible, pero puede ser más difícil y menos exitosa para los recién nacidos fuera del entorno de la sala de partos. La colocación de una mascarilla laríngea no requiere instrumentos adicionales ni la visualización de las cuerdas vocales del recién nacido. Los profesionales debidamente capacitados pueden colocar las mascarillas laríngeas con un alto índice de éxito en el primer intento y han demostrado ser una alternativa eficaz a la ventilación con mascarilla facial y a la intubación endotraqueal. Si la ventilación con mascarilla facial no es exitosa o si se requerirá ventilación prolongada durante el transporte médico de emergencia a un hospital, se sugiere la inserción de una mascarilla laríngea, según lo indiquen los protocolos locales.

Similar a la recomendación de la lección 6, en la mayoría de las circunstancias, se sugiere una ventilación eficaz a través de una vía aérea alternativa, si es posible, antes de iniciar las compresiones torácicas. Proporcione 30 segundos de ventilación a través de la mascarilla laríngea, asegúrese de que el tórax se mueve con la ventilación y vuelva a evaluar la frecuencia cardiaca antes de iniciar las compresiones torácicas. La mascarilla laríngea puede mejorar la eficacia de la ventilación y aumentar la frecuencia cardiaca para que no sean necesarias las compresiones torácicas. Utilice el método disponible más preciso para evaluar la frecuencia cardiaca del recién nacido (como un monitor cardiaco portátil o una ecografía Doppler de mano) para garantizar las decisiones e intervenciones correctas.

Aunque la colocación de una mascarilla laríngea se ajusta a las pautas generales para la práctica de la enfermería y de la fisioterapia respiratoria en los hospitales, el personal del sistema de respuesta a emergencias debe consultar con la agencia reguladora o el organismo estatal a cargo de la concesión de licencias los protocolos vinculados con la colocación de mascarillas laríngeas y con el ámbito de práctica profesional.

Compresiones torácicas

Se indican compresiones torácicas si la frecuencia cardiaca del recién nacido continúa siendo inferior a 60 lpm después de al menos 30 segundos de ventilación que insufla los pulmones, según muestra el movimiento torácico con ventilación. Si es posible, se sugiere la inserción de una mascarilla laríngea para mejorar la eficacia de la ventilación antes de iniciar las compresiones torácicas. Independientemente del lugar del parto, este programa recomienda usar una relación compresión-ventilación de 3:1 con 120 repeticiones por minuto (90 compresiones + 30 ventilaciones). Las compresiones torácicas deben ir acompañadas de ventilaciones coordinadas con oxígeno al 100 %, tal como se describe en la lección 6.

Acceso vascular y medicaciones

Si la frecuencia cardiaca del recién nacido permanece por debajo de los 60 lpm después de 60 segundos de compresiones torácicas y ventilaciones coordinadas, se indica adrenalina y una posible expansión de volumen, tal como se describe en la lección 7. En este caso, se requiere un acceso vascular de emergencia.

El cateterismo de emergencia en la vena umbilical en general no es una buena opción fuera del entorno de la sala de partos. En estos casos, la alternativa razonable es la inserción de una aguja intraósea en la superficie plana de la tibia, justo por debajo y en la parte medial de la tuberosidad tibial (la protuberancia ósea debajo de la rótula), tal como se describe en la lección 7. Los intentos de colocar un catéter intravenoso periférico no suelen tener éxito debido a la mala perfusión del recién nacido.

El personal del sistema de respuesta a emergencias debe consultar con la agencia reguladora o el organismo estatal a cargo de la concesión de licencias los protocolos vinculados con el acceso vascular de emergencia y la administración de medicamentos y con el ámbito de práctica profesional.

Transporte del recién nacido a un centro médico para los cuidados posteriores a la reanimación

Un recién nacido que requiera ventilación asistida durante más de 30 a 60 segundos debe ser trasladado a un centro médico adecuado para su estrecha monitorización, cuidados posteriores a la reanimación y evaluación. Además, cualquier recién nacido prematuro o recién nacido que tenga dificultad respiratoria, cianosis central persistente, tono deficiente, mala perfusión, fiebre, hipotermia, dificultad para alimentarse u otros signos de dificultad en la transición o enfermedades debe ser trasladado de inmediato y de forma segura a un centro médico.

¿Cuál es la posición de la American Academy of Pediatrics sobre la planificación del parto domiciliario?

En 2020, el Committee on Fetus and Newborn de la American Academy of Pedriatrics (AAP) publicó una declaración de política: "Providing Care for Infants Born at Home" ("Cuidado del recién nacido tras un parto domiciliario").[1] La declaración trataba sobre la reanimación de los recién nacidos después de un parto domiciliario, así como los cuidados iniciales y el seguimiento. Tanto la AAP como el NRP consideran que los hospitales y los centros de natalidad son los sitios más seguros para dar a luz en los Estados Unidos, ya que los partos domiciliarios programados están asociados con un aumento del doble o el triple de la mortalidad perinatal. Por lo tanto, tanto la AAP y el NRP no recomiendan un parto domiciliario programado; sin embargo, la AAP y el NRP reconocen que las personas embarazadas tienen la autonomía para elegir el lugar para el nacimiento de su recién nacido y algunas decidirán dar a luz en el hogar. Las personas embarazadas que eligen un parto domiciliario planificado se deben informar muy bien sobre la posibilidad de que, en el caso de una emergencia imprevista, es poco probable que en el hogar se cuente con el personal, los suministros y los equipos necesarios para realizar una reanimación neonatal compleja de inmediato, y que cualquier demora podría resultar en un resultado adverso para el recién nacido.

Caso 2: Reanimación en la unidad de posparto

Un recién nacido nace a término en el hospital después de un embarazo y un parto sin complicaciones. El período de transición transcurrió sin ningún evento y el recién nacido se quedó con el progenitor para iniciar la lactancia. Durante la lactancia, cuando el recién nacido tenía aproximadamente 6 horas de vida, los progenitores notaron que el recién nacido estaba flácido, no respiraba y no respondía. Los progenitores activaron el botón para llamar a la enfermera y gritó pidiendo ayuda, y la enfermera de la unidad de posparto respondió de inmediato. Un profesional de enfermería encendió la luz de la habitación, corrió la sábana y encontró al recién nacido flácido y apneico. El profesional de enfermería colocó al recién nacido sobre una superficie plana y segura, proporcionó estimulación frotando la espalda del recién nacido y colocó la cabeza del recién nacido en la posición de olfateo. El recién nacido no mejoró después de estas maniobras. Para obtener ayuda adicional, el profesional de enfermería presionó el botón de emergencia en la pared y comenzó la ventilación asistida con la bolsa autoinflable y la mascarilla que estaba guardaba de la sala de posparto.

El equipo de reanimación neonatal llegó a la habitación, recibió la información de la enfermera de primera intervención y evaluó rápidamente la situación. Un miembro del equipo usó un estetoscopio para escuchar la frecuencia cardiaca y los ruidos respiratorios del recién nacido. Otro miembro del equipo colocó el sensor del pulsioxímetro en la mano derecha del recién nacido y las derivaciones del monitor cardiaco en el tórax del recién nacido. La frecuencia cardiaca del recién nacido era de 80 lpm y estaba aumentando, pero el esfuerzo respiratorio era irregular y la saturación de oxígeno era baja. Se ajustó la FiO_2 para lograr una saturación de oxígeno mayor al 90 %. El recién nacido pronto desarrolló un esfuerzo respiratorio consistente, la frecuencia cardiaca aumentó por encima de 100 lpm y la ventilación asistida se fue retirando gradualmente. Se le administró oxígeno adicional al recién nacido a través del reservorio de válvula abierta de la bolsa autoinflable y se le trasladó a la sala de recién nacidos en una incubadora previamente calentada para evaluarlo y darle tratamiento. Un miembro del equipo se quedó con la madre del recién nacido para obtener información adicional, prestar apoyo y responder a preguntas. Poco tiempo después, el equipo de atención realizó un debriefing para evaluar su respuesta, el trabajo en equipo y la comunicación.

Colapso postnatal subito e inesperado

El recién nacido en el escenario experimentó un colapso posnatal subito e inesperado SUPC, que es una entidad clínica caracterizada por la necesidad de reanimación con ventilación asistida en un recién nacido a término aparentemente sano durante las primeras 12 horas después del nacimiento. Es una de las razones por las que un recién nacido puede requerir reanimación más allá del período de transición inmediato. Este evento puede ocurrir durante el contacto piel con piel con el progenitor o durante una sesión de lactancia materna. Muchos recién nacidos se encuentran en decúbito prono en el momento del evento. Muchos recién nacidos afectados necesitarán cuidados intensivos y algunos morirán. La incidencia notificada de SUPC varía de 3 a 74 casos por cada 100 000 nacidos vivos. La etiología de la SUPC es desconocida y probablemente multifactorial. La mayoría de los casos no se pueden explicar.

¿Son diferentes las técnicas de reanimación para los recién nacidos después del período de transición inicial?

A lo largo de este programa, ha aprendido sobre la reanimación de recién nacidos en el entorno de la sala de partos durante el período de transición inmediatamente después del nacimiento. Sin embargo, algunos recién nacidos requieren reanimación después de esta transición inicial. Aunque los escenarios de reanimación que se encuentran después del período de transición inicial presentan desafíos únicos, los principios fisiológicos y los pasos básicos siguen siendo los mismos. **La ventilación de los pulmones es la prioridad inicial para la reanimación de la mayoría de los recién nacidos después del período de transición inicial.** Una vez que se asegura la ventilación adecuada, se debe obtener información adicional sobre los antecedentes del recién nacido para guiar las consiguientes intervenciones.

Estrategias para reanimar a los recién nacidos después del período de transición inicial

Manejo de la temperatura

Mantener la temperatura corporal normal es más fácil fuera del período de transición inicial porque el cuerpo del recién nacido no está húmedo y el riesgo de pérdida de calor por evaporación es menor. Sin embargo, la termorregulación es aún esencial. Para prevenir la hipotermia, realice la reanimación bajo un calentador radiante si hay uno disponible, use un gorro y envuelva al recién nacido en mantas calientes para su traslado.

Ventilación

En cada habitación de posparto debe haber una bolsa autoinflable y una mascarilla a disposición, que no requieran aire comprimido. Asegúrese de abrir la vía aérea del recién nacido colocándole la cabeza y el cuello en la posición de "olfateo". Aplicando los principios descritos en la lección 4, resuelva una ventilación ineficaz con los pasos correctivos de la ventilación (MR SOPA).

Eliminar las secreciones de la vía aérea

Si sospecha que las secreciones obstruyen la vía aérea, utilice una perilla de succión o limpie la boca y la nariz con un pañuelo limpio u otro paño enroscado alrededor del dedo índice.

Evaluación de la frecuencia cardiaca

Si se encuentra solo cuando descubre a un recién nacido flácido y apneico en una habitación de posparto que no responde rápidamente a la estimulación táctil suave, pida ayuda y comience la ventilación asistida sin demora. El miembro del equipo de reanimación que llegue para ayudar podrá evaluar la frecuencia cardiaca del recién nacido. Inicialmente, la frecuencia cardiaca se debe controlar mediante la auscultación del tórax con un estetoscopio. Si no hay disponible un pulsioxímetro y un monitor cardiaco en la sala de posparto, el equipo de reanimación debe traerlos. Estos monitores se le deben colocar al recién nacido tan pronto como sea posible para que los miembros del equipo obtengan datos precisos para informar sus decisiones.

Vías aéreas alternativas

Si se necesita una vía aérea alternativa, se puede utilizar una mascarilla laríngea o un tubo endotraqueal. La mascarilla laríngea, tal como se describe en la lección 4, puede ser preferible si la reanimación se lleva a cabo en un sitio que dificulta el posicionamiento para la intubación.

Compresiones torácicas

Dado que la mayoría de los episodios cardiorrespiratorios repentinos que se producen en los recién nacidos tras el periodo de transición inicial tienen una etiología respiratoria subyacente, este programa recomienda utilizar la relación compresión-ventilación de 3:1 con 120 eventos por minuto (90 compresiones + 30 ventilaciones) en los recién nacidos que requieren compresiones torácicas durante el inicio de la hospitalización neonatal. Los profesionales de la salud pueden modificar esta recomendación si tienen motivos para sospechar de una etiología cardiaca primaria. De acuerdo a las directrices actuales, las compresiones torácicas deben ir acompañadas de ventilaciones coordinadas, preferentemente mediante el uso de un tubo endotraqueal o una mascarilla laríngea, con oxígeno al 100 %.

Acceso vascular y medicaciones

Si la frecuencia cardiaca del recién nacido permanece por debajo de los 60 lpm después de 60 segundos de compresiones torácicas y ventilaciones coordinadas, se indica adrenalina y una posible expansión de volumen, tal como se describe en la lección 7. En este caso, se requiere un acceso vascular de emergencia. El cateterismo de emergencia en la vena umbilical puede ser eficaz durante la primera semana después del parto. Después de esta semana, este procedimiento no suele ser una opción recomendable. En estos casos, una alternativa razonable para un acceso vascular de emergencia es la inserción de una aguja intraósea en la superficie plana de la tibia, justo por debajo y en la parte medial de la tuberosidad tibial (la protuberancia ósea debajo de la rótula), tal como se describe en la lección 7. Los intentos de colocar un catéter intravenoso periférico no suelen tener éxito debido a la mala perfusión del recién nacido.

Si se encuentra a un recién nacido que no responde en la unidad de posparto, ¿se debe iniciar la reanimación en la habitación del progenitor o se debe llevar al recién nacido a la sala de recién nacidos?

Si estamos ante un recién nacido comprometido en la habitación del progenitor, la decisión de “recoger y salir corriendo” a la sala de recién nacidos puede parecer un enfoque razonable, pero no es la mejor decisión por muchas razones. No es seguro correr por los pasillos con un recién nacido comprometido en brazos. Si hiciera eso, tanto usted como el recién nacido podrían sufrir una lesión por una caída o por chocarse con otra persona, un equipo o una puerta en el corredor.

En general, cada lugar donde los recién nacidos reciben atención deben tener libre acceso a los equipos necesarios para iniciar una reanimación. Si hay un lugar específico designado para la reanimación que se encuentra a tan solo algunos pasos de cada sala de posparto, puede ser apropiado trasladar al recién nacido comprometido con cuidado directamente a este lugar para una atención inmediata. En todos los casos, la solución óptima es la que prioriza una respuesta a tiempo y eficaz y que mejor sirva a los intereses de la salud y la seguridad del recién nacido.

- Cada hospital debe evaluar su preparación para reanimar a los recién nacidos en lugares fuera del entorno de la sala de partos
- Prevea este escenario posible y desarrolle un plan sobre cómo se debe iniciar una llamada de emergencia, cómo se reunirá al equipo apropiado, qué equipos se almacenarán en la habitación y qué equipos se almacenarán en una ubicación cercana (por ej., un carro de reanimación en el pasillo).
- Al simular escenarios inusuales o poco comunes en distintas ubicaciones, usted puede hacer planes para abordar las debilidades de su sistema y mejorar el trabajo en equipo

¿Cuándo se deben utilizar los algoritmos de reanimación pediátrica?

No hay suficiente evidencia para hacer una recomendación universal que sea apropiada para todos los recién nacidos fuera del período de transición inicial. Es poco probable que exista una única edad posconcepcional o una cantidad específica de días o semanas después del nacimiento en la que la reanimación siguiendo los algoritmos de Pediatric Advanced Life Support (PALS),[2] en comparación con el algoritmo del NRP, conduzca a mejores resultados. Las recomendaciones proporcionadas por el NRP están destinadas, fundamentalmente, a abordar la reanimación de recién nacidos durante la transición de la vida intrauterina a la extrauterina. Las recomendaciones incluidas en los algoritmos del PALS están destinadas a abordar una gama más amplia de eventos agudos, incluidos arritmias cardiacas, traumatismos, shock séptico, ahogamiento y emergencias toxicológicas. Los algoritmos del PALS incluyen terapias y medicamentos, como la desfibrilación y la amioradona, que no se incluyen en el algoritmo del NRP. En lugar de intentar identificar una edad en la que se deben utilizar los algoritmos del NRP o PALS, probablemente sea más útil tener en cuenta la etiología del episodio agudo que requiere reanimación.

La mayoría de los eventos cardiorrespiratorios agudos que ocurren en recién nacidos durante las horas y días posteriores al periodo inicial de transición, y muchos de los que ocurren durante las primeras semanas o meses en la UCIN, son causados por insuficiencia respiratoria. Por lo tanto, sigue siendo aplicable restablecer la ventilación utilizando los principios descritos en el algoritmo del NRP. Para los recién nacidos cuya etiología del paro cardiorrespiratorio no está contemplada por el NRP, como una arritmia cardiaca primaria, shock séptico o un trastorno electrolítico, el enfoque terapéutico descrito en los algoritmos del PALS puede ser el más adecuado.

Deben considerarse las implicaciones prácticas para el entrenamiento de los equipos de respuesta a emergencias y del personal hospitalario fuera del entorno de la sala de partos. Los responsables de las áreas donde los recién nacidos pueden requerir reanimación deben decidir qué entrenamiento es el más adecuado para el personal según las necesidades de la población de pacientes. Si se capacita al personal de una unidad con ambos programas, es esencial desarrollar un plan para determinar qué tipo de directrices de reanimación se van a utilizar y comunicar este plan al equipo de reanimación para evitar confusiones. Estos conceptos se exploran más a fondo en la lección Suplementaria 16 ("Reanimación en la unidad de cuidados intensivos neonatales").

Bibliografía

1. Watterberg K; Committee on Fetus and Newborn. Providing care for infants born at home. *Pediatrics.* 2020;145(5):e20200626. doi:10.1542/peds.2020-0626
2. Lasa JJ, Dhillon GS, Duff JP, et al. Part 8: Pediatric advanced life support: 2025 American Heart Association and American Academy of Pediatrics guidelines for cardiopulmonary resuscitation and emergency cardiovascular care. *Pediatrics.* 2025; doi: 10.1542/peds.2025-074351

Lección complementaria 14

La mejora de la calidad en el equipo de reanimación

Puntos de aprendizaje

- Los fundamentos de la introducción de métodos de mejora de la calidad (QI por sus siglas en ingles) en el entorno del parto
- Los principios básicos de la QI
- Los posibles proyectos de QI para los equipos de reanimación neonatal

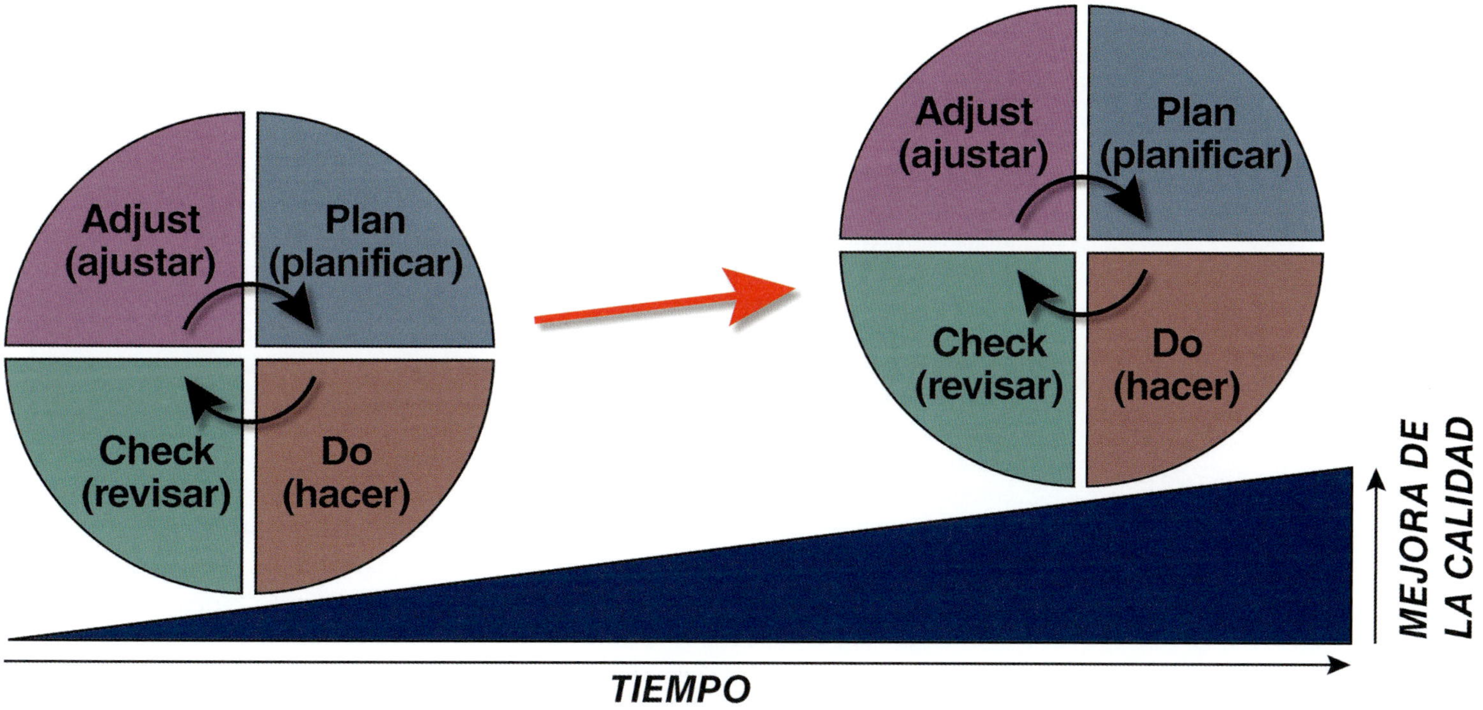

Puntos clave

1. En la atención de la salud, las tareas multifacéticas como la reanimación neonatal se benefician de la aplicación de los principios de la mejora de la calidad.
2. La mejora de la calidad puede abordar varios aspectos de la práctica de la reanimación neonatal y de sus resultados.
3. Un equipo multidisciplinario es un factor clave de una mejora de la calidad eficaz.
4. Los objetivos del proyecto deben ser específicos, cuantificables, alcanzables y realistas, y cumplir con los plazos establecidos.
5. Una medida de equilibrio procura garantizar que el proyecto de mejora de la calidad no genere consecuencias adversas indeseables.
6. Mediante la recopilación y el registro de datos es posible identificar las deficiencias y permitir el seguimiento de los resultados de la reanimación neonatal.
7. A medida que el equipo realiza un seguimiento de los datos y desarrolla ideas de cambios para promover la mejora, puede emplear un método muy utilizado para evaluar el cambio: el ciclo de 4 fases "Plan-Do-Check-Adjust" (PDCA; "planificar, hacer, revisar, ajustar").

Caso: Un proyecto de mejora de la calidad para reducir la hipotermia en los recién nacidos prematuros

Un miembro del personal que recopila datos en el marco de la participación de su hospital en un proyecto de colaboración estatal nota que varios recién nacidos prematuros tenían hipotermia al ingresar en la unidad de cuidados intensivos neonatales (UCIN). El miembro del personal le comunica esto al supervisor de enfermería y al director médico. El equipo revisa los datos de los últimos 12 meses y descubre que la temperatura promedio de los 20 bebés nacidos antes de las 32 semanas de gestación era de 35,9 °C. Como la hipotermia al ingreso se asocia con un resultado adverso de los recién nacidos prematuros, se forma un grupo multidisciplinario de mejora de la calidad (QI) para abordar este problema. El equipo incluye a una neonatóloga, una enfermera practicante neonatal, una enfermera de la UCIN, un hospitalista pediátrico y un fisioterapeuta respiratorio. El equipo también invita a participar al especialista en mejora de la calidad del hospital.

Luego de la revisión de los datos, el equipo descubrió que el 40 % de los recién nacidos prematuros tenía una temperatura inferior a 36,5 °C al ingreso, lo que se ajustaba a la definición de hipotermia. El equipo elabora la siguiente declaración de objetivos: Reduciremos el porcentaje de hipotermia al ingreso en los recién nacidos prematuros con edad gestacional menor de 32 semanas del 40 % al 20 % en los próximos 12 meses. Se efectúa una recopilación de datos para hacer un seguimiento de los cambios aplicados y del impacto en la frecuencia de hipotermia. Mientras se revisan las prácticas de la unidad, el equipo de QI nota que las prácticas de termorregulación varían según el profesional que atiende cada parto. El equipo revisa la bibliografía y decide estandarizar los cuidados a través de la implementación de una combinación de intervenciones, como el uso de un envoltorio de plástico de polietileno, un colchón térmico químico y un gorro de algodón. Dos enfermeras asisten cada parto prematuro en el hospital. El equipo decide designar a una de estas enfermeras para que se ocupe de la termorregulación. El profesional de enfermería preparará los suministros, encenderá el calentador radiante, colocará el sensor de temperatura y controlará los pasos de la termorregulación durante la reanimación para asegurarse de que el recién nacido permanezca cubierto con el envoltorio de plástico.

El equipo de QI se reúne todos los meses para revisar los datos. El equipo publica un gráfico que muestra la temperatura al ingreso de todos los recién nacidos prematuros en un lugar donde el personal de la UCIN puede verlo a diario. Después de 3 meses, el equipo nota que el promedio de la temperatura de admisión ha aumentado y parece haber una tendencia a la reducción en la tasa de hipotermia al ingreso. Al examinar los datos más atentamente, descubren que la mejora es notable en los partos vaginales, pero no ocurre lo mismo en las cesáreas. Se invita a dos representantes del personal de la sala de partos a sumarse al equipo de QI. Durante el siguiente mes, el equipo de QI organiza reuniones educativas con el personal del quirófano para analizar el riesgo de la hipotermia al ingreso. El equipo implementa un proceso para elevar la temperatura en el quirófano antes de los partos de prematuros por cesárea. Se produce una mejora constante en las temperaturas al ingreso, se logra el objetivo y el equipo se enfoca en las estrategias para mantener la mejora.

La función de la mejora de la calidad en la reanimación neonatal

Un recién nacido que requiere una reanimación o estabilización después del parto depende de la capacidad de los profesionales de la salud. Este libro de texto revisa las habilidades técnicas y cognitivas para dominar la reanimación neonatal. La participación en los simulacros y las sesiones de debriefing mejoran las habilidades de comunicación, liderazgo y comportamiento que se requieren para realizar un trabajo de equipo eficaz. Por último, el desempeño de los proveedores de atención médica y los resultados de los pacientes también dependen del sistema en el que los pacientes reciben su atención. Esto incluye el entorno físico, las políticas y la cultura del entorno sanitario. La mejora de la calidad en la atención sanitaria tiene como objetivo abordar estos aspectos subyacentes.

En la atención sanitaria, las tareas multifacéticas se benefician de la aplicación de los principios de QI. La reanimación neonatal es, por distintos aspectos, un área ideal para que los equipos puedan centrar sus esfuerzos en materia de QI.

- La reanimación neonatal es un proceso complejo que puede exigir el uso de suministros y equipos que no se utilizan frecuentemente.
- Suelen reunirse equipos de composición heterogénea con poca antelación para trabajar juntos.

- La práctica está orientada por un algoritmo.
- Existen datos cuantificables que son relevantes para los procesos de la atención y los resultados importantes en la evolución de los pacientes.

Esta lección ofrece un repaso de los principios básicos de la QI en relación con la capacitación y la práctica de la reanimación neonatal.

Identificación y descripción del problema

Comience su proyecto de mejora de la calidad de la reanimación neonatal identificando el problema y describiendo el proceso que necesita mejorar. Puede identificar los problemas del proceso de reanimación neonatal consultando a los progenitores en la sala de recién nacidos o UCIN, preguntándole al personal qué cosas les generan insatisfacción, revisando los informes de seguridad de los pacientes o sus quejas, y/o auditando los gráficos y comparando la evolución de sus pacientes con los resultados de los informes publicados o las colaboraciones establecidas. Observe una serie de reanimaciones neonatales desde el punto de vista de los progenitores. ¿Hay procesos o actividades que consideraría confusos, molestos o frustrantes? Luego, observe las reanimaciones desde el punto de vista de un miembro del personal. ¿Hay procesos o actividades que son ineficaces o que distraen a los miembros de personal de las tareas importantes?

Una vez que haya identificado un posible problema, hágase una serie de preguntas para describirlo mejor. A continuación se ofrecen algunos ejemplos:

- ¿Qué problema necesitamos solucionar?
- ¿Quiénes son las personas afectadas por este problema?
- Durante la atención del paciente, ¿cuándo se presenta este problema?

Ahora que ha creado una lista de los posibles problemas, deberá establecer prioridades. Estas preguntas adicionales le ayudarán a establecer la importancia de los posibles proyectos de QI.

- ¿El problema es una cuestión urgente que afecta a la seguridad del paciente?
- ¿Tiene usted la experiencia y los recursos necesarios para resolver un problema complejo, o necesita comenzar con un proyecto pequeño para mejorar las probabilidades de éxito?
- ¿Tiene acceso a los datos que necesita para determinar si el proyecto será exitoso?

Formación de un equipo para resolver el problema

Un equipo multidisciplinario es un factor clave para la mejora de la calidad en la atención de la salud, y esto es particularmente válido para los problemas identificados en la atención en la sala de partos. Aunque un proceso específico que necesita mejoras puede ser el objetivo de un proyecto que involucre directamente a 1 o 2 funciones, otros miembros del equipo de la sala de partos pueden aportar ideas útiles. Un equipo básico de QI puede incluir a un médico/profesional de nivel medio, un fisioterapeuta respiratorio, una enfermera de la sala de partos y un defensor del paciente. Los administradores, educadores, asesores de lactancia, progenitores y expertos de QI en base al hospital pueden ser miembros importantes del equipo. Ciertos proyectos específicos se pueden beneficiar con la incorporación de otras funciones en el equipo. Por ejemplo, un proyecto para mejorar la gestión del entorno del quirófano o el retraso del pinzamiento del cordón umbilical se beneficiaría de otros miembros del equipo obstétrico. Un proyecto destinado a garantizar que se convoque en un parto a los profesionales apropiados para la atención neonatal se beneficiaría con la participación de un empleado administrativo.

Existen programas de capacitación formal y una amplia base bibliográfica sobre la teoría y la práctica de la mejora de la calidad (QI). Muchos hospitales cuentan con médicos clínicos y/o administradores con una sólida trayectoria en la mejora de la calidad que pueden aportar su valiosa experiencia, aunque no participen de manera activa en la sala de partos.

Desarrollo de un objetivo específico

A continuación, establezca claramente un objetivo específico. El Institute of Medicine ha esbozado 6 grandes objetivos para la mejora de la atención de la salud que se pueden utilizar para ayudar a los equipos a identificar sus propios objetivos.[1] El Institute of Medicine sugiere que la atención debe ser:

- **Segura:** la atención de un paciente no debe producirle lesiones.
- **Efectiva:** la atención proporcionada debe estar basada en evidencia científica.
- **Centrada en el paciente:** las decisiones deben estar basadas en el bienestar del paciente y en los objetivos establecidos en relación con este.
- **En un plazo determinado:** la atención se debe proporcionar cuando se necesita, sin demoras.
- **Eficiente:** evitar demoras que hagan que el paciente y el personal pierdan tiempo. No malgastar recursos limitados.
- **Equitativa:** todos los pacientes merecen una atención de alta calidad y debemos trabajar para eliminar las desigualdades entre grupos raciales, étnicos y de género.

Su objetivo es describir exactamente qué es lo que espera lograr con este proyecto. Una sigla que se ha utilizado como guía para desarrollar un buen objetivo es SMART. Esta sigla significa Specific (específico), Measurable (cuantificable), Achievable (alcanzable), Realistic (realista) y Timely (en un plazo determinado). Se basa en los principios esbozados en el Modelo de mejora del Institute for Healthcare Improvement (tabla 14-1).

Asignación de prioridades para los posibles cambios

Una vez que se ha identificado el objetivo de mejora de la calidad (QI) y se ha descrito el objetivo específico, el equipo puede identificar los posibles cambios en las prácticas utilizando la evidencia de la bibliografía publicada, las intervenciones de proyectos de QI similares que se hayan realizado en la misma institución, las prácticas de otros hospitales locales, y las pautas o herramientas desarrolladas por organizaciones de QI con colaboración multicéntrica. El equipo también puede aportar ideas sobre las circunstancias específicas del entorno local en las que haya resultado difícil conseguir los mejores resultados para el problema identificado. Esta planificación ayudará a comunicar las estrategias para iniciar y sostener el proyecto.

Tabla 14-1. Pasos para desarrollar los objetivos SMART

Paso	Descripción
Specific (específico)	Tener un objetivo preciso. Ejemplo: *Reduciremos del 40 % al 20 % la cantidad de recién nacidos prematuros de <32 semanas de gestación que tienen hipotermia al ingreso a la UCIN.*
Measurable (cuantificable)	Tener la capacidad de realizar una medición clara y comprensible que permita reconocer una mejora. Ejemplo: . . . *definida como temperatura al ingreso <36,5 °C.*
Achievable (alcanzable)	Contar con elementos que se puedan utilizar para lograr el objetivo, como las prácticas basadas en la evidencia que hayan demostrado ser efectivas. Ejemplo: . . . *mediante un conjunto de medidas preventivas, como envolturas de plástico, colchones térmicos químicos, gorros de algodón y aumento de la temperatura ambiente.*
Realistic (realista)	Contar con los recursos necesarios, como personal requerido, capacitación y equipos. Ejemplo: . . . *con planes de capacitación para que todo el personal implemente las estrategias.*
Timely (en un plazo determinado)	Establecer un cronograma que sea realista, pero que también le asigne cierta urgencia al proyecto. Ejemplo: . . . *en el plazo de 1 año.*
Objetivo SMART final	*Reduciremos de un 40 % a un 20 % la cantidad de recién nacidos prematuros con <32 semanas de gestación que tienen hipotermia al ingreso en la UCIN, definida como temperatura al ingreso de <36,5 °C, mediante un conjunto de medidas preventivas, como envolturas de plástico, colchones térmicos químicos, gorros de algodón y aumento de la temperatura ambiente, con planes de capacitación para que todo el personal implemente las estrategias, en el plazo de 1 año.*

Datos para la mejora de la calidad en la reanimación neonatal

La capacidad de realizar un seguimiento de los datos con eficiencia y precisión es un aspecto importante de la mejora de la calidad. Según los objetivos de un proyecto, puede haber datos ya recopilados como parte de la atención clínica, mientras que otros elementos se pueden recopilar específicamente para el proyecto. En muchas situaciones, se deben recopilar datos adicionales para realizar mediciones que describan un proceso específico de la atención del paciente.

- Por ejemplo, en un proyecto para mejorar la termorregulación en los recién nacidos prematuros, se dispondrá de los datos de la temperatura al ingreso que se recopilan como procedimiento de rutina, pero es posible que el uso de un colchón térmico en el entorno del parto no se registre de manera sistemática.
- Otra medida clave del proceso puede ser la temperatura ambiente del quirófano durante un parto por cesárea.

Un factor importante para la mejora de la calidad es el uso de medidas de equilibrio. Una medida de equilibrio procura garantizar que el proyecto de QI no genere consecuencias adversas indeseables. En un proyecto para reducir la hipotermia, una medida de equilibrio podría ser la cantidad de recién nacidos que tienen hipertermia al ingreso en la UCIN.

Seguimiento del proceso de mejora

Es importante hacer un seguimiento sistemático de los datos recopilados a lo largo del proceso de mejora. **Los gráficos de tendencias y de control** son métodos muy utilizados para hacer un seguimiento a los datos de QI.

Un gráfico de tendencias es un método sencillo para visualizar un cambio a lo largo del tiempo. Permite identificar tendencias y determinar si los cambios realizados se están traduciendo en mejoras. En el gráfico, el eje horizontal (x) representa los períodos de tiempo o los casos en orden, y los procesos o los resultados medidos se trazan en el eje vertical (y). Los valores individuales aparecen conectados por una línea.

- Un gráfico de tendencias se puede elaborar con relativa facilidad usando un programa de hojas de cálculo o herramientas en línea, e incluso es posible confeccionarlo a mano.
- Se pueden agregar dos líneas horizontales al gráfico. Una línea muestra el valor medio (promedio) o la mediana (mitad) del proceso o resultado que se está midiendo durante el tiempo de monitorización. La otra línea muestra el objetivo o la meta que el equipo eligió como objetivo SMART.
- Por ejemplo, en un proyecto en el que se realice un seguimiento de la gestión térmica con recién nacidos prematuros, la hipotermia al ingreso debería ser la primera medida registrada (figura 14.1). Para tener una noción de la meta, la dirección y la magnitud del cambio, deberán registrarse los datos basales antes de iniciar un proyecto de QI. Se pueden hacer anotaciones en el gráfico para mostrar los puntos temporales claves en los que se implementaron nuevos procesos.

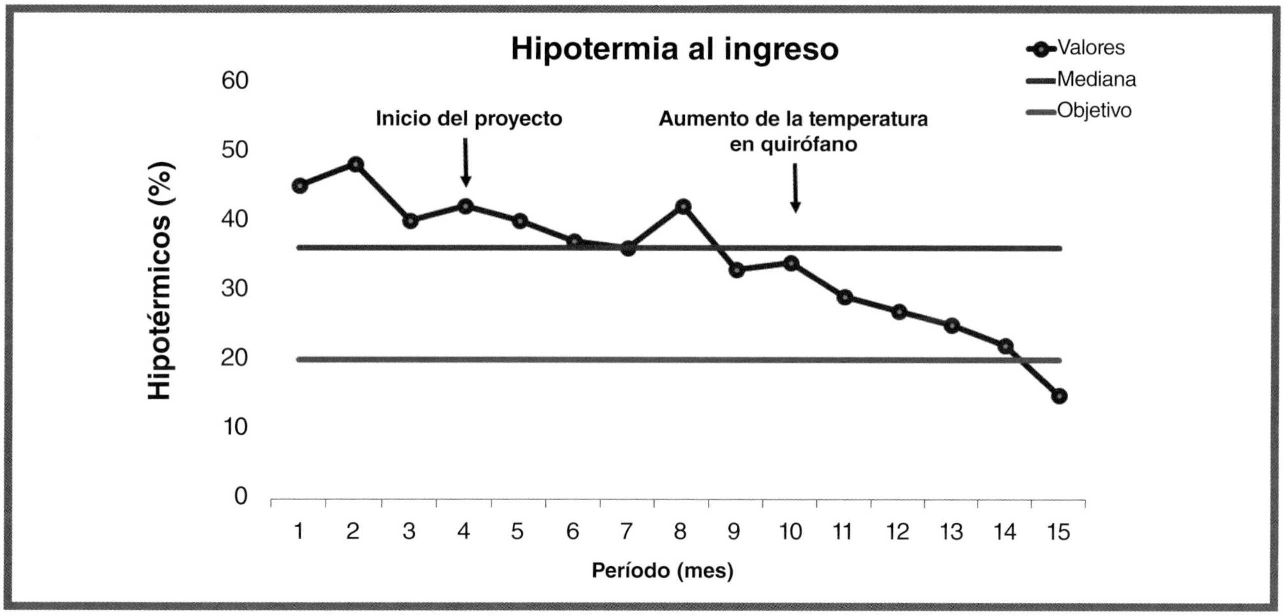

Figura 14.1. Ejemplo de un gráfico de tendencias que muestra la hipotermia al ingreso a lo largo del tiempo. Los valores trazados representan el porcentaje de recién nacidos prematuros que ingresaron con hipotermia cada mes. En las líneas horizontales se muestran el objetivo de este proyecto y la mediana (mitad) durante todo el período de monitorización. En el gráfico se registran los cambios importantes. Sala de operaciones.

Se han publicado reglas que ayudan a determinar si las tendencias observadas en el gráfico representan una variación casual (al azar) o si se la puede atribuir al cambio aplicado en la práctica. Si le interesa saber más sobre estas reglas, consulte la sección de recursos adicionales, al final de esta lección.

Los gráficos de tendencias tienen una limitación: muchas veces no se puede saber con certeza si la tendencia observada es estable ("controlada") o cambiante. Para determinar con mayor precisión si se está midiendo un proceso controlado, el equipo de QI utiliza **gráficos de control** (también denominados gráficos de control estadístico de procesos).

- Un gráfico de control es una versión del gráfico de tendencias que incluye líneas horizontales adicionales, denominadas **límites de control superiores e inferiores**. Estos límites de control se establecen a partir de los datos históricos.
- Si la variación en los resultados observados queda comprendida entre los 2 límites de control, se considerará que es estable y que se ajusta a lo que se puede considerar como variación casual.
- Los límites de control superiores e inferiores se calculan automáticamente, con programas de hojas de cálculo o un software de QI.
- Para calcular los límites de control es necesario recopilar algunos datos basales. En general, se recomienda disponer de 15 a 20 puntos de referencia, como mínimo.
- Una vez que se hayan observado cambios en el proceso y el resultado medido arroje una mejora sostenida que ya no pueda explicarse mediante el concepto de variación casual, el equipo de QI podrá optar por recalcular los límites de control.

En la figura 14.2 se muestra un ejemplo de un gráfico de control con los datos recopilados durante un proyecto de gestión térmica.

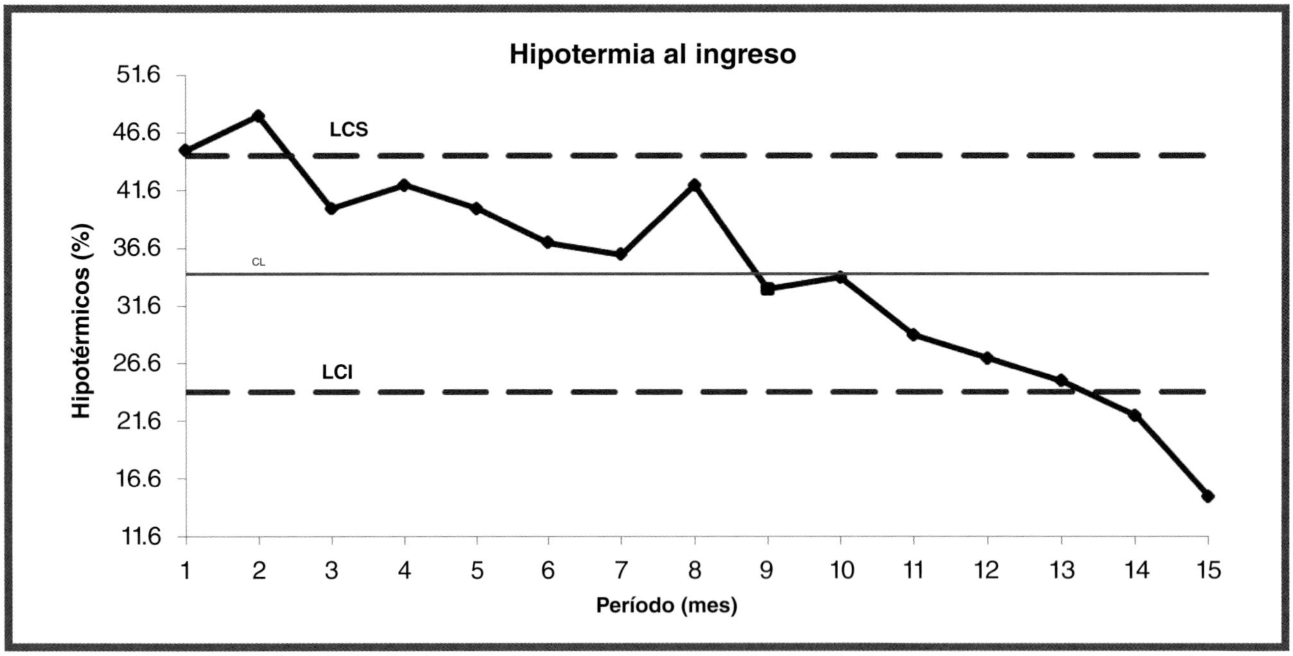

Figura 14.2. Ejemplo de un gráfico de control que muestra los límites de control inferiores (LCI) y los límites de control superiores (LCS). Después de período 15, el equipo puede optar por recalcular estos límites de control.

El trazado de los datos a lo largo del tiempo y el uso de gráficos de control evitarán una sobrerreacción del equipo de QI ante la presencia de valores atípicos. Hay circunstancias en las que se produce un resultado inesperado por razones que no están directamente relacionadas con el proyecto de QI. Reaccionar demasiado rápido ante un resultado indeseable puede impedir discernir el verdadero resultado de una intervención de QI. Por lo tanto, podría ser útil incorporar al equipo a un colega con experiencia en el manejo de software para la mejora de la calidad. Esta persona no tendría que estar vinculada necesariamente con el establecimiento donde se brinda atención perinatal/neonatal para aportar sus conocimientos y complementar, de este modo, la experiencia clínica de los demás miembros del equipo.

Ciclos de mejora

A medida que el equipo realiza un seguimiento de los datos y desarrolla ideas de cambios para mejorar los procesos, puede emplear un método muy utilizado para evaluar el cambio: el ciclo de 4 fases "Plan-Do-Check-Adjust" (PDCA; "planificar, hacer, revisar, ajustar").[2] En la fase **Plan** (planificar), el equipo procura revisar las buenas prácticas relevantes en el contexto del entorno local y desarrollar un conjunto inicial de cambios con el objetivo de mejorar la situación. En la fase **Do** (hacer) se aplican los cambios seleccionados en los procesos, los sistemas o la capacitación. En la fase **Check** (revisar) se realiza un seguimiento y una revisión de los datos tras la aplicación de los cambios en la práctica para determinar si se ha logrado el objetivo. Además de revisar los procesos o resultados en cuestión, se debe analizar lo que se aprendió a partir de la aplicación de los cambios. Se debe determinar por qué se observó o no se observó una mejora. La fase **Adjust** (ajustar) consiste en poner en práctica lo que se aprendió de este ciclo, informar los resultados a los demás, aplicar los cambios evaluados y sostenerlos si tuvieron éxito, o traducir lo aprendido durante este ciclo en nuevos cambios que se analizarán en la fase **Plan** (planificar) del siguiente ciclo de mejora.

Existe una diferencia entre un proyecto de investigación y un proyecto de mejora de la calidad

Un proyecto de investigación procura responder a la pregunta de si una intervención específica produce un mejor resultado. Para esto se suele asignar aleatoriamente a cada paciente a la intervención del estudio o a una intervención de control. En cambio, los proyectos de QI utilizan la evidencia existente o las mejores prácticas, y procuran implementarlas con los pacientes adecuados más frecuente, sistemática y eficientemente. En general, no se exige en estos casos la aleatorización ni el consentimiento informado, ya que se supone que las intervenciones son beneficiosas para el paciente. Los proyectos de mejora de la calidad se pueden presentar como informes escritos para que el resto del equipo sepa cómo aplicar los cambios en su entorno.

Posibles proyectos para la mejora de la calidad (QI) en la reanimación neonatal

Las lecciones anteriores finalizaron con una lista de oportunidades para mejorar la calidad. En la tabla 14-2 se detallan estos y otros posibles proyectos.

Tabla 14-2. Oportunidades para mejorar la calidad en el entorno del parto
Tener a los miembros del equipo apropiados en el parto
Aumentar la proporción de recién nacidos con retraso del pinzamiento del cordón durante al menos 60 segundos
Realizar todos los pasos correctivos de la ventilación antes de insertar una vía aérea alternativa
Disminuir la intubación en la sala de partos para recién nacidos prematuros mediante la mejora de la presión positiva continua en la vía aérea (CPAP) y la ventilación con mascarilla facial
Alcanzar el rango objetivo de la saturación de oxígeno para recién nacidos prematuros a los 5 minutos de vida
Administrar oxígeno al 100 % cuando se inician las compresiones torácicas

Bibliografía

1. Institute of Medicine, Committee on Quality of Health Care in America. *Crossing the Quality Chasm: A New Health System for the 21st Century*. National Academies Press; 2001.

2. Institute for Healthcare Improvement. Model for improvement. Consultado el 26 de enero de 2025. https://ihi.org/library/model-for-improvement

Recursos adicionales

Agency for Healthcare Research and Quality. Consultado el 22 de septiembre de 2025. http://www.ahrq.gov

Bennett SC, Finer N, Halamek LP, et al. Implementing delivery room checklists and communication standards in a multi-neonatal ICU quality improvement collaborative. *Jt Comm J Qual Patient Saf*. 2016;42(8): 369–376. doi:10.1016/s1553-7250(16)42052-0

Bettinger K, Mafuta E, Mackay A, et al. Improving newborn resuscitation by making every birth a learning event. *Children (Basel)*. 2021;8(12):1194. doi:10.3390/children8121194

Brady PW, Tchou MJ, Ambroggio L, Schondelmeyer AC, Shaughnessy EE. Quality improvement feature series article 2: displaying and analyzing quality improvement data. *J Pediatric Infect Dis Soc*. 2018;7(2):100–103. doi:10.1093/jpids/pix077

Institute for Healthcare Improvement. Consultado el 22 de septiembre de 2025. http://www.ihi.org

Kakkilaya V, Jubran I, Mashruwala V, et al. Quality improvement project to decrease delivery room intubations in preterm infants. *Pediatrics*. 2019;143(2):e20180201. doi:10.1542/peds.2018-0201

Lapcharoensap W, Lee HC. Tackling quality improvement in the delivery room. *Clin Perinatol*. 2017;44(3):663–681. https://doi.org/10.1016/j.clp.2017.05.003

Whitesel E, Goldstein J, Lee HC, Gupta M. Quality improvement for neonatal resuscitation and delivery room care. *Semin Perinatol*. 2022;46(6):151629. doi:10.1016/j.semperi.2022.151629

Lección complementaria 15

Reanimación y estabilización de recién nacidos con cardiopatía congénita

Puntos de aprendizaje

- Cómo la transición de la circulación fetal a la neonatal puede diferir en los recién nacidos con cardiopatía congénita (CC)
- Cómo anticipar qué recién nacidos con CC tienen alto riesgo de experimentar inestabilidad cardiorrespiratoria en el período neonatal inmediato
- Cómo prepararse para el nacimiento de un recién nacido con CC
- Cómo modificar o adaptar la reunión informativa previa a la reanimación y el algoritmo del Neonatal Resuscitation Program® (NRP®) para recién nacidos con CC específicas

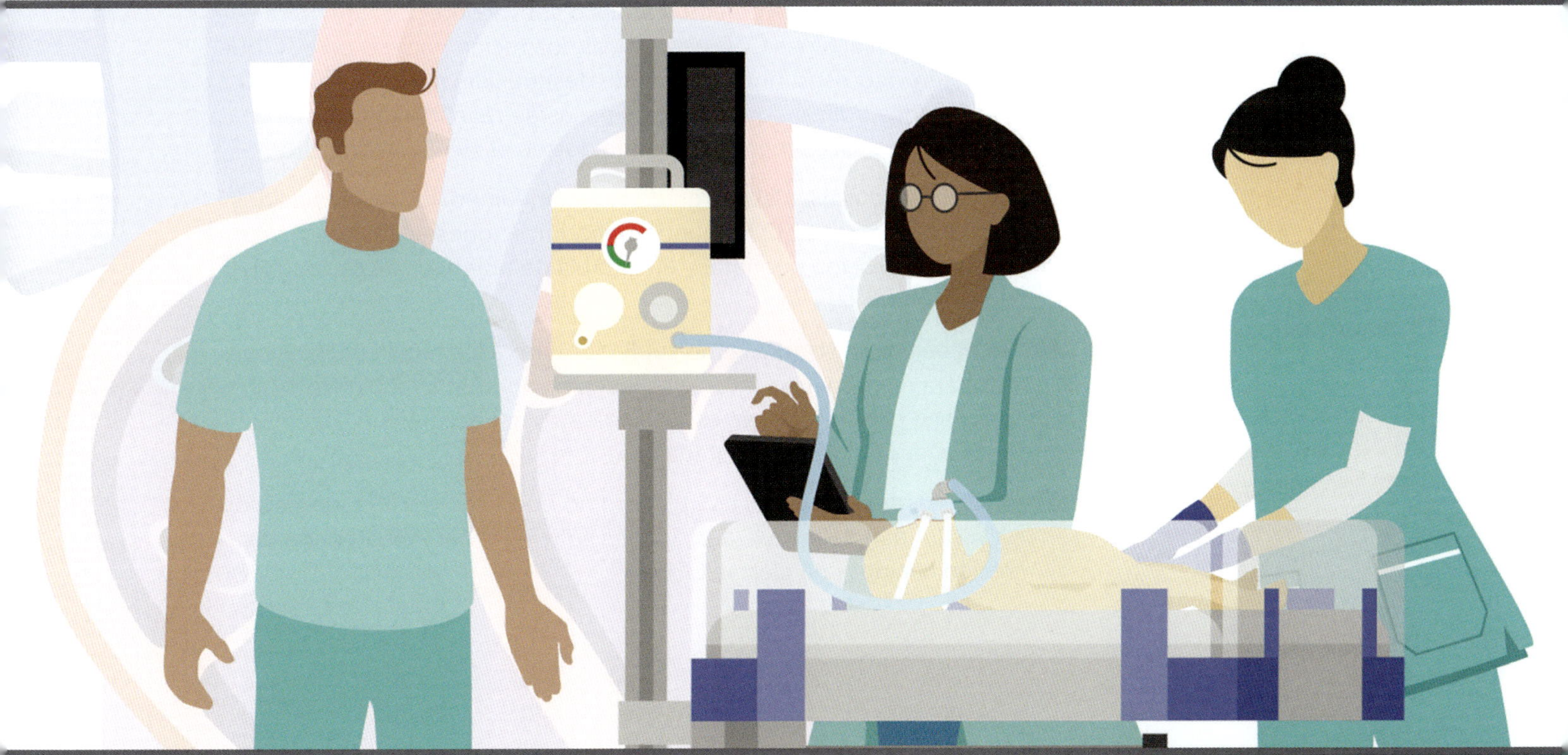

Puntos clave

1. Al prepararse para el nacimiento de un recién nacido con una CC diagnosticada antenatalmente, incluya las 6 preguntas específicas sobre cardiología previas al parto en la reunión informativa del equipo de reanimación.
   i. ¿Prevemos que este recién nacido será **inestable o tendrá insuficiencia cardiorrespiratoria** inmediatamente después del nacimiento?
   ii. ¿Existen **características adicionales a considerar** para esta CC que aumenten el riesgo de insuficiencia cardiorrespiratoria u otras complicaciones inmediatamente después del nacimiento?
   iii. ¿Esta CC requiere alguna modificación de los **objetivos de frecuencia cardiaca** incluidos en el algoritmo del NRP?
   iv. ¿Esta CC requiere alguna modificación en los **objetivos de saturación de oxígeno** incluidos en el algoritmo del NRP? ¿Se requiere una cuidadosa titulación de la concentración de oxígeno (F_IO_2)?
   v. ¿Se espera que esta CC cause problemas con el **flujo sanguíneo sistémico y la perfusión**?
   vi. ¿Qué **equipo, medicamentos y personal** adicionales se necesitan?
2. La mayoría de los recién nacidos con CC estarán vigorosos después del nacimiento. Si se requiere reanimación, es poco probable que sea consecuencia del defecto cardiaco subyacente. Excepto para aquellos con algunas CCC específicas, los recién nacidos con CC que no estén vigorosos inmediatamente después del nacimiento deben ser tratados utilizando los mismos pasos de reanimación neonatal descritos en este programa y resumidos en el algoritmo del NRP.
3. Según la anatomía y el patrón de flujo sanguíneo, los recién nacidos con determinadas CCC requerirán modificaciones en los pasos de la reanimación neonatal y en la tabla de objetivos de saturación de oxígeno.
4. Se debe administrar oxígeno suplementario a los recién nacidos con CC para mantener su saturación de oxígeno preductal dentro de un rango objetivo que se especifica antes del nacimiento según su anatomía y fisiología esperadas.
5. La ecocardiografía fetal es útil, pero no puede predecir con precisión si la cantidad de mezcla auricular es suficiente para mantener a los recién nacidos con ciertas CCC.

6 Si un recién nacido con una CCC no responde a los pasos recomendados de estabilización, comuníquese con su consultor de cardiología para obtener experiencia adicional, implemente medidas para minimizar el consumo de oxígeno y maximizar el gasto cardiaco, y prepárese para una transferencia de emergencia a un lugar o centro que cuente con los recursos para proporcionar intervenciones cardiacas adicionales.

Caso 1: Síndrome de corazón izquierdo hipoplásico diagnosticado prenatalmente

Se solicita a su equipo para asistir a un parto a las 36 semanas de gestación. Usted le hace al obstetra las 4 preguntas estándar previas al parto para evaluar los factores de riesgo perinatales y determinar quién debe asistir al parto. El embarazo se ha complicado por el diagnóstico prenatal de síndrome de corazón izquierdo hipoplásico (SCIH) con buena mezcla a nivel auricular y buena función ventricular. El parto fue inducido debido al empeoramiento de la preeclampsia. El líquido amniótico es claro y se ha planificado el retraso del pinzamiento del cordón. Al entrar en la sala, presenta el equipo a los progenitores. Usted realiza una reunión informativa del equipo previa a la reanimación, revisa las 6 preguntas adicionales específicas sobre cardiología y prepara sus suministros y equipo. Usted confirma que se espera que el recién nacido tenga SCIH sin características adicionales que aumenten el riesgo de compromiso cardiorrespiratorio grave inmediatamente después del nacimiento. Con base en esta información, el equipo decide que no es necesario modificar los objetivos de frecuencia cardiaca en el algoritmo del NRP y que el oxígeno se administrará de manera juiciosa para alcanzar una saturación de oxígeno preductal objetivo del 75 % al 85 % aproximadamente a los 10 minutos después del nacimiento. No hay motivo para anticipar un flujo sanguíneo sistémico o una perfusión deficientes. El líder del equipo asigna a un miembro del equipo para insertar un catéter en la vena umbilical poco después del nacimiento, y un segundo miembro del equipo ordenará una infusión de prostaglandina E (PGE) para mantener la permeabilidad del conducto arterioso. Además, usted analiza los signos de una comunicación interauricular restrictiva o una función ventricular deficiente y cómo responderá su equipo.

En el momento del nacimiento, el recién nacido está vigoroso, con buen tono y un llanto fuerte. El obstetra coloca al recién nacido sobre el abdomen del progenitor y comienza los pasos iniciales del cuidado neonatal. Después de 60 segundos, el cordón se pinza y se corta, y el/la recién nacido es sostenido/a piel con piel por el progenitor mientras un miembro del equipo evalúa la respiración, el tono y el color del recién nacido. A los 3 minutos, el recién nacido presenta respiración dificultosa y se le lleva al calentador radiante para una evaluación adicional. Usted posiciona la vía aérea del recién nacido, coloca un sensor de pulsioximetría en la mano derecha del recién nacido y conecta los electrodos del monitor cardiaco al tórax del recién nacido. Al escuchar con un estetoscopio, determina que el recién nacido tiene ruidos respiratorios iguales y una frecuencia cardiaca de 140 latidos por minuto (lpm). A los 4 minutos, la saturación de oxígeno preductal (SpO_2) es del 60 %, y el recién nacido continúa presentando retracciones, por lo que se utilizan una pieza en T y una mascarilla de reanimación para administrar presión positiva continua en la vía aérea (CPAP). La concentración de oxígeno (F_{IO_2}) se ajusta para alcanzar el objetivo del 75 % al 85 %. A los 10 minutos, el recién nacido sigue taquipneico, pero la S_{PO_2} es del 80 % y la F_{IO_2} se ha reducido al 21 %. Informe a los progenitores y traslade al recién nacido a la unidad de cuidados intensivos neonatales (UCIN) para colocar un catéter en la vena umbilical, iniciar una infusión de PGE, obtener estudios diagnósticos adicionales y continuar con los cuidados posteriores a la reanimación. Poco después, su equipo de reanimación realiza un debriefing para discutir la preparación, el trabajo en equipo y la comunicación.

Enfermedad cardiaca congénita (CC)

Cada 15 minutos nace un recién nacido con CC en los Estados Unidos, lo que la convierte en la anomalía congénita grave más común. La mayoría de los fetos con CC permanecen en condición estable durante el embarazo, y la mayoría de los recién nacidos con CC estarán vigorosos en el momento del nacimiento. Para la mayoría de los recién nacidos con CC, la necesidad de reanimación después del nacimiento no es una consecuencia directa del defecto cardiaco subyacente. En la mayoría de los casos, los pasos de reanimación y estabilización descritos en este programa y resumidos en el algoritmo del NRP pueden seguirse sin modificaciones. Al igual que en los recién nacidos sin CC, la ventilación de los pulmones del recién nacido suele ser el paso más importante y efectivo en la reanimación neonatal.

De los 40 000 recién nacidos con CC que nacen cada año en los Estados Unidos, 1 de cada 4 presenta CCC. Los defectos estructurales o las anomalías del ritmo pueden alterar el flujo sanguíneo pulmonar y sistémico normal y requieren intervención inmediatamente después del nacimiento. Para estos recién nacidos, establecer la estabilidad cardiorrespiratoria después del nacimiento requiere los pasos habituales de reanimación neonatal descritos en este programa, algunas modificaciones del algoritmo del NRP y de las pautas de saturación de oxígeno objetivo, e intervenciones adicionales para mantener un flujo sanguíneo pulmonar y sistémico adecuado. Sin la implementación oportuna de estas intervenciones, la perfusión y la oxigenación siguen siendo inadecuadas y el estado del recién nacido puede empeorar rápidamente. Comprender y prepararse para estos recién nacidos puede minimizar la duración de la inestabilidad cardiorrespiratoria y mejorar su pronóstico. Existen datos limitados sobre los resultados a largo plazo del manejo especializado en la sala de partos de CC diagnosticadas prenatalmente.

La detección prenatal de CC fetales ha mejorado en las últimas décadas, principalmente debido a los avances en la imagenología fetal, la participación de cardiólogos fetales en la atención prenatal y la expansión de los programas de medicina materno-fetal. El diagnóstico de CC en el útero, especialmente de CCC, permite una monitorización materno-fetal más estrecha y una atención especializada, incluida la planificación personalizada del parto. Los hallazgos de la ecocardiografía fetal se han utilizado para crear modelos de estratificación de riesgo que asignan niveles de riesgo de insuficiencia cardiorrespiratoria al nacer y estandarizan la reanimación. Reconocer qué recién nacidos con CCC tienen un alto riesgo de presentar insuficiencia cardiorrespiratoria inmediatamente después del nacimiento permite al equipo de reanimación anticipar y prepararse para intervenciones adicionales. Si bien la ecocardiografía fetal es útil, ciertas CCC pueden no ser detectadas y las predicciones antenatales sobre la estabilidad cardiorrespiratoria después del nacimiento pueden no ser precisas.

Una revisión exhaustiva de la cardiología neonatal no se cubre en esta lección y no se incluyen todas las CC. El manejo clínico sugerido en esta lección se basa en la fisiología subyacente y en la opinión de expertos. Las CC suelen ser complejas y pueden incluir múltiples anomalías estructurales. Según la interacción de estas anomalías, los recién nacidos con un diagnóstico similar pueden diferir en su fisiología posnatal esperada. Su plan de atención debe individualizarse en consulta con un cardiólogo pediátrico.

Circulación fetal con cardiopatía congénita

Como se describe en la lección 1, la sangre altamente oxigenada que regresa de la placenta normalmente evita los pulmones fetales y se desvía a través del foramen oval abierto y el conducto arterioso para llegar a las arterias carótidas y coronarias. Para la mayoría de las CC, este patrón de circulación permite que el feto permanezca en condición estable durante toda la gestación antes de pasar a la circulación neonatal después del nacimiento. Incluso en fetos con CCC, la placenta y las vías de derivación fetales preservarán tanto la oxigenación como la circulación sistémica. Existen CCC específicas, como anomalías significativas del ritmo, defectos estructurales con regurgitación valvular o miocardiopatías, en las que el feto no puede mantener la función cardiaca. En estos casos, el feto desarrollará signos de hidropesía fetal, lo que puede aumentar el riesgo tanto de mortalidad fetal como neonatal.

Los recién nacidos sanos sin CC que atraviesan una transición normal suelen tardar varios minutos para aumentar la saturación de oxígeno en sangre desde aproximadamente el 60 %, que es el valor normal dentro del útero, hasta más del 90 %, que es el estado final de los recién nacidos que respiran. Después de la transición, los recién nacidos con ciertos tipos de CC pueden no alcanzar una saturación de oxígeno superior al 75 % o 85 % debido a su fisiología particular. Para los recién nacidos con CC específicas, es razonable utilizar un objetivo modificado de saturación de oxígeno preductal del 75 % al 85 % aproximadamente a los 10 minutos después del nacimiento. El objetivo es evitar la hipoxemia grave, pero también evitar la exposición innecesaria al oxígeno que puede alterar el equilibrio entre el flujo sanguíneo pulmonar y sistémico. Es importante señalar que este objetivo modificado de saturación de oxígeno no es obligatorio para todos los recién nacidos con CC, y los equipos deben revisar los detalles de la lesión cardiaca congénita específica del recién nacido y la fisiología anticipada al determinar el objetivo de saturación de oxígeno adecuado.

Preguntas específicas sobre cardiología para agregar a la reunión informativa de su equipo antes de la reanimación

Excepto en casos específicos de CCC, el trastorno cardiaco subyacente generalmente no causa insuficiencia cardiorrespiratoria inmediatamente después del nacimiento. Se deben considerar los problemas comunes que interfieren con la transición fetal a neonatal en un recién nacido con CC que requiere reanimación después del nacimiento. Se deben seguir los pasos de reanimación y estabilización descritos en este programa y resumidos en el algoritmo del NRP. Revisar en equipo una serie de preguntas específicas sobre CC antes del parto permite lograr un entendimiento compartido y una mejor preparación ante posibles complicaciones anticipadas.

Cuando a su equipo se le solicite asistir al nacimiento de un recién nacido con CC diagnosticada prenatalmente, agregue estas 6 preguntas a la reunión informativa previa a la reanimación del equipo.

1. ¿Prevemos que este recién nacido estará **inestable o tendrá insuficiencia cardiorrespiratoria** inmediatamente después del nacimiento?
2. ¿Existen **características adicionales a considerar** para esta CC que aumenten el riesgo de insuficiencia cardiorrespiratoria u otras complicaciones inmediatamente después del nacimiento? Los ejemplos incluyen un tabique auricular restrictivo (RAS por sus siglas en Ingles), hidropesía fetal, una arritmia u otras anomalías asociadas.
3. ¿Esta CC requiere alguna modificación de los **objetivos de frecuencia cardiaca** incluidos en el algoritmo del NRP?
4. ¿Esta cardiopatía congénita requiere alguna modificación de los **objetivos de saturación de oxígeno** incluidos en el algoritmo del NRP? ¿Se requiere una titulación cuidadosa de la concentración de oxígeno (F_IO_2)?
5. ¿Se espera que esta cardiopatía congénita cause problemas con el **flujo sanguíneo sistémico y la perfusión**?
6. ¿Qué **equipo, medicamentos y personal** adicionales se necesitan?

Intervenciones en la sala de partos para CCC específicos

Síndrome de corazón izquierdo hipoplásico (SCIH)

El síndrome de corazón izquierdo hipoplásico (SCIH) describe un espectro de CC en el que las estructuras del corazón izquierdo están subdesarrolladas, incluyendo un ventrículo izquierdo hipoplásico (pequeño y subdesarrollado), atresia o estenosis de las válvulas mitral y aórtica, y un arco aórtico pequeño (figura 15.1).

La estabilidad cardiorrespiratoria de los recién nacidos con SCHI depende en gran medida de una vía abierta a través del tabique auricular. Debido a la válvula mitral y el ventrículo izquierdo subdesarrollados, la aurícula izquierda del recién nacido no puede vaciarse. El flujo sanguíneo hacia la aorta y la circulación sistémica del recién nacido depende de una conexión abierta a través del tabique auricular, como un defecto del tabique auricular (CIA) o un foramen oval permeable (FOP). Esto permite que la sangre del atrio izquierdo se vacíe en el atrio derecho y el ventrículo derecho. Finalmente, la sangre llega a la aorta y a la circulación sistémica al fluir desde el ventrículo derecho a través del ductus arterioso persistente (DAP). En algunos recién nacidos con SCIH y un tabique auricular intacto (IAS por sus siglas en Ingles) o RAS, la presión alta en la aurícula izquierda en el útero puede haber causado daño al parénquima pulmonar o a los canales linfáticos. Por lo tanto, la estabilidad posnatal de los recién nacidos con SCIH depende del tamaño de la apertura del tabique auricular, la función ventricular derecha y la permeabilidad del conducto arterioso.

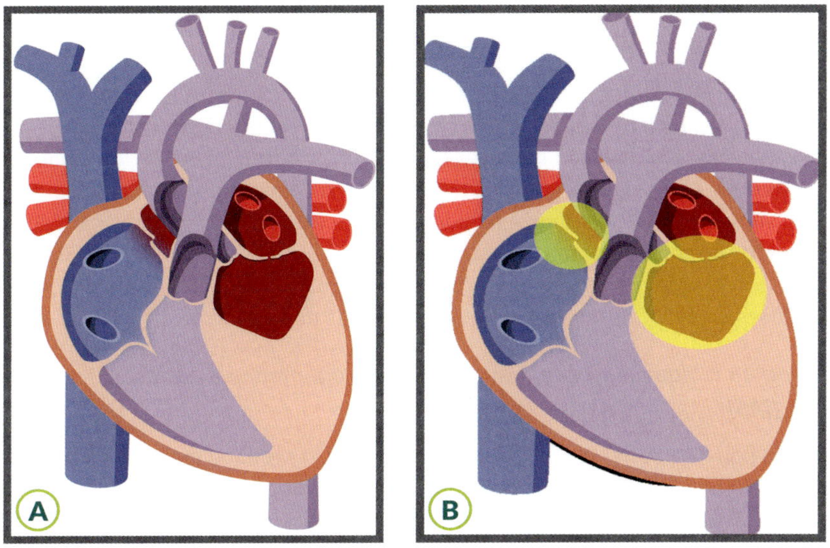

A
Síndrome de corazón izquierdo hipoplásico.

B
Las características anatómicas del SCIH que influyen en la estabilidad en la sala de partos están resaltadas en amarillo. Estos incluyen el tamaño del defecto septal auricular, el ventrículo izquierdo y la vía de salida del ventrículo izquierdo.

Figura 15.1. Anatomía del síndrome de corazón izquierdo hipoplásico (SCIH).

SCIH con una apertura no restrictiva del tabique auricular

Es poco probable que los recién nacidos con un CIA no restrictivo o FOP no requieran reanimación después del nacimiento como resultado directo de la SCIH. En la mayoría de los casos, la función ventricular derecha es normal y el conducto arterioso está abierto. La estabilización y reanimación de estos recién nacidos debe seguir los pasos habituales descritos en el resto de este programa, incluidos los pasos iniciales del cuidado del recién nacido, y enfocarse en proporcionar una ventilación eficaz si el recién nacido no respira o la frecuencia cardiaca es inferior a 100 lpm al minuto de haber nacido. El oxígeno suplementario debe usarse con prudencia para lograr una SpO_2 preductal igual al 75 % al 85 % aproximadamente a los 10 minutos después del nacimiento o el rango recomendado por el cardiólogo. Una vez que la saturación de oxígeno del recién nacido se acerque al rango objetivo, se debe disminuir la FiO_2 para mantener la saturación de oxígeno preductal dentro de este rango objetivo. En la CC con circulación de ventrículo único, como el síndrome de hipoplasia del corazón izquierdo (SCIH), un exceso de oxígeno puede causar vasodilatación en la circulación pulmonar, desviando un mayor flujo sanguíneo hacia los pulmones y menos al resto del cuerpo, lo que altera el equilibrio entre el flujo sanguíneo sistémico y pulmonar. Además, aunque es poco probable que ocurra inmediatamente después del nacimiento, la administración excesiva de oxígeno suplementario puede, en teoría, iniciar el cierre del DAP.

Poco después del nacimiento, se debe iniciar una infusión de PGE para mantener el DAP, que es necesario para la circulación sistémica. El rango habitual de dosis para la infusión intravenosa continua de PGE es de 0,005 a 0,03 mcg/kg/min, pero puede variar según la respuesta del recién nacido y las pautas institucionales.

Los efectos secundarios comunes asociados con una infusión de PGE incluyen apnea, fiebre, enrojecimiento de la piel e hipotensión.

Precaución: La ecocardiografía fetal no puede predecir con precisión si la CIA o el FOP serán suficientes para proporcionar un flujo sin restricciones y una mezcla adecuada después del nacimiento. Si la SpO_2 preductal del recién nacido permanece en 70 % a los 10 minutos después del nacimiento a pesar del uso de oxígeno suplementario o el recién nacido presenta signos de bajo gasto cardiaco, como perfusión periférica disminuida, puede haber una disfunción del ventrículo derecho, un conducto arterioso en proceso de cierre o una comunicación auricular restrictiva. Considere los siguientes pasos de gestión.

SCIH con un tabique auricular restrictivo (RAS) o un tabique auricular íntegro (IAS)

Se anticipa que los recién nacidos con un diagnóstico prenatal de SCIH y una RAS o una IAS **presenten signos de insuficiencia cardiorrespiratoria poco después del nacimiento**. La gestión inicial debe seguir los pasos de reanimación neonatal descritos en el resto de este programa. El oxígeno suplementario debe usarse con prudencia para lograr una SpO_2 preductal igual al 75 % al 85 % aproximadamente a los 10 minutos después del nacimiento o el rango recomendado por el cardiólogo. Una vez que la saturación de oxígeno del recién nacido se acerque al rango objetivo, se debe disminuir la FiO_2 para evitar exceder este rango objetivo. El equipo de reanimación debe estar preparado para insertar un catéter venoso umbilical e iniciar una infusión de PGE para mantener la permeabilidad del ductus arterioso y el flujo sanguíneo sistémico.

Sin embargo, estos pasos pueden no ser suficientes para estabilizar a un recién nacido con SCIH y RAS o IAS. Es importante contar con un plan establecido para escalar rápidamente la atención si hay signos de insuficiencia cardiorrespiratoria, incluyendo una SpO_2 preductal inferior al 70 % a los 10 minutos después del nacimiento a pesar de usar oxígeno al 100 % o perfusión periférica disminuida.

Para minimizar el consumo de oxígeno y maximizar el gasto cardiaco, considere estos pasos:

- Intubar al recién nacido.
- Utilizar oxígeno suplementario para mantener la SpO_2 preductal igual al 75 % al 85 %.
- Sedar y paralizar al recién nacido utilizando los medicamentos apropiados.
- Comunicarse de inmediato con su consultor de cardiología para obtener experiencia adicional.
- Prepararse para trasladar de manera urgente al recién nacido al lugar o centro que cuente con los recursos para abrir el tabique auricular mediante un catéter (septostomía auricular con balón) o un procedimiento quirúrgico (septoplastia auricular).

Preguntas previas al parto sobre SCIH

1. ¿Cuál es la lesión cardiaca?
    - SCIH

2. ¿Hay alguna característica adicional que deba considerarse para esta cardiopatía congénita que aumente el riesgo de insuficiencia cardiorrespiratoria u otras complicaciones inmediatamente después del nacimiento?
   - Comente el grado de apertura en el septo auricular, la presencia de hidropesía, arritmia u otras anomalías asociadas
3. ¿Esta CC requiere alguna modificación de los objetivos de frecuencia cardiaca incluidos en el algoritmo del NRP?
   - No.
4. ¿Esta CC requiere alguna modificación en los objetivos de saturación de oxígeno incluidos en el algoritmo NRP? ¿Se requiere una titulación cuidadosa de FiO_2?
   - Sí, la saturación de oxígeno preductal objetivo modificada es del 75 % a 85 % aproximadamente a los 10 minutos después del nacimiento o según lo recomiende el cardiólogo. Sí, se requiere una titulación cuidadosa.
5. ¿Se espera que esta CC cause problemas con el flujo sanguíneo sistémico o la perfusión?
   - Sí, si el tabique auricular es restrictivo o está íntegro, puede comprometer el flujo sanguíneo sistémico y la perfusión.
6. ¿Qué equipo, medicamentos o personal adicional se necesita?
   - Acceso vascular (intravenoso periférico [VIP por sus siglas en Inglies] o catéter de vena umbilical [CVU]) y PGE. Notifique a cardiología y a la unidad de asistencia crítica según las directrices institucionales. En caso de un tabique auricular restrictivo o íntegro, puede ser necesaria una intervención de emergencia para abrir el tabique auricular.

Transposición de las grandes arterias dextro (d-TGA)

La transposición de las grandes arterias (d-TGA) describe una CC en la que el arco aórtico se origina en el ventrículo derecho anatómico y la arteria pulmonar se origina en el ventrículo izquierdo anatómico. Debido a que la sangre se oxigena a través de la placenta en el útero, esta cardiopatía congénita generalmente es bien tolerada por el feto. Después del nacimiento, la sangre desoxigenada que regresa del cuerpo entra en la aurícula derecha y el ventrículo derecho, donde es bombeada a la aorta y devuelta al cuerpo sin pasar por los pulmones. Al mismo tiempo, la sangre oxigenada que regresa de los pulmones entra en la aurícula izquierda y el ventrículo izquierdo, donde es bombeada hacia la arteria pulmonar y regresa a los pulmones sin pasar por el resto del cuerpo. En la d-TGA, la circulación pulmonar y sistémica están separadas y funcionan en paralelo entre sí en lugar de estar conectadas en serie (figura 15.2).

Después del nacimiento, la estabilidad cardiorrespiratoria de los recién nacidos con d-TGA depende de una vía abierta a través del tabique auricular, como una CIA o un FOP. Esta vía permite la mezcla de las circulaciones pulmonar y sistémica. Aunque puede producirse cierta mezcla a través del DAP, la mezcla a nivel auricular es fundamental para mantener la estabilidad cardiorrespiratoria. La comunicación auricular permite que la sangre oxigenada de la aurícula

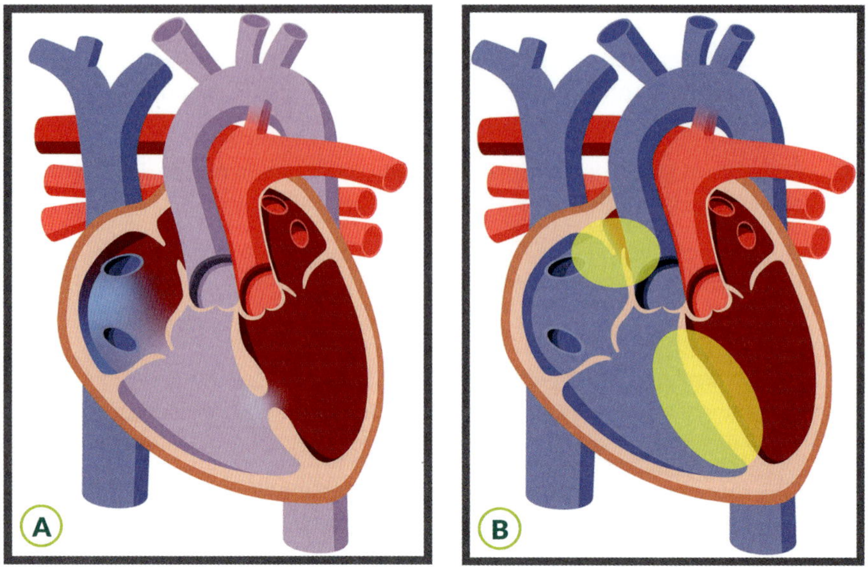

A
Transposición de grandes arterias (d-TGA).

B
Las características anatómicas de la d-TGA que influyen en la estabilidad en la sala de partos están resaltadas en amarillo. Estas características incluyen el tamaño de la abertura del tabique auricular y la ausencia de un defecto del tabique ventricular.

Figura 15.2. Anatomía de la transposición de las grandes arterias (d-TGA).

izquierda pase a la aurícula derecha y al ventrículo derecho, donde será bombeada a través de la aorta y llegará a la circulación sistémica. Parte de la sangre que sale del ventrículo derecho será desviada a través del conducto arterioso hacia los pulmones para recibir oxígeno. Algunos recién nacidos pueden tener d-TGA con un defecto del tabique ventricular (CIV). Aunque un CIV en combinación con d-TGA genera un cortocircuito adicional y proporciona cierta estabilidad, no garantiza que el recién nacido esté en condición estable en la sala de partos ni durante el período neonatal inmediato.

Debido a que el conducto arterioso sostiene el flujo sanguíneo pulmonar, el equipo de reanimación debe estar preparado para insertar un CVU e iniciar una infusión de PGE poco después del nacimiento.

d-TGA con una apertura no restrictiva del tabique auricular

Es poco probable que los recién nacidos con una CIA o FOP no restrictiva requieran reanimación después del nacimiento como resultado directo de la lesión cardiaca. La estabilización y reanimación de estos recién nacidos debe seguir los pasos habituales descritos en el resto de este programa, incluyendo el retraso del pinzamiento del cordón umbilical, los pasos iniciales de la atención al recién nacido y un enfoque en proporcionar una ventilación eficaz si el recién nacido no respira o la frecuencia cardiaca es inferior a 100 lpm a 1 minuto después del nacimiento. Si hay una mezcla adecuada a nivel auricular, es probable que el recién nacido esté estable, bien perfundido y solo levemente cianótico. El oxígeno suplementario debe usarse con criterio para alcanzar una SpO_2 preductal del 75 % al 85 % aproximadamente a los 10 minutos después del nacimiento o el rango recomendado por el cardiólogo. Una vez que la saturación de oxígeno del recién nacido se acerque al rango objetivo, se debe disminuir la FIO_2 para evitar exceder el objetivo. Se debe iniciar una infusión de PGE poco después del nacimiento para mantener el DAP. La dosis y el momento de inicio de la PGE dependen de la práctica institucional.

Precaución: La ecocardiografía fetal no puede predecir con precisión si la CIA o el FOP serán suficientes para proporcionar un flujo sin restricciones y una mezcla adecuada después del nacimiento. Si la SPO_2 preductal del recién nacido permanece en 70 % a los 10 minutos después del nacimiento a pesar de usar oxígeno al 100 % o el recién nacido presenta signos de bajo gasto cardiaco, como disminución de la perfusión periférica, la comunicación interauricular puede ser restrictiva. Considere los siguientes pasos de gestión.

d-TGA con un tabique auricular restrictivo (RAS) o un tabique auricular íntegro (IAS)

Se anticipa que los recién nacidos con un diagnóstico prenatal de d-TGA y una RAS o IAS **presenten signos de insuficiencia cardiorrespiratoria poco después del nacimiento**. La gestión inicial debe seguir los pasos de reanimación neonatal descritos en el resto de este programa; sin embargo, estos pasos pueden no ser suficientes para lograr la estabilidad cardiorrespiratoria. Es importante contar con un plan establecido para escalar rápidamente la atención si hay signos de insuficiencia cardiorrespiratoria, incluido un SPO_2 preductal del 70 % a los 10 minutos después del nacimiento a pesar de usar oxígeno al 100 % o una perfusión periférica disminuida.

Para minimizar el consumo de oxígeno y maximizar el gasto cardiaco, considere estos pasos:

- Intubar al recién nacido.
- Utilizar oxígeno suplementario para mantener la SPO_2 preductal entre 75 % y 85 %.
- Sedar y paralizar al recién nacido utilizando los medicamentos apropiados.
- Iniciar una infusión de PGE.
- Comunicarse de inmediato con su consultor de cardiología para obtener experiencia adicional.
- Prepararse para transferir de manera urgente al recién nacido al lugar o centro que cuente con los recursos para abrir el tabique auricular con un catéter (septostomía auricular con balón).

La hipertensión pulmonar persistente también puede estar presente en un recién nacido con d-TGA. Cianosis persistente con saturación de oxígeno del 70 % en las extremidades superiores, con una saturación de oxígeno más alta en las extremidades inferiores, sugiere flujo invertido en el conducto arterioso. En esta situación, se puede utilizar óxido nítrico inhalado para disminuir la resistencia vascular pulmonar y mejorar la oxigenación. Consulte con un cardiólogo para determinar si se debe considerar el uso de óxido nítrico inhalado mientras se prepara al recién nacido para el traslado.

Preguntas previas a la entrega de d-TGA

1. ¿Cuál es la lesión cardiaca?
   - d-TGA

2. ¿Hay alguna característica adicional que deba considerarse para esta CC que aumente el riesgo de insuficiencia cardiorrespiratoria u otras complicaciones inmediatamente después del nacimiento?
   - El tamaño del defecto del tabique auricular afecta a la estabilidad en el momento del parto.
3. ¿Esta CC requiere alguna modificación en los objetivos de frecuencia cardiaca incluidos en el algoritmo NRP?
   - No.
4. ¿Esta cardiopatía congénita requiere alguna modificación en los objetivos de saturación de oxígeno incluidos en el algoritmo NRP? ¿Se requiere una titulación cuidadosa de FIO_2?
   - Sí, la saturación objetivo de oxígeno modificada es del 75 % al 85 % aproximadamente a los 10 minutos después del nacimiento o según lo recomendado por el cardiólogo. Sí, se requiere una titulación cuidadosa.
5. ¿Se espera que esta cardiopatía congénita cause problemas con el flujo sanguíneo sistémico o la perfusión?
   - No, aunque algunos recién nacidos con d-TGA pueden presentar anomalías asociadas que causan problemas en el flujo sanguíneo sistémico. Además, la administración excesiva de oxígeno suplementario puede alterar el equilibrio entre el flujo sanguíneo pulmonar y sistémico, lo que resulta en una perfusión sistémica disminuida.
6. ¿Qué equipo, medicamentos o personal adicional se necesita?
   - Acceso vascular (VIP o CVU) y PGE. Notifique a cardiología y a la unidad de asistencia crítica según las directrices institucionales. En caso de un tabique auricular restrictivo o íntegro, puede ser necesaria una intervención de emergencia para abrir el tabique auricular.

Tetralogía de Fallot (TdF)

La tetralogía de Fallot (TdF) es una CC que consiste en 4 defectos estructurales, incluyendo los siguientes:

1. Obstrucción del tracto de salida del ventrículo derecho (OTSVD) y de la válvula pulmonar
2. Defecto del tabique ventricular (DTV)
3. Acabalgamiento de la aorta sobre el DTV
4. Hipertrofia ventricular derecha

La presentación clínica de los recién nacidos con TdF y el grado de cianosis después del nacimiento varían según el grado de obstrucción del flujo de salida a través del OTSVD y la válvula pulmonar (figura 15.3 y tabla 15-1). Se anticipa que los recién nacidos con un OTSVD abierto y solo una estenosis leve de la válvula pulmonar tengan una SPO_2 casi normal. Es poco probable que requieran reanimación después del nacimiento como resultado directo de la TdF, y el

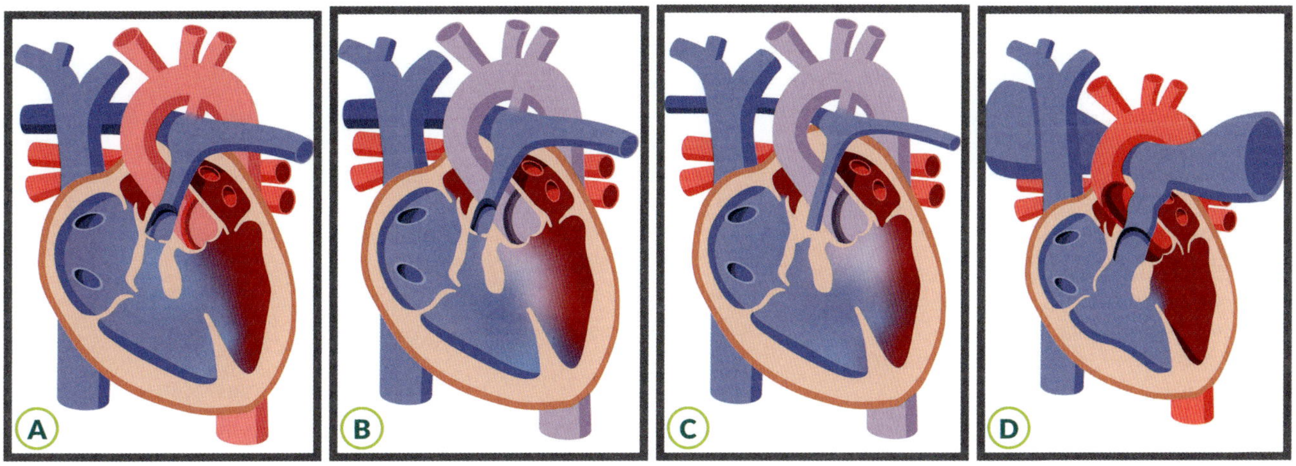

A
Tetralogía de Fallot con estenosis pulmonar leve.

B
Tetralogía de Fallot con estenosis pulmonar grave.

C
Tetralogía de Fallot con atresia pulmonar.

D
Tetralogía de Fallot con ausencia de la válvula pulmonar.

Figura 15.3. Anatomía de las variantes de la Tetralogía de Fallot (TdF).

equipo puede seguir los pasos rutinarios de atención al recién nacido descritos en este programa. En consulta con un cardiólogo, serán monitoreados hasta que el conducto arterioso se cierre.

Con una obstrucción grave de la vía de salida del ventrículo derecho (OTSVD) o de la válvula pulmonar, la sangre desoxigenada que regresa del cuerpo pasa del ventrículo derecho al ventrículo izquierdo a través de un gran (DTV), evita los pulmones y fluye hacia la circulación sistémica sin recibir oxígeno. Incluso con una obstrucción grave al flujo de salida, la mayoría de los recién nacidos están vigorosos después del nacimiento y es poco probable que requieran reanimación como resultado directo de la TdF. Es apropiado seguir los pasos de estabilización y reanimación neonatal descritos en el resto de este programa. Estos recién nacidos generalmente no presentan cianosis significativa inmediatamente después del nacimiento porque el conducto arterioso está abierto. El objetivo preductal modificado de SpO_2 es del 75 % al 85 % aproximadamente a los 10 minutos después del nacimiento o según lo recomendado por el cardiólogo. Si se prevé una obstrucción grave del flujo de salida, se administrará una infusión de PGE poco después del nacimiento.

Tres subtipos de TdF requieren una consideración especial.

1. **TdF con atresia de la válvula pulmonar.** Sin una válvula pulmonar abierta, la única fuente de flujo sanguíneo pulmonar es a través del DAP. El objetivo preductal modificado de SpO_2 es del 75 % al 85 % aproximadamente a los 10 minutos después del nacimiento o según lo recomendado por el cardiólogo. El manejo posnatal incluye la pronta iniciación de una infusión de PGE.

Tabla 15-1. Causas relacionadas con la tetralogía de Fallot (TdF) de insuficiencia cardiorrespiratoria al nacer

Variación de la obstrucción de la válvula pulmonar		SpO_2 preductal después del nacimiento*	Manejo posnatal	SpO_2 persistente $<$ 70 % a pesar de la atención estándar
Obstrucción del flujo sanguíneo que ingresa a la vasculatura pulmonar				
TdF con estenosis leve de la válvula pulmonar	Obstrucción mínima desde el VD hacia la AP	Casi normal	PGE no suele ser necesario	• Considerar causas no relacionadas con TdF • Iniciar PGE • Considerar intubación, sedación, bloqueo neuromuscular
TdF con estenosis grave de la válvula pulmonar	Obstrucción significativa desde el VD hacia la AP	75 %- 85 %	PGE requerido	
Fallo tetralógico de Fallot con atresia de la válvula pulmonar	Obstrucción completa desde el VD hasta la AP	75 %- 85 %	PGE requerido	
Tetralogía de Fallot con atresia de la válvula pulmonar y MAPCA (afección poco frecuente)	Obstrucción completa desde el VD hasta la AP. Flujo sanguíneo pulmonar de vasos colaterales	Casi normal	Gestión caso por caso; normalmente no se requiere PGE	
Compresión de la vía aérea				
TdF con ausencia de la válvula pulmonar (afección poco frecuente)	Sin restricción al flujo sanguíneo desde el VD hacia la AP. Las arterias pulmonares dilatadas pueden comprimir la vía aérea.	Casi normal	Considerar la posición prona PGE no requerido	• Considerar causas no relacionadas con TdF • Considerar intubación, sedación, bloqueo neuromuscular

Abreviaturas: MAPCA, arterias colaterales aortopulmonares mayores; AP, arteria pulmonar; PGE, prostaglandina; VD, ventrículo derecho.

*Esto representa la saturación de oxígeno preductal objetivo modificada (SpO_2) después de la fase de transición inicial (aproximadamente 10 minutos después del nacimiento). Este objetivo puede ser ajustado por el cardiólogo según la fisiología anticipada de cada recién nacido.

2 **Tetralogía de Fallot con atresia de la válvula pulmonar y arterias colaterales aortopulmonares mayores (MAPCA).** En casos muy raros de TdF con atresia de la válvula pulmonar, no hay conducto arterioso y las arterias pulmonares están ausentes o son gravemente hipoplásicas. El flujo sanguíneo pulmonar es suministrado por arterias colaterales bronquiales que se originan en la aorta. Estos vasos permiten que una cantidad significativa de sangre entre en los pulmones. Esta rara condición requiere la participación estrecha de un cardiólogo, ya que el manejo será caso por caso. Se anticipa que la SpO_2 será casi normal, y no se requiere ninguna modificación en la saturación objetivo de oxígeno. **Por lo general, no se necesita una infusión de PGE.**

3 **TdF con válvula pulmonar ausente.** La tetralogía de Fallot (TdF) con una válvula pulmonar ausente (o displásica) es una CCC poco frecuente. En este defecto, el grado de obstrucción del tracto de salida del ventrículo derecho (OVTD) y de la válvula pulmonar suele ser leve. Además, no hay conducto arterioso. El desarrollo anormal de la válvula pulmonar provoca una salida estenótica en forma de anillo del ventrículo derecho sin valvas, lo que permite una regurgitación (reflujo) severa de sangre desde la arteria pulmonar hacia el ventrículo derecho. Esto conduce a arterias pulmonares

muy dilatadas y, potencialmente, a una función deficiente del ventrículo derecho. Las arterias pulmonares dilatadas pueden presionar la tráquea distal o un bronquio proximal, causando compresión y obstrucción de la vía aérea. Después del nacimiento, estos recién nacidos pueden presentar insuficiencia respiratoria debido a la compresión de la vía aérea, atrapamiento de aire o enfisema lobar congénito. A diferencia de la tetralogía de Fallot (TdF) con obstrucción grave de la válvula pulmonar, la insuficiencia respiratoria y la baja SpO_2 se deben a la compresión mecánica de la vía aérea y a una enfermedad pulmonar, en lugar de a un flujo sanguíneo pulmonar disminuido. La reanimación y estabilización de estos recién nacidos puede incluir la posición prona para alejar las arterias pulmonares de la tráquea y los bronquios. En casos graves, puede ser necesario realizar intubación, sedación y parálisis farmacológica, mientras el equipo de reanimación tiene cuidado de no sobreventilar y causar un neumotórax. No se requiere ninguna modificación en el SpO_2 objetivo debido a la CC, y generalmente no se necesita PGE.

Preguntas previas al parto sobre TdF

1. ¿Cuál es la lesión cardiaca?

   - Tetralogía de Fallot y sus variantes

2. ¿Existen características adicionales que deban considerarse para esta cardiopatía congénita que aumenten el riesgo de insuficiencia cardiorrespiratoria u otras complicaciones inmediatamente después del nacimiento?

   - Sí, según la variante de TdF. El grado de cianosis después del nacimiento depende del grado de obstrucción a través de la válvula pulmonar. LTF con ausencia de la válvula pulmonar puede provocar obstrucción de la vía aérea.

3. ¿Esta CC requiere alguna modificación en los objetivos de frecuencia cardiaca incluidos en el Algoritmo NRP?

   - No.

4. ¿Esta CC requiere alguna modificación en los objetivos de saturación de oxígeno incluidos en el algoritmo NRP? ¿Se requiere una titulación cuidadosa de FiO_2?

   - La respuesta depende de la variante de TdF. Con una obstrucción leve de la válvula pulmonar o TdF con MAPCA, la SpO_2 puede ser normal. Con una obstrucción significativa de la válvula pulmonar, el objetivo preductal modificado de la SpO_2 será del 75 % al 85 % aproximadamente a los 10 minutos después del nacimiento o según lo recomiende el cardiólogo.

5. ¿Se espera que esta cardiopatía congénita cause problemas con el flujo sanguíneo sistémico o la perfusión?

   - No.

6. ¿Qué equipo, medicamentos o personal adicional se necesita?

   - Según la variante de TdF, puede ser necesaria una infusión de PGE. Notifique a cardiología y a la unidad de asistencia crítica según las directrices institucionales.

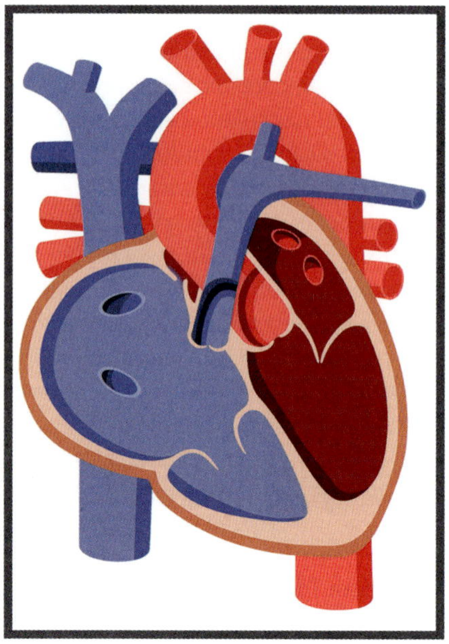

Figura 15.4. Anatomía de la anomalía de Ebstein.

Anomalía de Ebstein

La anomalía de Ebstein es una CCC con una válvula tricúspide anormal que provoca insuficiencia tricuspídea, dilatación auricular derecha, dilatación ventricular derecha con posible disfunción y cardiomegalia (figura 15.4). Puede haber disfunción del ventrículo izquierdo debido a compresión del ventrículo derecho o a un miocardio anormal. La disfunción ventricular puede provocar hidropesía fetal. Debido a la regurgitación tricuspídea severa, generalmente hay una falta de flujo hacia la arteria pulmonar, lo que resulta en una atresia pulmonar "funcional". Esto da como resultado un flujo invertido desde la aorta hacia la arteria pulmonar a través del conducto arterioso. Si se desarrolla insuficiencia de la válvula pulmonar, el feto puede experimentar un cortocircuito circular de sangre que provoca un "robo" del flujo sanguíneo de la circulación sistémica, lo que resulta en bajo gasto cardiaco, hidropesía fetal y muerte. La dilatación de la aurícula derecha también puede provocar arritmias, incluidas el aleteo auricular, el síndrome de Wolff-Parkinson-White y la taquicardia supraventricular (TSV). Finalmente, el grado masivo de cardiomegalia puede provocar hipoplasia pulmonar fetal por compresión.

Inmediatamente después del nacimiento, los recién nacidos con anomalía de Ebstein pueden presentar manifestaciones variables, con signos que van desde la ausencia de inestabilidad hasta hipoxia profunda y/o mala perfusión. Siga los pasos de estabilización y reanimación neonatal descritos en este programa. Se deben considerar intervenciones adicionales si la condición del recién nacido sigue siendo inestable a pesar de estos pasos. Como se describe en la lección 10, si se produce hidropesía fetal, el recién nacido puede presentar insuficiencia cardiorrespiratoria grave y requerir presiones máximas de inflado más altas durante la ventilación asistida. Si hay derrames pleurales o ascitis, puede ser necesario realizar una toracocentesis o paracentesis para lograr una ventilación eficaz. Para la disfunción cardiaca, la elección del inotrópico debe tener en cuenta el bajo umbral para taquiarritmias asociado con la anomalía de Ebstein.

Como se describió anteriormente, el cortocircuito circular es un fenómeno único y peligroso en el que la sangre viaja por el corazón en un trayecto circular, "robando" de la circulación sistémica. No se recomienda una infusión de PGE si existe preocupación por un cortocircuito circular con un ductus arterioso abierto e insuficiencia de la válvula pulmonar. Se recomienda consultar con un cardiólogo.

Preguntas previas al parto de Ebstein

1. ¿Cuál es la lesión cardiaca?
   - Anomalía de Ebstein
2. ¿Hay alguna característica adicional que deba considerarse para esta CC que aumente el riesgo de insuficiencia cardiorrespiratoria u otras complicaciones inmediatamente después del nacimiento?
   - No todos los recién nacidos con anomalía de Ebstein estarán inestables después del nacimiento. Cada caso de anomalía de Ebstein es único, dependiendo de la gravedad de la regurgitación de la válvula tricúspide, la disfunción del ventrículo derecho e izquierdo, la presencia de anomalías en otras válvulas y la presencia de arritmia o hidropesía.
3. ¿Esta cardiopatía congénita requiere alguna modificación de los objetivos de frecuencia cardiaca incluidos en el algoritmo del NRP?
   - La anomalía de Ebstein puede estar asociada a taquiarritmias, incluidas la TSV o el aleteo auricular.
4. ¿Esta cardiopatía congénita requiere alguna modificación en los objetivos de saturación de oxígeno incluidos en el algoritmo NRP? ¿Se requiere una titulación cuidadosa de FiO_2?
   - Según la gravedad de la anomalía de Ebstein, el objetivo preductal modificado de SpO_2 será de 75 % a 85 % aproximadamente a los 10 minutos después del nacimiento o según lo recomendado por el cardiólogo. Se puede administrar oxígeno suplementario.
5. ¿Se espera que esta cardiopatía congénita cause problemas con el flujo sanguíneo sistémico o la perfusión?
   - Dependiendo del grado de disfunción ventricular y de las anomalías asociadas, el flujo sanguíneo sistémico y la perfusión pueden estar disminuidos.
6. ¿Qué equipo, medicamentos o personal adicional se necesita?
   - Según los hallazgos prenatales, puede ser necesario contar con una amplia variedad de recursos adicionales, incluidos suministros para realizar toracocentesis o paracentesis y asegurar el acceso vascular; medicamentos como inotrópicos, adenosina y óxido nítrico inhalado; y equipo para realizar cardioversión. Notifique a cardiología y a la unidad de asistencia crítica según las directrices institucionales.

Drenaje anómalo total de venas pulmonares (DATVP)

En el drenaje anómalo total de venas pulmonares (DATVP), ninguna de las 4 venas pulmonares drena en la aurícula izquierda, lo que interrumpe la entrega normal de sangre oxigenada desde los pulmones al lado izquierdo del corazón y al cuerpo. En su lugar, las venas pulmonares drenan directamente

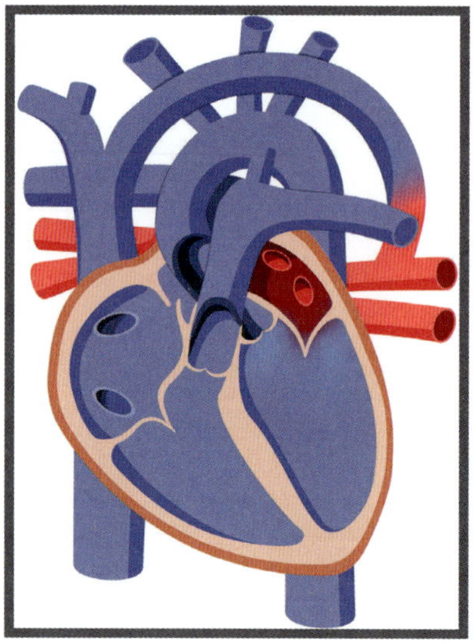

Figura 15.5. Anatomía de la DATVP.

en la aurícula derecha o llegan a la aurícula derecha a través de la vena cava superior, las venas hepáticas, la vena cava inferior o el seno coronario. Estas venas pulmonares mal posicionadas pueden estar estrechadas u obstruidas e interferir con la salida de sangre de los pulmones, causando congestión venosa pulmonar (figura 15.5). Antes del nacimiento, la DATVP con obstrucción de las venas pulmonares no suele causar sufrimiento fetal porque la placenta es la fuente de sangre oxigenada y poca sangre fluye a través de las venas pulmonares fetales. La DATVP es difícil de identificar mediante ecografía prenatal y es menos probable que se diagnostique antes del nacimiento. Después del nacimiento, a pesar de una adecuada expansión pulmonar y ventilación, los recién nacidos con DATVP y obstrucción de las venas pulmonares pueden desarrollar una insuficiencia respiratoria rápida y progresiva que no responde a las estrategias de tratamiento habituales. Debido a la obstrucción venosa, las intervenciones que aumentan el flujo sanguíneo pulmonar suelen empeorar el malestar del recién nacido. La estabilización después del nacimiento puede requerir una intervención quirúrgica inmediata y oxigenación por membrana extracorpórea (OMEC).

Preguntas previas al parto sobre DATVP

1. ¿Cuál es la lesión cardiaca?
   - DATVP con o sin obstrucción de las venas pulmonares
2. ¿Hay alguna característica adicional que deba considerarse para esta CC que aumente el riesgo de insuficiencia cardiorrespiratoria u otras complicaciones inmediatamente después del nacimiento?
   - Sí, identifique si las venas pulmonares están obstruidas. Los recién nacidos con venas pulmonares obstruidas tienen más probabilidades de desarrollar insuficiencia cardiorrespiratoria poco después del nacimiento.
3. ¿Esta cardiopatía congénita CC requiere alguna modificación en los objetivos de frecuencia cardiaca incluidos en el algoritmo del NRP?
   - No.
4. ¿Esta cardiopatía congénita requiere alguna modificación en los objetivos de saturación de oxígeno incluidos en el algoritmo NRP? ¿Se requiere una titulación cuidadosa de F_{IO_2}?
   - No; sin embargo, se espera que los recién nacidos con DATVP tengan dificultades con la oxigenación.
5. ¿Se espera que esta cardiopatía congénita cause problemas con el flujo sanguíneo sistémico o la perfusión?
   - No.
6. ¿Qué equipo, medicamentos o personal adicional se necesita?
   - Prepárese para asegurar el acceso vascular (VIP o CVU). Notifique a cardiología y a la unidad de asistencia crítica según las directrices institucionales.

Bloqueo cardiaco congénito (BCC)

El bloqueo cardiaco congénito fetal (BCC) puede ser el resultado de una cardiopatía congénita fetal subyacente o secundaria al paso transplacentario de anticuerpos autoinmunes de una persona embarazada con lupus eritematoso sistémico o síndrome de Sjögren. Si la función cardiaca es normal, el feto generalmente puede tolerar frecuencias cardiacas tan bajas como 55 lpm. Sin embargo, si también está presente la CCC o si existe disfunción cardiaca debido a una miocardiopatía, el BCC puede provocar el desarrollo de hidropesía fetal.

El manejo inmediato después del nacimiento depende de la presencia de disfunción cardiaca y signos de hidropesía fetal. Si el recién nacido con BCC parece estar bien perfundido después del nacimiento, se pueden seguir los pasos de reanimación y estabilización neonatal descritos en este programa y resumidos en el algoritmo del NRP, con una modificación en los umbrales de frecuencia cardiaca para las intervenciones. Las principales modificaciones del algoritmo del NRP ocurren en los puntos donde se utilizan los valores objetivo de la frecuencia cardiaca como criterios para intervenciones como la ventilación asistida, la intubación, las compresiones torácicas o la administración de adrenalina. En lugar de utilizar los objetivos de frecuencia cardiaca descritos en el algoritmo del NRP, tome decisiones basadas en su evaluación de la respiración, la perfusión y la estabilidad hemodinámica del recién nacido. Si un recién nacido con BCC tiene una frecuencia cardiaca de 100 lpm pero está llorando y bien perfundido, no se requiere ventilación asistida. De manera similar, un recién nacido con una frecuencia cardiaca de 60 lpm que respira, tiene buen tono y está bien perfundido no requiere compresiones torácicas ni administración de adrenalina. A menos que exista una CCC asociada, no es necesario modificar la saturación objetivo de oxígeno descrita en el algoritmo del NRP. Si un recién nacido con BCC se vuelve inestable, esto se manifestará como inestabilidad hemodinámica con indicadores de mala perfusión, cianosis, apnea/boqueo y disminución del tono.

Sin ningún signo de disfunción cardiaca, el manejo del BCC después de la estabilización inmediata dependerá de las pautas institucionales. Si hay signos de disfunción cardiaca, como la presencia de hidropesía o perfusión deficiente, los pasos de reanimación y estabilización deben incluir intubación, sedación y bloqueo neuromuscular para minimizar el consumo de oxígeno. En consulta con un cardiólogo, se puede usar adrenalina o isoproterenol como medida temporal para aumentar la frecuencia cardiaca del recién nacido. Puede estar indicado el traslado a una ubicación o instalación con recursos adicionales de cardiología.

Preguntas previas al parto sobre BCC

1. ¿Cuál es la lesión cardiaca?
   - BCC
2. ¿Hay alguna característica adicional que deba considerarse para esta CC que aumente el riesgo de insuficiencia cardiorrespiratoria u otras complicaciones inmediatamente después del nacimiento?
   - Si la frecuencia ventricular es < 50 lpm o existen otros defectos estructurales cardiacos, el riesgo de hidropesía fetal aumenta.

3. ¿Esta CC requiere alguna modificación de los objetivos de frecuencia cardiaca incluidos en el algoritmo del NRP?
   - Sí.
4. ¿Esta cardiopatía congénita requiere alguna modificación en los objetivos de saturación de oxígeno incluidos en el algoritmo NRP? ¿Se requiere una titulación cuidadosa de F_IO_2?
   - No.
5. ¿Se espera que esta cardiopatía congénita cause problemas con el flujo sanguíneo sistémico o la perfusión?
   - Puede ser.
6. ¿Qué equipo, medicamentos o personal adicional se necesita?
   - Prepare el equipo para monitorizar continuamente la frecuencia cardiaca del recién nacido y, si es posible, registre el trazado. Es posible que se requieran suministros para asegurar el acceso vascular (VIP o CVU) y medicamentos para aumentar la frecuencia cardiaca, como una infusión continua de adrenalina o isoproterenol. Notifique a cardiología y a la unidad de asistencia crítica según las directrices institucionales.

Taquiarritmias fetales

Las taquiarritmias fetales (frecuencia cardiaca rápida) suelen ser afecciones primarias, pero pueden estar asociadas a cardiopatías congénitas subyacentes como la anomalía de Ebstein. El feto generalmente tolerará las taquiarritmias intermitentes si su función cardiaca es normal. Las taquiarritmias persistentes, especialmente a frecuencias elevadas, con frecuencia provocan disfunción cardiaca que puede conducir a hidropesía fetal. Inmediatamente después del nacimiento, se pueden seguir los pasos de reanimación y estabilización neonatal descritos en este programa y resumidos en el algoritmo del NRP. En ausencia de disfunción cardiaca, el manejo después de la estabilización inicial depende de las directrices institucionales.

Si la arritmia se acompaña de disfunción cardiaca, se deben considerar medidas adicionales para minimizar el consumo de oxígeno, incluyendo ventilación asistida, intubación y sedación. Se debe considerar la cardioversión eléctrica en presencia de taquiarritmia con disfunción cardiaca. Se recomienda consultar con un cardiólogo, según sea necesario. Según los recursos disponibles en su institución, puede ser necesario transferir a una ubicación o instalación con recursos adicionales de cardiología.

Preguntas previas al parto sobre taquiarritmia

1. ¿Cuál es la lesión cardiaca?
   - Taquicardia suprevantricular (TSV)
2. ¿Hay alguna característica adicional que deba considerarse para esta CC que aumente el riesgo de insuficiencia cardiorrespiratoria u otras complicaciones inmediatamente después del nacimiento?
   - Evaluar si ha habido TSV fetal prolongado, otra cardiopatía estructural o hidropesía fetal.

3. ¿Esta CC requiere alguna modificación en los objetivos de frecuencia cardiaca incluidos en el algoritmo del NRP?
   - No.
4. ¿Esta CC requiere alguna modificación en los objetivos de saturación de oxígeno incluidos en el algoritmo NRP? ¿Se requiere una titulación cuidadosa de FiO_2?
   - No.
5. ¿Se espera que esta cardiopatía congénita cause problemas con el flujo sanguíneo sistémico o la perfusión?
   - Puede ser. Mientras que la mayoría de los recién nacidos están estables con una frecuencia cardiaca > A 220 lpm, corren el riesgo de tener un gasto cardiaco inadecuado con disminución del flujo sanguíneo sistémico y la perfusión.
6. ¿Qué equipo, medicamentos o personal adicional se necesita?
   - Prepare el equipo y los suministros para asegurar el acceso vascular (VIP o CVU), administrar adenosina y realizar la cardioversión. Notifique a cardiología y a la unidad de asistencia crítica según las directrices institucionales.

Puede encontrar información adicional sobre la evaluación y el manejo de las arritmias en la lección suplementaria 16 ("Reanimación en la Unidad de cuidados intensivos neonatales").

Caso 2: Un recién nacido con CCC no anticipada

Se llama a su equipo de reanimación a la sala de partos para atender a un recién nacido cianótico con dificultad respiratoria. El recién nacido a término tiene 15 minutos de vida y presenta aumento del trabajo respiratorio y una SpO_2 baja. El embarazo se complicó por diabetes tipo 1 no controlada. El parto fue inducido debido a la macrosomía. Después del nacimiento, el recién nacido estaba vigoroso, se realizó el retraso del pinzamiento del cordón y se colocó piel con piel sobre el pecho de la persona progenitora. Poco después, se observó que el recién nacido respiraba rápidamente y presentaba cianosis central. El recién nacido fue llevado al calentador radiante, se colocó un sensor de oximetría de pulso en la muñeca derecha y la SpO_2 era del 60 % a los 8 minutos. Se aumentó el oxígeno suplementario al 100 %, pero la SpO_2 no mejoró, y el equipo de trabajo de parto y parto solicitó asistencia.

A su llegada, su equipo encuentra al personal de trabajo de parto y parto proporcionando ventilación asistida con una pieza en T y una mascarilla de reanimación. La frecuencia cardiaca del recién nacido es de 150 lpm, pero la SpO_2 permanece en 60 % a pesar del uso de oxígeno al 100 %. El tórax del recién nacido se mueve y los sonidos respiratorios son audibles en ambos lados. No hay signos de obstrucción de la vía aérea ni de neumotórax. Los electrodos torácicos se colocan y se conectan a un monitor cardiaco electrónico. Debido a una SpO_2 persistentemente baja, un miembro del equipo intuba al recién nacido, pero no hay mejoría. El tubo endotraqueal está asegurado, se informa rápidamente a los progenitores y el recién nacido es trasladado/a a la UCIN para una evaluación y tratamiento adicionales. Una radiografía de tórax muestra el tubo endotraqueal en la ubicación adecuada, y no hay neumotórax ni derrame. Dada la falta de mejoría, existe preocupación por una posible cardiopatía congénita no diagnosticada. Se consulta a cardiología, se inserta un CVU, se inicia una infusión de PGE y se solicita un ecocardiograma. El ecocardiograma confirma el diagnóstico de d-TGA con RAS; se continúa la infusión de PGE; y se realizan los arreglos para la transferencia urgente a un centro especializado en cardiotorácica pediátrica.

Cuándo considerar una cardiopatía congénita no diagnosticada

El diagnóstico prenatal de la cardiopatía congénita depende del momento, la técnica y el equipo de la ecografía. Durante las ecografías anatómicas fetales, una vista rutinaria de las 4 cámaras no detecta más del 50 % de las cardiopatías congénitas. La cardiopatía congénita no diagnosticada prenatalmente puede manifestarse desde el nacimiento hasta los 6 meses de edad. Los profesionales de reanimación neonatal deben mantener un alto índice de sospecha de CCC no diagnosticada en un recién nacido que no mejora después de los pasos habituales de estabilización y reanimación neonatal descritos en este programa.

Las lesiones cardiacas que colocan al recién nacido en alto riesgo de presentar insuficiencia cardiorrespiratoria inmediatamente después del nacimiento incluyen SCIH con comunicación auricular restrictiva, d-TGA con comunicación auricular intacta o restrictiva, TdF con ausencia de válvula pulmonar, anomalía de Ebstein de moderada a grave, DATVP con obstrucción y arritmias (tabla 15-2). Estas lesiones pueden provocar hipoxia, colapso cardiovascular o ambos. El reconocimiento temprano y la intervención oportuna pueden influir en el resultado para esta población de pacientes.

Resumen

Después del nacimiento, la estabilización y reanimación de los recién nacidos con cardiopatía congénita diagnosticada prenatalmente requiere una preparación significativa. La mayoría de los recién nacidos con BCC están vigorosos después del nacimiento. Si no están vigorosos, generalmente no está directamente relacionado con su CC, y se les debe tratar utilizando los mismos pasos de reanimación neonatal descritos en este programa y resumidos en el algoritmo del NRP. Al revisar las preguntas previas al parto específicas sobre cardiología, el equipo de reanimación puede anticipar si el recién nacido con CC tiene un mayor riesgo de presentar insuficiencia cardiorrespiratoria después del nacimiento; si se indican modificaciones al algoritmo del NRP; y si pueden ser necesarios equipos, suministros o recursos adicionales. Para algunos recién nacidos con CCC, se harán modificaciones al objetivo de saturación de oxígeno. En estos casos, se debe utilizar oxígeno suplementario para mantener la saturación de oxígeno preductal dentro de un rango objetivo preestablecido que se determina en función de la anatomía y fisiología anticipadas. Los recién nacidos con CCC que no responden al plan de estabilización recomendado pueden requerir pasos adicionales, incluyendo minimizar el consumo de oxígeno, maximizar el gasto cardiaco y prepararse para una transferencia de emergencia a un lugar o centro que cuente con los recursos para proporcionar intervenciones cardiacas adicionales.

Tabla 15-2. Cardiopatía congénita con alto riesgo de inestabilidad en la sala de partos

Enfermedad cardiaca congénita	Saturación de oxígeno baja	Frecuencia cardiaca anormal	Perfusión sistémica disminuida	Pasos de estabilización a considerar
SCIH con RAS o IAS	Sí	No	Sí	Intubar, sedar y paralizar, infusión de PGE, intervención de cardiología de emergencia.
d-TGA con RAS o IAS	Sí	No	Sí, la hipoxemia grave causada por una mala mezcla puede reducir la perfusión sistémica.	Intubar, sedar y paralizar, infusión de PGE, intervención de cardiología de emergencia.
TdF con válvula pulmonar ausente	Posible insuficiencia respiratoria debido a compresiones de la vía aérea.	No	No	Posición prona, intubación, sedar y paralizar.
Ebstein	Posible según la gravedad	Posibles taquiarritmias	Posible según la gravedad	Se requieren múltiples intervenciones potenciales.
DATVP con obstrucción	No de inmediato, pero puede desarrollarse insuficiencia respiratoria poco después del nacimiento	No	No	Acceso vascular.
Taquiarritmia con insuficiencia cardiaca	No	Sí	Sí	Acceso vascular, control de la frecuencia (adenosina o cardioversión).
Bloqueo cardiaco con insuficiencia cardiaca	No	Sí	Sí	Acceso vascular, control de la frecuencia (adrenalina o isoproterenol).

Abreviaturas: d-TGA, transposición de las grandes arterias; SCIH, síndrome de corazón izquierdo hipoplásico; IAS, tabique auricular íntegro; RAS, tabique auricular restrictivo; DVPAT, drenaje venoso pulmonar anómalo total; TdF, tetralogía de Fallot.

Enfoque centrado en el trabajo de equipo

La estabilización y reanimación de un recién nacido con CC resalta varias oportunidades para que los equipos eficaces utilicen las habilidades conductuales clave del Neonatal Resuscitation Program® (NRP®).

Comportamiento	Ejemplo
Usar la información disponible. Prever y planificar.	Revise las preguntas previas al parto preguntas específicas sobre cardiología a fin de identificar factores de riesgo de inestabilidad en la sala de partos, determinar si se requieren modificaciones en el algoritmo del NRP y/o si se necesitarán equipos, suministros o personal adicionales.
Conocer el entorno.	Sepa cómo acceder y operar un desfibrilador para cardioversión. Sepa cómo obtener suministros y medicamentos adicionales, como un CVU y adenosina.
Comunicar eficazmente.	Asegúrese de que los miembros del equipo de reanimación estén al tanto de las modificaciones planificadas en el algoritmo del NRP.
Pedir ayuda cuando sea necesario.	Sepa cómo acceder de manera urgente a experiencia adicional de un consultor de cardiología. Sepa cómo transferir de manera urgente a un recién nacido inestable con CC a un lugar o centro que cuente con recursos adicionales de cardiología.

Lección complementaria 16

Reanimación en la Unidad de Cuidados Intensivos Neonatales

Puntos de aprendizaje

- Los aspectos únicos de la reanimación en la Unidad de Cuidados Intensivos Neonatales (UCIN)
- Causas comunes de descompensación clínica en recién nacidos en la UCIN
- Atención básica de emergencia de las arritmias en la UCIN
- Consideraciones para la prevención del paro cardiorrespiratorio y el cuidado posresucitación en la UCIN
- Cuándo considerar el uso de algoritmos y directrices de reanimación pediátrica

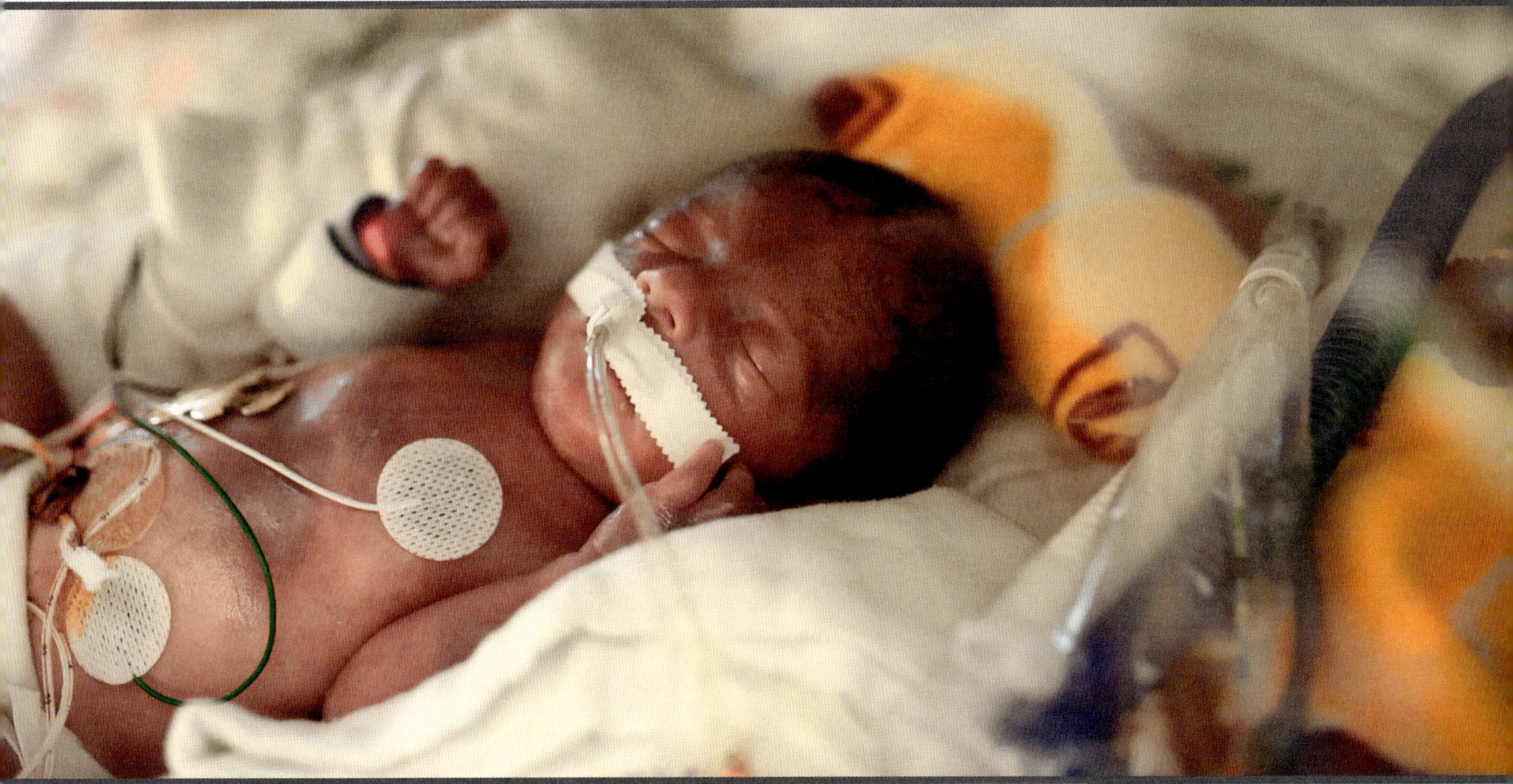

Puntos clave

1. La ventilación eficaz de los pulmones es la prioridad inicial para la reanimación de la mayoría de los recién nacidos en la unidad de cuidados intensivos neonatales (UCIN).

2. Muchos recién nacidos que requieren reanimación en la UCIN ya han completado la transición fisiológica inicial a la circulación neonatal, pueden estar recibiendo soporte respiratorio y ya tener acceso intravascular.

3. Muchos recién nacidos que presentan descompensación clínica en la UCIN tienen afecciones de salud subyacentes que deben considerarse durante la reanimación y los cuidados posteriores a la reanimación.

4. Al administrar compresiones torácicas a recién nacidos en la UCIN, puede ser razonable coordinar las ventilaciones y las compresiones y utilizar la misma proporción de ventilación a compresión recomendada por el Neonatal Resuscitation Program® (NRP®) para las reanimaciones realizadas en el entorno del parto. Si se sospecha de una etiología cardiaca primaria para el paro cardiorrespiratorio, se pueden considerar las relaciones de ventilación a compresión recomendadas en el programa Pediatric Advanced Life Support (PALS).

5. Actualmente no hay suficiente evidencia para hacer una única recomendación definitiva que sea adecuada para todos los recién nacidos en la UCIN con respecto al momento apropiado para pasar de usar el algoritmo del NRP a los algoritmos del Pediatric Advanced Life Support (PALS). En lugar de intentar identificar una edad en la que se deben utilizar los algoritmos del PALS, probablemente sea más útil tener en cuenta la etiología del episodio agudo que requiere reanimación.

6. Se debe considerar el taponamiento pericárdico ante cualquier descompensación aguda e inesperada en un recién nacido con un catéter venoso umbilical (CVU) o un catéter central de inserción periférica (PICC) colocado.

7. Los recién nacidos con una taquiarritmia y sin pulso se tratan siguiendo el algoritmo de paro cardiaco del PALS. Active su sistema de respuesta a emergencias y comience las compresiones torácicas de alta calidad sin demora. Si el monitor cardiaco muestra taquicardia ventricular o fibrilación ventricular, está indicada la desfibrilación.

8. La causa metabólica más común de arritmia en la UCIN es la hiperpotasemia grave.

9. Aunque los recursos en la UCIN pueden ser diferentes de los del lugar de nacimiento, las habilidades conductuales clave del NRP son aplicables a las reanimaciones realizadas en la UCIN.

10. Un plan de respuesta a códigos específico para la UCIN que incluya reconocimiento temprano, entrenamiento en equipo, debriefing y un enfoque en la mejora de la calidad es importante para optimizar la respuesta del equipo.

Caso 1: Un recién nacido prematuro con un deterioro clínico súbito

Un bebé nacido a las 25 semanas de gestación tiene ahora 4 días de vida y presenta insuficiencia respiratoria grave. El recién nacido está recibiendo soporte con ventilación mecánica convencional y ha recibido 2 dosis de surfactante. El recién nacido presenta bradicardia repentina con una frecuencia cardiaca de 50 latidos por minuto (lpm) y la saturación de oxígeno (SpO_2) disminuye rápidamente al 40 %. La alarma del monitor electrónico continuo de capnografía junto a la cama (dióxido de carbono al final de la espiración) suena y muestra una traza plana. Utilizando la regla nemotécnica DONE, la enfermera de cabecera confirma rápidamente que el ventilador está funcionando, evalúa la posición y permeabilidad del tubo endotraqueal, confirma que ha ocurrido una extubación no intencionada y solicita ayuda adicional. Se retira el dispositivo de sujeción del tubo y la enfermera inicia la ventilación manual con una mascarilla de reanimación y un resucitador con pieza en T. A medida que llegan más miembros del equipo, se les informa rápidamente y evalúan la situación. Un miembro del equipo lleva el carro de emergencias de la unidad y el videolaringoscopio a la habitación, mientras que otro utiliza un estetoscopio para escuchar los sonidos respiratorios del recién nacido. Inicialmente, la frecuencia cardiaca del recién nacido no mejora y el tórax no se eleva. Después de ajustar la mascarilla, reposicionar la cabeza y aspirar la boca y la nariz, el tórax comienza a elevarse con cada respiración asistida. Dentro de los 30 segundos de iniciar una ventilación eficaz con mascarilla facial, la frecuencia cardiaca del recién nacido aumenta y la saturación de oxígeno mejora gradualmente. Los miembros del equipo de reanimación realizan una pausa rápida para procedimientos, confirman el plan de tratamiento, asignan tareas y se preparan para insertar un nuevo tubo endotraqueal. El tubo se inserta correctamente en el primer intento y la colocación se confirma mediante capnografía. Durante los siguientes minutos, el estado del recién nacido sigue mejorando y la concentración de oxígeno se ajusta para alcanzar el objetivo institucional. Después del evento, un miembro del equipo se comunica con los progenitores del bebé para informarles, prestar apoyo y responder preguntas. Poco después, los miembros del equipo realizan un debriefing para revisar su preparación, el trabajo en equipo y la comunicación.

Caso 2: Un recién nacido con displasia broncopulmonar

Un bebé que nació a las 24 semanas de gestación tiene ahora 18 semanas (42 semanas de edad posmenstrual). El recién nacido ha estado en la UCIN desde su nacimiento y ha desarrollado una displasia broncopulmonar (DBP) grave con traqueobroncomalacia e hipertensión pulmonar. Se ha intubado al recién nacido y ha recibido soporte respiratorio con un respirador desde el nacimiento. El recién nacido tiene episodios frecuentes de desaturación de oxígeno y bradicardia causadas por un colapso y obstrucción de la vía aérea. El recién nacido recibe múltiples medicamentos y alimentación continua por sonda. Una tarde, la enfermera responde a una alarma en la habitación y encuentra al recién nacido cianótico y apneico. La saturación de oxígeno del recién nacido es del 60 % y la frecuencia cardiaca es de 50 lpm. El monitor de capnografía electrónica continua junto a la cama (dióxido de carbono al final de la espiración) muestra un aumento progresivo del dióxido de carbono al final de la espiración. La enfermera aumenta la concentración de oxígeno (FiO_2) en el ventilador, confirma la posición del tubo endotraqueal y la conexión al ventilador, asegura que el ventilador esté funcionando adecuadamente y solicita ayuda adicional. Un miembro del equipo ayuda con la aspiración del tubo endotraqueal y comienza a ventilar manualmente al recién nacido con un resucitador con pieza en T. Llega a la habitación personal adicional, incluyendo una fisioterapeuta respiratoria. Rápidamente reciben la información de la enfermera y evalúan la situación. Un miembro del equipo usa un estetoscopio para escuchar los ruidos respiratorios del recién nacido. Otro miembro del equipo trae el carro de reanimación de la unidad a la habitación. La evaluación rápida confirma que el tubo endotraqueal está bien colocado y que no está obstruido con secreciones. El terapeuta respiratorio observa que los sonidos respiratorios del recién nacido están significativamente disminuidos en ambos lados y sugiere aumentar la presión máxima de inflado (PIP) y utilizar un tiempo de inflado más prolongado para superar el colapso distal sospechado de la vía aérea. A medida que se ejecutan estos pasos correctivos de la ventilación, los miembros del equipo se preparan para realizar compresiones torácicas y asegurar un acceso vascular de emergencia. Después de unos 60 segundos de ventilación con presión más elevada y mayor tiempo de inflado, la frecuencia cardiaca y la saturación de oxígeno del recién nacido comienzan a mejorar. Durante los siguientes minutos, la condición del recién nacido continúa mejorando. Poco tiempo después, se coloca al recién nacido de nuevo en el respirador y el equipo médico realiza una evaluación exhaustiva. Después, un miembro del equipo se comunica con los progenitores del recién nacido para informarles, prestar apoyo y responder preguntas. Poco después, los miembros del equipo realizan un debriefing para revisar su preparación, el trabajo en equipo y la comunicación.

Aspectos únicos de la reanimación en la UCIN

El *Libro de texto para la reanimación neonatal*, 9.ª edición, se centra en la estabilización y reanimación del recién nacido inmediatamente después del parto. Los recién nacidos en la UCIN también están en riesgo de descompensación clínica. Pueden experimentar compromiso respiratorio agudo y paro cardiorrespiratorio. *Compromiso respiratorio agudo* es el término utilizado para describir un evento con respiraciones ausentes, agónicas o inadecuadas que conducen a ventilación asistida de emergencia. *Paro cardiorrespiratorio* es el término utilizado para describir un evento en el que se realizan compresiones torácicas y/o desfibrilación. **El compromiso respiratorio agudo que conduce a un paro cardiorrespiratorio es la razón más común por la que los recién nacidos reciben compresiones torácicas en la UCIN.** Los estudios informan que aproximadamente entre el 1 % y el 2 % de todos los recién nacidos ingresados en las UCIN reciben compresiones torácicas. Esto sugiere que las compresiones torácicas se administran 10 veces más frecuentemente en la UCIN en comparación con el entorno del parto.

Hay muchas causas potenciales de compromiso respiratorio agudo y paro cardiorrespiratorio en la UCIN. Muchos recién nacidos que requieren reanimación ya han completado la transición fisiológica inicial a la circulación neonatal, pueden estar recibiendo soporte respiratorio y ya cuentan con acceso intravascular. Algunas personas están recibiendo múltiples medicamentos, incluidas infusiones vasoactivas. El conocimiento de la historia médica del recién nacido es fundamental para orientar las intervenciones que aborden la causa de la descompensación clínica. Por ejemplo, un recién nacido con un catéter venoso central de inserción periférica (PICC) está en riesgo de presentar un derrame pericárdico que puede provocar un taponamiento pericárdico y una infección que puede derivar en shock séptico. Un recién nacido con displasia broncopulmonar (DBP) grave o hernia diafragmática congénita corre riesgo de sufrir una crisis de hipertensión pulmonar. Los recién nacidos con ciertas cardiopatías congénitas pueden desarrollar shock si su conducto arterioso se cierra o si una derivación creada quirúrgicamente se ocluye.

Los profesionales de la salud que trabajan en la UCIN deben estar preparados para realizar reanimaciones complejas que requieren una respuesta bien coordinada, enfocada en identificar la etiología subyacente, proporcionar una ventilación eficaz, realizar compresiones torácicas de alta calidad, administrar los medicamentos apropiados y llevar a cabo procedimientos críticos mientras se mantienen dinámicas óptimas de equipo. En esta lección, aprenderá estrategias para abordar la descompensación clínica, el compromiso respiratorio agudo y los paros cardiorrespiratorios en la UCIN.

¿Debería usar el NRP o SVAP/PALS para la reanimación en la UCIN?

Las recomendaciones proporcionadas a lo largo del *Libro de texto para la reanimación neonatal* están destinadas, fundamentalmente, a abordar la reanimación de recién nacidos durante la transición de la vida intrauterina a la extrauterina. Sin embargo, hay partes del algoritmo del NRP que también se pueden aplicar a los recién nacidos de la UCIN que han completado su transición y que requieren reanimación después del nacimiento. En la UCIN, la mayoría de las descompensaciones clínicas están causadas por eventos respiratorios agudos. Por lo tanto, restablecer la ventilación utilizando los principios descritos en el resto de este programa es apropiado para muchos recién nacidos en la UCIN. Una vez que se haya establecido un soporte ventilatorio adecuado, el equipo de la UCIN debe evaluar la posible causa subyacente del evento. Para los pacientes de la UCIN con problemas no abordados por el NRP, como arritmias cardiacas o alteraciones electrolíticas, los pasos descritos en el plan de estudios del PALS pueden ser apropiados.

Tabla 16-1. Comparación entre NRP y PALS

	Neonatal	Pediátrico
Enfoque	Reanimación y estabilización de recién nacidos al nacer	Soporte vital para recién nacidos y niños fuera del período neonatal con una amplia variedad de eventos agudos
Secuencia de eventos	Vía aérea, respiración, circulación	Circulación, vía aérea, respiración
Indicaciones para las compresiones torácicas	La frecuencia cardiaca sigue siendo inferior a 60 lpm a pesar de 30 segundos de ventilación adecuada	La frecuencia cardiaca es inferior a 60 lpm y/o no hay pulso central palpable
Relación de compresión a ventilación y coordinación de las compresiones con las ventilaciones	Relación 3:1 con 90 compresiones y 30 respiraciones por minuto Se recomienda la ventilación a través de una vía aérea alternativa antes de iniciar las compresiones torácicas Coordine las compresiones y las ventilaciones independientemente de la interfase de ventilación	Ventilación con mascarilla facial: • Un reanimador: 30:2 • Dos rescatistas: 15:2 • Compresiones y ventilaciones coordinadas Ventilación a través de un tubo endotraqueal: • 100-120 compresiones continuas por minuto • 1 respiración cada 2-3 segundos (20-30 respiraciones/min) • No hay coordinación entre las compresiones y las ventilaciones
Algoritmos relevantes	Algoritmo del Programa de Reanimación Neonatal	• Algoritmo del paro cardiaco pediátrico • Algoritmo de bradicardia pediátrica con pulso • Algoritmo de taquicardia pediátrica con pulso
Medicamentos y otras terapias	Adrenalina Solución salina normal Sangre de emergencia O-neg	Clases de medicamentos • Antiarrítmico • Vasopresores • Inotrópicos • Vasodilatadores pulmonares • Agentes de sedación/reversión Desfibrilación, cardioversión, estimulación transcutánea, maniobras vagales
Acceso vascular	CVU o IO	VIP, IO, línea central
Manejo de la temperatura posresucitación	A los recién nacidos con una edad gestacional estimada al nacer de 36 semanas o más y con EHI moderada a grave en evolución se les debe ofrecer hipotermia terapéutica bajo protocolos claramente definidos.	Para recién nacidos y niños de entre 24 horas y 18 años de edad que permanecen en coma después de un paro cardiaco intrahospitalario, es razonable utilizar MTT de 32 °C-34 °C seguido de MTT de 36 °C-37.5 °C o solo MTT de 36 °C-37.5 °C.

Abreviaturas: EHI, encefalopatía hipóxico-isquémica; IO, intraóseo; VIP, vía intravenosa periférica; MTT, control estricto de la temperatura; CVU, catéter venoso umbilical.

Algunas de las diferencias importantes entre el NRP y el PALS se describen en la tabla 16-1. Una diferencia clave es que el NRP se centra inicialmente en establecer la ventilación, mientras que el PALS se enfoca en iniciar las compresiones torácicas. Una vez que se inician las compresiones torácicas, los programas también difieren en la proporción de compresiones a ventilaciones y en la coordinación de la ventilación con las compresiones. Los algoritmos del PALS abordan una gama más amplia de eventos agudos e incluyen terapias y medicamentos que no están incluidos en el NRP.

Al administrar compresiones torácicas a recién nacidos en la UCIN, puede ser razonable coordinar las ventilaciones y las compresiones y utilizar la misma proporción de ventilación a compresión recomendada por el NRP para las reanimaciones realizadas en el entorno del parto. Si se sospecha de una etiología cardiaca primaria como causa del paro cardiorrespiratorio, también pueden considerarse las proporciones de ventilación a compresión recomendadas en el programa PALS.

Actualmente no existe suficiente evidencia para hacer una única recomendación definitiva que sea adecuada para todos los recién nacidos en la UCIN con respecto al momento apropiado para pasar de utilizar el algoritmo del NRP a los algoritmos del PALS. Es poco probable que exista una sola edad posconceptual o un momento después del nacimiento en el que la reanimación siguiendo las guías pediátricas conduzca a mejores resultados. En lugar de intentar identificar una edad en la que se deben utilizar los algoritmos del PALS, probablemente sea más útil tener en cuenta la etiología del episodio agudo que requiere reanimación. Por lo tanto, corresponde a los equipos de atención médica desarrollar directrices locales que determinen qué algoritmos se utilizarán. Al tomar esta decisión, es importante considerar la fisiopatología que conduce al evento agudo, los recursos locales y el entrenamiento de los equipos de atención médica.

En algunas UCIN, el personal recibe entrenamiento utilizando tanto el plan de estudios del NRP como el del PALS. Sin embargo, deben considerarse las implicaciones prácticas de entrenar al personal utilizando ambos programas. Si se capacita al personal de una unidad con ambos programas, es esencial desarrollar un plan para determinar qué algoritmos de reanimación se van a utilizar y comunicar este plan al equipo de reanimación para evitar posibles confusiones.

Compromiso respiratorio agudo en la UCIN

Los episodios de compromiso respiratorio agudo suelen manifestarse con desaturaciones de oxígeno y bradicardia. Hay muchas razones para estos eventos, incluyendo apnea grave observada en la prematurez, sepsis o convulsiones. También pueden deberse a un tubo endotraqueal desplazado u obstruido, fallo del equipo o cambios agudos en la fisiopatología respiratoria, como un neumotórax, atelectasia grave, tapón mucoso y hemorragia pulmonar (tabla 16-2). Si las medidas correctivas iniciales no son suficientes para resolver el evento agudo, el estado del paciente puede deteriorarse hasta un paro cardiorrespiratorio. Los estudios demuestran que el compromiso respiratorio agudo es la etiología más común que conduce a un paro cardiorrespiratorio en la UCIN.

Tabla 16-2. Causas de compromiso respiratorio agudo en la UCIN

Categoría	Ejemplos representativos
Mecánico	Tubo endotraqueal, cánula de traqueotomía o interfase no invasiva desplazados u obstruidos; circuito del ventilador desconectado; mal funcionamiento del equipo
Vía aérea superior	Obstrucción por la lengua, tono faríngeo anormal, secreciones, laringomalacia, laringoespasmo, parálisis de las cuerdas vocales o una masa
Vía aérea inferior	Obstrucción por secreciones, estenosis subglótica, traqueobroncomalacia, estenosis traqueal, anillos vasculares, broncoespasmo
Enfermedad pulmonar parenquimatosa	Atelectasia Neumonía Hemorragia pulmonar Síndromes de fuga de aire Edema pulmonar Síndromes asociados con hipoplasia pulmonar (hernia diafragmática congénita, malformaciones congénitas de la vía aérea pulmonar) Trastornos congénitos del pulmón (linfangiectasia, deficiencia de surfactante, displasia capilar alveolar, displasia acinar, enfermedad pulmonar intersticial)
Control desordenado de la respiración	Apnea de la prematuridad Convulsión Medicación Lesión del nervio frénico Síndromes de hipotonía Infecciones Patología intracraneal

Manejo del compromiso respiratorio agudo en la UCIN

El primer paso para manejar la atención de un recién nacido con compromiso respiratorio agudo en la UCIN es proporcionar una ventilación eficaz. Esto puede incluir la aplicación de los pasos correctivos de ventilación (MR SOPA) descritos en la lección 4 para los recién nacidos que reciben ventilación con mascarilla. En la UCIN, muchos recién nacidos que sufren una descompensación respiratoria aguda que requiere una intervención ya están recibiendo soporte respiratorio. Si la condición de un recién nacido empeora mientras recibe soporte respiratorio, se puede utilizar la nemotecnia **DONE** previamente descrito para descartar una causa reversible (tabla 16-3).

Si la frecuencia cardiaca no ha disminuido significativamente, podría ser apropiado realizar algunos de los pasos, como asegurar una interfase nasal adecuada o la correcta posición del tubo endotraqueal y el funcionamiento del equipo, mientras se continúa el soporte con el dispositivo de presión positiva continua en la vía aérea (CPAP) o el ventilador. Si el dispositivo está funcionando, puede ser necesario aumentar la concentración de oxígeno (F_IO_2). Sin embargo, si la frecuencia cardiaca está disminuyendo rápidamente o es inferior a 100 lpm, puede ser necesaria la ventilación asistida con una bolsa de reanimación o un resucitador con pieza en T mientras se completa una evaluación adicional. Si se ha producido una extubación no intencionada, inicie la ventilación con mascarilla facial hasta que se pueda reemplazar el tubo.

Tabla 16-3. La regla nemotécnica DONE

Desplazado	Las mascarillas/cánulas nasales de CPAP, el TE o el tubo de traqueotomía pueden desplazarse. • Si se utiliza CPAP, asegúrese de que la interfaz esté correctamente colocada y ausculte los pulmones. • Si el paciente está intubado, ausculte los sonidos respiratorios bilateralmente y sobre el estómago, evalúe la profundidad del TE, utilice la detección de CO_2 (capnografía o detector colorimétrico de CO_2), y considere la visualización directa con laringoscopía. Revise las formas de onda y los bucles del ventilador. Considere una radiografía de tórax.
Obstruido	La obstrucción puede deberse a secreciones, sangre, una masa o una anomalía. Aspire las narinas, la orofaringe, el TET o el tubo de traqueotomía. Utilice la detección de CO_2.
Neumotórax, derrame pleural o derrame pericárdico	Diagnosticado por sonidos respiratorios desiguales, transiluminación, radiografía de tórax o ecografía en el punto de atención (POCUS)
Fallo del equipo	Verifique el dispositivo CPAP o ventilador, el circuito de tubos y las conexiones de gas.

Abreviaturas: CO_2, dióxido de carbono; CPAP, presión positiva continua en la vía aérea; TET, tubo endotraqueal.

Adaptado de Kleinman ME, Chameides L, Schexnayder SM, et al. Parte 14: Pediatric advanced life support: 2010 American Heart Association Guidelines for Cardiopulmonary Resuscitation and Emergency Cardiovascular Care. *Circulation*. 2010;122(18 Suppl):S876–S908.

Consideraciones de ventilación

Los recién nacidos con enfermedad pulmonar subyacente o distensión abdominal que dificulta la inflación pulmonar óptima pueden requerir presiones inspiratorias máximas (PIP) y presiones positivas al final de la espiración (PEEP) más altas que las comúnmente utilizadas en el entorno del parto. Los recién nacidos con enfermedades como hipoplasia pulmonar o hernia diafragmática congénita pueden necesitar PIP más bajos debido al riesgo de desarrollar un neumotórax al utilizar presiones más altas. En recién nacidos con displasia broncopulmonar (DBP) grave establecida, pueden requerirse grandes volúmenes corrientes, tiempos de insuflación prolongados y frecuencias lentas para lograr una ventilación adecuada. La comunicación entre los miembros del equipo sobre los ajustes basales del ventilador y las intervenciones que han acelerado la recuperación en eventos previos es importante para informar estrategias óptimas de ventilación.

Algunos recién nacidos en la UCIN tienen enfermedades de la vía aérea congénitas o adquiridas que pueden dificultar tanto la intubación como la ventilación con mascarilla facial. Identificar claramente a estos recién nacidos y desarrollar prospectivamente un plan es fundamental para garantizar que el equipo de respuesta inicial tenga un modelo mental compartido sobre la mejor manera de responder. Las estrategias pueden incluir tarjetas junto a la cama o avisos en la historia clínica electrónica que detallen los desafíos previstos, qué maniobras de vía aérea deben considerarse o han sido exitosas en el pasado, y formas de notificar rápidamente a otros especialistas en vía aérea.

Los recién nacidos en la UCIN pueden experimentar una hemorragia pulmonar. La hemorragia pulmonar se observa con mayor frecuencia en los recién nacidos prematuros que experimentan un cambio repentino en la distensibilidad pulmonar y un aumento en el flujo sanguíneo pulmonar. Las estrategias de tratamiento inicial más comúnmente utilizadas para la hemorragia pulmonar incluyen la aspiración de la vía aérea para asegurar su permeabilidad, el aumento de la PEEP del ventilador y la transición a un ventilador de oscilación de alta frecuencia. Si hay inestabilidad cardiovascular, considere transfundir glóbulos rojos. Se pueden instilar medicamentos como la adrenalina en la vía aérea para restringir la hemorragia; sin embargo, no hay suficiente evidencia para recomendar ningún tratamiento intratraqueal específico. Los recién nacidos con hemorragia pulmonar que reciben ventilación no invasiva pueden ser difíciles de intubar debido a las secreciones sanguinolentas en la vía aérea, que limitan la visualización de la glotis.

Si el compromiso respiratorio agudo no se resuelve con una ventilación adecuada a través de una vía aérea alternativa y la frecuencia cardiaca permanece por debajo de 60 lpm, se deben iniciar las compresiones torácicas y preparar rápidamente los medicamentos de emergencia. Si se requieren compresiones torácicas, medicamentos de emergencia u otros procedimientos, necesitará ayuda adicional. Es probable que se necesiten más de 4 miembros del equipo para continuar con una ventilación y compresiones eficaces, asegurar el acceso vascular, realizar cualquier procedimiento adicional, preparar y administrar medicamentos de emergencia, monitorear el paso del tiempo, documentar los eventos a medida que ocurren y brindar apoyo a la familia del recién nacido. Durante la reanimación, el equipo debe continuar evaluando otras causas subyacentes de la descompensación aguda. Si la etiología de la descompensación aguda sigue siendo desconocida, pueden ser útiles estudios adicionales como una gasometría, ecocardiografía, radiografía de tórax y abdomen, ecografía en el punto de atención (POCUS) o consulta con una subespecialidad.

Compromiso cardiovascular

En la UCIN puede presentarse el compromiso cardiovascular, que abarca afecciones como el shock, el taponamiento pericárdico y las arritmias. El compromiso cardiovascular puede ser el resultado de un compromiso respiratorio agudo y puede progresar a un paro cardiorrespiratorio. La reanimación neonatal eficaz requiere el reconocimiento oportuno y el manejo simultáneo tanto de la insuficiencia respiratoria como cardiovascular para restablecer la oxigenación, estabilizar la hemodinámica y prevenir el daño a órganos terminales. Este enfoque integrado resalta la interacción dinámica entre los sistemas respiratorio y cardiovascular en los neonatos.

Shock

El shock es una condición caracterizada por una perfusión tisular y una administración de oxígeno inadecuadas para satisfacer las demandas metabólicas del cuerpo. Este estado de insuficiencia circulatoria puede surgir por diversas etiologías, incluidas la hipovolemia, factores cardiogénicos, causas distributivas o razones obstructivas (tabla 16-4). La fisiopatología del shock implica una cascada de eventos en la que la disminución del gasto cardiaco y la alteración en la administración de oxígeno conducen a hipoxia celular, acidosis metabólica y disfunción orgánica subsiguiente. Los signos de shock en el recién nacido se ilustran en la figura 16.1.

Si no se trata, el shock puede avanzar rápidamente y provocar un deterioro en la función cardiovascular. Este deterioro se manifiesta como bradicardia e hipotensión, comprometiendo finalmente la perfusión miocárdica y cerebral.

Tabla 16-4. Categorías y factores de riesgo de shock en la UCIN

Categoría	Factores de riesgo
Distributivo	Sepsis Enterocolitis necrosante
Hipovolémico	Hemorragia masiva Pérdidas de líquidos (renales o gastrointestinales) Deshidratación grave
Cardiogénico	Cardiomiopatía/miocarditis Cierre ductal en cardiopatía congénita dependiente del conducto Insuficiencia cardiaca
Obstructivo	Neumotórax a tensión Taponamiento pericárdico Crisis de hipertensión pulmonar Hipertensión pulmonar persistente del recién nacido Coartación de la aorta Estenosis de la vena pulmonar

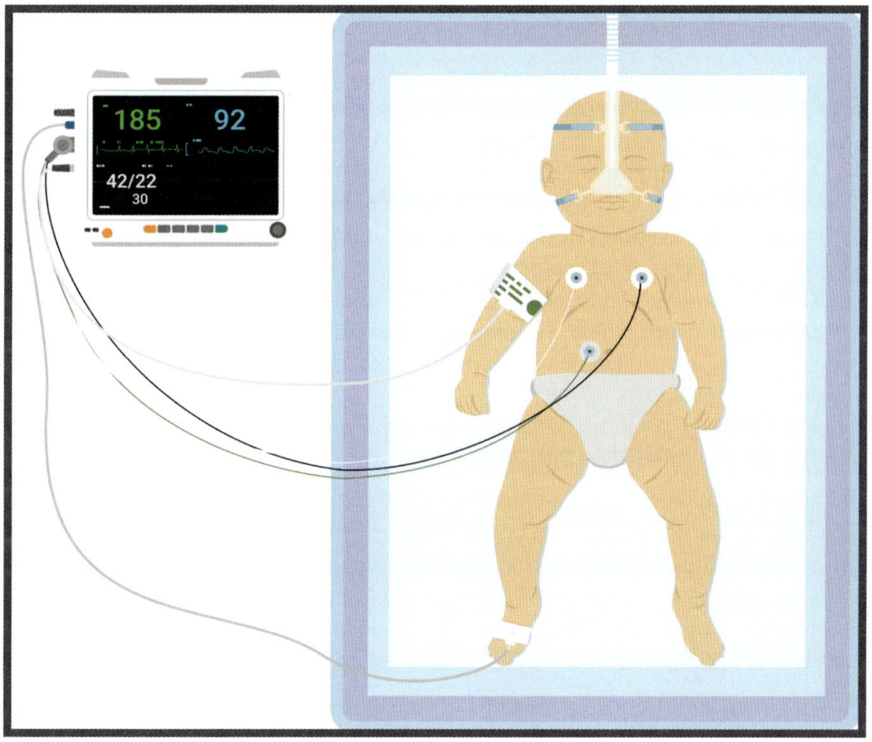

Figura 16.1. Características clínicas del shock neonatal
El shock neonatal se presenta con manifestaciones progresivas y multisistémicas. Los primeros signos incluyen taquicardia y dificultad respiratoria, seguidos de hipotensión, letargo y disminución de la capacidad de respuesta a medida que avanza el shock. Los hallazgos sistémicos incluyen compromiso cardiovascular (pulsos débiles, hepatomegalia), disfunción gastrointestinal (intolerancia a la alimentación), deterioro renal (oliguria o anuria) y cambios cutáneos (palidez, moteado, cianosis, extremidades frías y llenado capilar retardado).

La identificación y el tratamiento rápidos del shock son vitales para prevenir la progresión hacia el paro cardiorrespiratorio. Las intervenciones para prevenir y tratar el shock incluyen abordar la causa subyacente, la resucitación con líquidos y el apoyo con inotrópicos o medicamentos vasoactivos destinados a restablecer una perfusión y oxigenación adecuadas. Si está disponible, el POCUS o la ecocardiografía funcional pueden ser útiles para orientar terapias como el volumen de administración de líquidos, la elección de inotrópicos y medicamentos vasoactivos, y la evaluación de taponamiento pericárdico. Dado que la sepsis es una etiología común de shock en la UCIN, se debe considerar una evaluación de sepsis y terapia antibiótica empírica.

Derrame pericárdico y taponamiento pericárdico

El líquido que se acumula en el espacio entre el corazón y la fina membrana que lo recubre (pericardio) se denomina **derrame pericárdico**. Cuando se acumula líquido en exceso en este espacio, ejerce presión sobre el corazón y puede impedir que se llene o que se contraiga de manera eficaz. Cuando el gasto cardiaco se ve comprometido y causa shock debido a un derrame pericárdico, se denomina **taponamiento pericárdico**. En última instancia, el taponamiento pericárdico puede causar bradicardia persistente o asistolia que no responde a las intervenciones de resucitación. En la UCIN, el taponamiento pericárdico puede ser una complicación relacionada con los catéteres venosos centrales (CVU o PICC), la cateterización cardiaca o la cirugía cardiaca.

Los síntomas de taponamiento pericárdico, como taquicardia, disminución de la presión del pulso y pulso paradójico (una disminución de la presión arterial durante la inspiración espontánea), pueden evolucionar con el tiempo. Sin embargo, el taponamiento pericárdico también puede presentarse como un paro cardiaco agudo y repentino. **Se debe considerar el taponamiento pericárdico ante cualquier descompensación aguda e inesperada en un recién nacido con un CVU o PICC colocado.** La evaluación ultrasonográfica con POCUS o ecocardiografía, si están disponibles, puede utilizarse para diagnosticar el taponamiento pericárdico. Si existe una alta sospecha de taponamiento pericárdico (ya sea clínica o basada en imágenes), se debe realizar una pericardiocentesis.

Evacuación de un derrame pericárdico

El líquido se aspira insertando un catéter en el espacio pericárdico. Este procedimiento se denomina **pericardiocentesis**. Idealmente, la periocardiocentesis se debería realizar utilizando una técnica estéril con anestesia adecuada para el manejo del dolor. No obstante, es posible que se requieran modificaciones durante la aspiración de emergencia de un taponamiento pericárdico.

1. Haga una breve pausa y confirme el lado que planea aspirar.
2. Identifique el sitio de inserción. Si la ecografía está disponible y el tiempo lo permite, dicha imagen puede identificar el sitio de entrada ideal y la profundidad de inserción. **Si la ecografía no está disponible de inmediato, el sitio habitual de inserción es justo por debajo (0,5 cm-1 cm) de la punta del apéndice xifoides en la línea media (figura 16.2).**

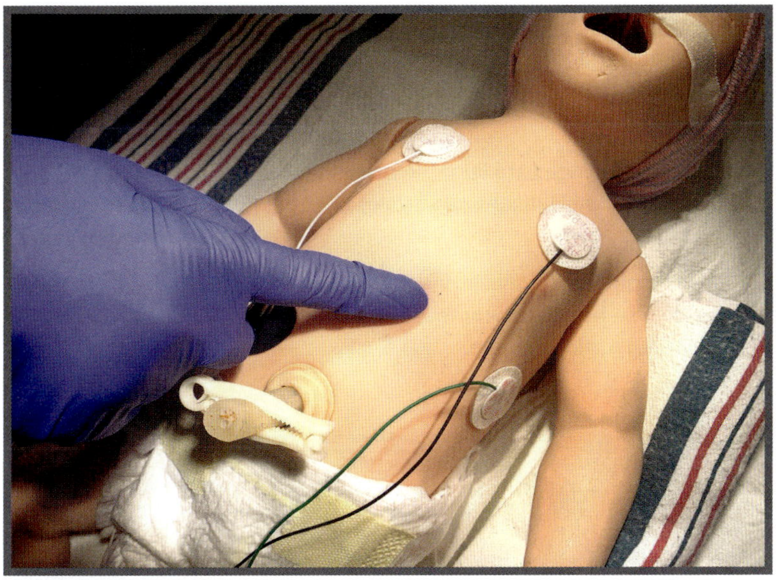

Figura 16.2. Identifique el sitio de inserción justo debajo de la punta del proceso xifoides en la línea media.

3. Prepare el sitio de inserción con antiséptico tópico y toallas estériles.
4. Prepare un dispositivo percutáneo de catéter sobre aguja de calibre 20 o 24*, un equipo de extensión, una llave de tres vías y una jeringa (10-20 ml).
5. Inserte el catéter en un ángulo de 30 a 40 grados con respecto a la piel, con la punta de la aguja dirigida hacia el hombro izquierdo del recién nacido (figura 16.3).

*Nota: Si no hay disponible un dispositivo de catéter sobre aguja adecuado, se puede utilizar una pequeña aguja "mariposa". En este caso, la jeringa y la llave estarán conectadas al tubo conectado a la aguja.

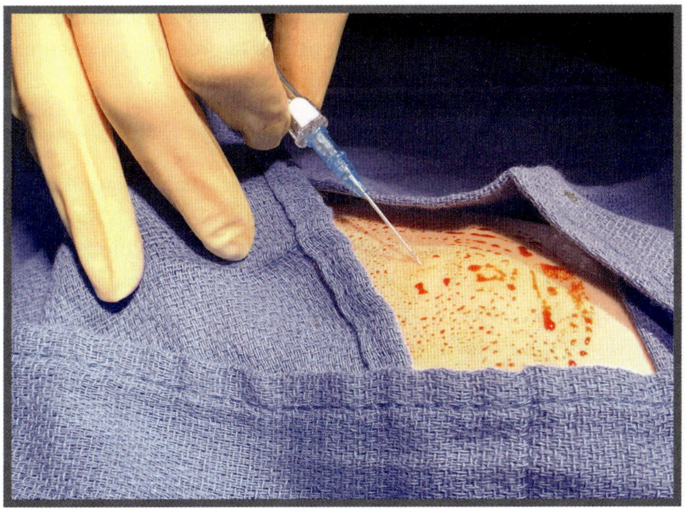

Figura 16.3. Inserte el catéter en un ángulo de 30 a 40 grados con la punta de la aguja dirigida hacia el hombro izquierdo del recién nacido.

6. **Avance la aguja hacia el hombro izquierdo** hasta que el líquido llene el catéter. Retire la aguja. Conecte el juego de extensión, la llave de tres vías y la jeringa al catéter. Abra la llave hacia el paciente y aspire el líquido (figura 16.4).
   a. Cuando la jeringa está llena, se puede cerrar la llave al recién nacido mientras se vacía la jeringa a través del puerto abierto (tercero) de la llave.
   b. Una vez que se vacíe la jeringa, se puede volver a abrir la llave al recién nacido y se puede aspirar más líquido o aire hasta que la condición del recién nacido mejore.

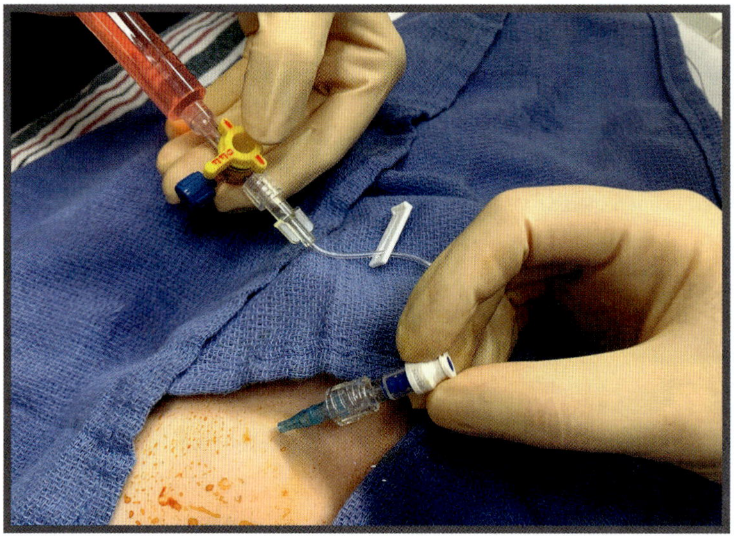

Figura 16.4. Jeringa, llave de paso, equipo de extensión y conjunto de catéter utilizados para aspirar un derrame pericárdico.

7. Una vez que la condición del recién nacido se haya estabilizado, se puede realizar un ecocardiograma para documentar la presencia o ausencia de derrame pericárdico residual y la función cardiaca.

Arritmias

Los recién nacidos en la UCIN pueden presentar arritmias congénitas o adquiridas que conducen a insuficiencia cardiorrespiratoria (tabla 16-5). Las arritmias son más comunes en los recién nacidos con cardiopatía congénita o adquirida subyacente. Sin embargo, las alteraciones electrolíticas como la hipercalemia pueden causar arritmias potencialmente mortales. Los CVU y los PICC con la punta ubicada dentro de la aurícula derecha pueden causar arritmias como la taquicardia supraventricular (TSV). La taquicardia sinusal suele presentarse en asociación con deshidratación, dolor, agitación, fiebre o sepsis. Las arritmias ventriculares y la actividad eléctrica sin pulso son menos frecuentes en la UCIN, pero pueden ocurrir y requieren reconocimiento e intervención rápida.

Tabla 16-5. Categorías y factores de riesgo de arritmias en la UCIN

Categoría	Factores de riesgo
Bradiarritmia • Bradicardia sinusal • Bloqueo cardiaco	Hipoxemia Episodio vagal Bloqueo cardiaco (congénito o adquirido) Medicación Hipotermia Hipocalcemia
Taquiarritmia • Taquicardia sinusal • Aleteo auricular • Taquicardia supraventricular • Taquicardia ventricular	Catéter venoso central mal posicionado Fiebre Medicación Trastorno congénito de la conducción Miocarditis/cardiomiopatía Hipercalemia
Ritmos de paro cardiaco • Asistolia • Actividad eléctrica sin pulso • Fibrilación ventricular • Taquicardia ventricular sin pulso	Hipoxemia Insuficiencia miocárdica Cardiomiopatía Miocarditis Hipercalemia

Esta sección ofrece una introducción básica al manejo de emergencias de las arritmias en la UCIN. Este es un tema complejo y una revisión exhaustiva del manejo de las arritmias está fuera del alcance de esta lección. Se recomienda una consulta temprana con un especialista en cardiología para ayudar en el diagnóstico y tratamiento eficaz de las arritmias.

Cuando se sospecha de una taquiarritmia (frecuencia cardiaca anormalmente rápida), realice una evaluación inicial rápida que incluya la comprobación del pulso y la búsqueda de signos de mala perfusión o inestabilidad hemodinámica. Si hay pulso, realice una evaluación preliminar del ritmo cardiaco del recién nacido con un monitor electrónico junto a la cama mientras evalúa la presión arterial, la saturación de oxígeno y el estado mental del recién nacido. Asegúrese de que el recién nacido tenga una vía aérea permeable, ayude con la respiración y proporcione oxígeno suplementario según sea necesario. Si está disponible, un electrocardiograma (ECG) de 12 derivaciones puede ser útil. Si aún no se ha hecho, asegure el acceso intravascular. La consulta temprana con un especialista en cardiología puede ayudar en el diagnóstico y tratamiento eficaz de las taquiarritmias.

Los recién nacidos **con una taquiarritmia con complejo QRS estrecho y pulso** pueden tener taquicardia sinusal, TSV o aleteo auricular. La taquicardia sinusal suele presentarse con un aumento gradual de la frecuencia cardiaca ($<$ 220 lpm) y ondas P de apariencia normal, con un intervalo RR variable en el ECG. Si el recién nacido presenta taquicardia sinusal, identifique y trate la causa subyacente. La TSV suele presentarse con el inicio abrupto de una frecuencia cardiaca muy rápida ($>$ 220 lpm), un complejo QRS estrecho, ondas P ausentes o anómalas, y sin variabilidad en el intervalo RR. Los recién nacidos en condición estable con TSV pueden ser tratados inicialmente con maniobras vagales. Si la TSV persiste, se puede administrar adenosina intravascular. Los recién nacidos con TSV y signos de inestabilidad hemodinámica son tratados con adenosina si se dispone de acceso intravascular, y con cardioversión sincronizada si no se dispone de acceso intravascular o si la adenosina es ineficaz. El aleteo auricular puede ser difícil de diferenciar de la TSV y sigue un enfoque de tratamiento similar.

El tratamiento de los recién nacidos **con una taquiarritmia con complejo QRS ancho y pulso,** se basa en signos de inestabilidad hemodinámica. Estos recién nacidos pueden presentar taquicardia ventricular (TV) o un tipo poco común de TSV. Si su condición es inestable, está indicada la cardioversión sincronizada. Si su condición es estable, se recomienda la consulta con un cardiólogo.

Los recién nacidos **con una taquiarritmia y sin pulso** se tratan siguiendo el algoritmo de paro cardiaco de PALS. Pueden presentar TV sin pulso o fibrilación ventricular (FV). Estos ritmos suelen tener un complejo QRS ancho. Active su sistema de respuesta a emergencias y comience las compresiones torácicas de alta calidad sin demora. Si el monitor muestra TV o FV, está indicada la desfibrilación.

La causa metabólica más común de arritmia en la UCIN es la hiperpotasemia grave. Cuando el potasio aumenta, un ECG puede mostrar ondas T picudas o ensanchamiento de los complejos QRS. Si no se trata, la hiperpotasemia grave puede provocar FV o asistolia. Los tratamientos médicos utilizados para desplazar rápidamente el potasio hacia las células pueden mitigar los efectos de la hiperpotasemia en el corazón del recién nacido. Estos tratamientos incluyen la administración intravenosa de gluconato de calcio o cloruro de calcio, bicarbonato de sodio, insulina y dextrosa. Otros tratamientos como la furosemida y los agonistas beta inhalados pueden tardar más en hacer efecto. El desarrollo de directrices basadas en unidades para el manejo de la hiperpotasemia grave puede facilitar una intervención oportuna y evitar la progresión a FV o asistolia.

Aunque se utiliza un desfibrilador tanto para la cardioversión sincronizada como para la desfibrilación, estas intervenciones son diferentes y se emplean para fines distintos. **La cardioversión se realiza cuando el recién nacido presenta una taquiarritmia con pulso palpable, lo que indica que hay perfusión.** La arritmia más común tratada en la UCIN con cardioversión es la TSV. **La desfibrilación solo está indicada en casos de paro cardiaco causado por FV o TV sin pulso** (tabla 16-6). En ambos ritmos no hay evidencia de perfusión, como lo demuestra la ausencia de pulso. Dado que no hay perfusión en la FV o la TV sin pulso, se deben realizar compresiones torácicas tan pronto como se identifique la arritmia y entre las descargas siempre que esté indicada la desfibrilación. La desfibrilación en la UCIN es muy rara vez necesaria.

Tabla 16-6. Tratamiento de las arritmias en la UCIN

Categoría	Arritmia	Tratamiento
Taquiarritmias	Aleteo auricular Taquicardia supraventricular Taquicardia ventricular	Estable: • Maniobras vagales • Adenosina (0,1-0,2 mg/kg, bolo IV rápido) Inestable: • Cardioversión (0,5-1 J/kg)
Ritmos de paro cardiaco	Fibrilación ventricular Taquicardia ventricular sin pulso	Compresiones torácicas Desfibrilación (2-4 J/kg)

El uso seguro de un desfibrilador en la UCIN, ya sea para cardioversión o desfibrilación, es una consideración importante. Es fundamental conocer los modos y controles del desfibrilador. Los principios generales para el uso seguro de un desfibrilador incluyen lo siguiente: (1) práctica y educación frecuentes, (2) comunicación en circuito cerrado sobre la dosis de energía, la elección de cardioversión o desfibrilación, y (3) comunicación clara antes de la administración del shock para asegurar que todos los procesos estén en su lugar y prevenir de este modo un shock inadvertido al personal de atención. Si se desea realizar una cardioversión, la mayoría de los desfibriladores requieren configurar el desfibrilador en modo "sincronización". Algunos desfibriladores deben restablecerse en modo "sincronización" después de cada cardioversión si se necesita una segunda dosis de energía.

Medicación

Los medicamentos, incluidos la adrenalina y los expansores de volumen, deben utilizarse en la UCIN según lo indicado en la lección 7. Dada la variedad de etiologías que conducen a compromiso respiratorio agudo y paro cardiorrespiratorio en la UCIN, la reanimación intensiva también puede implicar muchos otros medicamentos. La elección de los medicamentos dependerá de la etiología subyacente identificada o presunta del evento clínico. Algunos ejemplos de estos medicamentos incluyen agonistas beta utilizados para tratar el broncoespasmo, antibióticos para tratar el shock séptico, prostaglandina E_1 para tratar el choque cardiogénico dependiente del conducto, y preparados de calcio para tratar la hipocalcemia o la hipercalemia. Las políticas institucionales y el conocimiento de cómo el personal accede a estos medicamentos son importantes. Algunas unidades mantendrán un suministro de medicamentos de emergencia en un carro de códigos dedicado en la unidad o en un sistema automatizado de gestión y dispensación de medicamentos. Otras personas obtendrán medicamentos de emergencia de una farmacia ubicada en la unidad. Se deben utilizar sistemas como tarjetas de códigos junto a la cama, documentación estandarizada de códigos en formularios electrónicos o en papel, y referencias automatizadas de medicamentos para garantizar una dosificación segura de medicamentos y respaldar una respuesta eficaz ante eventos de emergencia.

Procedimientos de reanimación en la UCIN

Las reanimaciones en la UCIN a menudo requieren intervenciones invasivas similares a las descritas en el resto de este programa (tabla 16-7). Para la dificultad respiratoria, la intubación endotraqueal o la inserción de una mascarilla laríngea establecen una vía aérea segura para una ventilación eficaz. La toracocentesis con aguja o la colocación de un tubo torácico es fundamental para el manejo de un neumotórax. Los procedimientos adicionales que no se realizan comúnmente en el entorno del parto incluyen la pericardiocentesis para el tratamiento del taponamiento pericárdico, la paracentesis abdominal para la descompresión de ascitis grave o neumoperitoneo, y la cardioversión sincronizada o desfibrilación para arritmias cardiacas inestables.

Acceso vascular

Muchos recién nacidos que presentan una descompensación clínica en la UCIN ya cuentan con acceso venoso, que puede incluir un catéter intravenoso (IV) periférico, CVU o PICC. Algunos PICC más pequeños ($\leq$ 1,9 F) pueden dañarse con la administración rápida de líquidos o medicamentos; por lo tanto, puede ser necesario un acceso IV adicional durante una reanimación. Si no se cuenta con un acceso IV al momento del evento, el cateterismo de emergencia en la vena umbilical puede ser factible durante la primera semana después del nacimiento. Después de esta semana, el cateterismo umbilical no suele ser una opción. Debido a la mala perfusión durante la reanimación cardiopulmonar, el establecimiento rápido de un acceso intravenoso periférico rápido puede no tener éxito. Por lo tanto, la inserción de una aguja intraósea, como se describe en la lección 7, es una alternativa eficaz para el acceso vascular de emergencia.

Ecografía en el punto de atención (POCUS)

La ecografía en el punto de atención (POCUS) se utiliza cada vez más durante la reanimación neonatal para mejorar la toma de decisiones clínicas y la realización de procedimientos. La ecografía en el punto de atención (POCUS) puede permitir la visualización en tiempo real de la función cardiaca, el estado de los líquidos, la aireación pulmonar y la ubicación de la punta del catéter central. Con la formación adecuada, la incorporación de la POCUS en la atención clínica puede ayudar en el diagnóstico rápido de afecciones como neumotórax, derrame

Tabla 16-7. Procedimientos de reanimación en la UCIN

Categoría	Procedimientos
Respiratorio	Intubación Mascarilla laríngea Toracocentesis con aguja Tubo torácico
Shock	Colocación de línea intraósea Pericardiocentesis Paracentesis abdominal
Metabólico	Transfusión de recambio Diálisis
Cardiaco	Cardioversión Desfibrilación

pleural, disfunción cardiaca, hipovolemia y taponamiento pericárdico. Además, la POCUS puede utilizarse para guiar procedimientos de emergencia como la inserción de catéteres intravenosos, líneas arteriales periféricas, toracocentesis, pericardiocentesis y paracentesis.

Cuidados posteriores a la reanimación

Muchos de los principios descritos en la lección 9 para los cuidados posteriores a la reanimación del recién nacido también son importantes en la UCIN. Una diferencia importante es que no hay suficiente evidencia para recomendar a favor o en contra de la hipotermia terapéutica en recién nacidos después de la reanimación realizada fuera del período de transición inmediato. Sin embargo, la evidencia sugiere que es importante evitar la hipertermia. Otras consideraciones posteriores a la reanimación son evaluar y mantener los parámetros cardiopulmonares, de líquidos y electrolitos, y metabólicos dentro de los rangos normales. Según la situación clínica, esto puede requerir una monitorización intensiva y una evaluación frecuente de las pruebas de laboratorio. Se puede considerar la neuromonitorización con un electroencefalograma para los recién nacidos que presenten un cambio en el estado neurológico después de la reanimación.

Enfoque centrado en el trabajo de equipo

Aunque los recursos en la UCIN pueden ser diferentes de los del entorno del parto, las habilidades conductuales clave del NRP siguen siendo aplicables a las reanimaciones realizadas en la UCIN. Un plan de respuesta a códigos específico para la UCIN que incluya reconocimiento temprano, entrenamiento en equipo, debriefing y un enfoque en la mejora de la calidad es importante para optimizar la respuesta del equipo. La reanimación en la UCIN destaca varias oportunidades para que los equipos eficaces utilicen las competencias fundamentales del comportamiento del NRP.

Comportamiento	Ejemplo
Conocer el entorno.	• Conozca la ubicación del equipo de reanimación en la UCIN y la forma en que se accede a él. • Sepa cómo llamar para pedir ayuda y quién está disponible.
Usar la información disponible.	• Evalúe las condiciones de salud subyacentes que contribuyen a la descompensación clínica en la UCIN. • Revise los ajustes básicos del ventilador y las intervenciones que han ayudado en la recuperación durante eventos anteriores para definir estrategias de ventilación óptimas.
Prever y planificar.	• Identifique claramente a los pacientes con enfermedades de la vía aérea congénitas o adquiridas que puedan causar dificultad para la ventilación o la intubación. • Identifique prospectivamente a los pacientes en riesgo de descompensación aguda. • Indique claramente si se seguirán los algoritmos o procedimientos del PALS durante la reanimación. • Asigne roles y responsabilidades a los miembros del equipo. • Realice simulacros de reanimación en la UCIN para identificar problemas del sistema y amenazas latentes para la seguridad.

Continuación

Comportamiento	Ejemplo
Delegar trabajo de manera óptima.	• Evite el hacinamiento en la sala de la UCIN. • No duplique el trabajo ni use más recursos de lo necesario. • Cambie las asignaciones de tareas según las habilidades y las necesidades actuales. • No permita que una persona esté sobrecargado de tareas. • No permita que el equipo esté concentrado en una sola tarea.
Pedir ayuda cuando sea necesario.	• Solicite apoyo de especialidad (por ejemplo, anestesiología, cardiología) de manera oportuna. • Identifique cómo llamar para pedir ayuda adicional.

Oportunidades para mejorar la calidad

Hágase las siguientes preguntas y abra un debate con su equipo si encuentra alguna diferencia entre las recomendaciones del NRP y lo que sucede actualmente en su entorno hospitalario. Analice la posibilidad de utilizar las evaluaciones de procesos y resultados sugeridas para guiar la recopilación de datos, identificar las áreas que se pueden mejorar y supervisar sus esfuerzos de mejora para determinar si están funcionando.

Preguntas para lograr una mejora de la calidad

1. ¿Tiene protocolos establecidos para identificar claramente a los recién nacidos en la UCIN con una vía aérea difícil?
2. ¿Cuenta con un programa de capacitación para procedimientos avanzados de resucitación, como la inserción de tubo torácico, pericardiocentesis, paracentesis abdominal e exanguinotransfusion?
3. ¿Qué miembros del personal de la UCIN saben cómo usar un desfibrilador para realizar cardioversión y desfibrilación?
4. ¿Su UCIN utiliza NRP, PALS o un enfoque híbrido?
5. ¿Con qué frecuencia realiza su UCIN simulaciones de reanimación?
6. ¿Realizan los proveedores habitualmente sesiones de retroalimentación posterior a la reanimación para los eventos de resucitación en la UCIN?

Medidas de procesos y resultados

1. ¿Qué porcentaje de los recién nacidos en su UCIN tiene una tarjeta/guía de medicamentos de emergencia completa y actualizada junto a su cama?
2. ¿Qué porcentaje del personal de la UCIN completa el entrenamiento en competencia para el uso del desfibrilador cada año?
3. ¿Cuál es el porcentaje de miembros del equipo de reanimación de la UCIN que demostró que puede calcular y preparar adecuadamente la adrenalina de emergencia en un simulacro cada año?
4. ¿Con qué frecuencia se realizan las compresiones torácicas en su UCIN?
5. ¿Con qué frecuencia se realizan los informes posteriores a la reanimación en la UCIN?
6. ¿Cuáles son los resultados clínicos a largo plazo en neonatos reanimados en la UCIN?

Referencias seleccionadas

Ahmad KA, Velasquez SG, Kohlleppel KL, et al. The characteristics and outcomes of cardiopulmonary resuscitation within the neonatal intensive care unit based on gestational age and unit level of care. *Am J Perinatol*. 2020;37(14):1455–1461. doi:10.1055/s-0039-1693990

Ali N, Lam T, Gray MM, et al. Cardiopulmonary resuscitation in quaternary neonatal intensive care units: a multicenter study. *Resuscitation*. 2021; 159:77–84.

Barr P, Courtman SP. Cardiopulmonary resuscitation in the newborn intensive care unit. *J Paediatr Child Health*. 1998;34(6):503–507. doi:10.1046/j.1440-1754.1998.00294.x

Foglia EE, Langeveld R, Heimall L, et al. Incidence, characteristics, and survival following cardiopulmonary resuscitation in the quaternary neonatal intensive care unit. *Resuscitation*. 2017;110:32–36.

Hornik C, Graham E, Hill K, et al. Cardiopulmonary resuscitation in hospitalized infants. *Early Human Dev*. 2016;101:17–22. doi:10.1016/j.earlhumdev.2016.03.015

Lasa JJ, Dhillon GS, Duff JP, et al. Part 8: Pediatric advanced life support: 2025 American Heart Association and American Academy of Pediatrics guidelines for cardiopulmonary resuscitation and emergency cardiovascular care. *Pediatrics*. 2025; doi: 10.1542/peds.2025-074351

Lee HC, Strand ML, Finan E, et al. Part 5: Neonatal resuscitation: 2025 American Heart Association and American Academy of Pediatrics guidelines for cardiopulmonary resuscitation and emergency cardiovascular care. *Pediatrics*. 2025; doi: 10.1542/peds.2025-074352

Sawyer T, McBride ME, Ades A, et al. Considerations on the use of neonatal and pediatric resuscitation guidelines for hospitalized neonates and infants: on behalf of the American Heart Association Emergency Cardiovascular Care Committee and the American Academy of Pediatrics. *Pediatrics*. 2024;153(1):e2023064681. doi:10.1542/peds.2023-064681

Apéndice

Part 5: Neonatal Resuscitation: 2025 American Heart Association and American Academy of Pediatrics Guidelines for Cardiopulmonary Resuscitation and Emergency Cardiovascular Care

Henry C. Lee, MD, Co-Chair; Marya L. Strand, MD, MS; Emer Finan, MB; Jessica Illuzzi, MD; Beena D. Kamath-Rayne, MD, MPH; Vishal Kapadia, MD, MSCS; Melissa Mahgoub, PhD; Susan Niermeyer, MD, MPH; Stephen M. Schexnayder, MD; Georg M. Schmölzer, MD; Jessica Weglarz, MBA; Amanda L. Williams, RN; Gary M. Weiner, MD; Myra Wyckoff, MD; Nicole K. Yamada, MD, MS; Edgardo Szyld, MD, MSc, Co-Chair

RESUMEN: Las guías de este documento de la American Heart Association y la American Academy of Pediatrics se centran en la atención óptima del recién nacido, incluidos aquellos que están realizando una transición normal desde el entorno uterino lleno de líquido al nacimiento. Los recién nacidos que están teniendo una transición normal pueden beneficiarse del pinzamiento tardío del cordón durante al menos 60 segundos en la mayoría de los casos, el contacto piel con piel con su progenitor poco después del nacimiento y la asistencia adecuada con la termorregulación. Algunos recién nacidos requieren asistencia durante la transición, con intervenciones que van desde el calentamiento y la estimulación táctil hasta el manejo avanzado de la vía aérea, la ventilación asistida, la oxigenoterapia, el acceso intravascular, la administración de adrenalina y la expansión de volumen. En este contexto, las personas, los equipos y los entornos de atención médica que cuidan a recién nacidos deben estar preparados y contar con acceso a la capacitación y los recursos adecuados para la reanimación neonatal. La cadena de atención al recién nacido proporciona orientación sobre las consideraciones que pueden conducir a resultados óptimos para los recién nacidos, desde la atención prenatal hasta la recuperación y el seguimiento.

Acceda a las Guías completas de 2025 publicadas en *Pediatrics* en https://doi.org/10.1542/peds.2025-074352.

Índice

A

AAP. *Consulte* American Academy of Pediatrics (AAP)
acceso intravascular
- aguja intraósea para, 160-163
- en la unidad de cuidados intensivos neonatales (UCIN), 306
- en la unidad de posparto, 252
- fuera del hospital, 248–249
- vena umbilical, 156-160

acceso vascular
- aguja intraósea para, 160-163
- en la unidad de cuidados intensivos neonatales (UCIN), 306
- en la unidad de posparto, 252
- fuera del hospital, 248–249
- vena umbilical, 156-160

acidosis metabólica, 194, 197
actividad eléctrica sin pulso (AESP), 40
- compresiones torácicas y, 136

adrenalina, 3, 6, 152
- administración de, 150
- circuito cerrado de comunicación, 150-151
- concentración de, 148
- dosificación de, 149-150, 166
- en la unidad de cuidados intensivos neonatales (UCIN), 305
- evaluación de la respuesta del bebé a, 151, 154
- indicaciones para, 148
- preparación de, 149
- vía de administración de, 148-149, 166

AESP. *Consulte* actividad eléctrica sin pulso (AESP)
aguja intraósea, 160-161
- inserción de, 161-163, 166

AHA. *Consulte* American Heart Association (AHA)
aire comprimido y oxígeno, 44
alergia al látex, 215
aleteo auricular, 280
algoritmo del Neonatal Resuscitation Program® (NRP®), 6–8, 140
algoritmo del soporte vital avanzado pediátrico (PALS), 253-254
- en la unidad de cuidados intensivos neonatales (UCIN), 293-295

alvéolos, 5
American Academy of Pediatrics (AAP)
- Guías del NRP 2025, 313
- sobre parto en casa planificado, 249

American Heart Association (AHA), 313
anestesia general, 214
anomalía de Ebstein, 280-281
aorta descendiente, 4
aorta, 4
- pulsioximetría y 41

apnea, 6, 39
- como indicación de ventilación, 62
- en recién nacidos prematuros, 181

arritmias
- en la unidad de cuidados intensivos neonatales (UCIN), 302-305
- repentina, 3

arteria pulmonar, 4
arterias umbilicales, 4
ascitis abdominal, 205, 207-209
ascitis, 205
- evacuación de, 207-209

asistolia, 40, 300
aspiración
- perilla de succión, 38
- secreciones espesas, 209-210
- uso de intubación endotraqueal, 118-119

aspiración con perilla de succión, 38
aspiración neonatal, 38
atresia coanal, 211
atresia de la válvula pulmonar, 277-278
aumento de ácido en la sangre fetal, 3
aurículas, 4
ausencia confirmada de frecuencia cardiaca, 155
avulsión del cordón umbilical, 33

B

BCC. *Consulte* bloqueo cardiaco congénito (BCC)
bicarbonato de sodio, 197
bloqueo cardiaco congénito (BCC), 283-284
bolsas autoinflables, 56-58
- pruebas de, 58
- ventajas y desventajas de, 82

bolsas de inflado por flujo, 56, 58-60
- pruebas de, 59-60
- ventajas y desventajas de, 82

bradicardia, 6
- en la unidad de cuidados intensivos neonatales (UCIN), 300
- en recién nacidos prematuros, 181

bronquios principales, 98, 99

C

calentadores radiantes, 36
calor
- fuera del hospital, 246
- para recién nacidos a término, vigorosos, 35
- para recién nacidos no vigorosos y prematuros, 36, 174-176

CAP. *Consulte* ductus arterioso persistente (DAP)
cardiopatía congénita crítica (CCC), 268-269
- anomalía de Ebstein, 280-281
- bloqueo cardiaco congénito (BCC), 283-284
- dextrotransposición de las grandes arterias (d-TGA) y, 273-276
- drenaje anómalo total de las venas pulmonares (DATVP), 281-282
- intervenciones en la sala de partos para afecciones específicas, 270-285
- recién nacido sin previsión, 285-286
- síndrome del corazón izquierdo hipoplásico (SCIH), 267-268, 270-273
- taquicardias fetales, 284-285
- tetralogía de Fallot (TdF), 276-279

cardiopatías congénitas (CC). *Consulte* cardiopatía congénita crítica (CCC)
- circulación fetal con, 269
- con alto riesgo de inestabilidad en la sala de partos, 287
- cuándo considerar no diagnosticado, 286
- detección prenatal de, 268-269
- intervenciones en la sala de partos para afecciones específicas, 270-285
- preguntas específicas sobre cardiología para añadir a la sesión informativa previa al equipo de reanimación y, 269-270
- trabajo en equipo y, 287-288

carina, 98, 99
cartílago cricoides, 98, 99
CC. *Consulte* cardiopatía congénita (CC)
CCC. *Consulte* cardiopatía congénita crítica (CCC)
cianosis central, 31, 40
cianosis persistente, 40

cianosis, 31, 40
ciclo "Plan-Do-Check-Adjust" (PDCA, "planificar, hacer, revisar, ajustar"), 263
ciclos de mejora, 263
circuito cerrado de comunicación, 16-17
  al dar órdenes de medicación, 150-151
circulación
  en el algoritmo del NRP, 6
  en el esquema de reanimación, 239
  fetal, 4
    con cardiopatía congénita (CC), 269
  neonatal, 4
circulación neonatal, transición a, 4-5
código deontológico de la American Medical Association (AMA), 227
colapso posnatal repentino e inesperado (CPRI), 250
colaterales aortopulmonares mayores (MAPCA), 278
competencias fundamentales del comportamiento, NRP, 8, 9, 237
compresiones torácicas, 3, 6, 130-131
  administrado desde la cabecera de la cama, 132-133
  concentración de oxígeno durante, 136
  con medicación, 146-147
  coordinación de la ventilación y, 135
  detector de dióxido de carbono y, 130-131, 140
  en el algoritmo del NRP, 140
  en la unidad de cuidados intensivos neonatales (UCIN), 293
  en la unidad de posparto, 252
  evaluación de la respuesta del bebé a, 136-137
  frecuencia cardiaca que no mejora tras, 137-138
  fuera del hospital, 248
  indicaciones para, 131-132
  inserción del tubo endotraqueal antes, 121
  localización en el tórax, 133-134
  mejora de la calidad para, 139
  mejora del flujo sanguíneo de las arterias coronarias, 131
  parada, 137
  posibles complicaciones de, 139-140
  profundidad de, 134-135
  relación compresión-ventilación de 3:1, 140
  resumen de, 137
  tasa de, 135
  trabajo en equipo, 138-139
compromiso cardiovascular
  arritmias y, 302-305
  derrame pericárdico y taponamiento pericárdico y, 300-302
  shock y, 298-300
compromiso respiratorio agudo, en la unidad de cuidados intensivos neonatales (UCIN), 293, 295–297
  consideraciones de ventilación con, 297-298
conciencia de la situación, 16
contacto piel a piel, 35
contracción del ductus arterioso persistente, 4
control fetal, 205
convulsiones, 195, 214
CPAP. *Consulte* presión positiva continua en la vía aérea (CPAP)
CPRI. *Consulte* colapso posnatal repentino e inesperado (CPRI)
cuerdas vocales, 98, 99
cuidado del recién nacido
  antes de la muerte, 228-229
  en transición retrasada, 30-31
  evaluación de la respuesta del bebé a pasos iniciales, 39-40
  evaluación inicial, 34-35
  mejora de la calidad en, 47-48
  parto sin complicaciones, 30
  pasos iniciales, 35-38
  transporte a centro médico, 249
cuidado posnatal, 188-189
  rutina, 189
cuidados al final de la vida. *Consulte* muerte, recién nacido
cuidados posteriores a la reanimación, 188-189
  acidosis metabólica, 194, 197
  alteración de los hallazgos del examen neurológico, 194-195
  encefalopatía hipóxica isquémica (EHI), 193, 195
  en la habitación del paciente, 197
  en la unidad de cuidados intensivos neonatales (UCIN), 307
  hipertensión pulmonar, 192-193
  hipoglucemia, 193
  hipotensión, 193
  inestabilidad de la temperatura, 191
  insuficiencia renal, 194
  mejora de la calidad en, 196-197
  neumotórax y neumonía, 191-192
  posibles afecciones médicas en, 190-195
  problemas de alimentación, 193
  trabajo en equipo, 195-196
  transferencia del recién nacido a una instalación médica para, 249

D

datos para la mejora de la calidad (MC), 260-261
DATVP. *Consulte* drenaje anómalo total de las venas pulmonares (DATVP)
defecto del tabique auricular (DTA), 270, 271-272
  dextrotransposición de las grandes arterias (d-TGA) y, 274-276
defecto del tabique ventricular (VSD), 274
defectos de la pared abdominal, 215-217
defectos del tubo neural, 214-215
derivación, en el esquema de reanimación, 239
derrame pericárdico, 300
derrame pleural, 204-205
  evacuación de, 205-207
derrame pleural, 300-302
desprendimiento prematuro de la placenta, 33
detector de dióxido de carbono, 71-72
  compresiones torácicas y, 130-131, 140
  intubación endotraqueal y, 96
  para confirmar la inserción del tubo endotraqueal, 111-113
dextrotransposición de las grandes arterias (d-TGA) y, 273-274
  con apertura no restrictiva del tabique auricular, 274-275
  con tabique auricular restrictivo (RAS) o tabique auricular intacto (IAS), 275-276
dificultad respiratoria
  antes del parto, 3
  en el parto, 214
  en recién nacidos prematuros, 178
  neumonía y neumotórax y, 191-192
displasia broncopulmonar, 292
distancia desde el tabique nasal al trago (DNT), 96, 113
documentación de acontecimientos, 17-18
drenaje anómalo total de las venas pulmonares (DATVP), 281-282
DTA. *Consulte* defecto del tabique auricular (DTA)
ductus arterioso abierto, 4
ductus arterioso persistente (DAP), 270, 271-272
ductus arterioso, 4
ductus venoso, 4

E

ecocardiografía, fetal, 268, 272, 275
ecografía en el punto de atención (POCUS), 154, 204
  en la unidad de cuidados intensivos neonatales (UCIN), 306-307
edad gestacional, evaluación de, 34
edema pulmonar, 214
EHI. *Consulte* encefalopatía hipóxica isquémica (EHI)
encargado del registro, en el esquema de reanimación, 239

encefalopatía hipóxica isquémica (EHI), 193, 195
encefalopatía neonatal, 194-195
epiglotis, 98
equipos y trabajo en equipo, 8
administración de medicamentos, 164
cambio de papeles si la reanimación es inesperada, 240
circuito cerrado de comunicación para, 16-17
compresiones torácicas, 138-139
creación de un sistema propio de normalización de funciones y tareas, 240-241
cuidados posteriores a la reanimación, 195-196
documentación de acontecimientos con precisión, 17-18
en el tratamiento de consideraciones especiales, 217
en la reanimación y estabilización de recién nacidos prematuros, 181
en la unidad de cuidados intensivos neonatales (UCIN), 307-308
en los primeros pasos de la reanimación, 47
esquemas de reanimación para, 237-239
ética, 230-231
evaluación de la eficacia del nuevo sistema normalizado, 241-242
identificación de líderes eficaces para, 16
importancia de asignar roles y expectativas para, 237
información previa a la reanimación, 14-15, 236-237
intubación endotraqueal, 117-118, 120
mejora de la calidad para, 19
número ideal para tener, 19
para recién nacidos con cardiopatías congénitas (CC), 287-288
preguntas más frecuentes, 19-20
protocolo hospitalario para la correcta configuración de, 20
reunidos para proyectos de mejora de la calidad (MC), 14, 258-259
sesión informativa del equipo después de la reanimación, 18
ventilación 80
ergonomía y factores humanos en, 234-236
esófago, 98
espina bífida, 214-215
estilete, intubación endotraqueal, 102
estimulación táctil, 3
de recién nacidos no vigorosos y prematuros, 38
ética. *Consulte también* muerte, recién nacido
consideraciones que intervienen en la decisión de iniciar o no la reanimación del recién nacido extremadamente prematuro, 225-226
cuando hay incertidumbre sobre las posibilidades de supervivencia o discapacidad grave, 227
en situaciones en las que sea ético no iniciar la reanimación, 226-227
mejora de la calidad para, 231-232
principios de, 224
toma de decisiones compartida, 224-225
trabajo en equipo y, 230-231
y leyes relacionadas con la reanimación neonatal, 227-228
evaluación rápida, 6
expansores de volumen
administración de, 153-154
dosificación de, 153
en la unidad de cuidados intensivos neonatales (UCIN), 305
evaluación de la respuesta del recién nacido a, 154
glóbulos rojos empacados, 153
indicaciones para, 152
líquido cristaloide, 153
para hipotensión, 193
preparación de, 153
vía de administración de, 153
exposición a opiáceos, 214

F

factores de riesgo perinatales, 12-13, 31
feto
cardiopatías congénitas (CC) en, 268-269
circulación en, 4-5
con cardiopatía congénita (CC), 269
desarrollo pulmonar anormal en, 212–214
función respiratoria en, 3
pulmones en, 4-5, 212-214
restricción del crecimiento en, 54
síndrome del corazón izquierdo hipoplásico (SCIH) diagnosticado en, 267-268
sufrimiento en el embarazo prematuro, 188
flujo sanguíneo arterial coronario y compresiones torácicas, 131
flujómetro, oxígeno, 44-45
FOP. *Consulte* foramen oval permeable (FOP)
foramen oval abierto, 4
foramen oval cerrado, 4
foramen oval permeable (FOP), 270, 271-272
dextrotransposición de las grandes arterias (d-TGA) y, 274-276
frecuencia cardiaca, 39-40
como indicación de ventilación, 62
como indicación para compresiones torácicas, 131
en la unidad de posparto, 251-252
en respuesta a la ventilación, 69
fuera del hospital, 247
respuesta tras 30 segundos de ventilación efectiva, 72-73
sin mejora tras compresiones torácicas, ventilación, adrenalina y expansor de volumen, 137-138, 154
suspensión de los esfuerzos de reanimación cuando no se detecta, 155
frecuencia, respiratoria, 55

G

gastrosquisis, 215-217
gestaciones múltiples, 33
glóbulos rojos empacados, 153
glotis, 98, 99, 104

H

HDC. *Consulte* hernia diafragmática congénita (HDC)
hernia diafragmática congénita (HDC), 212-213
hidrocefalia, 215
hiperpotasemia, 304
hipertensión pulmonar persistente del recién nacido (HHPRN), 192
hipertensión pulmonar, 192-193
hipertensión, pulmonar, 192-193
hipertermia, cuidados posteriores a la reanimación, 191
hipoglucemia, 193
hipoplasia pulmonar, 213-214
hipotensión, 193
hipotermia, 32, 36
cuidados posteriores a la reanimación, 191
proyecto de mejora de la calidad para reducir, 256-257
hora de nacimiento, 31-32
HPPRN. *Consulte* hipertensión pulmonar persistente del recién nacido (HPPRN)

I

Institute for Healthcare Improvement, 259
Institute of Medicine (IOM), 259
insuficiencia renal, 194
insuficiencia respiratoria, 3
intercambio de gases, 3, 4, 5

deteriorado, 35
intubación endotraqueal, 48-49, 96-97
antes de empezar las compresiones torácicas, 121
confirmación de que el tubo endotraqueal está en la tráquea para, 111-113
empeoramiento de la condición después de, 119
estimación de la profundidad de inserción en, 113-114
fijación del tubo endotraqueal en, 115-117
indicaciones para, 97-98
marcas anatómicas para, 98-99
mejora de la calidad en, 120-121
para aspirar secreciones espesas de la tráquea, 118-119, 209-210
posicionamiento de uno mismo y del recién nacido para, 104
preparación para, 102-103
procedimiento de laringoscopia directa, 103-110
selección del tipo de tubo adecuado para, 101-102
solo en el hospital, 121
sujeción y colocación del laringoscopio para, 105-110
suministros y equipos para, 99-100
tiempo permitido para intentar, 110-111
trabajo en equipo en, 117-118, 120
tubos endotraqueales para, 97
videolaringoscopio para, 121-122
IOM. *Consulte* Institute of Medicine (IOM)

J

jadeos/boqueos, 35, 39
como indicación de ventilación, 62
Joint Commission, 8

L

laringe, 98, 99
laringoscopios, vídeo, 121-122
lesión neurológica en recién nacidos prematuros, 179-180
líquido amniótico teñido de meconio, 46-47, 48-49
líquido cristaloide, 153
llanto, 35

M

malformación de Arnold-Chiari, 215
manómetros, 55, 57, 60
mantenimiento de la temperatura corporal, 36
masas, orales, nasales o del cuello, 211
mascarillas faciales, 63-66
laríngea, 73-76
mascarillas laríngeas, 73-74
colocación por parte de miembro del personal de enfermería o terapeuta respiratorio, 82
eliminación de, 76
fuera del hospital, 248
inserción de, 74-75, 248
limitaciones de, 82-83
MC. *Consulte* mejora de la calidad (MC)
medicación, 146-147
adrenalina, 3, 6, 148-152, 166
en el algoritmo del NRP, 6
en la unidad de cuidados intensivos neonatales (UCIN), 305
en la unidad de posparto, 252
establecimiento de acceso intravascular para, 156-163
expansor de volumen, 152-154, 193
fuera del hospital, 248–249
mejora de la calidad con, 165
opiáceo, 214
pequeño número de recién nacidos que requieren urgencias, 147
sedante, 122
trabajo en equipo en la administración, 164
Medidas correctivas de la ventilación MR SOPA, 69-71
en la unidad de posparto, 251
fuera del hospital, 247
medidas correctivas, ventilación, 69-71
mejora de la calidad (MC), 8
administración de medicamentos, 165
ciclos de mejora y, 263
compresiones torácicas, 139
cuidados posteriores a la reanimación, 196-197
datos para, 260-261
desarrollo de objetivos específicos para, 259
diferencia entre proyecto de investigación y, 263
en el tratamiento de consideraciones especiales, 218
en la unidad de cuidados intensivos neonatales (UCIN), 308
en recién nacidos prematuros, 182
ética y cuidados al final de la vida, 231-232
identificar y describir el problema para, 258
intubación endotraqueal, 120-121
medidas de procesos y resultados, 19
preguntas para, 19
primeros pasos en la reanimación, 47
priorizar posibles cambios para, 259
proyectos potenciales para, 263-264
reducir la hipotermia en recién nacidos prematuros, 256-257
reunir un equipo para resolver el problema y abordar, 258–259
rol en reanimación neonatal, 257-258
seguimiento de, 261-263
ventilación, 80-81
mezclador, oxígeno, 44-45
mielomeningocele, 214-215
monitorización cardiaca, 40
monitorización fetal, 3, 30-31
muerte neonatal. *Consulte* muerte, recién nacido
muerte, recién nacido, 223-224 *Consulte también* ética
apoyo al personal de la sala de neonatos después de, 230
cuidados del recién nacido antes de, 228-229
informar a los progenitores de una muerte inminente, 228
seguimiento de los progenitores después de, 229-230
trabajo en equipo y, 230-231

N

nacimiento
cambios después de, 4-5
cuidado posnatal después de, 188-189
defectos de la pared abdominal en, 215-217
defectos del tubo neural en, 214-215
depresión respiratoria en, 214
evaluación inicial después de, 34-35
factores de riesgo perinatales y, 12-13, 31
gestación múltiple, 33
hora de, 31-32
inicio, 245, 249
niños prematuros, 171-174
preparación para reanimar a, 13
recepción de oxígeno antes, 4
sin complicaciones, 30
transición anormal después de, 5-6
transición retrasada, 30-31
naloxona, 214
nemotecnia DONE, 291
para el manejo del compromiso respiratorio agudo en la UCIN, 296-297
por deterioro repentino tras intubación, 119
Neonatal Resuscitation Program® (NRP®), 2–3, 235
algoritmo del soporte vital avanzado pediátrico (PALS) y, 253-254
competencias fundamentales del comportamiento, 8, 9, 237
en la unidad de cuidados intensivos neonatales (UCIN), 293-295
guías de la American Heart Association y la American Academy of Pediatrics para, 313

métodos de mejora de la calidad para, 8
relación compresión-ventilación de 3:1, 140
trabajo en equipo en, 8
neumonía, 191-192
neumotórax a tensión, 202-203
neumotórax, 191–192, 203–204
evacuación de, 205-207
tensión, 202-203
niveles de glucosa en sangre, 180-181
en hipoglucemia, 193
NRP. *Consulte* Neonatal Resuscitation Program® (NRP®)

O

objetivos SMART, 259, 260
obstrucciones anatómicas
atresia coanal, 211
otras afecciones raras, 211-212
secuencia de Robin, 210-211
obstrucciones de la vía aérea
anatómico, 210–212
secreciones espesas, 118-119, 209-210, 247, 251
OMEC. *Consulte* oxigenación por membrana extracorpórea (OMEC)
onfalocele, 215-217
orificio en los defectos del tubo neural, 215
oxigenación por membrana extracorpórea (OMEC), 282
oxígeno
cianosis central y, 31, 40
difusión placentaria de, 4
pulsioximetría y, 40, 41-42
suplementario (*Consulte* oxígeno suplementario)
oxígeno a flujo libre, 42-44
bolsas autoinflables, 57
bolsas de inflado por flujo, 59
oxígeno adicional
aire comprimido y oxígeno, 44
ajuste de la concentración de, 44-45
concentración de, 66-67
flujo libre, 42-44, 57
fuera del hospital, 247
intubación endotraqueal y, 122
mezclador de oxígeno y flujómetro, 44-45
para recién nacidos prematuros, 178-179
si no se dispone de mezclador de oxígeno, 45

P

paracentesis, 207-209
paro cardiaco, 3, 214
paro cardiopulmonar, 293
parto en el hogar
posición de la American Academy of Pediatrics position sobre, 249
reanimación de recién nacidos después de, 245
técnicas de reanimación para, 246-249
traslado del recién nacido a una instalación médica para los cuidados posteriores a la reanimación, 249
parto sin complicaciones, 30
parto. *Consulte* nacimiento
PDCA. *Consulte* ciclo "Plan-Do-Check-Adjust" (PDCA, "planificar, hacer, revisar, ajustar"),
PEEP. *Consulte* presión positiva al final de la espiración (PEEP)
pinzamiento del cordón umbilical, 5
en parto de gestación múltiple, 33
en parto sin complicaciones, 30
en recién nacidos no vigorosos, 33
en recién nacidos prematuros, 31-32, 182-183
en recién nacidos vigorosos, 32-33
marcado de la hora del nacimiento y, 31-32
temprano, 33
transición retrasada, 31, 182-183
pinzamiento temprano del cordón umbilical, 33
PIP. *Consulte* presión máxima de inflado (PIP)
placenta previa, 33
POCUS. *Consulte* ecografía en el punto de atención (POCUS)
posición de olfateo, 37, 250
posición de Trendelenburg, 180
posicionamiento de la cabeza y el cuello
para intubación endotraqueal, 104
para respirar, 37
para ventilación, 62-63
preeclampsia, 54
premedicación sedante, 122
presión máxima de inflado (PIP), 55
ajustes para, 67-68
bolsas autoinflables, 57
bolsas de inflado por flujo, 58
resucitadores con pieza en T, 61
presión positiva al final de la espiración (PEEP), 55
ajustes para, 68
bolsas autoinflables, 57
para recién nacidos prematuros, 177-178
resucitadores con pieza en T, 60, 61
presión positiva continua en la vía aérea (CPAP), 45-46, 55
administración durante el periodo de estabilización inicial, 76-78
bolsas de inflado por flujo, 59
cuidados posteriores a la reanimación, 189
en recién nacidos prematuros, 177
indicaciones para, 76
resucitadores con pieza en T, 60
sonda orogástrica y, 78-79
problemas de alimentación, 193
procedimiento de intubación por laringoscopia directa, 103-110
progenitores
informar de que su bebé va a morir, 228
planificación del seguimiento para, 229-230
proyectos de investigación, 263
pulmones. *Consulte también* vías aéreas; respiración; neumonía; neumotórax
ascitis y, 205, 207-209
colecciones anormales de aire y fluidos en, 203-205
derrame pleural, 204-207
desarrollo anormal en el feto, 212-214
en recién nacido prematuro, 178
fetal, 4-5
recién nacido, 5
surfactante y, 178
toracentesis de, 205-207
transición de circulación fetal a recién nacidos, 4-5
pulsioximetría, 40, 41
colocación en la mano o la muñeca, 48
en recién nacidos prematuros, 180
para guiar el oxígeno a flujo libre, 44

Q

que respiran. *Consulte también* vía aérea; pulmones; ventilación
apnea y, 6, 39
causas de sonidos disminuidos de, 203
en el algoritmo del NRP, 6
en el esquema de reanimación, 239
evaluación inicial de, 35
frecuencia cardiaca y, 39-40
frecuencia de ventilación para, 67
jadeos/boqueos, 35, 39
obstrucciones anatómicas y, 210-212
presión positiva continua en las vías aéreas (CPAP) para respiración dificultosa, 45-46
secreciones espesas y, 118-119, 209-210
tasa de, 55

R

reanimación. *Consulte también* cuidados posteriores a la reanimación; información previa al equipo de reanimación

afecciones médicas que pueden presentarse en recién nacidos que requirieron, 190-195
algoritmo, 6-8
con ventilación, compresiones torácicas y medicación, 146-147
documentación de, 17-18
enfoque diferente para recién nacidos y adultos, 3
en la unidad de cuidados intensivos neonatales (UCIN), 292-293, 306-307
en la unidad de posparto, 250
esquemas para, 237-239
leyes relativas a la neonatología, 227-228
líquido amniótico teñido de meconio que indica la necesidad de, 46-47
mascarilla para, 63-66
principios de, 2-10
rol de la ergonomía y los factores humanos en, 234-236
rol de la mejora de la calidad (MC) en, 257 257
sin éxito, 223-224
suministros y equipos para, 15-16
suspensión, 155
tras el parto en casa, 245
tras el parto en casa/fuera del hospital, 246-249
ventilación como base de, 55
recién nacidos
anticipación de la necesidad de reanimación de, 13
cambios fisiológicos en, 4-5
circulación en, 4-5
defectos de la pared abdominal en, 215-217
defectos del tubo neural en, 214-215
enfoque diferente de la reanimación en, 3-4
muerte de (*Consulte* muerte, recién nacido)
no vigoroso, 33
prematuro, 31-32
tono muscular en, 34
transición anormal en, 5-6
vigoroso, 32-33
recién nacidos a término
líquido amniótico teñido de meconio y, 46
pasos iniciales del cuidado de, 35
pinzamiento del cordón umbilical en, 32-33
recién nacidos extremadamente prematuros
toma de decisiones sobre si iniciar la reanimación de, 225-226
reanimación y estabilización de, 172-173
recién nacidos muy prematuros, 32
estabilización de, 171-172
guías de ventilación para, 81
recién nacidos no vigorosos
líquido amniótico teñido de meconio y, 46, -47-
pasos iniciales del cuidado de, 36-38
pinzamiento del cordón umbilical en, 33
recién nacidos prematuros tardíos, 33
compresiones torácicas en, 130-131
recién nacidos prematuros. *Consulte también* recién nacidos extremadamente prematuros; recién nacidos muy prematuros
administración durante el periodo de estabilización inicial de, 180-181
asesoramiento a los progenitores antes del parto de, 183-184
calentamiento de, 174-176
con deterioro clínico repentino, 291
disminución del riesgo de lesión neurológica en, 179-180
displasia broncopulmonar en, 292
encefalopatía hipóxica isquémica (EHI) en, 195
evaluación inicial de, 34
inestabilidad de la temperatura en, 191
mayor riesgo de complicaciones en, 173-174
mejora de la calidad para, 182
para reducir la hipotermia en, 256-257
pasos iniciales para, 36-38
pinzamiento del cordón umbilical en, 31-32, 182-183
pinzamiento tardío del cordón umbilical en, 31-32
problemas de alimentación en, 193
recursos adicionales necesarios para la reanimación de, 174
suplementación de oxígeno para, 178-179
trabajo en equipo en la reanimación y estabilización de, 181
ventilación para, 176-178
recién nacidos vigorosos
líquido amniótico teñido de meconio y, 46
pasos iniciales del cuidado de, 35
pinzamiento del cordón umbilical en, 32-33
reflejo de supervivencia, 5
regulación de la temperatura. *Consulte también* calor
cuidados posteriores a la reanimación, 191
en la unidad de posparto, 251
fuera del hospital, 246
monitorización en recién nacidos prematuros, 180
relación compresión-ventilación de 3:1, 140
respiración placentaria, 3
resucitadores con pieza en T, 43, 56
pruebas de, 62
ventajas y desventajas de, 82
riñones en los cuidados posteriores a la reanimación, 194

S

saturación de oxígeno
durante compresiones torácicas, 136
ideal, 66-67
intubación endotraqueal y, 122
objetivo, 28, 31, 42
presión positiva continua en las vías aéreas (CPAP) para baja, 45-46
pulsioximetría para monitorización, 40-41
SCIH. *Consulte* síndrome del corazón izquierdo hipoplásico (SCIH)
secado de recién nacidos no vigorosos, 36-37
secreciones, limpieza de secreciones espesas, 118-119, 209-210
en la unidad de posparto, 251
fuera del hospital, 247
secuencia de Robin, 210-211
sesión informativa del equipo antes de la reanimación, 14-15
cómo actuar, 236-237
preguntas específicas sobre cardiología para añadir a, 269-270
sesión informativa del equipo después de la reanimación, 18
shock, 298-300
síndrome de Wolff-Parkinson-White, 280
síndrome del corazón izquierdo hipoplásico (SCIH), 267-268, 270-271
con apertura no restrictiva del tabique auricular, 271-272
con tabique auricular restrictivo (RAS) y tabique auricular intacto (IAS), 272
preguntas previas al parto, 272
sobrecalentamiento, 36
sondas orogástricas, 78-79
sujeción a dos manos con tracción mandibular, mascarilla facial, 65-66
sujeción con una mano, mascarilla facial, 64-65
sulfato de magnesio, 214
suministros y equipos
intubación endotraqueal, 99-103
lista de NRP para, 15-16
ventilación, 56-62
surfactante, 178

T

tabique auricular intacto (IAS), 270, 272
dextrotransposición de las grandes arterias (d-TGA) y, 275-276
tabique auricular restrictivo (RAS), 272
dextrotransposición de las grandes arterias (d-TGA) y, 275-276
tabla de objetivos de saturación de oxígeno, 28, 31, 42
tablas de control, 261-263
tablas de ejecución, 261-262
TAI. *Consulte* tabique auricular intacto (IAS)
taquicardia supraventricular (TSV), 280
taquicardia, 30
taquicardias
fetal, 284-285
en la unidad de cuidados intensivos neonatales (UCIN), 303-304
taquicardias fetales, 284-285
taquipnea, 192
TAR. *Consulte* tabique auricular restrictivo (RAS)
teñido de meconio, líquido amniótico, 46-47, 48-49
tetralogía de Fallot (TdF), 276-279
preguntas previas al parto, 279
TI *Consulte* tiempo de inflado (TI)
tiempo de inflado (TI), 55
tiroides, 98, 99
toma de decisiones compartida, 224-225
tono muscular, 34
toracentesis, 205-207
transición
de circulación fetal a neonatal, 4-5
en parto sin complicaciones, 30
interrumpido, 5
retrasado, 30-31, 182-183
transición anómala a circulación neonatal, 4-5
transición retrasada, 30-31, 182-183
transiluminación del tórax, 204
tráquea, 98, 99, 209-210

U

UCIN. *Consulte* unidad de cuidados intensivos neonatales (UCIN)
unidad de cuidados intensivos neonatales (UCIN)
aspectos singulares de la reanimación en, 292-293
compromiso cardiovascular en, 298-305
compromiso respiratorio agudo en, 293, 295-298
consideraciones sobre la ventilación en, 297–298
medicación en, 305
mejora de la calidad en, 308
procedimientos de reanimación en, 306-307
recién nacido prematuro con deterioro clínico súbito en, 291
trabajo en equipo, 307-308
utilizar NRP o SVAP/PALS para la reanimación en, 293-295
unidad de posparto, reanimación en, 250
algoritmo del soporte vital avanzado pediátrico (PALS) y, 253-254
colapso posnatal súbito e imprevisto y, 250
decisión de "cargar y correr", 252-253
estrategias para, 251-252
técnicas para, 251

V

valécula, 98
válvula pulmonar, ausente, 278-279
vena cava , 4
vena cava inferior, 4
vena cava superior, 4
vena umbilical
establecimiento de acceso intravenoso a, 156-163, 166
movimiento de sangre fetal a través de, 4
ventilación asistida. *Consulte* ventilación
ventilación. *Consulte también* presión positiva continua en las vías aéreas (CPAP); presión de inflado máxima (PIP); presión positiva al final de la espiración (PEEP)
bolsas autoinflables para, 58-58, 82
bolsas de inflado por flujo para, 56, 58-60, 82
como base de la reanimación neonatal, 55
comprobación de la respuesta de la frecuencia cardiaca tras 30 segundos de ventilación efectiva, 72-73
concentración de oxígeno para, 66-67
con medicación, 146-147
continuación tras completar las medidas correctivas, 72
coordinación de compresiones torácicas y, 135
detector de dióxido de carbono para evaluación de, 71-72
dispositivos utilizados para, 56-62
en la unidad de cuidados intensivos neonatales (UCIN), 297-298
en la unidad de posparto, 251
evaluación de la respuesta del recién nacido a, 69
fuera del hospital, 246–247
indicaciones para, 62
mascarillas faciales para, 63-66, 73-76, 82-83
mejora de la calidad en, 80-81
nemotecnia MR SOPA para, 69-71
oxígeno suplementario, 42-46
para recién nacidos muy prematuros, 81
para recién nacidos prematuros, 176-178
prepararse para empezar, 62-66
resucitadores con pieza en T para, 43, 56, 60-62, 82
sonda orogástrica y, 78-79
tasa de, 67
terminología de, 55
trabajo en equipo, 80
uso de la bolsa de reanimación y mascarilla, 54-55
ventrículos, 4
vía aérea. *Consulte también* respiración; pulmones
alternativa, 248, 252
anatómica, 210-212
desarrollo pulmonar fetal anormal y, 212-214
despeje de secreciones de, 38
despeje en recién nacidos a término y vigorosos, 35
en el algoritmo del NRP, 6
en el esquema de reanimación, 238-239
en la unidad de posparto, 251-252
fuera del hospital, 247-248
llantos iniciales y despeje con respiraciones profundas, 5
manejo de la sospecha de obstrucción de, 209–212
posicionamiento de la cabeza y el cuello para abrir, 37
videolaringoscopios, 121-122
VSD. *Consulte* defecto del tabique ventricular (DTV)